# 医院员工规范化岗前培训教材

Hospital Staff Handout for Standardized Pre-job Training

主　审　王英志

主　编　李朝虹

副主编　李　泽　刘轶博　梁金凤

科学出版社

北　京

## 内 容 简 介

医院人力资源管理是医院各项管理中重要环节之一，而制度化、规范化始终是管理的坚实基础。本书涵盖新入职医、护、药、技、研各类员工的岗前培训内容，同时也考虑在有限的时间内获得较为高效合理的知识体系，共设上、下两篇，13 章，上篇包括医院概述、职业道德、医学伦理、人事制度、安全管理等，下篇包括医、护、药、技、研等各岗位的业务培训，如各项核心制度、基本理论、基本技能、院感防控、信息化建设。

本书内容较全面、系统，深浅适宜，可供各级各类医院新入职员工岗前培训使用；既可作为授课用书，也可用于员工自学。

**图书在版编目（CIP）数据**

医院员工规范化岗前培训教材 / 李朝虹主编. —北京：科学出版社，2017.6

ISBN 978-7-03-053169-8

Ⅰ. ①医… Ⅱ. ①李… Ⅲ. ①医药卫生人员–岗前培训–教材 Ⅳ. ①R192

中国版本图书馆 CIP 数据核字（2017）第 128204 号

责任编辑：康丽涛　梁紫岩 / 责任校对：张小霞
责任印制：赵　博 / 封面设计：龙　岩

科学出版社 出版
北京东黄城根北街 16 号
邮政编码: 100717
http://www. sciencep. com
北京通州皇家印刷厂 印刷
科学出版社发行　各地新华书店经销
*
2017 年 6 月第　一　版　　开本：720×1000 1/16
2017 年 6 月第一次印刷　　印张：27
字数：541 000

**定价：98.00 元**

(如有印装质量问题，我社负责调换)

# 《医院员工规范化岗前培训教材》参编人员

**主　审**　王英志（解放军第 302 医院）

**主　编**　李朝虹（解放军第 302 医院）

**副主编**　李　泽（解放军第 201 医院）

刘轶博（武警总医院）

梁金凤（北京朝阳医院）

**编　者**（按姓氏笔画排序）

于光远（解放军第 304 医院）
于伟玲（原兰州军区兰州总医院）
于丽娜（解放军第 59 医院）
王　珂（原广州军区武汉总医院）
王　亮（解放军第 97 医院）
王　哲（北京朝阳医院）
王松青（原南京军区南京总医院）
王春英（原济南军区济南总医院）
王继伟（解放军第 174 医院）
毛　琪（解放军第 403 医院）
邓　红（解放军第 205 医院）
叶世清（解放军第 261 医院）
付伟程（原兰州军区兰州总医院）
冯春梅（解放军第 86 医院）
朱　会（解放军第 264 医院）
任爱玲（解放军第 251 医院）
刘　英（解放军第 97 医院）
刘　斌（解放军第 302 医院）
刘　璐（原沈阳军区沈阳总医院）
刘轶博（武警总医院）
江　珉（解放军第 59 医院）
安树忠（解放军第 251 医院）
孙　佩（解放军第 454 医院）
孙洪敏（解放军第 304 医院）
牟逸晴（武警甘肃总队医院）
芦大伟（解放军第 264 医院）
李　川（原沈阳军区沈阳总医院）
李　伟（第二军医大学长海医院）
李　泽（解放军第 201 医院）
李朝虹（解放军第 302 医院）
李鹏社（解放军第 181 医院）
杨月冰（第二军医大学长海医院）
肖　敏（解放军第 161 医院）
吴　迪（解放军第 201 医院）
何　伶（解放军第 303 医院）
何　玲（解放军第 454 医院）
张　莹（解放军第 163 医院）
张　梅（解放军第 454 医院）
张　雷（解放军第 302 医院）
张　豫（解放军第 302 医院）
张小凡（海军总医院）
张成超（解放军第 302 医院）
张志丽（原南京军区鼓浪屿疗养院）
张良花（解放军第 188 医院）
张晓菲（解放军第 180 医院）
张磊华（解放军第 89 医院）

陆　伟（第二军医大学长征医院）
陈　莉（解放军第 181 医院）
陈　铖（解放军第 163 医院）
陈　斌（解放军第 81 医院）
陈秀丽（火箭军总医院）
林小霞（解放军第 180 医院）
欧阳玲（解放军第 174 医院）
周　芃（解放军第 302 医院）
周　琳（解放军第 210 医院）
周　静（新疆军区总医院）
郑洁英（解放军第 303 医院）
孟立珊（解放军第 302 医院）
赵晓君（解放军第 201 医院）
胡月静（解放军第 210 医院）
修长庆（解放军第 403 医院）
俞　建（南京医科大学第二附属医院）
宣　力（原广州军区广州总医院）
顾　媛（解放军第 82 医院）
徐　虹（原济南军区济南总医院）
高　月（解放军第 86 医院）
郭毅斌（解放军第 175 医院）
谈永奇（解放军第 97 医院）
黄顺红（解放军第 180 医院）
曹利琴（新疆军区总医院）
崔荣哲（解放军第 201 医院）
章　健（解放军第 81 医院）
梁金凤（北京朝阳医院）
梁冠楠（北京朝阳医院）
葛学娣（解放军第 117 医院）
韩清萍（解放军第 94 医院）
程军波（解放军第 94 医院）
童为燕（原广州军区武汉总医院）
雷　震（空军总医院）
廉丝棋（解放军第 302 医院）
裴国斌（解放军第 161 医院）

# 序

医院每年都有大量医、药、技、护等新入职医务人员，他们从学校毕业后进入临床往往有一个角色转换和适应阶段，心理压力大、对新环境比较茫然，所学的专业知识已经部分遗忘，且不能系统掌握临床知识，缺乏安全防范意识和医疗法律法规知识，缺乏团队精神和沟通技巧，在医患关系紧张的现阶段，容易发生一些失误。为了使这些新入职员工到岗后尽快适应工作环境，尽早进入临床状态，承担起工作责任和社会责任，各医院都有一些岗前培训的教育，这是提高员工能力素质的重要途径。

这本《医院员工规范化岗前培训教材》就是由众多医院人力资源管理负责人，在总结多年对员工岗前培训工作经验的基础上，参考《医疗护理技术操作常规》、《医学临床“三基”训练》、医疗护理核心制度等资料，结合医院对医务人员管理实际需要，用心编写的一本通用培训教材，可供各级各类医院新入职员工岗前培训使用。该书内容较全面、系统，深浅较为适宜，使用也很方便，是医院员工岗前培训的实用性参考书。

医院人力资源管理正在经历一个不断发展和进步的过程，通过改善医院人力资源管理水平，从而推动医院整体发展，已成为提高医院竞争力的重要内容。我们为这些在人力资源管理领域辛苦编写、审稿和提供支持的专家、领导表示感谢！也希望越来越多的人关注人力资源管理，提升人力资源管理含金量，对医院建设发展起到更好的推动作用。

中国医院协会人力资源管理专业委员会主任委员

封国生

2016年12月

# 前　言

由于医疗卫生行业的特殊职业要求和新入职员工的心理特点，岗前培训的重要性被各医院日益重视。通过规范化的岗前培训，明确医院和员工的关系及对员工的工作要求和期望，能够使新员工认同医院文化和工作精神，快速了解主要法规制度、掌握基本知识、加强人际关系协调能力、提高应变能力和综合素质，缩短心理适应期，同心协力共同发展，做一名合格的医务工作者，为患者提供更好的服务。

本书既要全面涵盖新入职医、护、药、技、研各类员工的岗前培训内容，也考虑在有限的时间内获得较为高效合理的知识体系，共设上、下两篇，13章，上篇包括医院概述、职业道德、医学伦理、人事制度、安全管理等，下篇包括医、护、药、技、研等各岗位的业务培训，如各项核心制度、基本理论、基本技能、院感防控、信息化建设。全书内容可用于授课、也适合自学。其中第一章留白处，供各医院填写医院特色文化。

本书作为医院人力资源管理系列丛书的第二本书，与上一本《医院人力资源管理制度与表格范本》一样，非常注重实践和可操作性。其编者都是从事医院人力资源管理工作多年的专家和各医疗护理等管理领域的领导者，所在医院也多是全国或省市处于领先地位的三甲医院。他们结合自己的管理经验，并综合各医院的岗前培训内容，优中选优，才编写成了本书。但由于编写者水平有限，书中难免存在不足之处，希望广大读者提出宝贵意见，以便再版时修订提高。

中国医院协会人力资源管理专业委员会常务委员

李朝虹

2017年2月于北京

# 目　录

## 上　篇

# 下 篇

# 上　篇

# 第一章

# 医院概况和文化

## 一、医院沿革史

历史沿革指的是涉及医院活动规律和发展变化的重要节点，包括医院形成原因、相互影响、实际作用、历史和现实意义。

## 二、医院基本概况

包括医院等级、医院特色、学科规模、建设情况、教学科研、各项成就等。

## 三、组织结构介绍

包括医院职能部门、医疗与医技科室等。

## 四、医院文化

医院文化是医院价值观在其指导思想、经营理念、管理风格和行为方式上的反映。具体来讲，就是指医院在一定的地域行业特色中逐步形成的具有本医院特色的价值观念、基本信念、管理制度、行为准则、工作作风、人文环境以及与此相适应的思维方式和行为方式的总和。其基本内容包括院训、院徽、院歌、医院口号、医院精神、服务理念、医院目标、发展战略等。医院文化包括物质文化、制度文化、行为文化和精神文化等四个层次。医院文化具有时代性、人文性、继承性和传播性等特点。

医院文化之所以越来越为人们所重视，是因为其在医院建设和发展过程中发挥着重要的功能和作用。医院文化的功能主要有：导向功能、凝聚功能、激励与约束功能、教化功能。

### （一）院训

院训是医院历史和文化的积淀，是医院精神和灵魂的象征，是医院办院理念的集中体现，是医院员工共同遵守的行为规范。

### （二）院徽

1. 反映医院理念和特色、历史与发展，显现医院院训、院风，具有时代特征和艺术表现力，简洁明快，特色性强，富于创造性。

2. 具有较强的视觉感染力，图案造型要简洁庄重、富有层次感，易于识别；图案色彩要明快、雅致、稳重，对比度适中。

（三）院歌

主题鲜明，突出反映健康、和谐、向上的文化基调与内涵，代表医疗卫生行业特点和行业特色，彰显医院历史文化底蕴和精神内涵，象征医院新型发展模式与特征，预示医院未来发展趋势和美好前景。

# 第二章

# 医学职业道德教育

## 第一节 各岗位职业行为规范

### 《医疗机构从业人员行为规范》
### 卫生部 2012 年 6 月 26 日发

#### 第一章 总 则

第一条 为规范医疗机构从业人员行为，根据医疗卫生有关法律法规、规章制度，结合医疗机构实际，制定本规范。

第二条 本规范适用于各级各类医疗机构内所有从业人员，包括：

（一）管理人员。指在医疗机构及其内设各部门、科室从事计划、组织、协调、控制、决策等管理工作的人员。

（二）医师。指依法取得执业医师、执业助理医师资格，经注册在医疗机构从事医疗、预防、保健等工作的人员。

（三）护士。指经执业注册取得护士执业证书，依法在医疗机构从事护理工作的人员。

（四）药学技术人员。指依法经过资格认定，在医疗机构从事药学工作的药师及技术人员。

（五）医技人员。指医疗机构内除医师、护士、药学技术人员之外从事其他技术服务的卫生专业技术人员。

（六）其他人员。指除以上五类人员外，在医疗机构从业的其他人员，主要包括物资、总务、设备、科研、教学、信息、统计、财务、基本建设、后勤等部门工作人员。

第三条 医疗机构从业人员，既要遵守本文件所列基本行为规范，又要遵守与职业相对应的分类行为规范。

## 第二章　医疗机构从业人员基本行为规范

第四条　以人为本，践行宗旨。坚持救死扶伤、防病治病的宗旨，发扬大医精诚理念和人道主义精神，以病人为中心，全心全意为人民健康服务。

第五条　遵纪守法，依法执业。自觉遵守国家法律法规，遵守医疗卫生行业规章和纪律，严格执行所在医疗机构各项制度规定。

第六条　尊重患者，关爱生命。遵守医学伦理道德，尊重患者的知情同意权和隐私权，为患者保守医疗秘密和健康隐私，维护患者合法权益；尊重患者被救治的权利，不因种族、宗教、地域、贫富、地位、残疾、疾病等歧视患者。

第七条　优质服务，医患和谐。言语文明，举止端庄，认真践行医疗服务承诺，加强与患者的交流与沟通，积极带头控烟，自觉维护行业形象。

第八条　廉洁自律，恪守医德。弘扬高尚医德，严格自律，不索取和非法收受患者财物，不利用执业之便谋取不正当利益；不收受医疗器械、药品、试剂等生产、经营企业或人员以各种名义、形式给予的回扣、提成，不参加其安排、组织或支付费用的营业性娱乐活动；不骗取、套取基本医疗保障资金或为他人骗取、套取提供便利；不违规参与医疗广告宣传和药品医疗器械促销，不倒卖号源。

第九条　严谨求实，精益求精。热爱学习，钻研业务，努力提高专业素养，诚实守信，抵制学术不端行为。

第十条　爱岗敬业，团结协作。忠诚职业，尽职尽责，正确处理同行同事间关系，互相尊重，互相配合，和谐共事。

第十一条　乐于奉献，热心公益。积极参加上级安排的指令性医疗任务和社会公益性的扶贫、义诊、助残、支农、援外等活动，主动开展公众健康教育。

## 第三章　管理人员行为规范

第十二条　牢固树立科学的发展观和正确的业绩观，加强制度建设和文化建设，与时俱进，创新进取，努力提升医疗质量、保障医疗安全、提高服务水平。

第十三条　认真履行管理职责，努力提高管理能力，依法承担管理责任，不断改进工作作风，切实服务临床一线。

第十四条　坚持依法、科学、民主决策，正确行使权力，遵守决策程序，充分发挥职工代表大会作用，推进院务公开，自觉接受监督，尊重员工民主权利。

第十五条　遵循公平、公正、公开原则，严格人事招录、评审、聘任制度，不在人事工作中谋取不正当利益。

第十六条　严格落实医疗机构各项内控制度，加强财物管理，合理调配资源，遵守国家采购政策，不违反规定干预和插手药品、医疗器械采购和基本建设等工作。

第十七条　加强医疗、护理质量管理，建立健全医疗风险管理机制。

第十八条　尊重人才，鼓励公平竞争和学术创新，建立完善科学的人员考核、激励、惩戒制度，不从事或包庇学术造假等违规违纪行为。

第十九条　恪尽职守，勤勉高效，严格自律，发挥表率作用。

## 第四章　医师行为规范

第二十条　遵循医学科学规律，不断更新医学理念和知识，保证医疗技术应用的科学性、合理性。

第二十一条　规范行医，严格遵循临床诊疗和技术规范，使用适宜诊疗技术和药物，因病施治，合理医疗，不隐瞒、误导或夸大病情，不过度医疗。

第二十二条　学习掌握人文医学知识，提高人文素质，对患者实行人文关怀，真诚、耐心与患者沟通。

第二十三条　认真执行医疗文书书写与管理制度，规范书写、妥善保存病历材料，不隐匿、伪造或违规涂改、销毁医学文书及有关资料，不违规签署医学证明文件。

第二十四条　依法履行医疗质量安全事件、传染病疫情、药品不良反应、食源性疾病和涉嫌伤害事件或非正常死亡等法定报告职责。

第二十五条　认真履行医师职责，积极救治，尽职尽责为患者服务，增强责任安全意识，努力防范和控制医疗责任差错事件。

第二十六条　严格遵守医疗技术临床应用管理规范和单位内部规定的医师执业等级权限，不违规临床应用新的医疗技术。

第二十七条　严格遵守药物和医疗技术临床试验有关规定，进行实验性临床医疗，应充分保障患者本人或其家属的知情同意权。

## 第五章　护士行为规范

第二十八条　不断更新知识，提高专业技术能力和综合素质，尊重关心爱护患者，保护患者的隐私，注重沟通，体现人文关怀，维护患者的健康权益。

第二十九条　严格落实各项规章制度，正确执行临床护理实践和护理技术规范，全面履行医学照顾、病情观察、协助诊疗、心理支持、健康教育和康复指导等护理职责，为患者提供安全优质的护理服务。

第三十条　工作严谨、慎独，对执业行为负责。发现患者病情危急，应立即通知医师；在紧急情况下为抢救垂危患者生命，应及时实施必要的紧急救护。

第三十一条　严格执行医嘱，发现医嘱违反法律、法规、规章或者临床诊疗技术规范，应及时与医师沟通或按规定报告。

第三十二条　按照要求及时准确、完整规范书写病历，认真管理，不伪造、隐匿或违规涂改、销毁病历。

## 第六章　药学技术人员行为规范

第三十三条　严格执行药品管理法律法规，科学指导合理用药，保障用药安全、有效。

第三十四条　认真履行处方调剂职责，坚持查对制度，按照操作规程调剂处方药品，不对处方所列药品擅自更改或代用。

第三十五条　严格履行处方合法性和用药适宜性审核职责。对用药不适宜的处方，及时告知处方医师确认或者重新开具；对严重不合理用药或者用药错误的，拒绝调剂。

第三十六条　协同医师做好药物使用遴选和患者用药适应证、使用禁忌、不良反应、注意事项和使用方法的解释说明，详尽解答用药疑问。

第三十七条　严格执行药品采购、验收、保管、供应等各项制度规定，不私自销售、使用非正常途径采购的药品，不违规为商业目的统方。

第三十八条　加强药品不良反应监测，自觉执行药品不良反应报告制度。

## 第七章　医技人员行为规范

第三十九条　认真履行职责，积极配合临床诊疗，实施人文关怀，尊重患者，保护患者隐私。

第四十条　爱护仪器设备，遵守各类操作规范，发现患者的检查项目不符合医学常规的，应及时与医师沟通。

第四十一条　正确运用医学术语，及时、准确出具检查、检验报告，提高准确率，不谎报数据，不伪造报告。发现检查检验结果达到危急值时，应及时提示医师注意。

第四十二条　指导和帮助患者配合检查，耐心帮助患者查询结果，对接触传染性物质或放射性物质的相关人员，进行告知并给予必要的防护。

第四十三条　合理采集、使用、保护、处置标本，不违规买卖标本，谋取不正当利益。

## 第八章　其他人员行为规范

第四十四条　热爱本职工作，认真履行岗位职责，增强为临床服务的意识，保障医疗机构正常运营。

第四十五条　刻苦学习，钻研技术，熟练掌握本职业务技能，认真执行各项具体工作制度和技术操作常规。

第四十六条　严格执行财务、物资、采购等管理制度，认真做好设备和物资的计划、采购、保管、报废等工作，廉洁奉公，不谋私利。

第四十七条　严格执行临床教学、科研有关管理规定，保证患者医疗安全和合法权益，指导实习及进修人员严格遵守服务范围，不越权越级行医。

第四十八条　严格执行医疗废物处理规定，不随意丢弃、倾倒、堆放、使用、买卖医疗废物。

第四十九条　严格执行信息安全和医疗数据保密制度，加强医院信息系统药品、高值耗材统计功能管理，不随意泄露、买卖医学信息。

第五十条　勤俭节约，爱护公物，落实安全生产管理措施，保持医疗机构环境卫生，为患者提供安全整洁、舒适便捷、秩序良好的就医环境。

### 第九章　实施与监督

第五十一条　医疗机构行政领导班子负责本规范的贯彻实施。主要责任人要以身作则，模范遵守本规范，同时抓好本单位的贯彻实施。

第五十二条　医疗机构相关职能部门协助行政领导班子抓好本规范的落实，纪检监察纠风部门负责对实施情况进行监督检查。

第五十三条　各级卫生行政部门要加强对辖区内各级各类医疗机构及其从业人员贯彻执行本规范的监督检查。

第五十四条　医疗卫生有关行业组织应结合自身职责，配合卫生行政部门做好本规范的贯彻实施，加强行业自律性管理。

第五十五条　医疗机构及其从业人员实施和执行本规范的情况，应列入医疗机构校验管理和医务人员年度考核、医德考评和医师定期考核的重要内容，作为医疗机构等级评审、医务人员职称晋升、评先评优的重要依据。

第五十六条　医疗机构从业人员违反本规范的，由所在单位视情节轻重，给予批评教育、通报批评、取消当年评优评职资格或低聘、缓聘、解职待聘、解聘。其中需要追究党纪、政纪责任的，由有关纪检监察部门按照党纪政纪案件的调查处理程序办理；需要给予行政处罚的，由有关卫生行政部门依法给予相应处罚；涉嫌犯罪的，移送司法机关依法处理。

### 第十章　附　　则

第五十七条　本规范适用于经注册在村级医疗卫生机构从业的乡村医生。

第五十八条　医疗机构内的实习人员、进修人员、签订劳动合同但尚未进行执业注册的人员和外包服务人员等，根据其在医疗机构内从事的工作性质和职业类别，参照相应人员分类执行本规范。

## 第二节　基本形象和职业礼仪

礼仪是人们在社会活动中所形成的行为规范和准则。医务人员的职业礼仪是指在医疗服务工作环境中应遵守的交往艺术。医务人员的基本形象和职业礼仪是医院形象的标牌，反映了医务人员的内在气质、文化素养和精神风貌，是医院精神文明建设的一个重要组成部分。

## 一、医疗活动中基本形象和职业礼仪的重要性

1. 医务人员良好的礼仪修养是每个人必备的素养，是做好工作的前提。知礼、守礼才能保证与患者正常交往、良好沟通，才能赢得尊重。塑造一个良好的个人形象，同时也塑造良好的医院形象，从而更好地开展工作。

2. 医务人员温馨的问候，关心的话语能让患者感到舒心，能拉近与患者的距离。

3. 医务人员良好的职业素质和道德修养，让患者感到放心，让患者感到被尊重。

4. 医务人员优质的服务能提升医院经济效益和社会效益。

## 二、医务人员仪容和职业礼仪标准

仪容，通常是指人的外观、外貌。其中的重点则是指人的容貌。在人际交往中，每个医务人员的仪容都会引起交往对象的特别关注，并将影响到对方对自己的整体评价。仪容美主要体现为自然美、修饰美、内在美三个方面。在这三者当中，仪容的内在美是最高境界，仪容的自然美是人们的普遍心愿，而仪容的修饰美则是仪容礼仪关注的重点。

### （一）工作着装

1. 工作服代表医院形象，所有医务人员都必须按照医院要求，根据不同季节统一工作服，穿着时应注意合体、整洁，表面不得有明显污迹、血迹和墨水痕迹。

2. 医务人员工作服为医务人员专业制服，非医务岗位人员不得随意穿着，各医疗岗位人员也不得混穿。冬季个别保暖比较差的岗位如门诊快诊台、分诊台、门诊药房发药处，以及护士从事外出取药、取血等活动时，可着指定保暖服。

3. 着装原则：应大方得体、干净整洁，忌标新立异、忌脏破透露。

女性：套裙、套裤、衬衣、小花衬衣、裤袜；有跟鞋、开衫（黑、白、灰、咖）。夏天忌透、露。皮鞋颜色不能过于鲜艳。夏季穿裙服时，必须穿长筒丝袜。除特殊岗位外，不得穿拖鞋。冬季亦不得将衣领、衣帽外露，穿过厚羽绒衣在工作服内。

男性：西装、衬衣（白、灰、淡蓝、条纹）；领带（颜色不超过三种，规则的几何图形，忌花哨）。黑、棕色皮鞋，深色西裤或休闲西裤，穿衬衣系深色领带（夏天可不系领带），冬季如穿毛衣，以深色、高领为标准。不得留长发、胡须，不得

穿旅游鞋（含各类帆布鞋）。夏季不得穿休闲短裤。冬季不得将衣领、衣帽外露，穿过厚羽绒衣在工作服内。

4. 护士着装

（1）护士帽：护士帽是根据护士工作的内容所设计的，主要有两种：圆帽和燕帽。圆帽防止由于头部头屑造成或可能造成的污染，保护护理人员本身免受异物污染，手术室、骨髓移植室、重症监护室等无菌环境严格的情况下必须佩戴。燕帽在一般治疗性环境下，护士进行护理操作处置可以选择，有圆角和房角之分，使护士的着装更加美丽大方，显示了护士特有的精神风貌。

护士帽的戴法

圆帽：适用于无菌操作要求比较严格的情况下，或者工作中男性护士佩戴圆顶护士帽。佩戴圆帽是要求头发全部遮在帽子里面，不露发迹，前不遮眉，后不外露，不带头饰，帽缝要放在后面，边缘要平整。

燕帽：适用于女性护士。佩戴燕帽时，头发要清洁整齐，不许长发披肩，长发要盘起或用网罩罩起，做到前不遮眉，侧不盖耳，后不触领。燕帽前缘距离发际 4～5cm，戴正戴稳，用发卡左右对称固定于帽后，发卡不得显露于帽子的正面。

（2）护士服：可按季节分为夏季蓝色，冬季粉色。护士在着护士服时，要做到服装清洁、平整、衣扣要扣齐，衣领、腰带、袖口、衣边要平整。穿着适体，无油渍、无尘污，口袋里不宜装很多东西。穿短袖护士服时内衣和裙子一定要穿，不宜外露，不宜外透。手术室护士穿手术服和隔离衣两层。特别情况要穿防护服。

（3）护士裤：统一着装且长短、肥瘦适中。

（4）护士鞋：护士鞋的选择应为软底、坡跟或平跟、防滑并要注意颜色与服装协调，以白色为主。可选择软底坡跟防滑皮鞋，夏季为敞口拉带单鞋，冬季为带长毛棉靴，要求始终保持鞋面的清洁。

（5）护士袜：护士如果穿裙装，最好配长筒袜或裤袜，颜色以肉色为宜。切忌穿挑丝、有洞或用线自己补过的袜子，这样会失去病人的信任和尊重；切忌不穿袜，穿短袜，当众整理袜子。

（6）与护理工作相关的其他配饰

1）胸卡：是护士工作的身份证，上岗时佩戴于护士服左侧胸兜口水平位置，并保持整洁、干净。

2）发卡：是用于固定护士帽的非装饰性饰物。款式简洁大方，左右对称别在燕帽的后面。

3）工作用手表：应选择简洁大方带秒针款式，不宜选择夸张款式。

4）其他：项链、戒指、手链等配饰在护理工作中严禁佩戴。

（二）面部、肢体修饰

1. 应保持眼部、耳部、鼻部、口腔的清洁与自然，并注意维护面部的健康，防止出现因个人卫生不良而滋生的皮肤感染，上班期间应避免从口中发出哈欠、喷嚏、吐痰、打嗝等不雅声音。

2. 手及指甲的修饰：养成勤洗手的好习惯，并注意手的保养，防止发生感染或冻伤。不留长指甲，应经常修剪，保持清洁。在工作期间不允许染甲或美甲，因为指甲是藏污纳垢的地方，会有病原微生物寄生而增加感染的机会，而且五颜六色的指甲会在视觉上给病人以强烈的刺激，造成其心理上的反感，在一定程度上损坏了医务人员稳重的形象。

3. 头发的修饰：不准染发（黑色除外）及烫成怪异发型。女士发型：短发侧不掩耳，发梢不能过肩，操作时发不遮面；长发需盘发，盘发后头发不过后衣领，佩戴统一发放的发网，头发周围固定，前刘海不过眉。染发可染成黑色或近黑色，不能染其他鲜艳的色彩。男性头发整洁，不留长发。男性头发应在衣领之上，不准留长发。

## 三、体 态 礼 仪

（一）站姿

1. 标准站姿：在自然直立时所采取的正确姿势。头部抬起（一般不应抬得高于自己的交往对象），面部朝正前方，双眼平视，下颌微微内收，颈部挺直。双肩放松，呼吸自然，腰部直立。双臂自然下垂，处于身体两侧，手部虎口向前，手指稍许弯曲，指尖朝下。两腿立正并拢，双膝与双脚的跟部紧靠于一起。两脚呈“V”状分开，二者之间相距约一个拳头的宽度（这一脚位，又叫“外八字”）。注意提起髋部，身体的重量应当平均分布在两条腿上。

2. 恭候站姿：双脚适度地分开，双脚相互交替放松，并且可以踮起一只脚的脚尖。即允许在一只脚完全着地的同时，抬起另外一只脚的后跟，而以其脚尖着地。双脚可以分开一些，后者自由地进行十字交叉。双膝可稍许分开，但不宜离得过远。肩、臂应当自然放松，手部不宜随意摆动。上身应当伸直，并且目视前方。头部不要晃动，下巴避免向前伸出。采用此种站立姿势时，非常重要的一点是：叉开的双腿不要反复不停地换来换去，否则便会给人以浮躁不安、极不耐烦的印象。

3. 服务站姿：采用为患者服务时的站姿，头部可以微微侧向自己的服务对象，但一定要保持面部的微笑，手臂可以持物，也可以自然的下垂。在手臂垂放时，从肩部至中指应当呈现出一条自然的垂线。小腹不宜凸出，臀部同时应当紧缩。最关键的地方在于：双脚一前一后站成“丁字步”，即一只脚的后跟靠在另一只脚的内侧；双膝在靠拢的同时，两腿的膝部前后略为重叠。

4. 咨询站姿：一是手脚适当地进行放松，不必始终保持高度紧张的状态。二是在以一条腿为重心的同时，将另外一条腿向外侧稍稍伸出一些，使双脚呈叉开之状。三是双手指尖朝前轻轻地伏在身前的服务台上。四是双膝要尽量地伸直，不要令其出现弯曲。五是肩、臂自然放松，在敞开胸怀的同时，一定要伸直脊背。

5. 休闲姿势：身体直立，肌肉放松，双手自然下垂，双脚以一只脚视为重心的同时，将另一只脚向外稍伸，使双脚呈左右叉开状或“丁”字形。

### （二）坐姿

1. 标准坐姿：适用于最正规的场合。要求：上身正直，双眼平视，坐在椅面前 3/4。上身与大腿、大腿与小腿，都应当形成直角，小腿垂直于地面。双膝、双脚包括两脚的跟部，都要完全并拢。

2. 交叉式：适用各种场合，男女皆宜。双膝先要并拢，然后双脚在踝部交叉。需要注意的是，交叉后的双脚可以内收，也可以斜放，但不宜向前方远远地直伸出去。

### （三）蹲姿

高低式蹲姿，基本特征是双膝一高一低。要求：下蹲之时，双脚不并排在一起，二是左脚在前，右脚稍后。左脚应完全着地，小腿基本上垂直于地面：右脚则是脚掌着地，脚跟提起。此刻右膝须低于左膝，右膝内侧可靠于左小腿的内侧，形成左膝高右膝低之态。女性应靠紧两腿，男性则可适度地将其分开。臀部向下，基本上以右腿支撑身体。

### （四）手臂姿势

1. 正常垂放

（1）双手指尖朝下，掌心向内，在手臂伸直后分别紧贴于两腿裤线之处。

（2）双手伸直后自然相交于小腹之处，掌心向内，一只手在上一只手在下叠放在一起。

（3）双手伸直后自然相交于小腹之处，掌心向内，一只手在上一只手在下相握在一起。

（4）双手伸直后自然相交于背后，掌心向外，两只手相握在一起。

（5）一只手紧贴裤线自然垂放，而另外一只手则略为弯曲，掌心向内搭在腹前。

（6）一只手掌心向外背在背后，而另外一只手则略微弯曲，掌心向内搭在腹前。

（7）一只手紧贴裤线自然垂放，而另外一只手则掌心向外背在身后。

2. 自然搭放

（1）在站立时，将手部自然搭放在桌面或服务台上。要求：身体应尽量靠近桌子或服务台，上身挺直；两臂稍有弯曲，肘部朝向外侧；两手以手指部分放在桌子或柜台上，指尖朝前，拇指与其他四指稍有分离并搭在桌子或柜台的边缘之处。

（2）在以坐姿服务于患者时，将手部搭放在桌面上，要求：身体趋近桌子或柜台，尽量挺直上身。除采取书写、计算、调试等必要的动作时，手臂可摆放于桌子或服务台上以外，最好仅以双手手掌平放于其上。将双手放在桌子或服务台上时，双手可以分开、叠放或相握。

3. 手持物品　在工作之中，经常要自己或帮助他人手持某种物品。在持物服务时，要做到稳妥、自然、到位、卫生。

4. 递接物品

（1）递送物品时，应双手递物于他人手中，为对方留出便于接取物品的地方，不要让其感到接物时无从下手。将带有文字的物品递交他人时，须使正面面对对方。将带尖、带刃或其他易于伤人的物品低于他人时，切勿以尖、刃直指对方，应当使其朝向自己，或是朝向他处。

（2）接取物品时，应当目视对方，而不要只顾注视物品或看别的方向，一定要用双手或右手，绝不能单用左手。必要时，应当起身而立，并主动走近对方。当对方递过物品时，再以手前去接取，切勿急不可待地直接从对方手中抢取物品。

### （五）行姿

1. 基本要求：身体协调、步伐从容、步态平稳、步幅适中、步速均匀、走成直线。

2. 陪同引导

（1）本人所处的方位。若双方并排进行时，应居于左侧。若双方单行行进时，则应居于左前方一米左右的位置。当服务对象不熟悉行进方向时，不应请其先行，同时也不应让其走在外侧。

（2）协调的行进速度。在陪同引导时，本人行进的速度须与对方相协调，切勿我行我素。

（3）及时的关照提醒。陪同引导时，一定要处处以对方为中心。每当经过拐角、楼梯或道路坎坷、照明欠佳之处时，须关照提醒对方。

3. 上下楼梯

（1）不准并排行走，而应当自右侧而上，自右侧而下。这样一来，有急事的人，便可得以快速通过。

（2）要注意礼让服务对象。上下楼梯时，应请对方先行。当自己陪同引导时，应上下楼梯先行在前。

（3）要减少在楼梯上的停留。不要在楼梯上休息、与人交谈或慢慢悠悠地行进。

4. 进出电梯

（1）要牢记“先出后进”。乘电梯时，要求：里面的人出来之后，外面的人方可进去。

（2）要照顾好服务对象。先按电梯呼梯按钮，电梯门打开时，护士先行进入电梯，一手按“开门”按钮，另一只手做请进动作，并礼貌地说“请进”，进入电梯后，按下要去的楼层，到达目的地楼层时，一手按住“开门”按钮，另一只手做“请（出）”的动作，可说“到了，您（先）请!”，服务对象走出电梯后，立刻步出电梯。

### （六）表情

1. 眼神：在工作岗位上需巧妙运用眼神，应注视对方的双眼，既可表示自己对对方全神贯注，也可表示对对方所讲的话正在洗耳恭听。问候对方、听取诉说、征求意见、强调要点、表示诚意、向人道贺或与人道别，应注视对方双眼，但是时间上不宜过久。

2. 笑容：在工作岗位上，应当保持微笑，为服务对象创造出一种令人倍感轻松的氛围，使其在享受服务的整个过程之中，感到愉快、欢乐和喜悦，同时也表现出护士对服务对象的重视与照顾。

一是必须掌握微笑要领。在日常生活之中，人的笑容有多种多样。假笑、媚笑、冷笑、窃笑、嘲笑、怪笑、狞笑、大笑、狂笑等，皆非工作之中所可取。只有微笑，才是适当之选。因此，微笑完全可以被称为医务人员在工作岗位上的一种常规或标准表情。

微笑的主要特征：面含笑容，但笑容不甚显著。在一般情况之下，人在微笑之时，是不闻其笑声，不见其牙齿的。微笑的基本方法是：先要放松自己的面部肌肉，然后使自己的嘴角微微向上翘起，让嘴唇略呈弧形。最后，在不牵动鼻子、不发出笑声、不露出牙齿，尤其是不露出牙龈的前提下，轻轻一笑。

二是必须注意整体配合。微笑虽说仅仅只是一种十分简单的表情，但要使之真正取得成功，除了要注意口型之外，还须注意面部其他各部位的相互配合。微笑是人的面部各部位的综合运动，若忽视其整体的协调配合，微笑便往往会不成其为微笑。一个人在其微笑之时，应当目光柔和发亮，双眼略为睁大；眉头自然舒展，眉毛微微向上扬起。除此之外，还应避免耸动自己的鼻子与耳朵，宜将下巴向内自然地稍许收起。

三是必须力求表里如一。真正的微笑，具有丰富而有力度的内涵。应当体现着一个人内心深处的真、善、美。表现着自己心灵之美的微笑，才会有助于服务双方的彼此沟通与心理距离的缩短。同时，微笑应该是一种内心活动的自然流露。也就是说，它应当首先是一种心笑，应当来自人的内心深处，而且绝无任何外来的包装或矫饰。

四是必须兼顾服务对象。微笑服务只是对医务人员所做的一种总体要求。在对其具体运用时，必须同时注意自己的服务对象的具体情况。

## 四、工 作 礼 仪

### （一）采集病史

采集病史是医疗程序中最为关键的一步，也是了解病人，做病人知心人的首要途径。一般在病人入院后要及时进行一次交谈，这种交谈属于正式交谈，要全面应用沟通技巧，其礼仪要求是：

1. 选择恰当的时间，提供适宜的谈话环境，创造良好的谈话气氛；应举止稳重，言谈得体，充分赢得病人的信任。

2. 在交谈之前，有礼貌地称呼病人和进行自我介绍是必要的。应向病人交待交谈的目的，告诉病人可以随时提问和澄清问题；在引导交谈时，要鼓励病人说话，合理提问，必要时要做记录；善于倾听病人的叙述，并以微笑、点头等非语言动作表达对病人的关注。最后，利用小结与核对技巧顺利地结束交谈，做好记录，为下一次交谈打下良好的基础。

3. 与病人交谈，不仅是为了了解病情，更多的是了解病人，体察病人的内心感受，表达对病人的理解与尊重。只有当病人觉得自己的情感被理解了，信息交往才是成功的，这种成功来自于病人被恰当地理解后所感到的快乐。成功的交往是令人满意的，它会带来安全感，并为今后的治疗与护理提供保证。

### （二）发药给药

1. 护士衣帽整洁，语气温和。

2. 将服药车推至病人床旁，认真核对病人姓名、床号、药物名称、按床号依次发药。

3. 发药时就药量加减、改变药物以及药物的用法、用途向病人详细解释。

4. 对于昏迷、吞咽困难等病人，要将片剂碾碎，帮助病人服用。

5. 给病人倒好服药用水，并看病人把药物服下。

6. 对于病人提出的问题要耐心解答。

### （三）推轮椅

1. 轮椅一般用于照顾老人或腿脚不方便的患者，推轮椅要双手握住轮椅后的把手。

2. 患者坐上之前，一定要固定住轮椅，不要让患者做空。

3. 必要时帮助患者把脚放在脚踏上，要搬开一个脚踏帮患者放一只脚。

4. 让患者的手放在腿上或轮椅的扶手上，放开固定轮椅的装置。

5. 推车一定要缓慢，一则为了稳，二则脚步快了容易碰到轮椅。

### （四）推治疗车

治疗车三面有护栏，没护栏的一面一般有两个抽屉，用于存放储备物品。推治疗车的正确姿势是：护士位于没有护栏的一侧，双臂均匀有力，重心集中于前臂，行进、停放平稳。注意：腰部负重不要过多，行进中随时观察车内物品，注意周围环境，快中求稳。

### （五）出入病房

1. 要先通报。在进入病房前，一定要先敲门，向房内患者进行示意。

2. 要以手关门。出入房门时，务必要用手来开门或关门。

3. 在开关房门时，用肩部靠，用膝部拱、用脚尖踢、用臀部撞等等不良做法，都不宜为护士所用。

4. 要面向他人。出入房门，特别是在出入一个较小的房间，而房内又有自己的熟悉之人时，最好是反手关门，反手开门，并且始终注意面向对方，而不是把背部朝向对方。

5. 要“后入后出”。与他人一起先后出入房门时，为了表示自己的礼貌，护士一般应当自己后进门、后出门，而请对方先进门、先出门。

6. 要为人拉门。有时，在陪同引导他人时，服务人员还有义务在出入房门时替对方拉门。

## 第三节 语言艺术

由于医患双方在医疗活动中位置、知识层次、心情性格等方面的差异，决定了医患沟通有很强的专业性和技巧性，这就需要医务人员注意灵活应运语言艺术来弥补双方存在的差异，逾越障碍，变不平等为平等，变特殊为普通，变紧张为轻松，变僵硬为和谐。灵活运用语言艺术对引导病人走出心理困境，建立良好的医患关系，消除医疗纠纷，促进医疗卫生事业的健康发展有很大帮助，能起到事半功倍的效果。良好的医患沟通是开展医疗工作的前提，通过沟通，搭建医患双方认知的平台。

## 一、医疗活动中语言艺术的重要性

言而有文，行之必远。深厚的文学修养和精湛的艺术修养是每一个人走向成功的必备条件。在医学领域，语言艺术对医务人员、对医疗工作来说，其作用更为突出，其影响更为直接。世界医学之父希波克拉底说，医生有“三大法宝”，分别是语言、药物、手术刀。我国健康教育家洪昭光教授认为，语言艺术是医生最重要的法宝。在医疗活动中医务人员的语言艺术有时比药物和手术刀更管用“疗效”更显著。医务人员一句得体悦耳的话会使病人精神抖擞，病情立见好转；相反，一句失宜逆耳的话会使病人卧床不起，甚至不治而亡。所以，语言艺术在医患之间的交流，医患关系的建立，病人的康复等方面都有立竿见影的效果。

### （一）语言艺术是医患沟通的润滑剂

由于医患双方在知识层次、心理、性情等方面的差异，交流的难度是客观存在的。而语言艺术则可以促进双方的磨合，从主观上淡化交流的难度，突出“共同点”，产生亲和力。合理地应用影射、比喻、幽默、笑容、眼神、手势等艺术语言，达到幽默、亲切的艺术效果，发挥艺术的感染力，创造轻松愉悦的交流环境，引导病人走出心理阴影，消除陌生和隔阂，让病人自如自在地介绍病情，便于医务人员准确全面地把握病情。医务人员在履行告知义务时，语言艺术可以“近乎情理”，便于找到医患交流的“最大公约数”。医学史家卡蒂格略尼认为，“医学是随人类痛苦的表达和减轻这份痛苦的愿望而诞生的”。人的情感决定了语言艺术在人与人之间是永远相通的，很容易为别人所理解、所接受。在医疗活动中，这种理解和接受正是医患双方所渴求的。

### （二）语言艺术是建立良好医患关系的催化剂

近年来，医患关系一直是社会关注的焦点，医患之间的猜疑、滋事取闹频见报端。造成这种局面，除了利益、医疗质量等方面的原因外，沟通不到位，交流不投机是影响医患关系的重要“瓶颈”。没有深入地沟通，矛盾就无法化解，医患关系的平台就没法建立。充分利用交流语言的艺术魅力，展示医务人员交流的智慧，拨开病人心中的阴影，拉近双方的距离，相互取信于对方，为医患关系的建立定下好的调子。可以说，医务人员时刻在为病人的健康着想，但是很多时候因为表达不贴切使自己落得“好心没好报”的尴尬结局。语言艺术是在细微处见真情，简单的一个微笑，一句慰问，举手投足间让病人从内心深处感受到为医者的真诚，催化出病人心中的亲切感、安全感和信任感，催化出医患双方的真情和友谊，病人自愿把医务人员看作自己的知心人，自愿地与医务人员形成战胜病魔的

"战略同盟"。

（三）语言艺术有助于病人的治疗和康复

古训说，良言一句十冬暖、恶语伤人三伏寒。言语恰当，举止得体，谈吐温雅，对一个正处于病痛折磨的人来说弥足珍贵。恰到好处地运用语言艺术，准确地传情达意，疏通病人的心结，树立起战胜病痛的信心，迎来病人心理的春天，同时赢得病人的信任和尊重，便于开展各项医疗工作。在现实工作中，许多医务人员因为言谈举止不注意方式方法，给病人带来不利，给自己的工作带来麻烦，吃了不少苦头。所以医务人员除了提高自己的医疗水平外，还必须提高自己的言谈技巧，学会用语言感化病人，触动病人，这相当于给病人增加了一个心理医生，给自己增加了一个帮手，是工作成功的一半，能够起到事半功倍的效果。医患双方的努力肯定比医务人员单方面的努力要好得多，而语言艺术正是激发病人的触酶，是病人的思想动力和精神伙伴。强烈的思想触动，激励着病人和医务人员同心协力，真诚协作，战胜疾病。

## 二、应用语言的原则

（一）注意语言的礼貌性

医疗工作中礼貌用语的使用，体现了医务人员对患者人格的尊重，也是医患之间进行良好沟通的前提。礼貌用语首先体现在根据患者年龄、性别、职业等选择合适的称呼。

（二）注意语言的规范性

在为患者提供指导和解答时，不宜随心所欲，而应按统一制定的规范化语言，以便患者在接受信息时能够准确理解和掌握。同时要注意规范普通话，不要首先使用方言。

（三）注意语言的情感性

医务人员要有极大的同情心，一进入工作状态，就应同情患者、信任患者、尊重患者，切不可把个人生活或家庭中的不快心境带到工作情境中来，或者向患者迁怒或发泄。

（四）注意语言的保密性

医务人员对患者的生理缺陷和个人隐私要严格保密，涉及党政军高级干部的病情更要绝对保密。

（五）注意语言的治疗性

希波克拉底曾说过：“医生有两种东西可以治病，一种是药物，另一种是语言”。临床工作中，可以用安慰性语言给患者以心灵的慰藉，使患者感到关心和体贴；运用告知性语言使患者了解病情进展，运用合理的解释性语言解答患者提出的疑问，取得患者的信任和理解；运用鼓励性语言使患者建立战胜疾病的信心和勇气。

（六）注意语言的艺术性

应采用合适的语言进行沟通，使自己的语言富有逻辑性、艺术性和感染性。

## 三、语言的适用性

（一）温和性语言

用于暴躁易怒的患者。对于这一类患者应通过温和的语言缓解和稳定其情绪，达到配合治疗的目的。

（二）慰藉性语言

用于慢性病或危重患者。由于长期病痛的折磨，一些患者思想苦闷、悲观，对治疗失去信心，还有一些患者会因为手术的疼痛或怀疑有危险而产生恐惧心理拒绝治疗。对此，医务人员应有针对性地使用引导和宽慰性语言，以使患者配合治疗。

（三）正面建议性语言

用于一般患者。一般患者因病情较轻，恢复较快，并不担心疾病预后，因此在治疗中较易接受指导和配合。

（四）鼓励性语言

用于悲观失望的患者，采用鼓励性语言可调动患者战胜病魔的意志和勇气，以利于疾病的康复。

（五）暗示性语言

有些患者往往因为自己的疾病好转的太慢而灰心，及时予以积极暗示，将会消除其悲观的心理，使其积极配合治疗。

## 四、语言的运用

（一）尊重

对患者说话或听患者说话时，要注视对方的眼睛或面部，以表示真诚地倾听，

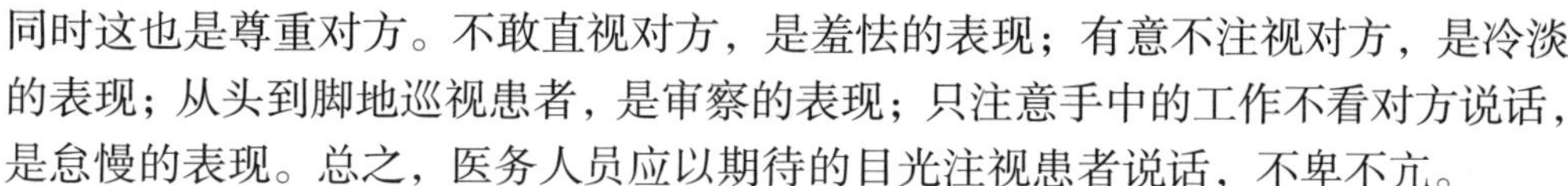

同时这也是尊重对方。不敢直视对方，是羞怯的表现；有意不注视对方，是冷淡的表现；从头到脚地巡视患者，是审察的表现；只注意手中的工作不看对方说话，是怠慢的表现。总之，医务人员应以期待的目光注视患者说话，不卑不亢。

（二）不插话、打断谈话

无意中插话或有意出言制止患者说话，都是极不礼貌的举动，极易伤害患者的自尊心。如在比较忙来不及回答时，应视情况委婉回复稍后解答，不能让患者觉得态度生硬。

（三）主动、用心倾听

在与患者交谈过程中，要聚精会神，面向患者，与对方保持适当的距离，保持放松、舒适的姿势，并将身体前倾，注意进行眼神交流。同时要注意记录，必要时重复，适时表达积极的情感，切忌东张西望、看手表、坐立不安等。

## 五、提高语言技巧的途径

（一）医护人员要加强道德品质的修养

具有全心全意为患者服务的理念，注重自身语言艺术的学习，除拥有广博的医学专业知识外，加强心理、社会、人文知识及汉语基础的学习，健全知识结构，讲究医疗服务语言的技巧。

（二）积极主动地与患者交流

经常换位思考，本着平等、尊重、保密、灵活四个原则，对所有患者提供同等的服务，无论其地位、职业、收入、居住地、疾病性质等存在差异，都需尊重患者的独立人格。医护人员应具备良好医德，与患者谈话的内容仅限于医疗工作方面或围绕患者疾病的治疗与康复，不谈论与诊治无关的人与事，不打听患者与疾病诊治无关的隐私，在任何场合都不非议其他医护人员。与患者交谈时，根据情绪变化调整语言内容，当涉及患者的诊断、治疗及预后时，要严谨，有科学依据，切不可主观臆断，胡乱猜想。

（三）语言技巧的正确应用

1. 倾听，是最重要也是最基本的技巧。对患者的倾述应全神贯注，不要随意打断患者的讲述。在倾听的过程中需要耐心、专心、关心，并适时做出良性反应，如点头等，不随意打断患者的倾述。

2. 保持优良的体语形态。使用目光语言与患者交流时，应保持与患者的眼睛在同一水平线上，断续与对方眼神交汇，停留时间在2～3秒为宜。理想的微笑状态是嘴角两端一起上提，露出上门牙 6 颗左右，眼睛也笑一点。同时注意衣着整洁，工作中不戴首饰，举止文雅，动作敏捷。

3. 加强口语训练，要求吐字准确，语法简练，语速适中，用词恰当，语气谦和，避免带有方言、口音、俚语，禁忌使用辩驳性、抵触性、生冷性语言。

现阶段，语言技巧广泛应用于临床工作的各个层面，重要性不可忽视。医护人员应不断加强语言技巧训练，提高医疗护理质量。

## 六、语言礼仪

### （一）基本十字服务用语

请、您好、谢谢、对不起、再见

### （二）称谓用语

同志、先生、女士、叔叔、阿姨、小朋友

### （三）文明服务规范用语

1. 您好，请问您需要什么帮助？（或我可以帮您做什么？）
2. 对不起，请您再说一遍好吗？
3. 对不起，您有零钱吗？
4. 对不起，请您稍等。
5. 请您把病历卡一起给我。
6. 请问您需要查询什么？
7. 请稍等，我马上给您看。
8. 对不起，请让这位急诊病人先看。
9. 请问您哪儿不舒服？
10. 别着急，您慢慢说。
11. 对不起，请排好队。
12. 我再与您核对一遍。
13. 请别忘了按时服药。
14. 在病房请不要抽烟。
15. 请您在病房不要私自用电器。
16. 请您配合病房管理。
17. 请放心，我们会尽力为您治疗的。
18. 您今天感觉好些了吗？
19. 对不起，您今天治疗费用不够了，需要再交钱了。
20. 为了方便您的治疗，请您及早把钱交到住院收费处。

### （四）科室文明服务规范用语

1. 导医、分诊

（1）您好！请问您需要帮助吗（请问您有什么事情吗）？

（2）不客气。欢迎您到我院就诊并提出宝贵意见。

（3）××科在×层，请走好。

（4）对不起，这个问题我不太清楚，请您稍等一下，我帮您问问。

（5）请问您看什么科？您想挂哪个医生的号？

（6）（若患者不知道看什么科）请问您哪里不舒服，我来帮您挂号看医生。请您先填写挂号信息卡及病历本封页。

（7）请您到挂号处挂号后再回来。

（8）请您把病历及挂号单给我，您稍坐一会，按顺序就诊，到时我会通知您。

（9）请您到××号诊室就诊，亲属请在候诊区等候（您可以让一名了解您病情的亲属陪同您）。

2. 挂号、收费处

（1）今天人多，请不要着急，很快就会轮到您的。

（2）××，请您到××处领药（检查）。

（3）对不起，我的疏忽给您添麻烦了，我马上给您改过来。

（4）您的费用共××元，收您××元，找您×元，请收好。

（5）您好，请把住院证给我看一下。

（6）您是否参加了医疗保险？请把医保卡交给我。

（7）请问您是第几次住院，请预交住院费××元。

（8）请将收据保管好，出院结算时再交给我们收费处。

（9）您的住院手续已办好，请到×楼×科住院，您走好。

（10）您好，您住哪科，叫什么名字？请把预交款收据给我。

（11）这是您的结算清单，请收好。

3. 功能检查科

（1）请把您的检查申请单和交费发票给我。

（2）对不起，请您在一楼收费处交了费再来检查。

（3）对不起，现在人多，请您在候诊区稍坐一会，很快就会轮到您的。

（4）对不起，这位是急诊病人，请您稍坐一会儿，好吗？

（5）您检查的项目需要空腹，您吃早饭了吗？

（6）现在给您抽血，可能有点痛，请忍耐一下，马上就好。

（7）请轻轻按压 5 分钟后，再把棉签丢入医用垃圾桶内。

（8）这是您的检验报告单，请拿好交给您的主治医生。

（9）请您不要紧张，按我的指令做就行了。

（10）由于××原因，请您再做一次，谢谢您的合作。

（11）您的检查做完了，请您×时到××处领取报告单。

4. 药房

（1）对不起，您还没有交费，请先到收费处交完费用再来。

（2）请您把处方和发票给我。

（3）××，您好，这是您的药，请到×楼输液室输液。

（4）××，您的药已经配齐了，请拿好。

（5）××，您的中药已配好，马上给您煎药，请您×分钟后到这里来取药。

（6）这是您的药，请收好，药品的服用方法是××。

（7）药品的用量我都标在药盒上了，请按时服药。

（8）用药期间，请不要吃××食物。

5. 临床医师

（1）当病人来科室就诊时

您好！请坐、有哪里不舒服、请讲。

您的病情已经几天了，请讲详细一点。

您的病情是突然发生的，还是生病几天了，请讲具体一点。

请您脱掉鞋子，上检查床平卧，便于检查。

请将您的上衣撩起来，便于检查。

请往这里靠近一点，这里有空调，检查时不冷。

检查时有点难受，请稍微忍一点，谢谢配合。

您的病情，还需要做些辅助检查，才能明确诊断，进行治疗，单子已经开好，请抓紧时间交费检查，请走好。

经检查，您的病情初步拟诊为××，需要住院治疗，请抓紧时间交费，办理住院手续，走好！

您好，还有什么不清楚的地方，可以咨询。我们会满意答复您的。

您好，对我们的医疗服务工作做得不满意、不尽如人意的地方，请多批评指正，我们表示感谢！

请您走好，回去要继续吃药，坚持治疗。祝您早日康复！

请将您的电话联系方式告诉我们，便于及时联系，为您服务。

（2）病人来住院治疗时

您好！现在是早晨查房，昨天夜里怎么样？

请您平卧，我们要检查一下，谢谢配合！

您的病情还需要做一下辅助检查，请办理手续，及时检查。

您好！您的病情是××，需要做手术治疗，征求您的意见，办理一下签字手续，谢谢配合！

您的病情经过治疗，现已稳定好转，由于医保费用限制，需要回家继续治疗，请多理解，欢迎下次再来治疗，请走好！

您好！您住院期间，我们的医疗服务还做得不够好，请多批评，我们表示感谢！

6. 护理

（1）急诊护理

您好，您哪里不舒服，请告诉我。

请您不要担心，我们会尽力救治的。如果需要帮助，请随时找我们。

我们马上就给您处置（做××治疗、检查）。

您现在需要做××检查，大约需要××钱，请家属到收费处交费。

您的病需要住院治疗，大约需要先交××钱住院押金，如果您同意，我马上帮您办住院手续。

（2）处置护理

您好，请您把治疗单和药品给我，我给您做处置（治疗）。

请问您叫什么名字，以前用过这种药吗？是否过敏？您有没有对其他药物或食物过敏的，家里人有没有对药物过敏的？

现在我给您做××过敏试验，需要您等候××分钟后看结果，请您不要离开。您可以在候诊椅上等候，有什么不舒服的，请马上告诉我。

请您到这边来，别紧张，一会儿就好了。

现在给您打××针，请您配合。打针稍微有些疼，请您放松，不要紧张。

您是第一次用××药，请在××处休息 30 分钟，观察一下，如果没有什么反应和不适，您再离开。

请慢走，如您回家后有什么不适，请您立即来医院就诊。

（3）住院护理

您好，我是主班（或不说班次）护士××，请您把住院通知单给我，在这儿休息一下，我马上为您安排床位。

您好，我是责任护士××，负责您的护理工作。现在我给您介绍一下病区的环境和住院须知。

您好，我是护士长××，负责全科的护理工作，您有什么意见和要求尽管告诉我们，我们一定会认真听取和改进的。您有什么请求和希望，可以跟我讲。

您的主管医生是××，一会儿他就会过来为您检查。现在我为您量一下体温、血压，请配合一下。

您好，昨晚休息好吗？感觉怎么样？（可以加上良性暗示如：今天精神很好啊，气色很好啊。）还有哪儿不舒服？

您好，现在为您做××治疗，请配合一下好吗？

请您不要紧张，哪里不舒服请告诉我，我们马上给您处理。

您好，请问您叫什么名字？（复核一遍：您是叫×××吗？）这是您的药，请您服用，注意多喝水。

明天×时给您做××手术，请您按照要求做好准备，有什么问题随时告诉我们。

您好，请问您叫什么名字？（复核一遍：您是叫×××吗？）现在我要给您输液，大约需要×小时，您准备好了我就开始为您输液了。

您的液体输完了，我现在给您拔针，有一点点不舒服，请您忍耐一下。

对不起，给您增加痛苦了，再配合一次好吗？

（4）出院准备护理服务用语

您已基本痊愈，可以出院了。我向您交待一下出院后需要注意的问题。

请您定期来我院复查，如有特殊病情变化，请随时与我们联系。

7. 接电话

（1）您好，我是××科（病区），请问您找谁（有什么事）？

（2）请稍等，我马上帮您找。

（3）对不起，××医生、护士（主任、护士长）暂时不在科内，有什么事我可以为您转达吗？

（4）您好，××床××女士、先生，请问您打传呼有什么需要帮助吗？

（5）好的，请别急，我们马上到床边来帮助您。

8. 职能科室

（1）请坐，这儿有椅子。请喝水。

（2）请您先别急，慢慢讲。

（3）请您说具体一点，好吗？

（4）请稍等，我马上给您办。

（5）您反映的情况，我们会尽快调查核实后，给您答复好吗？

（6）对不起，分管这项工作的同志不在，您把材料（报告、文件）留下，我转交给他可以吗？

（7）很抱歉，我要去开会，请××同志跟您谈好吗？

（8）××主任您好，请问您上次提出的问题，解决好了吗？

（9）××主任您好，您上次提出的问题，因××原因暂不能解决，待困难克服后，我会立即处理的，好吗？

（10）××主任，您好，您科室设备最近运转良好吗？如有故障请立即通知我。

（11）您提出的意见很好，我们一定会认真改进的。

（12）感谢您对我们工作的理解与支持。

### （五）医院服务禁语

1. 不知道，问别人去。
2. 刚才不是跟你说了，怎么又问？
3. 怎么这么烦啊！
4. 谁叫你病历卡不拿出来。
5. 没零钱，自己去换。
6. 为什么不提前准备好。
7. 没带钱怎么看病？
8. 上面写着，不会自己看？
9. 越忙越添乱，真烦人。
10. 叫什么叫，打针哪有不痛的。
11. 计算机计费不会出错的。
12. 你这个病看不好，住院也没用。
13. 我是医生还是你是医生？
14. 不想看就别看。
15. 不想住院就出去。
16. 没钱就停药（停治疗）。
17. 这是医院，不是你家。
18. 我就这态度，怎么样。
19. 你去告啊，随便告哪都行。
20. 有意见，找院长去。
21. 我就这个态度，你去告好了。

### （六）科室服务忌语

1. 药房

（1）不知道。

（2）这药没有，找医生去。

（3）怎么吃法，你自己看，上面不写着吗？

（4）钱还没交，就拿药啦，交钱去。

（5）你用这药对不对、好不好？我哪知道。

2. 住院收费处

（1）钱不够，回家拿钱去。

（2）你问我，我问谁去。

（3）预交费单没带来，结什么账。

（4）我不知道，你问病区去。

3. 检验科

（1）不知道，问医生去。

（2）跟你讲过了，还要问。

（3）还没到时间，都出去。

（4）上面都写着，你不会自己看啊。

（5）空腹抽血，谁叫你吃东西的。

4. 放射科

（1）喂，到你了。

（2）还没划价、交钱，就来拍片了，去，去。

（3）急什么急，要快不会早点来呀。

（4）你病这么重，为什么不早点来检查。

（5）你得的是癌症，治不好了。

5. 急诊科

（1）不知道，去问医生。

（2）又喊了，怎么这么烦。

（3）动作快点，都像你这样，我们忙也忙死了。

（4）打针总是要疼的，叫什么叫。

（5）不是有家属吗，自己做不就得了。

6. 门诊医师

（1）急啥，没看见我正忙。

（2）你是医生还是我是医生。

（3）怎么啦，我就这个水平。

（4）怎么搞的，一点都不配合，这样我们怎么检查。

## 第四节　医 患 沟 通

医患关系指医护人员在诊断、治疗与护理等医疗过程中与患者及其家属所建立起来的一种特殊形式的人际关系。近年来，我国医患矛盾日益严峻，医患关系日趋紧张，已成为社会关注的焦点问题。由于医患关系问题不仅仅是社会问题，也是民生问题，管理、司法、教育、政治、经济、心理、人文等专家纷纷从不同专业角度探讨医患关系的成因和对策措施，大量学者研究认为，医患沟通是医患关系的重要影响因素之一。如何构建医患共信的有效方式，促进医患有效沟通，是医务人员入职前的必修课。

## 一、医患沟通的定义

不同学科专业对医患关系有着不同的定义，法律专业专家认为，医患关系是医方对患方提供医疗服务过程中形成的法律关系；心理学专家认为医患关系是一种特殊的社会人际关系，是一种社会心理现象，反映了医患彼此的心理距离和吸引与排斥的情感状态，医患之间这种特殊的人际互动，旨在有效地利用心理学知识，消除医患间的紧张状态，营造和谐的医患关系；社会学专家认为医患关系是一种人际互动的结果，这种互动一定涉及其中的角色，社会学关注医患关系的主要方法是了解医患角色的性质、特点、权利义务等方面如何伴随现代医学的发展而变化。360 百科则将医患关系定义为是医务人员与病人在医疗过程中产生的特定医治关系，是医疗人际关系中的关键。

医患沟通是医患双方为了治疗患者的疾病，满足患者的健康需求，在诊治疾病过程中进行的一种交流，这种交流过程中，由于患者缺乏医学知识，对医务人员的语言、表情、动作姿态、行为方式更为关注、更加敏感，对医务人员的指令依从性较高，因此，需要医务人员掌握沟通的基本要点和技巧。

## 二、医患沟通常见问题

有学者研究表明，90%以上的医务人员认为医患关系紧张，影响医患关系的主要因素是包括医患沟通、医疗技术、服务措施、就诊秩序、设施设备等，而医患沟通对医患关系影响因子达到 60%以上，医患互动中医务人员的语言沟通能力和方式对和谐医患关系的构建意义重大。当前，医患沟通的常见问题表现在以下几个方面：

1. 信息沟通不畅。医务人员未详细询问病史，不认真听患者的倾诉，不耐心解释病情，语言过于简单，甚至态度生硬，患者不能充分理解。

2. 缺乏情感交流。在医疗过程中缺少人文关怀。治病、救人原是一体的，但有些医生却只重视“病”不重视人。医务人员与患者及家属交往过程中表现出情商水平不高，态度冷漠，虽然患者及家属在医疗文书上签字了，但心理需要未得到满足，没有真正达成一致性意见。

3. 知情告知不到位。医务人员法律意识不强，对疾病演变和发展，未进行充分和及时的书面和语言告知，病情发展低于患者及家属预期。

4. 医务人员职业倦怠。长期面对各类病人，出现麻木、冷漠等职业倦怠现象，医务人员工作压力过大，职业倦怠未得到缓解，导致精力不足，沟通不充分。

5. 医务人员之间口径不一致。医务人员说法不一致，甚至医务人员之间相互拆台，导致患者的猜忌，引发不信任。

## 三、医患沟通的基本原则

医务人员除了熟知卫生法律法规，应积极适应国情和社会文化，树立正确的医务人员价值观，并从医患沟通引发的医疗纠纷中汲取经验，结合个人性格特点，形成个人的医患沟通方式。医患沟通方式多种多样，无论哪一种，都要遵循以下基本原则。

### （一）彼此尊重原则

医务人员作为医院的主体，在医疗活动处于主导地位，应知晓患者的权利和义务（具体内容参见第五章第二节），尤其要充分尊重患者的权益。比如知情权，医生未履行法定的告知义务，侵害患者知情权，其本身就是一种医疗过错，属民事侵权。并且应端正服务态度，尊重患者的人格，努力提高患者的满意度。

### （二）赢得信任原则

民无信不立，医院得到患者的信任，将会提高医院的知名度、信誉度和患者的忠诚度。医护人员应积极得到患者信任，消除患者的顾虑，才能大胆实施救治。

### （三）换位思考原则

“己所不欲，勿施于人”。医务人员应真正理解和关心患者。设身处地为患者着想，理解患者身心痛苦，对患者予以情感支持，以及关爱之心。高度重视医疗过程中疼痛管理，提前告知医疗行为中的不适感，让患者心理有所准备。

## 四、医患沟通的内容

### （一）专业技术方面

了解病史，向病人介绍检查、治疗的意义、治疗手段、治疗目的、对身体是否有危害、患者需要承担的费用，是采用姑息疗法还是根治术，是对症处理还是病因治疗。

### （二）非专业技术方面

应该了解患者就医时既有的心理和生理需求，让患者畅所欲言，使医务人员的医疗行为与病人的期望十分接近，如病人期望过高，也要使病人的期望值逐渐下降，以达到现实的程度，清除非技术因素的负面影响。

## 五、医患沟通中需要重点把握的问题

1. 诚信、尊重、同情、耐心、平易近人。

2. 倾听，多听患者或家属说几句话。

3. 介绍，多对患者或家属说几句话。

4. 肯定，肯定病人感受的真实性并表示理解，不妄加否定，更不要与病人争论。

5. 留意患方的受教育程度和对谈话反应、对病情的认知程度、对交流的期望值。

6. 留意自身的情绪反应，学会自我控制。

7. 避免使用易刺激对方情绪的词语和语气，过多使用不易听懂的专业词汇，刻意改变对方的观点，强求对方接受事实。

## 六、构建有效医患沟通的方法和途径

### （一）加强医患沟通，提倡人性化服务

1. 沟通是人与人之间互相了解、消除隔阂的基础，是服务行业中不可缺少的。为了适应医疗服务的需求，营造温馨的服务理念和人文关怀，树立良好的社会形象，推动医院持续稳定的发展。在尊重、理解关怀病人的基础上，最大限度地满足病人的需求。

2. 提倡人性化服务，从服务对象的特点和个性出发，开展医疗护理服务，以尊重病人，服务于病人，顺应时代发展和现代生活需要为切入点，不断优化服务流程，改善就医环境，为患者提供及时、方便和人性化的医疗服务。

3. 通过良好的语言、表情、态度和行为，去影响患者的感受认识，改变其心理和行为。依靠医患沟通来达到相互理解、配合与支持，尽可能使患者处于治疗和康复的最佳身心状态。

4. 在日常生活中，加强与患者的信息沟通，完善沟通内容，改善沟通方式，畅通沟通渠道，注重沟通效果，促使医患之间互相尊重、相互理解、诚信合作。

### （二）掌握有效沟通的技巧

亲切细致是医患沟通的首要条件：从患者入院开始，医务人员应以亲切、自然、和蔼的语气，消除患者对医院环境的陌生而造成的恐惧和不适应。

### （三）注重沟通的方式、方法及效果

在日常诊疗中倡导“多听病人说几句，我和病人多说几句”，尽量让患者和家属宣泄和倾诉，真正消除他们不必要的担心，从而使双方相互理解，建立良好的医患关系。能早说一时绝不拖延一分。为了消除他们的顾虑，医护人员应该讲患者的病情、诊断、治疗等情况，尽早与对方进行沟通。

一个要求：医务人员要有诚信，对病人或家属要尊重，具有同情心和耐心；

两个技巧：多听病人的询问，多向病人介绍病情、治疗效果、用药和检查目的，关心病人在就医过程中的生活或不便；

三个掌握：及时掌握病人的病情发展变化、医疗费用情况和病人的社会心理；

四个留意：留意沟通对象的情绪、受教育程度和对沟通的感受、沟通对象对疾病认知度和对沟通的期望值；

五个避免：避免强求病人接受、避免使用刺激语言或词语、避免使用病人不懂的医学专业词汇、避免强求改变病人观点、避免压制病人情绪；

六种方式：预防为主的针对性沟通、互换对象沟通、集体沟通、书面沟通、协调同意沟通、实物对照形象比喻沟通。

## 七、术前谈话的“5R”原则

手术是医疗风险最高的技术操作，术前谈话则是医患沟通的重要环节，外科医生则必须掌握沟通技巧，近年来，有学者总结出术前谈话的“5R”原则：

1. Result：如果不手术，会导致怎样的结果？

很多老百姓没有学过生理、病理等，不知道病情的转变会怎样、何时转变，甚至看不到最坏的结果，而医生了解医学知识，甚至都看到过各式各样的情况。所以开始谈话时，要先描述该患者目前情况，以及如果不治疗，接下来会发生哪些状况。譬如择期的胆囊炎手术，可以描述患者之前胆囊炎发作的情形，甚至描述如果再感染，控制不了就会导致哪些严重后果。而对于那些现在看上去状况良好，譬如动脉瘤，但不及时处理，说不定死亡就几分钟的事，一定要让家属“看到”这样的后果。这个阶段沟通的时间标准主要看家属是否明白患者不治疗情况就会越来越差。

2. Recommendation：你推荐什么样的手术方案，会帮助到患者什么？

当家属问接下来该怎么办的时候，就到了这一步。手术方案有点像一个你的产品，推销你的产品主要不是解释产品是什么（老百姓不一定能听懂），而是突出该手术能为患者带来什么好处。好处多是两种，一个是解除病情苦恼，一种是减缓病情的发展，譬如说阑尾炎手术，手术好了就和常人无异。譬如说肿瘤手术，手术好了还要看其他情况进展。这些都是你能想到的，难点在对方是否也这么想，或者说你是否知道对方是如何想的？这里需要你说完后，多听听对方的意见。小心：对方不够专业不代表对方不可以有意见。

3. Risk：不同的治疗方案都有风险，对方能承担哪种？

当对方有异议时，说明对方关注点不在手术带来的好处，而是风险。因此你需要调整你的沟通重点，告知对方相关的风险，尤其对方提出其他方案，或让你提供其他方案时，你也要强调不同方案有不同的风险，风险孰大孰小，孰高孰低，你要给对方排个序。譬如羊水栓塞，发生率低，但死亡率高。不过你需要注意的是每个方案风险都有，是为了让对方选一个方案，不是让对方放弃治疗。因此你还是需要把家属往患者向好的地方考虑，也就是让家属明白，想要患者好起来，必须要承担一定的风险。

4. Rights：对方有权利决定是否手术？

有些医生比患者、家属还急，好像不做手术，天都会塌下来。医生的职责首先是你是否做到了告知义务，其次你是否告诉对方除了你推荐的方案还有哪些方案，最后对方是否清楚每个方案的优缺点，这样才可以让对方进行选择。医生没有办法强迫家属签字，只有影响对方的决定。一般的医生能做到告知，沟通好的医生就能在告知的同时影响家属的决策，这其中的差别在于沟通能力强的医生清楚地知道对方想要什么。根据对方的需求调整自己的说法，甚至一起制订方案。这样才能让对方和你站在一个战壕里。

5. Responsibility：对方应承担的责任有哪些？

患者的康复或者是否想康复，不仅仅是身体上的，还有精神上的。当患者进手术室前，患者心情可能紧张、害怕、担心等等。这时患者最需要的是他亲近的人关心和照顾。这些事医生是代替不了的，需要家属来完成。还有某些大家庭，可能签字的是这个家属，还有其他家属没有参加谈话，需要由对方来传达，你也需要给对方一些方法或技巧，避免信息传递时偏差。甚至从整个病程看，手术只是治疗的一部分，你还需要关照对方在其他生活方面的改变，配合治疗的顺利开展，譬如某些指标术后如何进行检测，生活上哪些地方需要调整或改善，帮助患者尽快康复，等等。

通过以上 5 个方面的原则，医生描述了疾病可能导致的后果、推荐了手术方案、告知了风险和选项、让对方决定、最后让对方承担相应的责任，这样才算是一个有计划的术前谈话，即所谓的打有准备之仗。

## 第五节 医德医风管理制度

医德医风既是一种职业道德，也是思想政治工作和意识形态建设的重要内容，是人道主义和白求恩精神的实践体现，集中反映着医务人员的价值追求和道德素养。2004 年卫生部印发《关于加强卫生行业作风建设的意见》，要求始终把维护人民群众的健康权益放在第一位，树立“以病人为中心”的服务理念。2013 年 12 月 26 日国家卫生计生委、国家中医药管理局联合发布了《加强医疗卫生行风建设“九不准”》，明确禁止收受“回扣”、收受患者“红包”等行为。各医院按照卫生行政管理部门要求制定了医德医风管理规定，建立和完善卫生医务人员考核、激励、惩戒等管理制度，从而约束医务人员行为，因此，作为新入职的医务人员必须将医德医风作为安身立命的重要内容，时刻规范执业行为。

## 一、国家相关文件要求

各级行政部门针对一些医疗机构和部分医务人员收受回扣、“红包”、开单提成，开大处方、滥检查、乱涨价、乱收费，以及医疗事故等损害人民群众利益的行为，直接影响了党和政府的形象，败坏了医疗卫生行业和广大医务人员的声誉，加重了群众的医药费用负担，损害了医患之间的关系，先后制定多项措施。其中，国家颁布明确针对行风建设的文件包括以下两个。

### （一）2004 年卫生部印发《关于加强卫生行业作风建设的意见》提出的八不准

1. 医疗机构和科室不准实行药品、仪器检查、化验检查及其他医学检查等开单提成办法。

2. 医疗机构的一切财务收支应由财务部门统一管理，内部科室取消与医务人员收入分配直接挂钩的经济承包办法，不准设立小金库。

3. 医务人员在医疗服务活动中不准接受患者及其亲友的“红包”、物品和宴请。

4. 医务人员不准接受医疗器械、药品、试剂等生产、销售企业或人员以各种名义、形式给予的回扣、提成和其他不正当利益。

5. 医务人员不准通过介绍病人到其他单位检查、治疗或购买药品、医疗器械等收取回扣或提成。

6. 医疗机构和医务人员不准在国家规定的收费项目和标准之外，自立、分解项目收费或提高标准加收费用。

7. 医疗机构不准违反国家有关药品集中招标采购政策规定，对中标药品必须按合同采购，合理使用。

8. 医疗机构不准使用假劣药品，或生产、销售、使用无生产批准文号的自制药品与制剂。

### （二）2013 年国家卫生计生委、国家中医药管理局制定的《加强医疗卫生行风建设“九不准”》

1. 不准将医疗卫生人员个人收入与药品和医学检查收入挂钩。医疗卫生机构应当结合深化医改建立科学的医疗绩效评价机制和内部分配激励机制。严禁向科室或个人下达创收指标，严禁将医疗卫生人员奖金、工资等收入与药品、医学检查等业务收入挂钩。

2. 不准开单提成：医疗卫生机构应当通过综合目标考核，提高医疗服务质量和效率。严禁医疗卫生机构在药品处方、医学检查等医疗服务中实行开单提成的做法，严禁医疗卫生人员通过介绍患者到其他单位检查、治疗或购买医药产品等收取提成。

3. 不准违规收费：医疗卫生机构应当严格执行国家药品价格政策和医疗服务项目价格，公开医疗服务收费标准和常用药品价格。严禁在国家规定的收费项目和标准之外自立项目、分解项目收费或擅自提高标准加收费用，严禁重复收费。

4. 不准违规接受社会捐赠资助：医疗卫生机构及行业协会、学会等社会组织应当严格遵守国家关于接受社会捐赠资助管理有关规定，接受社会捐赠资助必须以法人名义进行，捐赠资助财物必须由单位财务部门统一管理，严格按照捐赠协议约定开展公益非营利性业务活动。严禁医疗卫生机构内设部门和个人直接接受捐赠资助，严禁接受附有影响公平竞争条件的捐赠资助，严禁将接受捐赠资助与采购商品（服务）挂钩，严禁将捐赠资助资金用于发放职工福利，严禁接受企业捐赠资助出国（境）旅游或者变相旅游。

5. 不准参与推销活动和违规发布医疗广告：医疗卫生机构和医疗卫生人员应当注意维护行业形象。严禁违反规定发布医疗广告，严禁参与医药产品、食品、保健品等商品推销活动，严禁违反规定泄露患者等服务对象的个人资料和医学信息。

6. 不准为商业目的统方：医疗卫生机构应当加强本单位信息系统中药品、医用耗材用量统计功能的管理，严格处方统计权限和审批程序。严禁医疗卫生人员利用任何途径和方式为商业目的统计医师个人及临床科室有关药品、医用耗材的用量信息，或为医药营销人员统计提供便利。

7. 不准违规私自采购使用医药产品：医疗卫生机构应当严格遵守药品采购、验收、保管、供应等各项制度。严禁医疗卫生人员违反规定私自采购、销售、使用药品、医疗器械、医用卫生材料等医药产品。

8. 不准收受回扣：医疗卫生人员应当遵纪守法、廉洁从业。严禁利用执业之便谋取不正当利益，严禁接受药品、医疗器械、医用卫生材料等医药产品生产、经营企业或经销人员以各种名义、形式给予的回扣，严禁参加其安排、组织或支付费用的营业性娱乐场所的娱乐活动。

9. 不准收受患者“红包”：医疗卫生人员应当恪守医德、严格自律。严禁索取或收受患者及其亲友的现金、有价证券、支付凭证和贵重礼品。

各级卫生计生行政部门和医疗卫生机构应当切实加强对上述规定执行情况的监督检查，严肃查处违规行为。对违反规定的，根据国家法律法规和党纪政纪规定，视情节轻重、造成的影响与后果，由所在单位或有关卫生计生行政部门给予相应的组织处理、党纪政纪处分或行政处罚；涉嫌犯罪的，移送司法机关依法处理。对工作严重不负责任或失职渎职的，严肃追究领导责任。

## 二、医德医风管理办法

针对国家颁布文件要求，各医院均制定了医德医风管理办法，具体内容大同小异，现举例说明如下。

### （一）服务规范

1. 珍视生命，救死扶伤。热爱本职，坚守岗位，尽职尽责，献身卫生事业。

2. 尊重病人，一视同仁。对待病人一视同仁，做到“五不分”、“四一样”：不分民族、不分性别、不分职业、不分地位、不分财产状况；生人熟人一样、干部群众一样、院内院外一样、城市农村一样。

3. 文明礼貌，服务大方。实行挂牌服务，举止端庄，语言文明，态度和蔼，同情、关心和体贴病人。检查细心、诊疗精心、解释耐心、听取意见虚心、让病人及病属放心。

4. 遵纪守法，廉洁奉公。不以医谋私，不接受病人的吃请、馈赠，不索取病人财物，时刻牢记自己是人民的勤务员，珍惜人格、国格，维护医院的声誉。

5. 合理用药，规范收费。对自费药品、检查或治疗项目要让病人拥有充分的知情权，不开大处方、人情方，不私自推销、试用药品、试剂。

6. 保守医密，保护隐私。实行保护性医疗，不泄露病人隐私与秘密。

7. 团结互助，和谐相处。正确处理同行同事间的关系，互相学习互相尊重，团结协作。

8. 严谨求实，精益求精。奋发进取，钻研医术，不断更新知识，提高技术水平。

9. 坚持原则，规范操作。不开假证明，不随意涂改医疗文书，对医疗事故和差错及时报告。

### （二）制度机制

1. 院级考评制度：全院员工均进行考核，考核结果与综合绩效挂钩。

2. 行风投诉制度：医院设置意见箱和监督电话，设立意见簿。

3. 黄牌警告制度：凡发生违反医德医风规定等问题的，根据医院规定给予相应处罚。

4. 一票否决制度：凡违反医院医德医风制度的，除了根据医院规定给予相应处罚，对评优评先实行一票否决，甚至解除劳动合同。

5. 领导问责制度：凡发生医德医风问题的科室，要追究领导责任。

### （三）奖励

1. 每年年终评选医德医风先进个人，给予精神和物质奖励。

2. 对拒收“红包”、“回扣”者，根据情况给予精神和物质奖励。

3. 收到病人锦旗、镜匾、表扬信等较多的科室和个人，评优评先优先考虑。

4. 医德医风特别好、医护工作成绩特别突出者，在职务职称提升、工资晋级方面给予优先考虑。

（四）处罚

以下行为按医院相关规定给予处罚或解除劳动合同，行为严重的追究法律责任：

1. 索取或收受病人及其亲属红包及财物。

2. 违反医疗规定，给病人开大处方、人情方和滥做检查的。

3. 擅离岗位、玩忽职守、推诿和拒收病人延误诊治时机。

4. 徇私舞弊，出具假诊断书、假检查报告等各种医疗假文书的。

5. 不按规定要求，擅自变无偿服务为有偿服务，私自向患者收费的。

6. 利用职务之便，私自推销药品、耗材的。

7. 在购销药品、器械及维修等各种业务往来中，收取“回扣费”、“好处费”、“提成费”的。

8. 发生医疗纠纷、差错、事故的。

9. 实习、进修员工发生医德医风问题，经查实后可以照上述条款给予经济和行政处罚，实习、进修员工违规情节特别严重的，终止其实习、进修，退回原单位，并按上述有关规定追究带教老师责任。

## 三、加强医德医风建设举措

各医院除了制定了医德医风管理办法外，还制定了管理机制上具体举措，现用某医院制定的医德医风建设举措举例如下。

（一）建立医患关系协调制

搭建医患沟通平台，加强医患沟通，聘请医患关系协调员，与患者及员工进行直接沟通与交流，充分了解需求，倾听意见建议，发现潜在问题，反馈各种信息，及时化解矛盾，增进相互理解和信任。

（二）规范投诉举报处理制

1. 各科室要指定专人负责处理医德医风投诉举报问题。上级批转的投诉举报情况，各部纪委要及时上报调查核实和处理结果。

2. 对影响较大的问题，由院纪检办公室会同各部进行核查，调查结果和处理意见由科室党支部、纪委研究后上报院党委、纪委。

3. 对全院各单位受到投诉举报的情况，医院每半年进行一次通报讲评。各单位自行受理调查的举报投诉，应及时报院纪检办公室备案。

### （三）建立医疗纠纷检讨制

1. 各科室对每起纠纷都要及时进行总结反思，每月组织专题医疗纠纷检讨分析，着重检查自身在服务态度、基础医疗、沟通交流、医护管理等方面存在的问题，查找原因，分清责任，有针对性地加以整改。

2. 每季度对全院医疗纠纷进行逐个解剖分析，找出症结，明确责任，对当事人和科室领导，要在目标考评中给予扣分，并将经验教训、处理结果在全院通报。

### （四）实行患者信息归口办理制

1. 出院病人随访中心每月将收集的病人信息报院纪检办公室，纪检办公室将随访中心收集的病人信息、医德医风监督员监督检查发现的情况、医患关系协调员反馈的相关信息，进行汇总分析，每两个月统一在全院进行通报讲评。

2. 纪检办公室要将各个渠道收集反馈的患者意见建议进行集中整理，每季度或随时召开职能部门、各科室、门诊共同参加的医德医风整改会，按照职能分工，由各部门、各单位分头抓好整改，纪检办公室负责监督检查和追踪问效。

### （五）建立药品耗材使用公示督察制

1. 药材处、器械处每月对门诊、住院使用药品、耗材情况进行统计分析，对每个科室、每个医生在某种药品、耗材当月的使用情况进行排序分析，对用量较大的单位和个人进行公示。

2. 每月对药品、耗材使用较多的科室和个人进行抽查，对有可能泄露药品信息的科室进行调查，对有反映的科室和个人进行核查，坚决反对和打击药商陪诊，凡发生开单提成、私拿回扣、过度医疗等问题，按商业贿赂处理。

### （六）实施缺陷管理警告制

1. 凡在医疗服务过程中不按规定着装或衣着不整、不佩戴胸卡、迟到早退的。

2. 凡接诊病人听诉不认真，沟通不耐心，态度生冷硬顶，造成患者投诉并核实的。

3. 凡交待病情不清楚，观察病情不仔细，病情变化报告不及时，延误治疗的。

4. 凡收受红包、回扣、开单提成，私自外出手术、会诊、转介病人以及其他以医谋私的。

5. 凡发生违反医德医风规定等上述问题的并造成严重后果的，返聘员工不再返聘，员工解除合同或提前退休。

### （七）推行廉洁行医奖励制

1. 推行员工医德医风民主测评制和医德考核制，结合年终工作总结、任职考评一并进行，对排在前三名的个人，在职称晋升、提前调级、评功评先时要给予倾斜。

2. 建立科室拒收和退还红包登记制，凡难以拒绝的红包，及时上交院纪检办公室，纳入院医疗救助基金。对拒收红包表现突出受到患者多次表扬的，科室和个人在目标管理考评中给予加分。

3. 凡署名举报科室、员工有收受红包、回扣及其他不廉洁行为的，经过调查属实的，在保护举报人的同时，给予举报人一定的物质奖励。

# 第三章

# 医学伦理学

## 第一节　医学伦理学与生命伦理学的关系与发展演变

Daniel Callahan 在《生命伦理学百科全书》第二版中的生命伦理学条目中，把医学伦理学与生命伦理学相比，认为“医学伦理学是古老的学科，代表很窄的范围，只强调医生的道德义务和医患关系，虽然在现今这仍很重要，但已不足以囊括所有的问题”。“生命伦理学则是指生命科学中更广阔的道德领域，包括医学、生物学、环境中的重要方面、人口和社会科学等。医学伦理学作为一个部分包括在生命伦理学当中，与其他题目和问题共同构成生命伦理学。”《国际伦理学百科全书》也把医学伦理学的学科范围归为生命伦理学。

但从我国对医学伦理学发展阶段的划分，可看出与以上不同的看法：医学伦理学经历了古代医德学，近现代医学伦理学（传统医学伦理学）和生命伦理学。也有学者认为，当今的医学伦理学已开始发展到了一个新阶段，人口和健康伦理学阶段。可见，我国主要是把生命伦理学作为医学伦理学的一个阶段涵盖进去的。J. Stuart Horner 在《应用伦理学百科全书》中对此的界定也是如此：医学伦理学与生命伦理学经常混淆，但后者是前者的一个方面，只不过后者这 30 年一直占主导地位。

### 一、医学伦理学的定义

英国的 Thomas Percival 在 1803 年出版了《医学伦理学》一书，并首次提出“医学伦理学”这一名词。他没从正面给医学伦理学下定义，但从有关的材料可以分析出他对医学伦理学概念的理解。他认为：“职业伦理学是‘人性的知识’与‘广泛的道德责任’之间的综合”，“医学伦理学的一般体系是使无论是官方正式的行为还是医学领域之间相互的交往都受文雅和正直原则所指导”。这种观点在 19 世纪被广泛接受。20 世纪 20 年代，美国的药理学教授 Chauncey Leake 对上述观点提出质疑。他认为：“真正的伦理学与成规、礼节不同，而应从哲学的角度理解。

因此，真正的医学伦理学是基于伦理学理论并用之来处理医患之间、医生与社会之间的关系。”20 世纪 70 年代，美国的医学伦理学权威 K. D. Clouser 对医学伦理学的理解与 Leake 的观点并无本质区别，他在《生命伦理学百科全书》第一版中提出：医学道德与一般的日常道德没有区别，含有与一般道德相同的规则。

对医学伦理学容易有这样的误解：即把医学伦理学只理解为应用规范伦理学，以为运用一般伦理学的道德原则即可解决具体问题。不仅事实并非如此，而且其中也忽视了医学本身对医学伦理学的作用。一方面，医学的本质和目的是为了维护病人的健康，治疗疾病，由此可见医学本身含有一种固有的伦理学——为病人谋利益。而且许多伦理问题的产生是医学科技发展的结果。另一方面，伦理道德对医学伦理学的作用也同样明显，如陈实功《外科正宗》中有“先知儒理，然后方知医理”之说，二者的结合便是中国古代的儒医；欧洲中世纪的医德观是基督教式的医德观；从英美医学伦理学中自主原则领先的医患关系模式到南部欧洲的仍以相互信赖式的医患关系为主导模式更能看出伦理道德因素对医学伦理学所起的作用。简要说来，医学科技与伦理道德二因素相互作用是医学伦理学发展的主要线索。

## 二、医学伦理学的研究对象和内容

医德（医生的职业道德）是医学伦理学最主要的研究对象，有说法认为医德学是医学伦理学的同义语，是一门学科。邱仁宗同志认为医学伦理学与医德学之间的关系不仅是个名称问题，它们之间有两点不同：医学伦理学在内容上要比医德学广，医德学一般都是义务论的，不引用任何价值论，并不加以证明。我们所称的古代医德学，其实还不是一个系统的应用伦理学学科，因为它只研究医生应遵循的道德规范和准则，只研究医患关系。医学伦理学则是一个系统的学科，表现为研究对象从医患关系这一核心扩展到医务人员之间、医务人员与社会之间、医学与社会之间的关系。

## 三、医学伦理学的历史发展

希波克拉底学派可能是最早对医疗职业和医生的行为提出规范的，但其思想能流传这么久远，主要是因为基督教的思想与之在某些方面一致，特别是不能堕胎和为患者保密的思想，而这两者在古希腊并不是医学界的主流思想。当时许多论述都强调疾病的预后，希波克拉底时期的预后可起到安全保险作用，使医生知道他能做什么和不能做什么，从而保护医生避免因治疗失败或拒绝治疗而受到指责。传统的基督教强调诚信对于战胜疾病的重要作用，认为医生应不顾自己的危险来抢救病人，要求医生持一种慈善的观念和对穷人的责任的价值观，事实上早期的基督徒也是这样做的。没有什么能比医院这种新兴机构更能显示出犹太教和基督教的博爱精神了，它们服务于病人、老人、穷人和流浪者，虽然多负责食宿，很少的医疗，但与其他相比已是很好的了。基督教对医学甚至所有科学的控制，很少能见到教会允许之外的书籍，仅见的是为数不多的希波克拉底和盖伦的著作。中世纪时期的黑死病夺去了无数人的生命，医生们没有好的救治办法，很多医生逃离瘟疫，但许多教士却依然留在城市，为死去的人做祈祷，使那些笃信上帝的人临死前得到精神上的安慰，也使死者的家属感到欣慰。

在文艺复兴时期，尤其是科学革命给机械科学、物理学和化学带来了巨大成功之后，医学也迈出了更坚定的步伐。哈维的心血运动论最终取代了盖伦的关于血液运动的学说，以后在以机械论为主导的哲学思想的指导下，以解剖学和生理学为主的实验医学在 18 世纪取得了突飞猛进的发展。19 世纪的病理学有了长足的进步，在麻醉和防腐两项技术出现之前，外科的全面进步是不可能的，19 世纪后期，外科有了真正的进步。近代的实验医学家头脑中有尊重科学的道德理念，认为医学的最高尚的任务莫过于延长人的寿命。由于一系列新的科学的诊断和治疗方法的出现，从而为医生关心、同情病人，为治疗疾病、解除病人的痛苦提供了科学的现实的保障，这都是最基本的医学人道主义的体现。18 世纪的早期，英国对医生的伦理学规范已很少提到希波克拉底，而是强调礼节，包括服饰和行为举止，即英国的绅士和淑女风度。

20 世纪初，人们已经开始注意到医院开支的攀升，尤其是第二次世界大战后，医院被视为医学诊治的精华之地。在 X 线之后，影像诊断随着 1972 年计算机断层摄影和磁共振等技术的问世而大踏步前进，大量资金花费在了医疗设备上。大约在 1960 年，第一批免疫抑制剂问世，使得器官移植进入了新时代，当然也带来了道德和法律的困惑，如何时取器官，移植给谁等问题。20 世纪随着医学科研的增加使医疗服务取得明显进步，同时也引起更多的伦理学问题，1946 年的纽伦堡法典和世界医学会 1964 年对此修改而成的赫尔辛基宣言（2000 年是最新版本）是医学科研中涉及人体实验的重要文献。

20 世纪中叶以前，传统的医学伦理学主要局限于临床的医疗实践中，为培养医生提供职业道德行为规范。第二次世界大战之后，延长寿命已不是难事，在医学伦理学的持续发展中加入了新的内容，20 世纪 50 年代，美国的 Joseph Fletcher 和 Paul Ramsey 等非医生（这两人均是神学家）所写的一些文章使人们开始审视医学和医学科技在社会的道德层次上产生的影响：首先是以往被封闭在医学之外的哲学家、神学家、律师、社会学家和心理学家对医学职业提出了他们特殊的看法；其次，随之而来的是这些看法对医学的发展有益，医疗职业中的人对这些外部的看法开始予以接受；第三，医学伦理学扩展其范围，应用到更广的社会伦理学问题领域，如一个社会中卫生服务设施分配的公正性等。因此，在 20 世纪 60 年代后，医学伦理学本身已经开始从原来全部关心指导临床医生行为的准则和法典中转向社会中的健康和疾病的伦理学方面，70 年代后美国开始了对病人自主性的重视，这是当今的医学伦理学中的重要转变。

医学伦理学的本质是为了病人的利益，但具体什么才符合病人的利益，这随着时代的变迁和人们观念的变化而变化。表现在医学模式上，就是从以往普遍持有的“治病”到现在的“治生病的人”，在 20 世纪 50 年代之前，延长寿命就是对病人最大的善，而第二次世界大战之后，延长寿命并不是唯一追求的目标，生命质量是人们所重视的主要内容，表现为病人的意愿是否得到尊重。

## 四、生命伦理学的定义与发展

由于新科技的问世和文化及观念的改变，人们重新对生与死、对疼痛的忍受、对自己生命的权利、对他人和社会的义务等进行思考，于是产生了一个全新的领域——生命伦理学。它代表一种全新的观念的转变，它不仅是指开创一个新领域（伦理学和生命科学的交叉），而且代表一种学术思想、政治因素对医学生物和环境的影响等。狭义地说，生命伦理学仅指在面向科学技术的巨大变化时产生的新领域，广义地说，它已经延伸到法律、政策、文化、历史学科，大众媒体，哲学，宗教，文学等社会科学学科。本辞条所说的生命伦理学是指广义的，即它的研究范围已从临终病人床边的医务人员个体所面对的道德上的困惑，延伸到全社会公民和立法者在努力制定平等的健康或环境政策时所面对的公众的和全社会的选择。

生命伦理学一词最早由美国威斯康星大学的生物学家和癌症研究者 Van Rensselaer Potter 在 1970 年提出。然而，很快就被在华盛顿工作的荷兰胚胎生理与产科学家 Andre Hellegers 和其他与他共同工作并于 1971 年在乔治城大学成立肯尼迪人类生殖和生命伦理学研究所的同事用来指称不同的含义。Van Rensselaer Potter 用此指称“一门把生物学知识和人类价值体系知识结合起来的新学科”，它是科学和人文学科中间建起的一道桥梁，帮助人类生存，维持并促进世界文明。

Daniel Wikler 在第三次国际生命伦理学会议上的主题报告——生命伦理学家和社会责任中提出：生命伦理学的主题一直在变化，生命伦理学已经历了三个阶段，第四个阶段正在诞生的过程中。第一阶段以某些专业行为准则的形成为标志，如不允许做医学广告，禁止诋毁同行等，此阶段应称为医学伦理学阶段；第二阶段就是琼森（Albert R.Jonsen）在他的《生命伦理学的诞生》中和他的历史学家同行所说的生命伦理学阶段，在这个阶段中，医生的处境发生了根本性的变化，公众开始对古老的医学职业中的家长主义、讲真话等提出挑战，此阶段的生命伦理学家是病人权利的学术同盟。生命伦理学家需要新的哲学理论和方法，这些新的哲学理论和方法不是个人行动的道德，也不是用传统的伦理原则去定义医生的职业，而是用社会和政治哲学，尤其是分配社会的公正。第三阶段的生命伦理学家已研究了卫生保健政策和卫生经济的许多细节，许多国家政府中的卫生官员都曾向生命伦理学家进行咨询。第四阶段的生命伦理学可称为人口保健的生命伦理学，它不仅像第二阶段一样包括专业行动准则、医疗工作者和公众，也像第三阶段超越了传统的医患关系范围，横跨生物和社会科学、人类和管理科学，而且还有自身的特点：高技术医学的出现和应用不是中心问题，而只是其中之一，不再注意医生的两难推理和谁能得到稀有卫生资源等难题，而将注意力集中在多种影响卫生保健的因素上。从美国社会不断增长的不平等，到许多发展中国家的许多病人都存在的病人疾苦之间的共同点看，有许多信号告诉我们，就较大多数人口而言，卫生保健状况在变坏而不是在提高，我们应把目标放在更大多数人的公共保健系统上，为了完成这个任务，我们要获取那些不熟悉领域的知识，如公众保健、国际保健、花费-效用分析、保健量制以及将要出现的许多新领域的新知识。

### 五、生命伦理学的主要研究内容

生命伦理学又称生物伦理学，是对涉及人的生命和健康的行为实践中的道德问题进行综合研究的一门应用伦理学。生命伦理学的研究内容主要是医学伦理学难题，它不仅存在于科研、临床及医药领域，而且存在于医疗卫生决策领域，可归纳为：生命控制、死亡控制、行为控制、人体实验及医疗卫生资源的分配等。

1. 生命控制：包括避孕、流产、人工授精、体外受精、无性繁殖等；遗传和优生方面包括产前诊断、性别选择、遗传咨询、基因疗法、DNA 重组、优生等；器官移植等。

2. 死亡控制：包括脑死亡及心肺死亡标准；安乐死（主动和被动）和有缺陷新生儿的处理等。

3. 行为控制：是指对精神病病人的行为控制，包括药物控制（抗抑郁药，抗焦虑药和镇静药）、器械控制（用机械或物理学方法控制）和手术控制（精神外科）。

4. 稀有医疗卫生资源的分配：包括宏观和微观分配两种形式。另外，卫生政策及法规等方面的内容也可归于此范围之内。

## 第二节　医生与病人的权利和义务

### 一、医师的权利

1. 诊治病人的疾病权：诊治病人的疾病权是法律所赋予的，是医师最基本的权利之一。这一权利必须经过正规的学习和训练，通过国家有关部门考核认定合格后才能获得。

2. 宣告病人死亡权：病人的死亡是一个生理学过程，目前对死亡的判断尚有不同意见，但是医师必须按照中国认定的死亡标准做出死亡判断。

3. 对病人的隔离权：医师有权对某些传染病病人和发作期的精神病病人等实行隔离治疗。这是由于这些病人常会对他人造成疾病的传染或伤害，影响他人的生活。

4. 医师的干涉权：是指在特定的情况下，限制病人自主权利以达到对病人应尽责任的目的，一般又称为医师的特殊权，例如对精神病病人和自杀未遂等病人进行干涉治疗等。

## 二、医师的义务

1. 承担诊治的义务：医师必须用其所掌握的全部医学知识和治疗手段，尽最大努力为病人服务。

2. 解除痛苦的义务：病人的痛苦包括躯体性和精神性的。医师要用药物、手术、心理疏导等医疗手段努力控制躯体上的痛苦，解脱病人心理上的痛苦。

3. 解释、说明的义务：医师有义务向病人说明病情、诊断、治疗、预后等有关医疗情况。

4. 医疗保密的义务：医疗保密工作一般包括两个方面：一是为病人保守秘密；二是对病人保密，在特殊情况下，对某些病人的病情及预后需要保密。B 超检查时，不能向孕妇透露胎儿的性别，这也是医务人员应履行的义务。

## 三、病人的权利

1. 基本医疗权：医务人员必须明确，①任何病人都有权享有必要的、合理的、最基本的诊治护理。②人类生存的权利是平等的，因而医疗保健享有权也是平等的。

2. 疾病认知权：病人有权了解自己所患疾病的性质、严重程度、治疗安排和预后情况。

3. 知情同意权：病人有权要求治疗，也有权拒绝一些治疗手段和各种类型的医学试验，不管是否有益于病人。

4. 保护隐私权：病人有权维护自己的隐私不受侵害，在接受治疗过程以后，有权要求医务人员为之保密。

5. 监督医疗权：病人有权监督医院的医疗工作和了解有关信息，例如了解医疗费用的支出情况等。

6. 免除一定的社会责任权：病人在获得医疗机构的证明书后，有权暂时或长期、主动或被动地免除相应的社会义务，免除或减轻一定的社会责任，有权获得休息和享受有关的福利。

7. 要求赔偿权：发生医疗事故后，病人及其家属有权提出经济补偿及精神赔偿的要求，并追究有关人员的责任。

## 四、病人的义务

（一）患者有准确提供医疗资料的义务

患者有义务尽自己所知提供现病史、过去史、住院史、用药史、过敏史及其他病情相关情况的准确完整的资料。

（二）患者有在医生的指导下对治疗作出负责任决定的义务

为尊重患者的知情权和决定权，医务人员会根据患者的病情交代治疗方案，请患者或患者的委托人及时做出选择，并为之承担一定程度的责任。

（三）患者在同意治疗后有遵循医嘱的义务

患者有义务遵照医师为患者所采取的治疗措施和检查安排。

（四）患者有尊重医务人员和其他患者的义务

医患之间、患者之间都应互相尊重。不应轻视医务人员及其他患者，尊重他们的人格，不能相互打骂、侮辱。

（五）患者有按时、按数支付医疗费用的义务

患者有责任按时、按数交付医疗费用，或督促他方或单位前往医院交付医疗费的义务。

（六）患者有协助医院进行随访工作的义务

医院会按需要对部分门诊、出院患者进行跟踪随访，以观察了解病情变化及治疗效果，这是医院对患者负责的表现，患者应予以配合。

# 第三节　临 终 关 怀

## 一、临终的概念和含义

凡是由于疾病或意外事故而造成人体主要器官的生理功能趋于衰竭，生命活动趋向终结的状态，濒临死亡但尚未死亡者，谓之临终。人的一生中可能不止一次地处在临死状态，有的人会意外地起死回生。但真正的死亡，人生只有一次。临终的过程可以很短，如突然意外的事故造成主要脏器严重损害及心脑血管病的急性发作等。临终过程也可能旷日持久，如慢性病所致的脏器功能衰竭、肿瘤晚

期等，临终过程大多以走向死亡而结束人生。

## 二、临终病人的要求

临终病人在未进入昏迷状态时，大多有以下基本要求。

### （一）维护自身权利的要求

如要求保留自己的生活习惯和方式，要求参与治疗、护理方案的确定，要求有选择死亡方式的权利等。

### （二）生活舒适的要求

如病人常要求体位舒适和周围环境安全、整洁、空气新鲜、温湿度适宜、被褥干净、床枕柔软，有些病人还有使用镇静药减轻痛苦的要求等。

### （三）关怀和慰藉的要求

临终的病人，特别期望得到别人的关怀和慰藉，获得感情上的满足。如希望亲友来探望、医护人员的真诚关心和体贴照料，以及感受人间真挚的爱。

## 三、临终关怀的原则

### （一）以舒缓疗护为主的原则

不以延长病人的生命时间为主，而以对病人的全面照护为主，以提高病人临终阶段的生命质量，维护病人临终时作为人的尊严与价值。

### （二）全方位照护的原则

包括对临终病人生理、心理、社会等方面的全面照护与关心；为病人及家属提供 24 小时全天候服务；既照顾病人，又关心病人的家属；既为病人生前提供服务，又为病人死后提供丧葬服务等。

### （三）人道主义原则

对临终病人提供更多的爱心、同情与理解，尊重他们做人的权利与尊严，尽可能了解及满足病人的各种需要，控制病人的疼痛及其他临终症状，尽可能地使病人处于舒适的状态。

### （四）适度治疗的原则

宗旨：不以延长病人的生存时间为主，而主要是为了解除或减少病人的痛苦、提高临终病人临终阶段的生命质量。

## 四、临 终 护 理

临终护理是指对处在临终阶段的病人实施良好的护理。

（一）临终护理的目的

协助缓解濒死病人躯体上的痛苦，减轻心理上的各种苦楚，提高尚存生命的生活质量，维护病人人格及生命尊严。临终阶段由以治愈为主的治疗，转变为以对症治疗为主的维持和延长生命的照料。

（二）临终护理的特点

主要是做好心理护理和生活护理。为了使病人在人生的最后阶段处在安宁、舒适的状态，促使病人在心理上能顺利进入死亡的“接受期”。

（三）临终护理的措施

1. 对病人：减轻疼痛；改善呼吸功能；促进血液循环；增进食欲、加强营养；促进患者舒适；减轻感知觉改变的影响。

2. 对家属：满足家属照顾患者的需要；鼓励家属与患者在一起表达情感；倾听患者家属的感觉；向家属介绍患者情况；指导家属对患者的生活照料；满足家属本身的生理需求；尽量帮助解决实际困难。

# 第四章

# 人力资源管理制度

## 第一节　聘用管理办法

本办法适用于医院各类聘用员工。医院人力资源部负责聘用员工的招聘、培训、考核、管理等工作。其他职能部门和用人科室负责聘用员工的业务、后勤及日常管理。

### 一、试用期管理

1. 试用前要对新员工进行岗前培训，将医院各项已生效的规章制度、绩效考核制度等以发放并说明或培训等方式进行公示，要求其签名确认，签名确认的书面文件归档。

2. 试用期工资标准及待遇　工资标准确定根据国家法律法规和相关规定执行，有特别需要的由相关科室报院办公会或党政联系会议审批，起薪日期为人力资源部确定的到岗日期，发放日期按医院规定执行。

3. 试用期内员工有下列情况之一时，医院可予以辞退：

（1）试用期间发现不符合录用条件的；

（2）发现所呈报材料和证件有虚假的；

（3）有违法违纪行为的；

（4）不能胜任本岗工作的。

4. 考核转正　必须在试用期期满前完成试用期间的考核工作，如考核不符合录用条件的，应在试用期满前向员工发出不予录用通知书，签订劳动合同解除协议。在劳动合同解除之日起 7 日内办理完工作交接手续，15 日内办理完劳动关系和社保转移手续。试用期满考核合格，经科室领导同意，并提交《试用期综合评估表》、《试用期转正申请表》等资料后，转为正式员工。

## 二、合同管理

1. 劳动合同是医院与所聘员工确定劳动关系，根据《中华人民共和国劳动法》、《中华人民共和国劳动合同法》及国家和地方的其他有关法律、法规规定，医院和员工在平等自愿、协商一致的基础上依法签订的。在特殊情况下，医院可与员工签订备用协议、目标责任书等。合同应明确双方的责任、义务和权利，劳动合同一经签订，具备法律效力，双方必须严格遵守。劳动合同主要包括下列内容：

（1）聘用岗位及职责；

（2）合同期限；

（3）岗位工作要求和条件；

（4）工资福利和社会保障；

（5）合同变更、续订、解除及终止；

（6）其他有关事项。

2. 人力资源部建立每位员工的劳动关系档案，所有劳动合同、劳动合同变更文件、确认文件、处罚材料等都应及时归档，在员工离职后，档案至少保存两年备查。同时，应建立劳动合同数据库，便于集中和及时管理。

3. 所有新进人员必须在入职 30 日内签订劳动合同，劳动合同的签订时间为员工上岗时间。合同期一般员工为 3 年，特别情况可缩短或延长合同期。如员工因其自身原因不愿与工作单位签订劳动合同的，人力资源部应书面通知员工解除劳动关系。如单位仍需继续留任该员工的，应要求员工就无法签订劳动合同的情况做书面说明和申请。

4. 员工在试用期内可以提前 3 日提出解除劳动合同，非试用期内要求解除劳动合同的应提前 30 日申请。

5. 劳动合同约定的岗位、薪酬、工作地点等发生变化，与原劳动合同不一致的，要及时与员工签订劳动合同变更协议。

6. 对劳动合同进行定期检查，对即将期满的劳动合同，按以下情况分别处理：

（1）不再续签的，应在合同期满前 30 日通知员工，向员工下发《劳动合同解除通知书》，签订劳动合同解除协议书，办理相应离职手续。劳动合同终止后 15 日内为劳动者办理劳动关系和社会保险转移手续。未休满年休假的，应在合同到期前安排年休假。

（2）决定续签的，应在原合同终止后 1 个月内，与员工续签劳动合同。

7. 有下列情况之一，员工提出或同意续订、订立劳动合同的，除员工提出订立固定期限劳动合同外，应当订立无固定期限劳动合同：

（1）员工在单位连续工作满 10 年的。

（2）连续订立两次固定期限劳动合同，且员工无过错、无因病不能从事原工作、无不胜任工作等情形，续订劳动合同的。

（3）自用工之日起 1 年未签劳动合同的，应补签无固定期限劳动合同。

8. 员工有下列情况之一的，医院可以解除劳动合同：

（1）在试用期间被证明不符合录用条件的；

（2）违反或不履行劳动合同；

（3）提供或使用虚假证明、证件或其他材料；

（4）有违法违纪行为，被依法追究刑事责任；

（5）严重失职，营私舞弊，给医院造成重大损害的；

（6）严重违反劳动纪律或医院规章制度的；

（7）合同期内，未征得医院同意，擅自利用工作时间参加各类专业或学历学习；

（8）员工同时与其他用人单位建立劳动关系的；

（9）患病或者非因工负伤，在规定的医疗期满后不能从事原工作，也不能从事由医院另行安排的工作的；

（10）不能胜任岗位工作，经过培训或者调整工作岗位，仍不能胜任工作的；

（11）年度考核不称职，经培训或者调岗后仍不适应岗位工作；

（12）因国家政策改变，或者医院运营调整，确实需要裁减员工或者劳动合同订立时所依据的客观情况发生重大变化，致使劳动合同无法履行的。

依照第（9）、（10）、（11）、（12）条解除劳动合同的，医院应提前 30 日以书面形式通知员工或支付 1 个月工资。

9. 员工有下列情况之一，医院不得单方面解除劳动合同：

（1）疑似职业病病人在诊断或者医疗观察期内的；

（2）在院工作期间因患职业病或者因工负伤并被劳动鉴定委员会确认为丧失或部分丧失劳动能力的；

（3）患病或非因工负伤，在规定的医疗期内的；

（4）女员工在孕期、产期、哺乳期的；

（5）在医院连续工作满 15 年，且距法定退休年龄不足 5 年的。

10. 有下列情形之一的，员工可以随时解除劳动合同：

（1）在试用期内；

（2）医院以暴力、威胁或非法限制人身自由的手段强迫工作；

（3）医院未能按照合同约定支付劳动报酬或落实保险福利待遇。

11. 有下列情形之一的，员工若单方面解除劳动合同，则依据《劳动合同法》承担违约责任：

（1）由医院出资培训，未满与医院约定的服务期；

（2）属于专业技术骨干，承担或参与某项科研项目且项目任务未结束。

12. 有下列情形之一的，劳动合同终止：

（1）劳动合同期满的；

（2）员工开始依法享受基本养老保险待遇的；

（3）员工死亡，或者被人民法院宣告死亡、失踪的；

（4）医院被依法宣告破产的；

（5）医院被吊销营业执照、撤销或者关闭的；

（6）法律、法规规定的其他情形。

### 三、离职管理

1. 员工主动离职，应要求其提交书面辞职报告。

2. 对接触职业病的员工进行离职前体检。

3. 劳动合同终止或解除，及时与劳动者签订劳动合同解除协议书。

4. 劳动关系解除或终止后，在合理的期间内办理完毕工作交接手续。

5. 劳动合同解除或终止，为劳动者出具终止解除劳动合同的证明，15 日内办理社会保险和档案的转移手续。

6. 对不辞而别的员工可适用直接送达；送达同住的成年亲属；邮寄送达、公告送达等方式解除劳动合同。

7. 员工提出辞职或拟被解聘，其所在科室必须及时向人力资源部申报，人力资源部按照有关规定审核同意后为其办理人事档案移交、停发工资、取消保险待遇等手续并在员工档案中记载。因科室未及时申报造成医院经济损失的，责任科室要承担相应责任。

## 第二节　培训管理制度

### 一、在职培训管理制度

开展在职员工培训，目的在于有效开发医院人力资源，提高员工素质，激发员工潜能，提高工作绩效，使员工能够获得医院发展所需要的知识和技能，不断提高医院员工的学历层次、技术水平和创新能力，从而与医院共同发展。员工的培训纳入全院人才培养体系和继续教育管理体系，主要包括政治素质、业务素质和服务素质三个方面。为规范全院各岗位员工培训，实现员工培训工作的规范化、制度化和科学化，特制定本制度。

### （一）管理职责

1. 由人力资源部、职能部门、培训中心及各科室教学骨干组成医院培训小组，负责员工培训工作。

2. 培训小组根据医院的人力资源状况、各部门培训需求计划和医院全年工作安排，制定出医院年度培训计划，经批准后组织实施、监督落实情况并组织考核。

3. 培训小组在培训中的主要职责：医院培训体系的建立，培训制度的制定与修订；医院培训计划的制定与组织实施；对各部门的培训工作进行监督、检查和考核；对带教的选择、确定及协助培训；培训资料、报表的收集、汇总、整理及归档。

4. 职能部门在培训中的主要职责：负责业务技能相关培训计划的制定；业务技能培训的组织实施；培训的考核监督与总结。其中，医务部负责医疗、医技、工程及相关专业系列人员的培训，护理部负责护理专业人员的培训，院务部负责财务后勤系列人员的培训。病案室、感染控制科、医保办等作为某项技能培训的业务分管部门，应及时向职能部门提交培训需求计划，并积极配合院培训小组开展培训工作。

5. 培训中心在培训中的主要职责：负责临床技能培训中心各项设备的使用和管理维护，掌握各种设备的数量和技术状况，熟悉性能和使用方法，做好演示、分组和具体的训练组织实施工作。

6. 各科室教学骨干的主要职责：具体实施员工科内培训和督查、参训员工的考勤监管。

### （二）培训内容

1. 岗位职责要求；
2. 基础理论、基础知识和基本技能；
3. 执业资格考试内容；
4. 其他方面。

### （三）培训实施

1. 制定医院的年度培训计划前，培训小组应对医院培训需求进行调查分析。培训需求主要包括：医院发展规划、文化建设需求、各职能部门（科室）日常工作业务培训需求；医院重点岗位人才培养需求。

2. 带教老师要根据带教资质和培训专业，由科室上报、职能部门审核、院内培训小组讨论通过方可确定。

3. 培训方式：在岗培训由职能部门及用人科室根据岗位技能要求，实施定期和不定期的各岗位在职培训。职能部门应制定相关的学习培训制度，组织实施，加强监管。

4. 培训前期准备：培训组织实施部门必须根据培训计划，明确培训主题和主要内容，确定带教老师、培训对象、培训时间、培训地点，做好培训资料准备；为确保培训整体效果，培训组织实施部门应事先与参训部门沟通，确保参训率达到90%以上；培训组织实施部门拟定培训通知并下发，做好培训场地环境布置、教具借调、培训设备安装调试、通知带教老师及受训员工等准备工作；带教老师应提前备课。

5. 培训组织实施：培训组织实施部门应组织参训员工指纹签到及签退，发放培训资料，各实施部门负责人负责主持培训，向参训员工介绍带教老师、培训主题及培训目的等，同时宣布培训纪律；带教老师进行现场授课，培训组织实施部门员工做好培训工作的相关记录。

6. 培训期间的考勤管理：所有参训员工自收到培训通知之日起，应合理安排工作及私人事务，确保准时参加。员工参加内部培训时，应按要求进行签到，避免迟到早退的现象发生。培训记录表由职能部门或人力资源部存档备查。外出进修培训时，需向职能部门申请准假。参训期间，未向培训组织实施部门请假或请假未批准而未参加培训的，按照医院相关规定进行处罚。员工如因公或其他紧急事宜确实不能参训的，需提前办理请假手续，经部门负责人签名同意后交培训实施部门备查。因特殊原因未能提前请假的，应说明原因，补办请假手续，否则按旷工处理。

7. 员工培训组织实施部门应对培训效果进行评估、总结。培训前应了解参训员工的实际知识水平。培训中应了解参训员工的掌握情况，便于及时调整培训内容。培训结束时，组织实施部门应进行培训满意度测评，由参训员工填写后收回，并汇总意见，作为以后组织类似培训的参考。培训组织实施部门应定期开展培训考核，了解培训的掌握情况。

## 二、外出进修学习、出国培训管理制度

为了加强外出进修学习及出国培训管理，确保医疗工作正常开展，同时鼓励和支持员工学习掌握新知识新技能，特制定如下管理制度。

### （一）申请条件

1. 热爱医院，思想进步，业务素质较高，能安心本专业的学习和工作。

2. 遵守医院各项规章制度，积极完成科室工作，且具备一定的培养潜质。

3. 专业技术员工必须取得医师、护士或相应的资格证书，在试用期或执照未变更到本院时不得外出进修。

4. 进修原因主要是因科室或医院业务发展需要、拟开展或刚开展的新项目或

新技术需要、有承担各级立项科研课题的需要。

（二）办理程序

1. 外出进修员工申请填写《外出学习进修申请表》、出国培训员工填写《出国培训申请表》，经科室填写推荐意见、职能部门审核后，报院领导审批。

2. 申请批准后员工需签署进修学习、出国培训协议书。

（三）相关规定

1. 拟进修的医院应为国内具有一定知名度的三级综合医院或专科医院，或者是所学习学科水平或专项技术在国内外处于领先水平的医院。

2. 原则上不允许跨专业、跨学科进修学习或出国培训，确因医院或科室工作需要等原因，须经医院研究决定。

3. 进修员工必须按计划完成学习任务，按时返回单位上班。不得随意更改进修学习或出国培训专业，不得随意提前终止或延长进修学习或出国培训时间，如确因医院或科室有特殊情况需要更改专业或提前终止、延期进修学习，须经科室领导、职能部门、院领导逐级批准后，方可实行。

4. 经医院批准的长、短期进修学习员工外出前，须到人力资源部及职能部门办理外出学习相关手续。进修学习期间费用及工资福利待遇，按医院相关规定执行。

5. 未履行相关审批程序者，不得擅自外出进修学习或出国培训。

6. 外出期间，因违反进修医院的规章制度或医疗行为过失被进修医院退回医院者，进修费用由进修员工全额承担，3 年内不得提出各种形式的进修、上学和参加学术会议的申请。

7. 医院员工在申请进修学习或出国培训后，医院将保留其聘用岗位，档案仍存放在人力资源部，学习期间享受基本工资待遇，各项社会保险，学习时间计入在院工龄，享受自然增资，学习期间的管理由科室负责。

8. 医院员工进修学习或出国培训前，需与医院约定进修后回院工作的服务期，具体期限由个人、科室、人力资源部共同商定，员工如未履行约定的服务期限，主动要求离职的，应按约定支付违约金。

9. 员工学习期间可不参加医院组织的各项考核。

（四）返院管理

1. 进修学习或出国培训结束返院后，应及时到职能部门、人力资源部报到，办理销假相关手续，并将新的信息和学习内容以书面形式报职能部门，提出改进工作的计划和措施，必要时可安排院内讲座。在临床工作中应该积极开展并推行学习的新技术、新业务。

2. 进修员工返院后应当及时将结业证书、鉴定表复印件及汇报材料等资料交人力资源部存档，否则不予报销进修学习费用，并取消下次外出进修学习机会。

# 第三节　异动管理制度

## 一、晋升管理办法

为鼓励员工学习、激励员工士气、肯定员工业绩，使员工晋升管理规范化，有效达到培养人才的目的，特制定本办法。

### （一）岗位类别及等级

1. 岗位类别：医院员工岗位分为管理岗位、专业技术岗位和工勤技能岗位三种类别。

（1）管理岗位指担负领导职责或管理任务的工作岗位；

（2）专业技术岗位指从事专业技术工作，具有相应专业技术水平和能力要求的工作岗位；

（3）工勤技能岗位指承担技能操作和维护、后勤保障、服务等职责的工作岗位。

2. 岗位等级：根据岗位性质、职责任务和任职条件，对医院管理岗位、专业技术岗位和工勤技能岗位分别划分通用的岗位等级。

（1）管理岗位分为 10 个等级，即 1～10 级员工岗位；

（2）专业技术岗位分为 13 个等级，包括高级岗位、中级岗位和初级岗位，其中高级岗位分为 7 个等级（1～7 级），中级岗位分为 3 个等级（8～10 级），初级岗位分为 3 个等级（11～13 级）；

（3）工勤技能岗位包括技术工岗位和普通工岗位，其中技术工岗位分为 5 个等级，即 1～5 级，普通工岗位不分等级。

### （二）晋升申报组织机构

医院专业技术职称考核的机构，由院领导、职能部门、人力资源部、员工所在科室构成，负责员工初、中、高级专业技术职称晋升。

### （三）晋升申报基本条件

各类岗位晋升的基本条件，主要根据岗位的职责任务和任职条件确定：

1. 遵守宪法和法律；

2. 具有良好的品行；

3. 岗位所需的专业、能力或技能条件；
4. 适应岗位要求的身体条件；
5. 拟申请的技术职称与所在岗位实际工作相符。

### （四）管理岗位晋升申报条件

可以参加国家专业技术职称考试的鼓励参加，获得相应资格，比如医、药、技、护、会计相关职称以及人力资源管理师等，如果不能参加考试的，可按照以下条件申请晋升。

1. 员工岗位一般应具有中专以上文化程度，其中晋升6级以上员工岗位，一般应具有大学专科以上文化程度，晋升四级以上员工岗位一般应具有大学本科以上文化程度；
2. 3级、5级员工岗位，须分别在4级、6级员工岗位上工作两年以上；
3. 4级、6级员工岗位，须分别在5级、7级员工岗位上工作两年以上；
4. 7级、8级员工岗位，须分别在8级、9级员工岗位上工作两年以上；
5. 1级、2级员工岗位按照国家有关规定执行。

### （五）专业技术岗位晋升申报条件

1. 初级（师）专业技术职称认定标准为通过国家统一的专业资格考试。
2. 申报中、高级专业类别及级别：
（1）卫生系列各专业中、高级资格；
（2）社会科学和自然科学研究系列中高级资格。
3. 申报中、高级专业技术职称员工必须具备以下条件：
（1）政治思想合格；遵守中华人民共和国宪法和法律，具有良好的职业道德和敬业精神，医德医风好，无不良表现；
（2）基本条件：任期内年度考核、任期考核合格，申报主治、副主任或主任医师资格者，须具备相应类别执业医师资格，申报主管、副主任和主任护师资格者，须具备护士执业资格；
（3）学历、任职资格及年限要求以及论文和病历要求按照国家和医院有关规定执行；
（4）在医院业务考试、考核中成绩合格；
（5）符合医院规定的下一级职称评审的其他要求。
4. 中、高级专业技术职称员工申请晋升程序：
（1）取得国家相关专业中、高级资格考试资格证书；
（2）向科室递交书面职称晋升申请；
（3）经科室经考核、民主评议等环节，科室填写是否同意晋升意见后上报职能部门；

（4）人力资源部会同职能部门和专业技术考核小组共同评审；

（5）发放相应职称聘书。

5. 工勤技能岗位晋升申报条件：

（1）1级、2级工勤技能岗位，须在本工种下一级岗位工作满5年，并分别通过高级技师、技师技术等级考评；

（2）3级、4级工勤技能岗位，须在本工种下一级岗位工作满5年，并分别通过高级工、中级工技术等级考评；

（3）学徒（培训生）学习期满和工人见习、试用期满，通过初级工技能等级考核后，可确定为五级工勤技能岗位。

## 二、岗位调整管理制度

1. 本制度所指岗位调整，指对员工在劳动合同或岗位聘用协议中订立的科室或岗位进行变动。

2. 员工应在劳动合同或岗位聘用协议中明确的聘用科室、聘用岗位从事相关专业技术工作，原则上不得跨专业进行岗位调整，临床科室不向非临床科室调动，任务繁重、员工紧缺科室不向其他科室调动。

3. 岗位调整根据时间和性质分为应急调整、短期调整和聘用岗位调整。

应急调整，指因应急性或临时性任务、时间不超过1个月，由医院对员工进行临时抽组支援且明确不需要变更合同的岗位调动。该类调整的员工，在支援任务结束后应及时返回原工作科室。其考勤由原工作科室和被支援科室，在每月考勤时同时做出说明。

短期调整，指因非应急性工作需要，由职能部门安排，报人力资源部备案，时间不超过3个月，且明确不需要变更合同的岗位调整。该调整须填写相应书面申请，其考勤在工作科室填报。

聘用岗位调整，指由职能部门或员工本人提出申请，填写《岗位调整申请审批表》，经调入、调出科室负责人、人力资源部、职能部门、有审批权限领导逐级审批后同意，进行劳动合同或岗位聘用协议的变更。

4. 员工岗位调整实行分类分级审批制度。应急调整，由职能部门直接审批。短期调整由职能部门审批同意后报人力资源部备案。初级职称聘用岗位调整由人力资源部和职能部门共同审批。临床岗位向非临床岗位调整、中级（含）以上职称聘用岗位调整由院领导审批。

5. 员工在下列情况下可以调整聘用岗位：

（1）科室（岗位）发生增加、合并、裁撤等变化情形的；

（2）因工作需要，医院研究决定的；

（3）因执业资质变化，不能从事所在岗位工作的；

（4）经考核，能力素质不适合从事所在岗位工作的；

（5）因身患疾病，不适合现岗位工作，但可以从事其他岗位工作的；

（6）其他因特殊原因需要调整工作岗位的。

6. 人力资源部主要审核调整理由、调入科室现有编制情况、实际需求、调动员工相应岗位的专业技术资质、培训情况等，并征求调入科室意见后按程序呈报审批。

7. 对有执业资格要求的医疗、护理系列岗位必须取得执业医师、执业护士资格证书后方能提出调整岗位申请。

8. 对拟调岗位有培训要求的，明确拟调整员工后纳入短期调整类别管理，由职能部门和拟调入科室提前 1 个月对拟调动员工进行新岗位培训，并将培训结果上报人力资源部审核存档。

9. 聘用岗位调整按程序审批完成后，由人力资源部下达书面通知至调动员工，调动员工在接到《通知书》起 1 个月内完成原岗位移交手续，并按要求到新科室报到。由人力资源部根据调入科室和岗位，与调动员工变更劳动合同或岗位聘用协议，按照新岗位规定调整相应工资。

10. 调整岗位后的员工须按新岗位的要求参加考勤和相关考核。转岗后若两年内未取得新岗位专业技术资格证书，医院可解除劳动合同或岗位聘用协议。

11. 调整岗位后如仍从事专业技术工作，按新岗位要求参加专业技术职称晋升、聘任和享受相关待遇。从事非卫生系列的专业技术工作，不得参加卫生系列专业技术职称晋升、聘任和享受相关待遇。

12. 医院定期对各科室员工岗位匹配情况进行抽查，并将抽查情况在全院通报。未按程序备案或审批的员工，擅自离开原聘用科室、聘用岗位的，离岗期间考勤作旷工处理，并按相关规定办理。

## 第四节　考勤管理制度

### 一、考 勤 制 度

1. 全院实行考勤分级负责制。临床科室员工由科主任、护士长负责；职能部门下属科室员工由所在科室负责考勤；行政科室员工由院办公室负责。

2. 医院统一使用考勤系统，实行每日考勤，每月汇总 1 次。考勤必须实事求是，个人不得擅自改动。

## 二、请假制度

### （一）假期的种类、范围及时间

1. 探亲假：与配偶不住在一起，又不能在公休假日团聚的，可以享受探望配偶的待遇；与父亲、母亲都不住在一起，又不能在公休假日团聚的，可以享受探望父母的待遇。工作满 1 年后从第 2 年起，未婚员工可享受每年 20 天探亲假。已婚员工探望配偶，每年一次 30 天；探望父母每 4 年一次 20 天；员工丧偶或离婚后，符合探亲条件的，当年不能享受探亲假待遇，应自下年度起享受。探亲假中如遇特殊情况按国家有关规定执行。

2. 婚假：凭结婚证可请婚假，假期 3 天。如双方均达到晚婚年龄（女 23 周岁以上，男 25 周岁以上），则增加晚婚假 12 天。婚假应一次休完，未休完者按自动放弃处理。婚假以登记结婚之日起半年之内有效。再婚享受法定婚假 3 天。婚假包括公休日和法定假日。

3. 丧假：员工的直系亲属，即配偶和父母、子、女、公婆、岳父（母）死亡时，可请 3 天丧假（不含路程，路程费用自理）。丧假包括公休日和法定假日。

4. 孕产假：已婚怀孕者，孕产假时间总共为 128 天，如产前休假的，产后时间相应缩短。难产、剖宫产、双胞胎生育的增加假期 15 天；原则上不安排哺乳假，但可安排哺乳时间（每天为 1 次，不超过 1 小时），哺乳时间当日不用不可累计。孕产假包括公休日和法定假日。人流假、护理假、妊娠假，哺乳假按照国家相关规定执行。

5. 放射假：每年享受一次，按照国家相关规定执行，不得跨年度使用。

6. 年休假：工作满 1 年后从第 2 年开始，员工在医院工作 1 年以上不满 10 年的休 5 天，在医院工作 10 年以上不满 20 年的休 10 天，在医院工作 20 年以上的休 15 天。国家法定休假日、休息日不计入年休假的假期。

7. 工伤：员工在工作过程中已严格按安全操作规程或受领导指派完成某项工作发生伤害，由其本人提出，并出具由所在地人力资源和社会保障局的工伤认定表，有关职能科室提出调查意见，经院领导研究通过，医疗费、假期按有关规定享受。

8. 事假：原则上从严控制。员工因有私事确须本人办理而又无积休者，可以请事假，但必须提前办理请假手续，事假最长期限按各医院规定执行。

9. 病假：因病无法坚持正常上班，可请病假。病假计算包括公休日和法定假日。

10. 值班加班调休假：法定节假日值班和有加班积休的员工才能申请调休（加班以每周 5 天工作制计算，超出的工作天数则为加班。注：非业务科室员工的加班需经科室负责人根据实际工作需求安排，利用晚上完成职责范围内的工作，不作为加班），调休不得影响工作。

（二）请假程序

凡是需要请假者，均应本人书面申请，附带相关证明，按规定的程序和审批权限办理请假手续。特殊情况不能及时办理请假手续的，可由本人用电话先请假，事后应尽快按规定补办请假手续，或委托亲属代为办理请假相关手续，否则视为旷工。各类请假手续均应及时在人力资源部备案。

（三）旷工的界定和处罚

1. 虽有正当的请假理由，但没办理请假手续，或假期期满未归，经发现查实，以旷工论处。

2. 擅自离岗，以旷工论处。一个月内累计旷工≥2 天或一年内累计旷工 7 天者，作为违反医院管理制度、且不能胜任本职岗位予以解聘处理。

## 三、值班、加班制度

由于医疗行业的特殊性，不可避免在法定节假日进行排班和值班，如遇突发事件或急诊抢救，则需要临时加班。

（一）值班种类

节日值班、周六周日值班、夜班、总值班。

（二）值班、加班调休和工资的补贴

1. 凡遇到需要值班、加班的时间，应事先通知员工。医院因特殊情况安排加班者必须按时到岗，否则按旷工处理。

2. 值班、加班员工的积休，原则上予以调休，并在当年休完，否则做清零处理；

3. 法定节假日值班者，如不愿调休，可予以相应的值班补贴，补贴标准按每天________元。临时加班按元/天计算。员工按________元/天计算。并由加班者和科室负责人或相关领导签名认可。

# 第五节　奖 惩 制 度

（一）奖惩原则

1. 有依据：奖惩依据是医院的各项规章制度、员工的岗位描述及工作目标等。

2. 及时：为及时鼓励员工对医院的贡献和正确行为以及纠正员工的错误行

为，使奖罚机制发挥应有的作用，奖惩必须及时。

3. 标准严格：员工的表现应达到医院对员工的基本要求，员工的表现只有较大幅度地超过医院对员工的基本要求，才能给予嘉奖；当员工的表现达不到医院对员工的基本要求，应给予相应惩戒。

## （二）奖励实施原则

1. 精神表彰与物质奖励相结合，以精神表彰为主；
2. 注重奖励的及时性、公平性、公开性；
3. 奖励程度与员工贡献相当；
4. 奖励手续规范有序。

## （三）奖励分为以下几种方式

1. 表扬；
2. 嘉奖；
3. 记功；
4. 记大功。

## （四）员工有以下行为应受到奖励

| 奖励类型 | 适用情形 | 相应奖励 | |
|---|---|---|---|
| | | 行政奖励 | 经济奖励 |
| 表扬 | □1. 积极维护医院荣誉，在病人中树立良好医院形象和口碑的；<br>□2. 承办、执行或督导工作得力者；<br>□3. 工作勤奋，较好完成工作任务的 | 表扬 | ___元/人 |
| 嘉奖 | □1. 在当年工作中，严格遵守各项规章制度，认真完成本职工作，成绩突出者；<br>□2. 对工作流程或管理制度积极提出合理化建议，对改善工作方法、提高工作效率或减低成本确有较大成效者；<br>□3. 对可能发生的意外事故防患于未然，确保医院及财务安全者；<br>□4. 策划、承办、执行重要活动成绩显著者 | 嘉奖 | ___元/人 |
| 记功 | □1. 为维护其他员工安全，冒险执行任务，确有功绩者；<br>□2. 维护医院重大利益，避免重大损失者；<br>□3. 对于舞弊或者其他危害医院利益的情况设法防止，使医院免于重大损失的；<br>□4. 其他类似上述性质的事例 | 记功 | ___元/人 |
| 记大功 | □1. 研究发明成果对医院确有贡献者；<br>□2. 工作水平卓越，对医院业务改进有特殊贡献者；<br>□3. 其他类似上述性质的事例 | 记大功 | ___元/人 |

### （五）惩戒处罚原则

1. 思想疏导和惩戒手段相结合，以思想疏导为主；
2. 要实事求是，一视同仁，既要看错误性质和情节，更要看事后认识态度；
3. 惩戒手续规范。

### （六）惩戒处罚种类

1. 轻微过失；
2. 一般过失；
3. 较重过失；
4. 解除性过失。

### （七）员工有以下行为应受到惩戒处罚

| 类型 | 适用情形 | 相应处罚 | | |
|---|---|---|---|---|
| | | 行政处罚 | 经济处罚 | 绩效处罚 |
| 轻微过失 | □1. 迟到 30 分钟以内累计一次的（上班途中发生意外事故等不可抗拒因素除外）；<br>□2. 上班期间违反医院着装规定的；<br>□3. 擅离职守、串岗未超过 30 分钟的；<br>□4.未经批准，擅自变动上下班时间或缩短工作时间 30 分钟以内的；<br>□5. 宿舍凌乱，内务卫生检查不合格的（不含屡教不改的）；<br>□6. 未按规定办理请假手续但在 7 日内告知人力资源部并尽快补办手续的；<br>□7. 员工车辆未停放在指定车位 | 口头批评 | 罚__元/次 | |
| 一般过失 | □1. 迟到 30 分钟以上、120 分钟以内累计一次的（上班途中发生意外事故等不可抗拒因素除外）；<br>□2. 上班时间内未经上级同意擅自离岗或外出超过 30 分钟、120 分钟以内的；<br>□3. 不遵守医院有关门卫制度，不服从门卫管理的；<br>□4. 不遵守医院有关车辆管理规定的；<br>□5. 上班时间行为不检点、做与工作无关事务，影响医院形象和他人工作的；<br>□6. 未经科领导同意私自换班、调班的；<br>□7. 出现医疗不良事件，尚未对病人健康造成影响的；<br>□8. 未按规定办理请假手续但在 30 天内能够补办手续的；<br>□9. 在办公区域吸烟的；<br>□10. 无故不参加规定要求参加的会议的 | 书面批评 | 罚__元/次 | |

续表

| 类型 | 适用情形 | 相应处罚 | | |
|---|---|---|---|---|
| | | 行政处罚 | 经济处罚 | 绩效处罚 |
| 较重过失 | □1. 迟到 120 分钟以上的（上班途中发生意外事故等不可抗拒因素除外）；<br>□2. 上班时间内未经上级同意擅自离岗或外出超过 120 分钟的；<br>□3. 工作态度恶劣，让患者投诉，给医院造成不好影响的；<br>□4. 在单位内打架斗殴、无理取闹、寻衅滋事、扰乱正常工作和生产秩序的；<br>□5. 无正当理由，不服从上级指示和要求或者能够完成而有意不完成工作的；<br>□6. 出现医疗不良事件，有可能对病人健康造成影响的；<br>□7. 未按规定办理请假手续，超过 30 天后补办手续的 | 书面警告 | 罚__元/次 | |
| 解除性过失 | □1. 连续旷工 3 天的；<br>□2. 经人力资源部发现 3 次未办理请假手续且不知改正的；<br>□3. 工作失职，造成医疗事故或是医疗仪器、设备损坏，使医院遭受较大损失和影响的；<br>□4. 不认真学习专业理论和技术，导致工作质量差，造成不影响者；<br>□5. 医德医风差，收受索要病人或家属红包财物或收受药品（试剂、器械）回扣的；<br>□6. 出现医疗不良事件，已对病人健康造成不良后果的；<br>□7. 偷窃、侵占、挪用同事或医院财物的；<br>□8. 未经医院同意，在其他单位从事业余服务和兼职工作的；<br>□9. 违反医院保密规定造成不良后果的；<br>□10. 违反国家有关法律、法规，被国家司法机关处以行政处分且影响医院声誉的，或受刑事处分的；<br>□11. 累计四次一般过失的或两次较重过失的；<br>□12. 其他需要解除合同情况的 | 解除劳动合同 | | |

（八）员工奖惩累计与功过抵消对应表

1. 奖励累计

| 所受奖励 | 累积效果 |
|---|---|
| 表扬 2 次 | 嘉奖 1 次 |
| 嘉奖 3 次 | 记功 1 次 |
| 记功 3 次 | 记大功 1 次 |

2. 处罚累计

| 所受惩处 | 累积效果 |
|---|---|
| 3 次轻微过失 | 1 次一般过失 |
| 2 次一般过失 | 1 次较重过失 |
| 2 次较重过失 | 解除性过失 |

3. 功过抵消机制

| 所受奖励 | 可抵消处分 |
|---|---|
| 嘉奖 1 次 | 轻微过失 1 次 |
| 记功 1 次 | 一般过失 1 次 |
| 记大功 1 次 | 较重过失 1 次 |

（九）员工解除劳动合同的，未提前三十日告知医院的，对医院造成的经济损失和工作影响，承担相应赔偿责任；在完成赔偿前，医院可暂不出具离职证明

（十）妇女三期（孕期、产假期、哺乳期）未请假的按旷工处理

（十一）以上各项可根据需要合并处以降职、降薪或调岗。有导致医院直接或间接经济损失的，医院具有追溯经济赔偿的权力

（十二）在突发公共卫生事件等特殊时期，员工私自离开本职岗位的，医院有行使任何行政、经济处罚的权利，造成严重后果的，必要时移交司法机构处理

（十三）奖励的申报实施以及奖项设置按照医院相关办法实行，人力资源部对员工奖励有建议权

（十四）处罚由所在科室、职能部门、人力资源部共同实施

# 第五章

# 团队精神与人文精神教育

## 第一节 团 队 精 神

美国管理学博士斯蒂芬·罗宾斯认为，团队是指一种为了实现某一目标而相互协作的个体所组成的正式群体。所谓团队精神是指为了实现某一个共同的目标而由个体所组成的群体表现出来的团结一致、相互协作的精神，它是个体利益与整体利益的统一，是大局意识、协作精神和服务精神的集中体现。在医院，团队精神是医院战斗力、竞争力、凝聚力和认同感的总和，在具有团队精神的医院里，员工潜在的才华和技能能够不断地被激活、释放；为了医院发展的大目标，大家能够自觉地认同必须担负的责任并愿意为此而共同奉献；医院团队精神的形成并不要求员工牺牲自我，相反，挥洒个性、表现特长保证了员工共同完成任务目标，而明确的协作意愿和协作方式则产生了真正的内心动力。团队精神是医院组织文化的一部分，良好的管理可以通过合适的组织形态将每个人安排至合适的岗位，充分发挥集体的潜能。如果没有正确的管理文化，没有良好的从业心态和奉献精神，就不会有团队精神。所以，协同合作是医院团队精神的核心，是保障组织高效率运转的重要基石。

### 一、医院团队精神的作用

#### （一）目标导向功能

团队精神能够使团队成员齐心协力、相互协作、共为一体，朝着一个目标努力，对团队的个人来说，团队要达到的目标即是自己必须努力的方向，从而使团队的整体目标分解成各个小目标，在每个队员身上都得到落实。对医院员工来说，团队要达到的目标就是自己努力的方向，团队整体的目标顺势转化成为小目标，在每个医院员工身上得到落实。

（二）团结凝聚功能

团队精神的凝聚作用，是任何组织群体都需要的，传统的管理方法是通过组织自上而下的行政指令，淡化个人情感和社会心理等方面的要求，而团队精神则通过对群体意识的培养，通过对医务人员在长期的实践中形成的习惯、信仰、动机、兴趣等文化心理，来沟通他们的思想，引导他们产生共同的使命感，来逐渐强化团队精神，产生一种强大的凝聚力、吸引力和战斗力，从而使员工之间互相依存、同舟共济、荣辱与共。

（三）促进激励功能

通过团队精神的激励使医院员工自觉地要求进步，并在互动过程中逐渐形成一系列的行为规范。一方面他们和睦共处；另一方面他们彼此促进，为了团队的成功经常指出对方的缺点，进行对事不对人的争执，力争向团队中最优秀的医务人员看齐。通过员工之间的竞争可以实现激励功能，而且这种激励不是单纯停留在物质的基础上，还能得到团队的认可，获得团队中其他员工的尊重，促进更好的团结协作。

（四）实现控制功能

医院员工的个体行为需要控制，群体行为也要协调，团队精神所产生的控制功能，是通过团队内部所形成一种观念的力量、氛围的影响区约束规范、控制医院员工的个人行为。这种控制不是自上而下的硬性控制力量，而是由硬性控制转向软性内化控制，由控制员工行为，转向控制员工意识；由控制员工的短期行为，转向对其价值观和长期目标的控制，因此，这种控制更为持久有意义，而且容易深入人心。

## 二、医院团队精神的重要性

（一）团队精神能推动医院整体及科室的运作和发展

在团队精神的作用下，员工产生了互相关心、互相帮助的交互行为，显示出关心团队的主人翁责任感，并努力自觉地维护医院、科室的集体荣誉，自觉地以医院、科室的整体声誉为重来约束自己的行为，从而使团队精神成为医院全面发展的动力。

（二）团队精神培养团队成员之间的亲和力

一个具有团队精神的团队，能使每个员工显示高涨的士气，有利于激发员工工作的主动性，由此而形成的集体意识，共同的价值观，高涨的士气、团结友爱的氛围，员工才会自愿地将自己的聪明才智贡献给医院，同时也使自己得到更全面的发展。

（三）团队精神有利于提高整体效能

通过发扬团队精神，使每一位员工的目标和利益与团队的目标和利益高度一致，使团队成为维护和实现共同利益的共同体，使团队成员真正心往一处想，劲往一处使，实现合作共赢的目标。如果总是把时间花在怎样界定责任，应该找谁处理，让患者及家属、员工团团转，这样就会大幅度降低医院的亲和力，损伤医院的凝聚力。

（四）团队精神是医院文化建设的基础和动力，是促进医院文化建设的保证

医院之所以能得到又好又快科学发展，关键在于对医院文化建设，以及对团队精神的培育与养成的重视团队精神强，医院各方面越表现突出，知名度就越高，反之亦然。要培育医务人员的仁德之心，以仁德待患者，以仁德待同事，以仁德兴医院，只有和谐的真正形成，团队精神就有了保障，也为建设医院文化提供了可靠的保证。

## 三、如何建立医院团队精神

医疗工作本身就是一个多学科协同知识系统，是一个集合的概念。一个高水平学科的建立与发展必须有高水平的学术团队作为基础。现代科学技术的发展有两个基本特征，一是学科分化在加速，另一个是学科之间的综合在加强。从发展趋势来看，高度综合是现代科学技术发展的主流。现代科学发展的这种基本特征导致现代科学研究的组织形式与规模发生了很大的变化，从原来以个人为主的研究发展到现在的以集体研究为主。强调团队合作，发挥整体优势，成为学科发展的客观要求。建立医院团队精神，应从以下几个方面入手。

（一）领导层是团队精神的核心

作为有着良好团队精神的团队领导者，首先，领导者应具有较强的领导、组织能力，对专业知识和管理知识有着较好的理解能力，而且还应谦虚谨慎。更应该具有无私的人格魅力，如果作为领导者，自己满脑子私心杂念，时时为个人的名利着想，处处为自己的利益打算，事事以自己的得失为取舍，这样的“带头”作用就会使医院或科室团队的成员灰心丧气，做工作三心二意，最后必定以团队失败而告终。再次，领导者是应具有较强的事业心，取决于领导者能够严于律己、率先垂范；这就看领导者是否敬业、精业，能否与员工坦诚相待、荣辱与共等。

因此，我们必须加强学习努力提高自身素质，树立团队意识，发挥团队作用，带领全院员工为医院建设做出更大贡献。

### （二）统一、明确的目标是团队精神的动力所在

明确的目标、共同的期望是形成一个团队的首要条件，远景目标是团队未来发展的蓝图，是团队的共同愿景，团队前行的动力，而具体目标是根据远景目标制定的行动准则。共同的目标要以团队的整体利益为前提，每一个团队成员都要担当不同的角色，承担相应的责任，成员之间相互依赖，互相协作，完成预定的工作目标，才能实现团队效率最大化。要不然个个都像无头苍蝇一样，乱飞乱窜，好像每天都在工作，却达不到要求。只有确立一个统一、明确的奋斗目标，工作才会有动力，有动力才会进步，才会实现自身价值。

### （三）医院制度是团队精神的基本框架

一个医院如果缺乏有效的制度管理，就无法形成井然有序、纪律严明、作风过硬的团队。健全的管理制度、良好的激励机制是团队精神形成与维系的内在动力。一个高效的团队必须建立合理、有效的规范，并促使团队成员认同规范，遵从规范。员工在团队工作中既要承担相应责任，也享有相应管理自己的工作和内部流程的自主权。在管理过程中，根据自己承担的责任和权力进行授权，以使团队成员分担责任，成就发展。这也是医院文化的一部分，是提高医院核心竞争力的必要措施。

### （四）相互协作是团队精神的关键

如把医院比做船，那么员工就是桨，一个人的力量划不动整条大船，只有医院上下协调一致，才能使医院这条大船乘风破浪，勇往直前。人的价值除了具有独立完成工作的能力外，更重要的是具备和他人协同完成工作的能力，“相互协作，努力拼搏”是每位员工应具有的基本素质，员工间的行为相互依存、相互影响，如各个环节都能很好的合作，则是医院取得成功的关键。

譬如医生与医生之间的合作、助手与医生之间的合作、护理与医疗间的合作、临床与技工之间的合作以及各科室之间的相互合作，都是科室以及医院创造最大业绩的关键所在，成员间良好的协作不仅能产生骄人的工作业绩，也能体现出团队的整体形象与个人良好的素质。所以希望医院各成员之间能够相互理解、沟通，有问题时能多站在别人的立场上去思考。

## 四、团队成员角色类型

一个团队因为个人性格、爱好兴趣、价值观差异、做事风格等就会有各种角

色类型，其表现为：

1. 实干者：其优点是有组织能力和丰富的经验，吃苦耐劳，对工作有严格的要求，有很强的自我约束力，但是缺乏灵活性，缺乏激情和想象力。

2. 协调者：能虚心听取他人意见和建议，不带偏见，公正、客观的态度，但只注重人际关系，容易忽略组织目标。

3. 推进者：工作有激情，充满活力，勇于向落后、保守势力发出挑战，不满现状，勇于向低效率挑战，但由于易冲动，急躁情绪易引起争端。

4. 创新者：才华横溢，有超常人的非凡想象力，充满聪明和智慧，具有丰富而渊博的知识，容易达成目标。

5. 信息者：优点喜爱交际，沟通能力强，对新事物敏感，有强烈的求知欲，不断探索新事物。

6. 监督者：极强的判断是非能力和分辨力，讲求实际，实事求是，但缺乏鼓动力、煽动力和激发其他成员活力的能力。

7. 凝聚者：喜欢社交，对环境和人有极强的适应能力，有团队为导向的倾向，能促进团队成员相互合作。

8. 完善者：做事持之以恒，工作认真，系理想主义者。

团队建设，每一种角色都很重要。协调者是团队中必不可少的，实干者在团队中起着非常重要的作用。同样，在一个团队中也不能缺少推进者、创新者、监督者、凝聚者、完善者。因此，团队中每一个角色都很重要。一个人不可能具有以上八个角色的多种特征，也不可能承担团队中的全部角色，但是团队可以通过不同角色的组合而达到完美。团队领导者应善做谋划者，引导团队成员不同角色之间的合作，从而使团队做到超水平发挥，达成目标。

## 五、在团队精神中把握的方面

### （一）相互信任

在一个团队中，不同的成员扮演着不同的角色，要让团队的力量拧成一股绳，形成合力，信任是基础。这种信任包括上下级之间和同事之间的相互信任，说白了就是不要疑心生暗鬼。不信任可能会误大事。信任是生存和发展需要，这是为了更好生存更快发展的必然产物，这是我们所追求的被认同和尊重的人生价值所决定的。信任是团结，是力量，也是美德。信任是人与人沟通的必要条件，人生之幸，莫过于被人信任；人生之憾，莫过于失信别人。

### （二）相互包容

“包容才有和谐，尊重才能包容。相互包容，和谐共事，才能干事。”俗话说：牙齿还有咬着舌头的时候。在一个单位共事难免有发生矛盾和误会的时候，这就需要我们有一种相互体谅、相互包容的胸怀。特别是对一些非原则的问题不要斤斤计较，以牙还牙，以眼还眼。中国有句老话："天下事，何时了；有些事，不了了；一定了，不得了。"意思是说一些鸡毛蒜皮的事就得以难得糊涂为座右铭。真计较起来既影响工作，又影响感情，没有任何价值。要尊重理解同事，在对工作中严格要求的同时，充分尊重每一位同事的人格，平时以"对事不对人"、"单独批评，公开表扬"的原则处置遇到的矛盾，使同事感受到被尊重。

### （三）相互补台

一是要树立全局观念。个人不能只顾局部利益，而要将个人的追求融入到团队的总体目标中去。在分工越来越精细的现代医院，即便是最复合型的人才也不能一个人做完所有的事情，一花独放不是春，万紫千红春满园。要有科室的整体观念，充分发挥集体精神。善于观察了解同事们平时工作中言行，及时地帮助他们解决各种困难，并密切联系和配合好科室医生或护士，处理协调好医、护、患之间的关系，建立起相互信任、激励、鼓舞和支持的人际关系。每一个同志只有牢固树立全局观念，以全局利益为重，才能全身心地投入到团队中去，贡献自己的力量并汇聚他人的力量，才能在同事出现工作失误或不到位的情况下，及时堵漏，主动补台。同事之间的关系，虽谈不到什么生死之交，但一定要做到风雨同行、同舟共济，大家充分发挥个人力量、在协同工作中取得成绩。二是敢于承担责任。出现了问题，大家往往会找客观原因，推卸责任。但是，勇于、敢于、善于承担责任，是能及时消除因错误而产生的不良后果，增加大家对你的信任，迅速扭转被动局面的关键。这是一种更高层次的补台。如果能自觉做到这些，何谈产生不了凝聚力，何谈产生不了团队精神。

### （四）相互谦让

"见困难就上，见荣誉就让"，这是我们的优良传统。在一个团队取得成绩的时候，在荣誉降临的时候，我们应该具备梅花那种"俏也不争春"的精神。一个团队在奋斗的过程中能够和谐相处，互相支持，但在胜利之时却闹得不可开交，则缺少持续发展的动力。

### （五）相互学习

在工作经验相对不足的实际情况下，要善于学习，仔细聆听带教老师的讲解，多学多问多记。当经验丰富后，也要帮助低水平的同事，而不是一味地批评，自身的模范作用比批评更有影响力。

## 第二节　人文精神教育

人文精神是人类文化体现的最根本的精神，是人类为争取自身的生存、发展和自由，以真、善、美的价值理念为核心，不断追求自身解放的一种自觉的文化精神、历史精神，它是人类共同的精神。人文精神提倡把人的地位、尊严、价值、权利及自由发展放在首位并加以关怀。医院人文精神，是主张实施对人进行整体的社会关怀及其在医院的内化和实践中导引出的人文关怀、人文思想和人文行为，是医院整体的人文素养之集合、升华。医院人文精神既是社会对医院性质的基本认识，也是医院与外部社会关系协调的基础，并且是内部文化运行的自觉理想状态。

### 一、医院人文精神的传统及内涵

人文精神是一种关心人、尊重人、倡导保护个人的权利，要求重视人的价值，主张实现人的平等和自由的伦理观。正如周国平先生所言，“人是最重要的，人是最根本的，把人放在中心，这样的一种思想，就叫人文精神、人文主义”。医学人文精神是人文精神在医学领域与医学实践中的具体应用与体现，强调人的健康权、生命权是人的固有权利，对患者应施以理解、关心、尊重的态度，理解患者痛苦，关注患者需求，保障患者权利，尊重患者尊严、生命价值，坚持尊重生命、敬畏生命、善待生命，这既是医学的最终目的，又是医学的最高使命。

（一）医学人文精神的传统

在中国古代，医学被称为“仁术”，医生被誉为“仁爱之士”，行医治病、施药济人被认为是施仁爱于他人的理想途径之一。在西方，古希腊医学家希波克拉底认为“医术是一切技术中最美和最高尚的”。强调人体的整体性、人体与自然的和谐统一是古代东西方医学思想的共同特征。古代医生强调对医疗技术的热爱与对病人的热爱两者之间的密切关联，一方面是因为他们相信医术的目的就是解除病人的痛苦，或者至少减轻病人的痛苦。另一方面则是由于他们缺乏有效的治疗和缓解病痛的手段，于是他们在竭力为病人寻求治疗和缓解病痛的措施的同时，更注重对待病人的态度和行为方式，通过对病人的同情、关心、安慰等，给予病人情感的关照。医学人文精神传统不仅在医生的治疗活动中延续，也凝结成稳固地体现慈善、博爱精神的医学建制——医院。在医学史上，无论中外，医院的兴起无不与仁爱、照顾和关怀相关。古罗马时期的一位慈善家，为护理贫病交加的患者，变卖了自己的财产，创办了第一家医院。我国北宋时期文学家苏轼，在疫病流行期间，为照顾无家可归的病人，创办了“安乐病坊”。还有欧洲中世纪的“修道院医院”以及法国大革命时期兴办的“普通医院”，都以照顾和医治贫困病人为己任，充溢着人道主义的关爱之情。

美国学者佩里格利诺曾说：“医学居于科学与人文之间，并非二者中的任何一方，而是包含了双方的许多特性。医学是最人文的科学、最惊艳的艺术，并且是最科学的人文。”医学的性质决定了医务工作者可以将客观的人文知识内化为一种具有个人特点的人文理念，通过医疗工作的过程表达出来，在医学实践活动中提高人的生命价值，使人的人格受到尊重，个性得以全面发展，使医学的科学价值与人的价值相统一，可见，医学与人文精神具有内在的、必然的联系，这也正是医学人文精神的精华所在。

钟南山院士认为，医学人文精神是调动患者积极性、解决痛苦的重要组成部分，健康的医学人文精神是实现现代化医学模式的促进剂，医学人文精神核心不是“态度好”，而是想方设法治好病，防好病。医学人文是人文科学，而人文医学是医学科学。人文精神就是“以人为本”，即尊重患者的生命权、健康权、自由权，既是人道主义原则，也是医学人文精神的基点。医学人文精神是医生道德的源泉，是医生应尽的社会责任，医生不只是技术的产物，也是情感的产物，行医不是交易，而是使命责任，主要体现在医生的关注、同情及尽力而为，体现在医生的预测、忠告及规劝，需要医生站在为患者着想的角度上，去耐心劝说。

### （二）医学人文精神的基本内涵

1. 仁爱精神　如果说医学人文是一种精神，那么更确切地说它显著地表现为仁爱精神，医学人文精神的核心就是关爱生命。仁爱精神，提倡泛爱仁厚，倡扬医学术业超凡入圣，强调的是博大而高尚的泛爱情怀。

医乃仁术，医乃仁业。虽然我们可以在一般意义上将医学简单地理解为一项成家安身的职业、一门求生立命的技术，或者再往更高一点的境界上说是一门科学或艺术，然而事实上，医学远不是职业、技术、科学或艺术那么简单。医学之受人敬仰，并不一般性地在于其职业稳定、技术精微、行业风雅，而实实在在地在于医学是饱含泛爱仁厚伟大情愫的人类事业。从事医学的人，须持仁爱的高尚秉性，如此执业则表现为仁业，施术则表现为仁术，述理则表现为仁理。诚有所言，自古无仁不成医，天下无医不守仁。人们关于“医”的主观信息其实就是“仁爱”的信息，可见仁爱为医学人文精神之精髓！

在医院员工中有层次地开展仁爱精神的培养，引导员工“感受爱、认识爱、学会爱、能够爱、传递爱”，在医院中树立起积极追求医学人文精神的良好风气，培育“大医必有大德，大德必有大爱”的医学人文精神。第一，感受爱的存在，从感情上引导员工领悟社会医院同事及亲人的各种关爱，让员工体会国家和社会的关心和支持，体会亲人之爱、同事之谊。第二，认识爱的责任。从理性上引导员工认识到“爱”是个人素质的外在表现和社会责任，是人与人之间、人与社会之间的沟通桥梁，是构建和谐社会的基础。第三，学会爱的知识，引导员工在各种教育实践活动中体会生命的尊严，生命的价值，生命的可贵，学会自爱、博爱、仁爱，学会将爱回馈社会、感恩社会。第四，具备爱的能力。通过对爱的理解形成发自内心的对大医精神的不懈追求，自觉地投身到科学知识学习和人文精神修养中，将爱转化成积极探索医学奥秘的动力和支柱，培养员工热爱生命、尊重生命的情感，进而树立起大爱、大德、大医精神，构筑爱的能力。第五，传递爱的价值。从实践上激励员工将爱心传递他人，使人文知识内化为自身的潜在意识，并外化为行为，将医学科学和医学人文精神的内涵外化为医学生日常行为的规范，并生动地展现在卫生服务工作之中。

2. 人本情怀　当代社会，以人为本的说法和提法时髦至极，而我们在医学人文的语境中讨论以人为本，肯定不是赶时髦、追潮流。医学的对象是人，是有鲜活的思想、丰富的情感、复杂的心理、广泛的社会关系的活生生的人，医学领域一切社会实践都必须是切合神圣目的地为这样的人服务。

以人为本理念作为医学人文精神的内涵元素，所凝结的人们关于医学的主观信息便是医药学必须以人为本。孙思邈在《备急千金要方》中指出：“人命至重，有贵千金，一方济之，德逾于此。”医学是覆盖并渗透全人类的社会事业，而以人为本是覆盖并渗透一切事业的轴心理念，在医学所涉及的一切方面，必须充分体现对人的主体地位，以及人之生命权和健康权的无限尊重。不论医学的技术功能和艺术水平发展到何等惊人的高度，渗透在医学科学中最底蕴的内涵必须始终是关爱人、尊重人的这样一种以人为本的人文情怀。

在医学实践中，以人为本的情怀尤为重要的是要体现人人平等，人是任何力量都不可撼动的根本，然而在偏离或违背了以人为本的人文情怀的医学社会实践中，实践者目中无人的现象比比皆是，如以钱为本者不择手段追逐利润，且仅以经济水平作为提供服务的唯一标准；此外还有以技术为本，以设备为本，稍好一点也不过是以病为本而只见病不见人。不管怎么说，这些现象的存在是客观的，但其折射出的精神与医学人文精神是根本对立的。

3. 公益思想　人是社会的细胞，社会是人的有机整体，医学是人类社会共同的事业，没有人便没有社会，当然没有社会也便没有医学。在社会学的宏观视野中，医学是与社会有着千丝万缕联系且专司救死扶伤、除病济厄、维护健康的社会公业，是与人们的生死健康有着十分密切的联系、为普天苍生传播健康福祉的慈举善业。因而从根本上说，医学人文精神的本质内涵之一即它必须是公益的、普济的。

医学的公益性主要取决于人的社会性，公益思想作为医学人文精神的内涵元素，它是成熟社会，对医学存在根据、发展方向和目的性、合情理性的本来义项，蕴涵着浓厚的社会意义。其一，人们共处于同一个社会，每一个人都即将、正在或已经为发展社会贡献自己的力量，个人所创造的物质财富和精神财富最终必然为社会所有，仅以此朴素的人性感情而言，社会应当将仁慈医学的阳光雨露惠及每一个成员。其二，人生活在自然界和社会中，个人趋利避害的能力在任何可能的损害因素面前都显得微不足道，仅以个人或家庭之力要抵御自然、社会中强大的致伤致病因素几乎是不可能的，如类似于“5·12 汶川特大地震”这样的超强度自然灾害，任何个人、家庭在抗击灾害、救护生命方面的能力都是微不足道的。鉴于以上两点社会性理由，医学须秉持公益思想理所当然是医学人文精神的题中之意。

总之，医学的服务对象是人，人的身体就像宇宙一样复杂，需要我们对它怀有终极人文关怀的敬畏之情。正是鉴于人文修养对于医师的重要性，国际医学教育专门委员会于 1999 年开始研究制定本科医学教育“全球最低基本要求”，其中职业价值、态度、行为和伦理与沟通技能批判性思维和研究三个能力要求恰恰体现在医务人员人文精神培养上，医学教育国际标准的出台，对于医务人员应具备的能力就是有了更明确的要求，培养一名医务人员，我们的目标绝不应该局限于渊博的知识和娴熟的技能，更要有浓厚的医学人文精神和高尚的医德，如此方称得上大家，而不是匠人。

## 二、医学人文精神的培养途径

随着社会迅速发展，市场经济的渗透，医疗卫生服务中“高技术——低情感”呈常态化发展趋势，医学的人文属性逐渐被忽略，医学人文精神逐渐趋于淡化，医患矛盾、冲突频发，纠纷接连不断，医患关系渐趋激化和紧张。医学科学的发展使人文精神的塑造成为必要。以救死扶伤为使命的医学，是一门最富人文关怀和人性温暖的科学，然而现代医学丢失的恰恰正是这种至为宝贵的人性温暖。职业的崇高性决定了从医者自身必然是一个人性丰满的人，否则，尊重人、理解人、抚慰人、关爱人就会因素质缺乏而化为空谈。

1. 从医学哲学、医学史入手，引导从医者树立科学的医学观和方法论，帮助医者了解医学的特点及其社会职能、发展趋势与面临的难题，为其成为合格人才提供认识论层面的理论支撑。

2. 从医学伦理学入手，通过强化对生命伦理、高新技术应用中的伦理、生态伦理等知识的学习，使从医者树立尊重生命、关爱患者、恪尽职守的高尚人文理念，自觉树立良好的职业道德操守。

3. 从医学社会学入手，通过加强医患关系学及医患沟通技巧、卫生法学、卫生保健政策、卫生经济学等内容，帮助从医者提高胜任岗位、服务大众的职业素养。

4. 从医学心理学入手，指导从医者首先学会感受自己的情绪情感，接纳自己的正性情感并通过种种途径处理自己的负性情绪，培养从医者的共情能力（同理心、同感心），充分地体察患者丰富的情感，并且在医疗互动中考虑到自己对患者的情感反应以及这种反应对诊治过程的影响。

由于医院自身功能的特殊性，医院人文精神有其特定的内涵和要求，主要应体现在：应具有高度重视公共健康，献身社会健康事业的强烈的社会责任感，以患者为中心，域不分南北、人不分贵贱、平等待患的观念；崇尚科学、献身医学、实事求是、严谨的治学态度；团结合作、诚实守信、互相尊重、平等竞争的工作操守；敬业爱岗、立志成才、报效社会的价值取向；关注保护人类生态环境的环保意识和忧患意识；继承传统、吸纳先进、勇于探索、不断创新的勇气；尊重知识、尊重人才、尊重劳动、尊重创造的良好风气。

## 三、医学人文精神的培养实践

现代医学试图以技术去消解医学的非技术维度。实际上，医学的技术性和人文性从来就是医学内在的不可分割的两重属性，医学绝非一门完完全全的技术科学。我们应该牢记医学实践是以助人为目的、以维护生命、发扬人道主义为职责，以道德为基础的科学，医学不仅只是对疾病的治疗，而且更需要对病人的关怀和照料，人文精神和人的理念的凸显体现了医学的实质和精髓。

### （一）从问诊、查体入手体现人文关怀

问诊查体是医疗工作当中的基本环节，沟通能力是医生基本人文素质的表现之一。患者不仅仅想缓解身体上的病痛，更希望在心理上能够得到医生的宽慰。医生亲切的言行安抚作用不可小视，运用得当很容易建立有效的医患沟通。如果医生询问病史简单粗糙、只注重辅助检查结果而不关心患者的陈述，查体简单，或者不理会患者的疑惑，对患者解释不耐烦等，都会使患者感到被怠慢、被轻视，得不到相应尊重的感觉。

### （二）从尊重和维护患者的隐私中体现人文关怀

医生需要真正的为患者着想，才能较好地应对各种情况。在临床上实际情况较为复杂的情况下，医生必须采取果断或巧妙的方式保护好患者的隐私，才能有利于诊断治疗的顺利开展。

### （三）从病历书写入手，培养人文素养

在撰写临床常规病历的同时，不仅需要撰写临床常规病历，同时还要书写人文病历，以便全面了解患者生活状况、心理状态，以达到了解患者的疾苦，走进患者心灵的目的。如果面对病历没有责任心和认真的态度，要想在更为复杂的操作和诊疗上万无一失是不可能的。从医者对待病历书写应树立高度负责的精神和实事求是的科学态度，也是医学人文渗入临床的表现。

### （四）从选择科学、规范、合理的治疗方案入手，培养人文素养

医生在临床上可选择的诊疗方案越来越多,但如何选择是个至关重要的问题。一方面要考虑病情的需要，对患者的病情能够做出科学、合理的解释，提出切实可行，并且有效的解决方法和治疗方案，另一方面还要考虑患者的经济情况，既不能消极对待疾病的发展，也不应过度治疗，增加患者的负担。在诊疗过程中，尽力提供疗效好、痛苦少、价廉、损伤小的医疗服务，不滥用高新技术。重视“病”，更重视“人”，为患者及其家属提供连续性、综合性、整体性的医疗服务，科学、规范、合理的治疗方案的选择过程不仅是医生医术的体现，同时也是责任心的体现。

### （五）从积极沟通，及时告知入手，培养人文素养

医患双方需要在不同的文化背景下，共同理解症状的意义、病因及医疗行为的开展，构建医患信任，医务人员还要理解患者的文化、语言、疾病的痛苦、治疗的意义和价值等。医务人员在提供医疗服务时不能仅凭借冰冷的医疗仪器，而忽视患者的感受，并且学会面对沟通交流的技能，危机情况下与患者沟通的技能，合理向患者告知坏消息的技巧和艺术，处理医患冲突与矛盾的技能等，以体现医务人员的人文关怀。据测试，人们情绪低落时人体自然杀伤细胞活性可下降 20%以上，从而降低了它们的杀伤作用，抵御癌细胞的能力也大大降低了。从医者的责任就是用人文精神去改变病人的情绪，让其尽可能拥有一个积极的心理状态面对疾病。

### （六）从服务细节要求入手，培养人文素养

患者是一个有着特殊生理和心理需求的人群，医院环境建设应牢牢扣住患者的双重需要，努力创造出一种具有广泛兼容性和高度亲和性的有利于生理和心理健康的环境，让患者感到热情、放心与方便的细致而周到的措施。如根据患者情况加强出院后的跟踪随访，指导患者的家庭康复；为患者检查或换药时注意动作不宜粗鲁，冰冷手不宜为病人查体；与病人查体或检查、手术时不宜忙于接电话或避开接听电话等。

## 四、医学誓言

### （一）希波克拉底誓言

希波克拉底（Hippocrates，公元前460～337年）是古希腊医学家，西方医学的奠基人。他提出了“液体学说”和功能整体的观点。他的主要著作《希波克拉底文集》中，有很多部分谈到了医学道德问题，其中“誓言”充分体现了希波克拉底学派的道德理想，也反映出当时医学团体和行会组织的伦理准则。“誓言”中提出不伤害原则、为患者利益原则和保密原则，成为西方医学道德的传统和规范，对后世具有广泛影响，也成为后来学医者宣誓的誓词。当然，“誓言”本身有时代的局限性。

### （二）“大医精诚”

“大医精诚”是我国唐代伟大的医学家孙思邈（公元581～682年）的名著《备急千金要方》中的一个篇章，他在文中主张大医必须做到“精”和“诚”。所谓“精”就是要求医家不断地学习，提高医疗技术，达到艺术精湛；所谓“诚”就是强调医家应具有高尚的医学道德，并明确指出医家要有“大慈恻隐之心”，不得追求名利，对患者应当“普同一等”、“一心赴救”、认真负责，不得浮夸自吹，诋毁他人等。只有具备“精”和“诚”的医家才是“大医”，即高尚优秀的医家。孙思邈本人身体力行，不但医术精湛，而且医德高尚，为历代医家所推崇，也是我国医学史上医学道德的开拓者。

### （三）南丁格尔誓言

南丁格尔誓言是南丁格尔为护士所立的誓约。弗洛伦斯·南丁格尔（1820—1910年），世界著名护理专家，近代护理教育的创始人，护理学的奠基人。1851年在德国一所医院接受护理训练。她所撰写的《医院札记》和《护理札记》两书，以及100余篇论文，均被认为是护理教育和医院管理的重要文献。1860年在英国圣多马医院首创近代护理学校。她的教育思想和办学经验被欧美和亚洲国家所采用。誓言如下：

余谨以至诚，
于上帝及会众面前宣誓：
终身纯洁，忠贞职守。
勿为有损之事，
勿取服或故用有害之药。
尽力提高护理之标准，
慎守病人家务及秘密。

竭诚协助医生之诊治，

务谋病者之福利。

谨誓！

（四）《纪念白求恩》

诺尔曼·白求恩（1890～1939 年）是加拿大共产党员，著名的医师。1937 年中国抗日战争爆发，他率领一个由加拿大人和美国人组成的医疗队，来到中国解放区。1938 年经延安转赴晋察冀边区，1939 年 11 月 12 日在给伤员手术中不慎划破了手指而感染发生败血症，逝世于河北滦县。白求恩同志逝世不久，毛泽东同志发表了《纪念白求恩》一文，号召每个共产党员都要学习白求恩医生的国际主义和共产主义精神，学习他毫无自私自利、对工作极端负责、对同志对人民极端热忱、对技术精益求精的精神等。《纪念白求恩》一文，不仅对共产党员，而且对解放区的居民、特别是医务人员都起到了鼓舞作用，并以白求恩为楷模，涌现出不少白求恩式的战士。白求恩同志的精神至今活在人们的心里，一直是我国人民、特别是医务人员的一面旗帜。

（五）医学日内瓦宣言

1948 年，世界医协大会对希波克拉底誓言加以修改，定为日内瓦宣言：

在我被吸收为医学事业中一员时，我严肃地保证奉献于为人类服务。

我对我的老师给予他们应该受到的尊敬和感恩。

我将用我的良心和尊严来行使我的职业。我的病人的健康将是我首先考虑的。我将尊重病人交给我的秘密。我将极尽所能来保持医学职业的荣誉和可贵的传统。我的同道均是我的兄弟。

我不允许宗教、国籍、派别或社会地位来干扰我的职责和我与病人间的关系，我对人的生命，从其孕育开始，就保持最高的尊重，即使在威胁下，我决不将我的医学知识用于违反人道主义规范的事情。

我出自内心和以我的荣誉，庄严地作此保证！

（六）《赫尔辛基宣言》

1964 年在芬兰首都赫尔辛基召开的第 18 届世界医学协会大会上，正式通过了《指导医务工作者从事包括以人作为试验者的生物医学研究方面的建议》，即《赫尔辛基宣言》。该宣言是对《纽约堡法典》的进一步完善和发展，包括了以人作为受试对象的生物医学研究的伦理原则和限制条件等，并且在 1975 年至 2000 年间多次修改。

（七）《新世纪医学专业精神：医师宣言》

2002年，美国内科理事会基金会、美国内科医生学会-美国内科学会基金会和欧洲内科医生联盟共同研究并发布了《新世纪医学专业精神：医生宣言》，该宣言重新确立了医学专业精神的三项基本原则和十项基本职责。其中，三项基本原则是置患者利益于首位，尊重患者的自主性和社会公正；十项基本职责是提高业务能力、对患者诚实、为患者保密、与患者保持适当关系、提高医疗质量、促进享有医疗、对有限的资源进行公平分配、进行科学知识创新并保证知识的可靠性、通过控制利益冲突而维护信任，承担本专业内部的责任。

（八）中国医学生誓言

中国医学生誓言，通称医学生誓言，是中华人民共和国国家教育委员会（今中华人民共和国教育部）于1991年宣布在全国医学院校实施的宣誓誓词。《医学生誓言》是由中国官方颁布实施的针对医学生的习医行为规范。《中国医学生誓言》实际上吸收了《希波克拉底誓词》《日内瓦宣言》等医师誓词中的部分主要精神。医学院校一般会在入学仪式上宣读誓词：

健康所系，性命相托。

当我步入神圣医学学府的时刻，谨庄严宣誓：

我志愿献身医学，热爱祖国，忠于人民，恪守医德，尊师守纪，刻苦钻研，孜孜不倦，精益求精，全面发展。

我决心竭尽全力除人类之病痛，助健康之完美，维护医术的圣洁和荣誉，救死扶伤，不辞艰辛，执着追求，为祖国医药卫生事业的发展和人类身心健康奋斗终生。

（九）中国医师协会《中国医师宣言》

中国医师协会作为医师的行业组织，从加强医德医风和行风建设出发，2005年5月加入了国际推行“新世纪的医师专业精神：医师宣言”（以下简称《医师宣言》）活动，认为《医师宣言》所提出的三项基本原则和十条职业责任完全符合世界各国医师职业道德要求。在医患矛盾突出的今天，有必要重申医师职业精神的普遍原则和核心价值。由于《医师宣言》是由欧美等国家提出的，受文化地域等因素的影响，对宣言中的个别叙述，中国医生在理解时有一定的困难，个别内容也不完全适合中国的国情。因此，很多专家认为，中国有着悠久的历史文化和优秀的人文精神，应当撰写属于我们的《中国医师宣言》。2008年9月由中国医师道德建设委员会承担此项工作，并委托北京大学医学部医学人文研究院负责初稿的撰写，之后又两次组织相关专家进行论证，最终提出了《中国医师宣言》讨论稿提交中国医师协会会长办公会讨论通过。全文如下：

健康是人全面发展的基础。作为健康的守护者，医师应遵循病人利益至上的基本原则，弘扬人道主义的职业精神，恪守预防为主和救死扶伤的社会责任。我们深知，医学知识和技术的局限性与人类生命的有限性是我们所面临的永久难题。我们应以人为本、敬畏生命、善待病人，自觉维护医学职业的真诚、高尚与荣耀，努力担当社会赋予的增进人类健康的崇高职责。为此，我们承诺：

1. 平等仁爱。坚守医乃仁术的宗旨和济世救人的使命。关爱患者，无论患者民族、性别、贫富、宗教信仰和社会地位如何，一视同仁。

2. 患者至上。尊重患者的权利，维护患者的利益。尊重患者及其家属在充分知情条件下对诊疗决策的决定权。

3. 真诚守信。诚实正直，实事求是，敢于担当救治风险。有效沟通，使患者知晓医疗风险，不因其他因素隐瞒或诱导患者，保守患者私密。

4. 精进审慎。积极创新，探索促进健康与防治疾病的理论和方法。宽厚包容，博采众长，发扬协作与团队精神。严格遵循临床诊疗规范，审慎行医，避免疏忽和草率。

5. 廉洁公正。保持清正廉洁，勿用非礼之心，不取不义之财。正确处理各种利益关系，努力消除不利于医疗公平的各种障碍。充分利用有限的医疗资源，为患者提供有效适宜的医疗保健服务。

6. 终生学习。持续追踪现代医学进展，不断更新医学知识和理念，努力提高医疗质量。保证医学知识的科学性和医疗技术应用的合理性，反对伪科学，积极向社会传播正确的健康知识。

守护健康、促进和谐，是中国医师担负的神圣使命。我们不仅收获职业的成功，还将收获职业的幸福。我们坚信，我们的承诺将铸就医学职业的崇高与至善，确保人类的尊严与安康。

# 第六章

# 安 全 管 理

## 第一节　医院安全制度

### 一、消防安全管理制度

1. 逐级落实安全责任制，明确职责，专人负责，落实责任，不断完善和落实各类应急处置预案，提高技防、物防、人防的覆盖面，把刑事、治安、火情、安全事故控制在最低水平。

2. 医护人员要经常进行安全保卫、消防安全的宣传教育，切实做好应急医疗救护工作，有责任不断加强培训和演练。

3. 值勤人员忠于职守、坚守岗位、认真检查，熟悉应急处置组织程序和措施；做好值班日记、巡查记录。

4. 对重点要害部门的安全管理要严格执行各项管理制度，包括岗位责任制度、安全操作规程、交接班制度、来访登记制度、安全应急预案；财务、收费处等部门，加强对贵重物品使用、保管、存储、运输的管理，存放爆炸性、易燃性、放射性、毒害性、传染性、腐蚀性等危险物品和传染性菌种的临床科室和医技部门加强相关管理。

5. 对配置的防入侵、电视监控、消防报警等安全技术防范设施，以及消防设施、灭火器材、消防安全标志和应急灯等，要爱护保养，保障在有效期内能够正常使用。

6. 室内严禁存放易燃、易爆物品，严禁堆放杂物。

7. 医院禁止吸烟。

### 二、病区管理制度

（一）病区护理工作管理制度

1. 各病区护理工作实行护士长负责制，护士长在护理部、科护士长领导及科主任业务指导下，负责全病区护理工作。

2. 各病区应有各级护理人员岗位职责、工作流程、质量标准、操作规范、疾病护理常规、消毒隔离制度、护理文件书写标准等，并严格执行。

3. 各病区必须有与护理部相对应的护理质量、安全、教学等匹配的组织网络和兼管人员，并认真履行职务职责。

4. 各种抢救仪器、物品、设备，定点放置，专人管理，定时清点，定期检查、维修，定量供应，呈备用状态。

5. 加强病区药品管理。严格执行药品、制剂分类管理，各类药品管理符合要求。

6. 病区设施安全、规范，物品放置有序，位置固定，病区仪器、设备未经护士长同意，不得随意外借挪用。

7. 病区环境应保持清洁、整洁、安静、安全、舒适，工作人员必须做到“四轻”，即：走路轻、开门轻、说话轻、操作轻。

8. 病区使用医院统一标识、指示、警示牌、各种标识应醒目、清晰、明确、温馨、整洁，使用规范。病区走廊、各出入口、通道保持通畅、安全。

9. 为保障病区安全，病区内禁止吸烟，禁止使用电炉、明火，使用酒精灯时，护理人员不得离开现场，并加强对患者陪护人员安全知识教育和管理，自觉遵守医院规定，确保人身和财产安全。

10. 病区应备有护理安全约束使用用具以及轮椅、推车等，并保持功能良好，使用安全、方便。

11. 病区财产、设备应建立账本，定期清点。精密、贵重仪器有使用程序和保管、保养制度，如有损坏或遗失应及时查明原因，及时维修，保证安全使用。

12. 定期对患者或家属、陪护人员进行科普知识宣教，定期召开工休座谈会，沟通信息，征求意见，改进工作。

13. 护士长负责每月召开本单元护士工作讨论会或护理质量讲评会。

### （二）病区安全管理制度

1. 有健全的护理安全告知制度：凡为病人进行有创性的护理检查和特殊性治疗，必须认真履行告知制度，如深静脉穿刺置管、化疗等，实行书面告知，并请病人填写“知情同意书“，签署全名存档，如病人不能自理，依照法律法规向具有法律监护资质的人员告知和签署“知情同意书”。

2. 有规范的护理安全警示制度：对安全隐患应及时、规范使用警示标识，如药物过敏、床边隔离、注射特殊药物、防跌倒等，提示适时、醒目，做到防范于未然。

3. 有护理安全教育制度：各护理单元定期（至少每月一次）以工作讨论会的形式对病区工作人员（医、护、工），以工休座谈会的形式对病人、病人家属和陪伴人员进行安全教育，强化安全意识，加强安全管理。

4. 有安全保护措施和保护用具：护理人员必须掌握本病区职业暴露和职业防

护基本知识；管理者应提供必需的防护用具，如手套、隔离衣等；对危重病人提供并正确、规范有效使用护理安全防护用具，如约束带、床栏等。

5. 有完善安全检查制度：定期对本病区护理用具、仪器、设备、建筑通道等进行安全检查，发现隐患及时上报，督促维修并做好记录。

6. 有严格的护理缺陷管理制度和上报流程：发现差错、缺陷及时汇报，采取补救措施，并及时组织讨论、分析，吸取教训，制定有效措施，严防重复发生。

7. 有护理危险因素防范预案和应急处理流程：如坠床、跌倒、烫伤、压疮、自伤、药物外渗等预防措施，有发生后应急处理流程，护士必须人人知晓，熟练运用。

# 第二节　突发事件处理预案和流程

## 一、应急组织机构及职责

医院建立以院长为第一责任人、职能部门和各相关部门负责人参加的应急组织领导小组。领导小组负责全院突发事件的“应急预案”实施和全院日常安全运行管理的组织协调及决策工作，各行政和业务职能部门负责维持正常的医疗秩序，并根据“应急预案”实施相应的应急措施。

## 二、突发停电处置流程

1. 院务部门电工班负责全院的电力供应工作，检查和维修全院供电线路、开关控制、照明灯具等事务。电工班实行昼夜值班制度，发生故障随叫随到，小型维修不超过半天，中型维修 3 天，较大维修 1 周内解决。

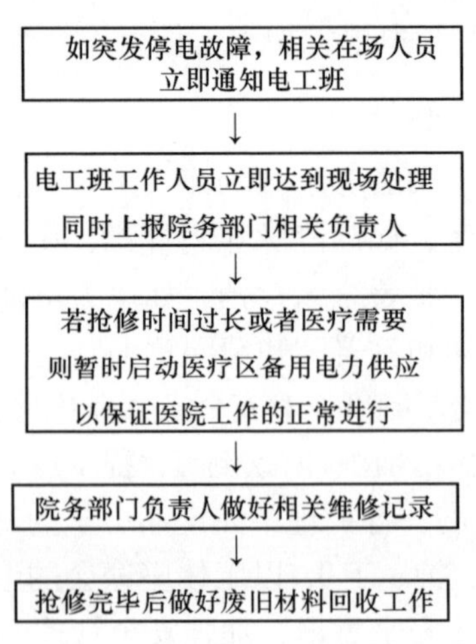

2. 突发停电时，医务人员应遵循以下流程处理事件：

（1）立即开启应急照明；

（2）立即了解危重病人情况、各仪器设备运转情况；

（3）通过电话报修，白天与电工班或院务部门联系；晚、夜班，节假日与行政总值班联系；

（4）停电时，使用呼吸机的立即脱开呼吸机，改用简易呼吸机；

（5）维持病区秩序，组织人力保证病人医疗安全；

（6）加强巡视，安抚病人，及时解决病人问题；同时注意防火防盗。

3. 医务人员处理流程

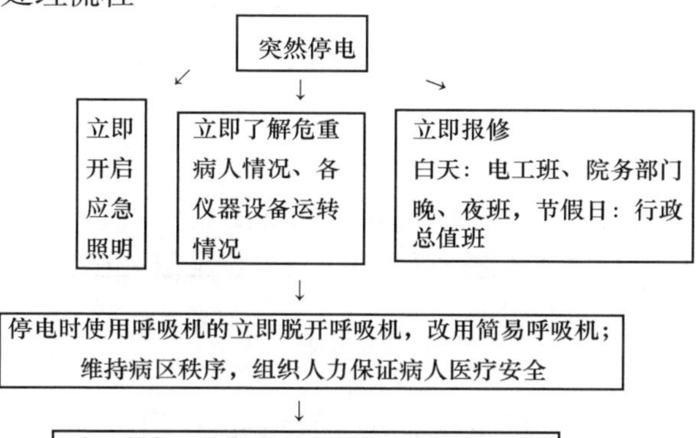


## 三、突发停水处置流程

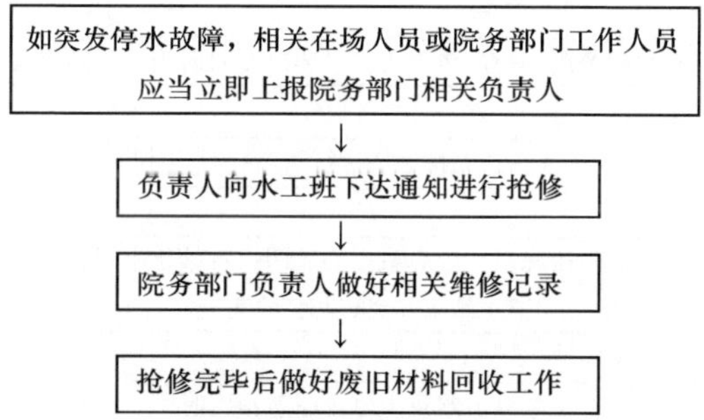


1. 突发停水时，医务人员应遵循以下流程处理事件：

（1）白天与水工班或院务部门联系；晚、夜班，节假日与行政总值班联系；

（2）加强巡视病人，解决好病人的饮水和用水问题。

2. 医务人员处理流程

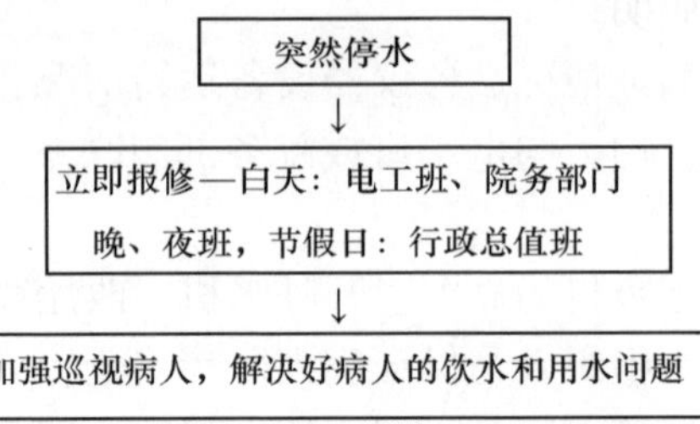


## 四、突发断网处置流程

领导小组负责全院突发事件的“应急预案”实施和全院信息系统日常安全运行管理的组织协调及决策工作。信息科负责应急恢复信息系统运行的技术保障。

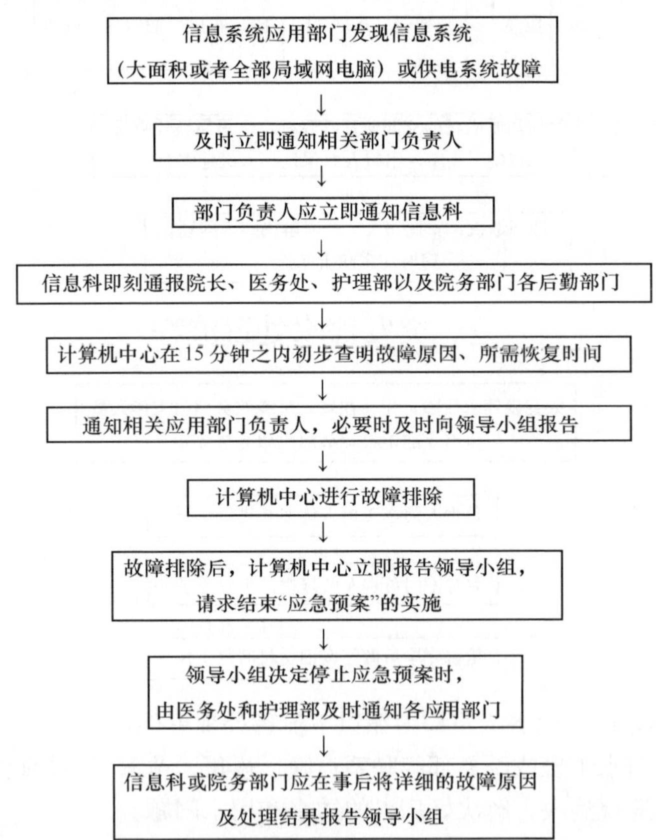

## 五、突发火情处置流程

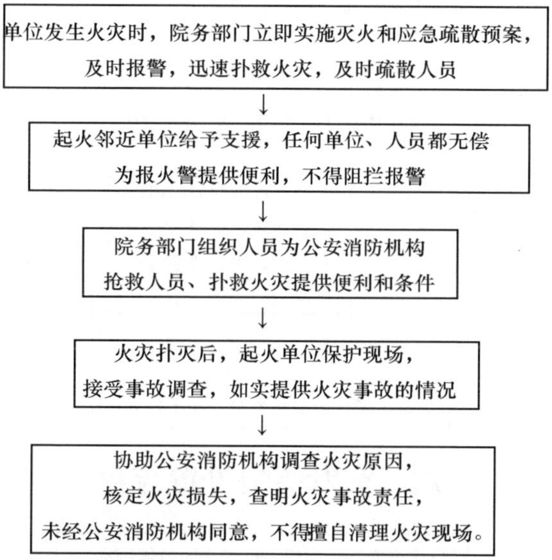

单位发生火灾时，院务部门立即实施灭火和应急疏散预案，
及时报警，迅速扑救火灾，及时疏散人员

↓

起火邻近单位给予支援，任何单位、人员都无偿
为报火警提供便利，不得阻拦报警

↓

院务部门组织人员为公安消防机构
抢救人员、扑救火灾提供便利和条件

↓

火灾扑灭后，起火单位保护现场，
接受事故调查，如实提供火灾事故的情况

↓

协助公安消防机构调查火灾原因，
核定火灾损失，查明火灾事故责任，
未经公安消防机构同意，不得擅自清理火灾现场。

1. 突发火情时，医务人员应遵循以下流程处理事件：

（1）发现火情后立即呼叫周围人员组织灭火，同时电话报告院务部门，并报告总值班；

（2）火势较小时，组织人员利用病区内的消防器材、自来水积极灭火；

（3）发现火势猛烈时，应立即拨打“119”报警，并告知准确方位；

（4）关闭邻近房间的门窗，减少通风，封闭火灾现场，以减缓火势蔓延速度；

（5）切断火灾现场的氧气设备及电源开关，撤出易燃易爆物品、贵重仪器设备及有价值的科学资料；

（6）将病人疏散到安全地带，稳定病人情绪，保证病人生命安全；组织病人撤离时，不要乘坐电梯，走安全通道；叮嘱病人用湿毛巾捂住口鼻，尽可能弯腰以最低的姿势或匍匐快速前进。

2. 医务人员处理流程

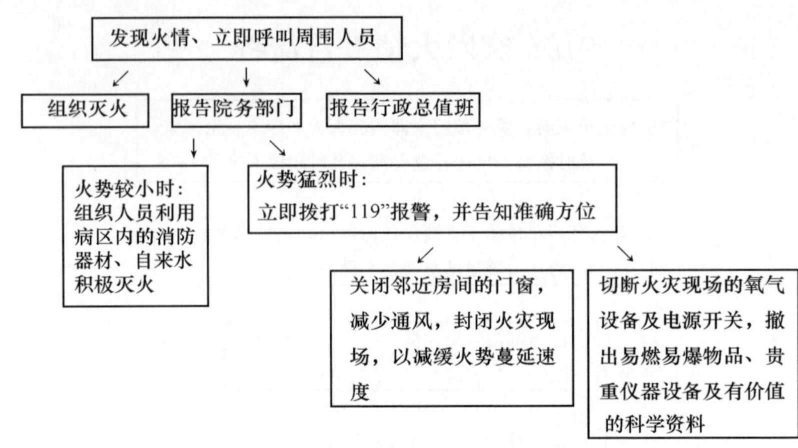


## 六、突发盗情处置流程

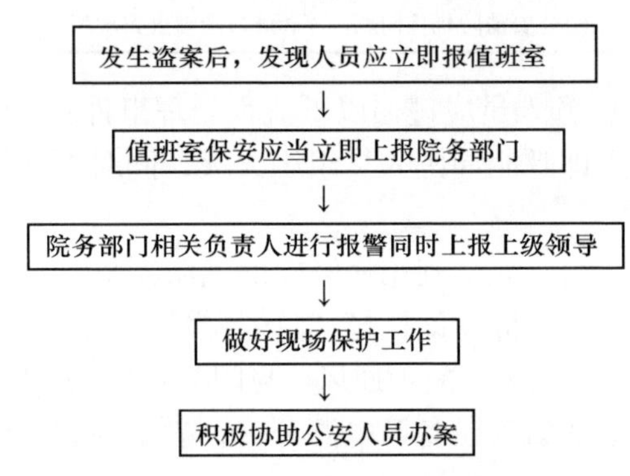


## 七、突发暴力事件处置流程

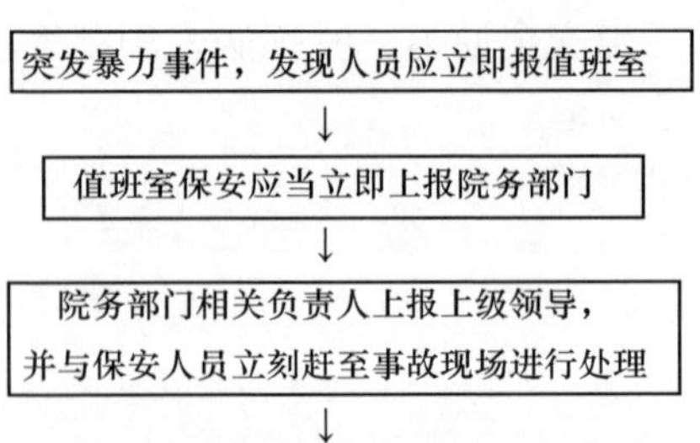

以下是医务人员防范暴力实用的技巧。

### （一）察觉和避免怨气的积累

医务人员在忙于手头工作的同时，也不能忽略对患者感情和情绪的判断。特别是难治的疾病、拮据的经济条件、拥挤的医疗环境以及长时间的排队等待，都会导致患者还没有见到医生就已经积累了许多怨气。当患者进入诊室真正接触医生后，如果完全无视他的情绪，再加上诸如语气不当这样的诱发因素，可能一个暴力事件就开始酝酿了。其实，有经验的医生会从患者的第一次眼神交流中就意识到他的一些情绪变化，而缓解的办法也非常简单，一个关注的眼神、一句温馨的话语、或者一个帮助的动作，都可能将一次暴力风险化解于无形。所以，能够察觉到患者的怨气并有效化解，也是医务人员的一项重要本领。

### （二）早期识别高风险患者

医务人员在判断患者风险高低时，往往都是从病情角度的技术判断，而能够从社会角度做人文判断的并不多。然而，病患的高风险并不一定是病情的高风险。以下一些社会高风险因素就值得重视。其一、年轻的独立子女患者。这是需要高度关注医疗安全性的一类患者，理由很简单，这位患者在他的家庭中是核心的核心，他的病情牵动着他的父亲、母亲、爷爷奶奶、姥爷姥姥的心，一旦这个病人出了事，他们整个家庭都会崩塌，一旦这个病人手术意外死亡，他的还算年轻但已经不能再生育的父母可能完全无法接受现实，走入极端。所以，也许从病情角度这个年轻患者不算重，但我们必须识别出他是对医疗安全极度敏感的高风险病患。类似的情形还有：有文化的人得了无希望的病，贫穷的家庭陷入富贵病的无底洞等。最后，还请注意，现代社会的心理疾病和精神疾病患者有增多趋势，医务人员最好能通过简单交流识别这类人群，对他们要加以关爱，也要有所防范。

### （三）学会期望值管理

医务人员在诊治患者、为患者提供医疗技术服务的同时，还要注意管理好病人的期望值。具体而言，就是要随时判断患方（包括患者本人和家属）对病情是怎么理解的，他们期望是什么样的治疗结果，他们对治疗中风险的认识如何。同时我们也要评估这个患者我们预计会是一个什么治疗结果，治疗中风险有多大。一旦发现患方的理解和医方的判断之间有较大差异，就意味着患者可能期望过高我们达不到。这时候要马上启动期望值控制。具体的方法以医患沟通为主，通过沟通让患方理解风险、降低期望。需要注意的是，现在很多医务人员经过法律培训高度重视患方签字，实际上，医患沟通的最主要目标是患方对风险的实际认识到位，而不是把文书签得滴水不漏。管理患者的期望值，与管理患者的疾病诊治一样，都是优秀医务人员不可或缺的基本功。

（四）运用辅助方法

还有很多辅助的方法可以规避暴力风险。譬如，对于医疗风险巨大的手术，可以采取术前公证、术前见证的方式，利用公证、见证仪式让患方对风险的发生有一定的心理准备，同时也在法律上留下相应的证据，有助于避免纠纷矛盾。再如，现在很多医院开展手术意外保险取得很好效果。这是一种由患方自己购买，出现医疗意外由保险公司直接赔付患方的保险产品，它有效补充了医院购买的医疗责任保险的不足，在很多医院的试点中对预防医疗纠纷效果显著。

## 第三节　患者安全管理及探视制度

患者安全管理及探视制度主要包括身份识别制度、腕带标识管理制度、管道标识管理规范、输液泵的安全管理、患者安全转运规范、限制性医疗服务规程、患者隐私保护制度和探视制度。

### 一、身份识别制度

1. 患者在院期间应被正确识别身份，包括门、急诊患者和住院患者。

2. 急诊抢救室的患者使用患者姓名（对于身份不明的昏迷患者，由接诊的医护人员临时命名）、门诊号作为身份识别码，记录在抢救室患者的腕带上；门诊病历使用患者姓名、就诊号作为身份识别码，出生日期、住址、电话号码可以作为患者识别的补充信息，当使用识别码困难时可选择这些补充信息来确认身份。患者就诊卡包括这些信息，每一个门诊工作站都应能查到这些信息。核对患者身份识别码时，要主动询问患者，让患者回答，将患者的回答与手中信息进行核对，例如：当问患者姓名时可以说“你叫什么名字？”而不是直呼患者姓名。

3. 手术患者、意识模糊或不清、危重患者、新生儿均应佩戴腕带作为身份识别手段。佩戴腕带时填入的识别信息必须经两人核对；若损坏更新，同样需要经两人核对。

4. 患者流动过程中其身份应能被正确识别（如加床、迁床、手术、外出检查）。

5. 各项操作必须严格执行查对制度，当用药、输血或输血制品、采集标本、以及各项治疗、操作、处理时，至少同时使用姓名、性别、年龄之中两项信息核对，床号不能作为身份识别的依据。

6. 手术患者转运交接时的身份识别：

（1）接患者时，与患者所在科室护士共同查对科别、住院号、姓名、性别、年龄、诊断、手术名称、手术方式、手术部位与标识、血型、药物过敏、术前准备完成情况，确认术前用药、所带病例资料及患者个人物品。

（2）麻醉实施前：护士与手术者、麻醉师按《手术安全核查表》依次核对患者身份（姓名、性别、年龄、病案号）、手术方式、知情同意情况、手术部位与标识、麻醉安全检查、皮肤完整性、术野皮肤准备、静脉通道建立情况、过敏史、抗菌药物皮试结果、术前备血情况、假体、体内植入物、影像学资料等内容。

（3）切皮前，实行"暂停"，与手术者、麻醉师再次核对手术患者姓名、诊断、手术名称、手术方式、手术部位与标识，检查各种仪器设备，确保手术器械、物品准备齐全、性能完好，方可开始手术。

（4）术中采集病理标本，巡回护士与手术者核对手术名称、手术部位，核对无误后妥善保管，及时登记、按时送检，标本送检过程中各环节严格交接查对，并双方签字。

7. 实施任何介入或有创诊疗活动前，实施者与患者（或家属）进行沟通确认，以保证对正确的患者进行正确的操作。

## 二、腕带管理制度

1. 手术患者、危重患者、意识模糊或不清、沟通障碍、新生儿佩戴腕带，作为身份识别依据，手术患者系红色腕带、危重患者系蓝色腕带，意识模糊或不清、沟通障碍系黄色腕带。如同时存在两种以上情况，只需佩带一种颜色的腕带，按手术病人→危重病人→沟通障碍病人的先后顺序执行。

2. 成人患者腕带上注明姓名、科室、床号、住院号、性别、年龄、血型、过敏药物、麻醉、手术名称等。患者病情稳定遵医嘱停病危、病重时，应立即取下腕带。

3. 手术病人麻醉清醒，生命体征平稳后可摘除腕带。

4. 新生儿腕带应标明床号、母亲姓名、ID 号、新生儿性别、出生时间等，女婴系红色腕带、男婴系蓝色腕带。

5. 手术患者进入手术室前由病区护士为患者佩戴红色腕带，并注明患者信息。手术室与病区、ICU 之间要详细核对科别、住院号、床号、姓名、腕带、性别、年龄、诊断、手术名称及手术部位及其标志。

6. 腕带作为身份识别标识时，必须双人核对。

7. 若有破损，及时更新，并经两人核对。腕带佩戴部位皮肤完整，松紧适宜，防止扭曲、勒伤。

8. 执行各项治疗、护理操作时均需核对腕带信息。

9. 未使用腕带患者，床头卡标识必须与患者信息相符，护士落实床头卡身份信息核对。传染病、药物过敏等特殊患者按医院规定必须要有识别标识。

10. 护理部每季度或不定期对各护理单元落实“腕带”使用查对制度进行检查，并督促科室整改，确保患者安全。

## 三、管道标识管理规范

1. 置管患者均应贴上统一的管道标识，分类准确、位置正确。

2. 管道类型：尿管、鼻饲管、胃肠减压管、T 形管、中心静脉置管、外周静脉置管、胸腔闭式引流管、膀胱造瘘管、化疗用药泵、特殊静脉用药管道等。

3. 标识颜色：红色标签用于输入患者体内的管道，蓝色标签用于引流至体外的管道，黄色标签用于既可输入体内又可引流至体外的管道。如胃管用于胃肠减压时使用蓝色标签，用于鼻饲时使用红色标签；用于膀胱冲洗的膀胱造瘘管及三腔尿管使用黄色标签。

4. 书写方式

（1）贴标识者需签全名，统一用圆珠笔书写。

（2）标签第一行注明管道名称，第二行注明置管人姓名、置管日期。

（3）特殊静脉用药使用红色特殊用药标识牌，在其下段贴上标贴，第一行注明药物名称，第二行注明滴数（或每小时毫升数）、用药时间。

（4）使用推注泵时，标贴直接贴于注射器后段并避开刻度。

5. 标识部位：气囊导尿管标识贴于气囊入口处；中心静脉置管、外周静脉置管使用配套贴膜标识，贴于贴膜下段避开针眼处；胸腔闭式引流管标识贴于管道上与床沿平齐处；其余管道标识贴于管道上，距接口 10cm 处。标识粘贴注意文字朝向，以便于观看为准。

6. 责任落实：谁置管谁负责，发现脱落时按职责分工负责。

7. 安全管理：使用过程中注意标识要贴牢，防止滑动与脱落，避免患者不适或引发皮肤问题。

8. 质量控制：护士长要经常检查、督促落实，标识检查纳入护士交接班内容、基础护理质量。

9. 管道内置长度、体外长度应在护理记录单上正确记录。

## 四、输液泵的安全管理

1. 建立输液泵（包括麻醉止痛泵）护理程序与输液泵意外发生的护理程序，内容包括评估对象、评估方法、评估时间、预防措施、预防效果评价、输液泵意外情况报告与认定程序、护理效果评价。

2. 输液泵应定期校正及检测，以维护泵正常运转。

3. 输液泵依据不同机型建立标准作业流程，延伸管及输液管应配套并按要求定时更换。

4. 输液前，检查输液泵，确认延长管连接正确，再设定输液泵开始。

5. 更换输液泵中的药物，应双人再次确认药名、浓度、剂量、速率的准确性。

6. 输注过程中，及时观察、记录患者反应。给药速率调整时，应同步更新输液袋、输液泵上的标贴。

7. 患者病情变化时，再次确认所有输液管路，尤其是高警讯药物。

8. 加强巡视，落实基础护理，检查管道固定情况及使用效能，随时了解和满足患者的需求。

## 五、患者安全转运规范

### （一）转运前

1. 正确评估病情。
2. 解释：告知患者、通知家属、联系转入科室或相关检查科室。
3. 备齐用物：转运工具、病历、X线片、CT片、MRI片等、根据病情备齐急救药品、器械。
4. 妥善处理动静脉管路。
5. 可靠固定引流装置。
6. 导管安全原则：妥善固定、确保通畅、标识在位、防止感染。

### （二）转运中

1. 注意保暖。
2. 密切监测生命体征（始终站在床头）。
3. 保证仪器、设备正常运转。
4. 转运途中头部始终处于高位。
5. 管路固定可靠。
6. 防止发生意外损伤。
7. 做好心理护理。

### （三）转运后交接

1. 确认患者身份：腕带、病历、患者本人或家属。
2. 安全转移患者至病床上。
3. 评估生命体征。
4. 交接患者重点护理问题。
5. 交接各种管道：静脉置管、胃管、尿管、引流管等。
6. 皮肤情况：伤口、压疮。
7. 用药情况：药物过敏史、特殊用药等。

8. 物品交接:（X 线片、CT 片、MRI 片、病历等）。

口头交接+书面交接:床边交接完毕后,需双方护士共同填写转科交接记录单,确认无误后签全名。

## 六、限制性医疗服务规程

1. 限制性服务主要是指对有严重的精神症状、抑郁症、麻醉后或其他原因引起的躁动、有伤人、自伤及自杀可能的患者，使用镇静类药物、加强监护、限制患者的活动范围、使用约束带、约束衣等方式以保护患者，防止意外发生。限制性服务一定要严格掌握指征，尽可能减少使用。

2. 有必要采取措施约束患者行为时，医护之间要及时沟通，由医生下达临时医嘱，医嘱要注明限制性服务的持续时间，最长不得超过 24 小时。若限制性服务的持续时间超过 24 小时，医生应在 12 小时内电话报告医务处，且记录在病程记录中。医生每次下达限制性服务医嘱时，必须对限制性服务的必要性进行评估，并记录在病程记录中。护士遵医嘱执行前，经管医生或值班医生要向患者或家属说明约束患者的必要性，约束方法、约束时间、可能出现的意外情况、拒绝约束可能造成的后果、家属如何配合等，征得患者或家属的口头同意，护理人员还需要进行健康教育，上约束带或采取了约束措施的患者，要记录在《护理记录单》中。

3. 对患者采取约束措施后，护士要加强对患者的观察，15 分钟巡视一次，检查约束带松紧是否合适、约束患者的器具是否安全、约束措施是否恰当、是否需要终止约束等。病情稳定，可以解除约束时，护士要通知医生，由医生决定是否解除约束。除 ICU 病区外，受到约束的患者须留有家属陪护。

4. 严重精神疾患患者，如果上约束带或采取其他约束措施后，仍难以保证患者自身及其他人员安全，要及时向医务处或总值班报告，并将患者转到精神病专科医院，以确保患者安全。

5. 在约束患者过程中，医护人员要严格遵守《医务人员医德规范》，执行《保护性医疗制度》，充分尊重患者及家属的价值观、宗教信仰和文化背景，注意对患者个人隐私的保密。

## 七、患者隐私保护制度

1. 严格执行国家颁布的《医务人员医德规范及实施办法》中规定的“实行保护性医疗，不泄露患者隐私与秘密”的规定，告知患者他们的信息将被作为机密得到保护。未征得患者同意，医院不得向他人公开患者的信息。

2. 在不对患者造成精神心理伤害的前提下，经管医生选择适当时机如实告诉患者病情，治疗措施、医疗风险（包括癌症）。特殊情况下应对患者进行精神心理评估后告知。

3. 发现患者患有性病、传染性疾病等隐私性疾病时，只向患者本人说明疾病性质及程度，未经本人同意，不得向他人泄露。

4. 对有特殊生理结构（如返祖现象等）或生理缺陷、残疾的患者，注意保护患者隐私，不得在公开场合谈论。

5. 检查、治疗时，应关门工作，实行一室一医一患工作制度。询问病史，血、尿、便等标本的采集均应在隐蔽场所进行。

6. 男医生在为女患者检查胸、腹、外阴等隐蔽部位时，应有女护士或第三者在场。

7. 住院患者一览表放于隐蔽处，严防非医务人员查看。

8. 未经患者同意，医生应当保守秘密，不得泄露患者病因、病情。患者不愿与他人共同就诊时，应尽量满足患者需求。

9. 治疗或手术时，不得谈论与患者无关的事情或说笑，以免造成患者的心理压力。

10. 除涉及对患者实施医疗活动的医务人员及医疗质量监控人员外，任何机构和个人不得擅自查阅患者病历。妥善保存病历资料，严防损坏、丢失或他人偷看。

11. 门急诊、住院电子病历书写完后应及时退出患者病历界面，避免他人看到。知情同意书等纸质部分由医院统一保管在病案室。患者需要时可凭个人身份证、户口本及有效证明复印病历。

12. 打印出的住院病历统一保管，医护人员使用后立即放回车内，以防泄漏患者信息和丢失病历。

### 八、探 视 制 度

1. 探视人员每次不易过多，时间不能过长，一般以半小时为宜。

2. 传染病人不得进入病区。

3. 禁止在病区内吸烟、大声喧哗和娱乐。

4. 探视人员应遵守医院的规章制度，听从医护人员的指导，保管好贵重物品及现金。

## 第四节　员工安全管理

### 一、工伤处理流程

#### （一）工伤认定申报程序

1. 员工在发生工伤事故 12 小时内向人力资源部报告，由医院再上报至社保中心。

2. 在事故发生之日起 20 天内申报资料；

3. 社保中心工伤科接收申报材料后 15 日内，作出是否受理的决定；

4. 劳动保障行政部门自受理工伤认定申请之日起 60 日内作出工伤认定决定。

### （二）需提交下列资料

1. 个人申请书（向医院申请，写明受伤的时间、地点、经过和部位，签名并压手印）；

2. 个人身份证（原件、复印件）；

3. 医疗机构的诊断证明（急救或首次就诊的病历、出院小结、各类检查报告书的原件和复印件各一份）；

4. 填报《工伤认定申请表》（一式四份）（职工意见栏填写“申请工伤认定”，签名压手印）；

5. 填报《工伤认定申请人、用人单位及其他联系方式一览表》（一式两份）；

6. 个人委托书（个人委托单位办理工伤，签名压手印）；

7. 特殊情况需增补的材料

（1）上、下班途中，受到机动车事故伤害：

1）公安交通管理部门的责任认定书或事故证明（驾驶机动车的驾驶证和行车证）；

2）所在科室（部门）排班表；

3）居住地到单位的路线图。

（2）因工外出期间发生事故受到伤害：

1）机动车辆事故伤害：公安交通管理部门的责任认定书或相关证明；

2）事故伤害：公安部门的证明或其他相关证明；

3）下落不明：提交人民法院宣告死亡的结论。

（3）维护国家、公共利益受伤害：提供相关职能部门的证明；

（4）复退、转业军人旧伤复发：提交《革命伤残军人证》及劳动能力鉴定委员会对旧伤复发的确定证明；

（5）履行工作职责受到暴力等意外伤害的，移交公安机关或人民法院的证明或判决书。

### （三）由员工（家属）申报工伤认定的，还应补充以下资料

1. 提交 2 个以上目击证人的证明材料（签名压手印）、身份证复印件各一份；

2. 由受伤员工的直系亲属申报，要同时提交受伤员工的委托书（签名压手印）和直系亲属关系的证明材料（户口、结婚证复印件或者有关部门的证明材料等各一份）（附被委托人身份证复印件一份）；

3. 其他特殊规定的申报材料和证明。

## 二、员工个人安全承诺

员工均为有行为能力的成年人，无论在院内院外，其安全管理均以自我管控、自我负责为主，如遇不可抗拒的原因（自然灾害）或其他特殊原因（如自杀、他杀等）出现安全问题的，医院可协助司法部门妥善处理。员工应严格遵守国家法律法规及医院各项管理制度，严格执行安全规章制度和操作规程，有高度的责任心和自我安全防范意识。

用人科室要对员工进行安全教育，科室应制定并完善各项安全管理规章制度和操作规程，发现不安全因素及时排查整改，并随时提醒督导。

**个人安全责任书**

本人为有行为能力的成年人，保证在医院工作期间，做到个人安全我负责、他人安全我有责、单位安全我尽责，自觉遵守国家各项法律法规、遵守医院规定，依照本责任书将由个人承担相应责任。

1. 注意自身安全，注意饮食卫生、防意外伤害、不到险要地带游玩，不到水库塘坝等地游泳，安全使用水、煤气、电器。

2. 妥善保管好个人财物，防止毁坏、遗失、被盗、诈骗。

3. 上下班及外出途中严格遵守交通规则，遵守《道路交通安全法》、《道路交通管理规定》等，注意交通安全，防止交通事故。

4. 在院内居住严格遵守《住宿规定》，在院外居住注意防火、防盗，如有变更地址，及时告知人力资源部及所在科室。

5. 不断提高辨别能力，防止加入传销组织，防止感情失控做出不理智违法事件，不酗酒滋事、不参与赌博色情等违法行为。

由于本人过错、不可抗力、意外事件导致的自身人身伤害，以及由于本人行为造成的第三方人身伤害或经济损失由本人承担；本人实施的违法行为或违反单位的各项规定所造成的损失和引起的法律责任由本人承担；本人与当地其他单位、机构、个人所发生的与医院无关的法律纠纷，依据国家相关法律规定处理，医院无法律责任。

## 三、住宿安全管理

### （一）院内住宿管理

1. 医院根据实际情况决定是否给员工安排宿舍。

2. 集体宿舍区域内公用设施、设备由医院统一配置、统一管理、定期检查、定期维修，排除安全隐患并对宿舍进行定期巡检。

3. 住宿人员不得在外留宿，如因特殊事由确需在外住宿者须向管理员请假，外住期间安全自我负责。

4. 住宿人员禁止在房间使用未经批准的电炉、电热杯、电饭锅、电水壶、电熨斗、电热毯、个人风扇、蜡烛、酒精炉、煤炉、木炭火锅、液化气灶具等电器和火源，更不得私接电源和乱拉电线。一经发现，立即没收，并将违纪的员工清退出院内集体宿舍。使用电器，应购买国家规定的产品。使用时，确保用电物品不放在易燃物品上，做到人走断电。

5. 集体宿舍内使用电脑时，严格遵守保密规定，不准用电脑观看任何带有反动、淫秽等不健康内容的文字、图片、图像或影碟等。

6. 不在宿舍墙壁上粘贴各类海报、广告、启事和其他未经允许的张贴物；不得在宿舍内搞任何经商、出租活动。

7. 集体宿舍内严禁无关人员留宿，严禁在宿舍区域吸烟、酗酒、赌博、打架斗殴、聚众滋事以及传销活动和非法集会等，情节恶劣者报公安机关处理，同时解除劳动合同。

8. 不得将违禁品、危害物品带入宿舍。

9. 提高警惕，严防各类恶性案件发生，发现盗情或险情及可疑人员，要及时报告并主动配合。见义勇为，提供线索，消除隐患。勇于制止不良行为，禁止高空抛物。

10. 住宿人员因没有遵守住宿管理规定出现的安全问题，由本人承担一切后果。

### （二）院外住宿管理

员工自主在外住宿者，应向医院科室和人力资源部报备，写明居住详细地址、房主姓名及联系电话，变更居住场所要及时报告科室及人力资源部，进行登记备案。在外居住者应严格遵守国家法律法规及医院各项管理制度，有高度的责任心和自我安全防范意识。在外居住期间出现安全问题，本人自行负责。

# 第五节　医疗安全（不良）事件主动报告制度及流程

## 一、医疗安全（不良）事件的定义

本制度所称医疗安全（不良）事件指在临床诊疗活动中以及医药运行过程中，任何可能影响患者的诊疗结果、增加患者的痛苦和负担并可能引发医疗纠纷或医疗事故，以及影响医疗工作的正常运行和医务人员人身安全的因素和事件。

## 二、医疗安全（不良）事件的类别

### （一）根据医疗安全（不良）事件所属类别不同，划分为7类

1. 病房诊治问题：包括错误诊断、严重漏洞、错误治疗、治疗不及时、院内感染等。

2. 不良治疗：包括错用药、多用药、漏用药、药物不良反应、输液反应、输血反应等。

3. 意外事件：包括跌倒、坠床、烫伤、自残、自杀、失踪、猝死等。

4. 辅助诊查问题：包括报告错误、标本丢失、标本错误、检查过程中出现严重并发症等。

5. 手术相关问题：手术患者、部位和术式选择错误、患者术中死亡、术中术后出现并发症、手术器械遗留在体内、住院期间同一手术的再次感染、麻醉相关事件。

6. 医患沟通：包括医患沟通不良、医患语言冲突、医患行为冲突等。

7. 其他非上列导致不良后果的事件。

### （二）凡出现以上情况，科室及医护人员必须主动向以下职能部门报告，各部门及时报分管院领导

1. 医疗安全（不良）事件尚未发生或已有纠纷苗头的上报医务科。
2. 护理安全（不良）事件上报护理部。
3. 感染相关安全（不良）事件上报医院感染管理科。
4. 药品安全（不良）事件上报药剂科。
5. 器械安全（不良）事件医疗设备科。
6. 设施安全（不良）事件总务科。
7. 服务及行风安全（不良）事件上报医德医风办公室。
8. 人身安全（不良）事件保卫科。

## 三、医疗安全（不良）事件的报告形式

1. 书面报告。

2. 紧急电话报告，在不良事件可能迅速引发严重后果的（如意外坠楼、术中死亡、住院期间意外死亡等）紧急情况使用。

## 四、医疗安全（不良）事件主动报告、处理流程

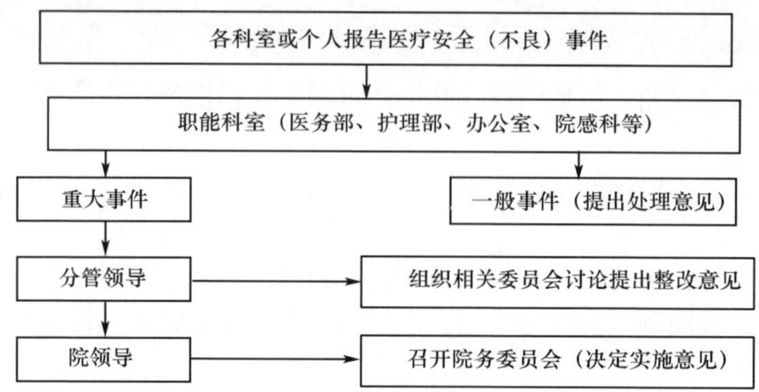


说明：

1. 当发生不良事件后，当事人记录事件发生的具体时间、地点、过程、采取的措施等内容，一般不良事件要求12～24小时内报告，重大事件、情况紧急者应在处理的同时口头或电话上报职能科室，由其核实结果后再上报分管院领导；

2. 职能处室接到报告后立即调查分析事件发生的原因、影响因素及管理等各个环节，制定对策及整改措施，督促相关科室限期整改，及时消除不良事件造成的影响，尽量将医疗纠纷消灭在萌芽状态；

3. 涉及药物不良反应、院内感染、输血反应的实行双重填报。

## 五、医疗安全（不良）事件的奖罚机制

1. 鼓励自愿报告，对主动报告且积极整改者，视情节轻重可减轻或免于处罚。对阻止重大安全事故发生的报告者予以一定的现金奖励。

2. 隐瞒不报的经查实，视情节轻重给予一定的现金处罚，必要时行政处罚。由此引发纠纷或事故的按本院医疗纠纷处置相关规定处罚。

3. 各职能科室每季度对收集到的不良事件报告进行分析，公示处理结果，跟踪处理整改意见的落实情况。

4. 医院每年对不良事件报告中表现突出的个人和集体予以适当奖励。全年无医疗安全不良事件发生，年终给予一次奖励。

# 第六节　医疗风险及医疗纠纷预防与处理

## 一、医疗安全的核心理念

防范胜于生命，责任重于泰山。

## 二、医疗安全原则

质量为核心。质量是医院的水平、档次、形象、声誉、认可、资本和效益，是前人努力和奋斗的结晶，需要我们一代代传承、光大和提高。质量是水平和责任的综合体现；质量是医院的生命，没有质量就没有安全，没有安全就有纠纷。

（一）预防为重点

预防医疗纠纷是医疗工作的系统工程，需要医务人员从细节、环节和过程入手，严格遵守医疗规程，认真履行各项义务，全面维护患方权益。

（二）培训为基础

培训的目的是警钟长鸣，提高医疗风险意识，确保医疗工作依法、规范、科学有序，维护医院、医务人员和患方的合法权益。

## 三、医务人员应具备的意识

（一）法规意识

依法执业、遵守诊疗常规和技术操作规范、遵守各项规章制度。

（二）质量意识

合理检查、明确诊断、合理用药、科学治疗、确保疗效、保障安全、维护健康。

（三）服务意识

努力提供优质、安全、便捷的医疗服务。被动服务—满意服务—主动服务—感动服务。

（四）安全意识

遵守诊疗常规，履行告知义务，完善签字手续，规范书写病历，加强医患沟通，构建和谐医患关系。

（五）效益意识

创造更大的社会效益和经济效益。

## 四、医疗安全的中心任务

坚持从源头、环节和过程防范，努力减少或消除医疗安全隐患；妥善处理医疗纠纷，使医疗纠纷的预防和处理工作纳入依法、科学、规范、有序的轨道。

## 五、医疗纠纷的定义和分类

医疗纠纷特指在医疗活动中，医患双方对医疗行为及其后果和原因产生异议所引起的纠纷。医疗纠纷分为两大类：有过失医疗纠纷和无过失医疗纠纷。①有过失医疗纠纷：在诊疗护理过程中患者发生死亡或伤残等不良后果是由于医务人员的过失所致。②无过失医疗纠纷：患者在诊疗护理过程中发生死亡或伤残的不良后果，医务人员没有过失，属于疾病自然转归，而患方却认为医务人员有过失，属于医疗事故，以致发生纠纷。

## 六、医疗事故分级

医疗事故分四级十一等。

如果医务人员的过失与患者的不良后果构成直接或间接因果关系，就构成医疗事故。

一级医疗事故：造成患者死亡、重度残疾。分甲 、乙二等。

二级医疗事故：造成患者中度残疾、器官组织损伤导致严重功能障碍。分甲、乙、丙、丁四等。

三级医疗事故：造成患者轻度残疾、器官组织损伤导致一般功能障碍。分甲、乙、丙、丁、戊五等。

四级医疗事故：造成患者明显人身损害的其他后果的医疗事故。

医疗事故构成要素：主观非故意—诊疗过程中—违规—伤害后果—直接或间接因果关系。

## 七、医疗纠纷的特点

### （一）本质特点

是医患对医疗后果的认定有分歧；分歧的焦点往往集中于对不良后果产生的原因、性质、程度及处理结果。

### （二）医疗纠纷的 5 大特点

1. 主体为医患双方医疗纠纷产生于医患之间，其他人不能成为医疗纠纷的主体。
2. 客体为患者的人身权，主要是生命权和健康权。
3. 存在于诊疗护理过程中。
4. 医疗纠纷的解决需要较强的医学专业知识，一般要依靠医学专家和法医专家。

5. 医疗纠纷引起的医疗侵权责任由医疗机构承担法律后果。医务人员执业过程中的一切医疗行为是医疗机构赋予的职务行为，因此发生医疗侵权责任，由医疗机构承担法律后果；但医务人员要依法、依规接受卫生行政管理部门或医疗机构的处罚。

## 八、医疗纠纷的原因及趋势

### （一）医疗纠纷的产生包括：医源性因素和非医源性因素

1. 医源性医疗纠纷：主要是由医疗过失、医疗保护措施不力、服务态度与医德医风不正、法制观念不强所致。

2. 非医源性医疗纠纷主要表现为：

（1）病人缺乏医学知识或者对医疗制度不理解。

（2）病人或家属的不良动机，如致富—手术—告大夫。

（3）工伤、交通伤害责任的转移。

（4）社会变革时期一些人对某些制度的不适应以及经济价值观念的转变等。

### （二）医疗纠纷产生的背景因素

1. 维权意识增强：随着社会和经济的不断发展，人们依法维权意识不断增强，甚至出现过度维权现象，稍有不足，便要求赔偿。

2. 健康意识增强：随着生活质量的不断提高，人们追求高生命价值和维护生命健康的需求不断增强；对医疗的期望值过高，难以接受疾病自然转归和并发症；一旦出现不良反应或不良后果，便千方百计向医院讨要说法，索要赔偿。

3. 经济意识增强：随着经济的发展，社会分配和再分配逐渐失衡，贫富差距不断扩大，一些人心态失衡，医疗消费过程中，把对社会的不满发泄到医疗机构，千方百计地寻找医疗不足，甚至无理取闹，不择手段，目的就是要钱。

4. 社会舆论、媒体报道的负面影响，新闻媒体、电子网络的一些不实报道或夸张宣传，经常误导医疗消费群体。

5. 医务人员的道德水准：个别医务人员道德水准滑坡，不负责任、索要红包、药物回扣等。

### （三）医疗纠纷增多的因素

1. 管理及医务人员的技术、态度、收费等存在缺陷。

2. 流动人口和低收入群体就诊人数增加。

3. 对医疗服务的要求和期望值过高，不能理解病情的变化和疾病发生发展的自然规律。

4. 其他因素。如社会影响和新闻媒体炒作。

5. 保护医疗工作和医务人员的法规不完善。

## 九、医疗纠纷的防范

### （一）严格依法行医

依法行医是医务人员的自我保护的有利武器。

1. 高度的责任感是实现自我保护的关键。

2. 遵章守规、坚持原则是实现自我保护的重要保证。

3. 扎实的理论知识和熟练的操作技能是实现自我保护的基础。

4. 认真写好病历是实现自我保护的前提。

5. 维权的意识和风险意识是实现自我保护的法宝。实现自我保护：首先是法律意识，其次是权利意识。

### （二）提高医疗质量

掌握临床诊疗技术，提高诊疗水平，为病人提供优质、可靠和安全的医疗服务是消除医疗纠纷的关键所在。

### （三）提高服务质量

主动、热情、周到、细致和满意的服务是消除医疗纠纷的重要因素。坚持“以病人为中心”和“以人为本”的服务理念，被动服务—满意服务—主动服务—感动服务，努力构建和谐的医患关系。努力做到卫生系统规定的“六德、三风”（医心慈、医术精、医纪严、医志坚、医风正、医表端；敬、静、净）医德规范。

### （四）遵守医疗规范

遵守诊疗规范和操作常规是一切医疗行为的最基本要求。

1. 执行各项规章制度和技术操作规程，尊重患者的知情选择权，认真履行告知义务，维护患者的合法权利。

2. 定好自己的位置　明确执业范围，对疑难问题及时请教、汇报，不擅自盲目处理。出现问题，及时报告，不隐瞒情节，立即采取有效的补救措施，把不良后果缩小到最低限度。

3. 严格执行查对制度。

4. 履行告知义务：医疗机构及其医务人员应履行必要的告知义务。告知的意义：首先从程序上尊重、保障患方权利，增加与患方沟通的机会，达成彼此的理解；其次是避免诉讼中出现法律风险，在合法化、人性化的基础上构建和谐的医患关系。

履行告知义务的四方面实质性内容：①对患者病情的告知。②拟采取医疗措施的告知。③医疗风险的告知。④医疗费用等其他事宜的告知。

5. 履行告知义务的途径及方式：医方履行告知义务的途径：①直接告知患者本人。②告知患者家属。

### （五）安全用药

用药不认真阅读药物说明书，只考虑对症，不考虑慎用和禁忌证，忽视多种药物配伍禁忌以及给药方式、溶液等出现错误。如："水乐维他"应使用非电解质溶液，有的科室使用钾、钠溶液溶解被投诉。"西迪林"用法是：肌内注射或稀释后静脉滴注给药，医疗机构常规"侧管给药"，单位时间内浓度太大，即违反用药要求又可能给患者造成损害。关于用药剂量、给药方式、给药途径以及药物慎用或禁忌方面掌握不好引发纠纷呈增加趋势，特别是门诊用药纠纷更多一些。任何治疗都离不开药物，一定要高度重视用药安全。履行告知义务时，要注意保护患者的隐私，这些隐私是患者向医师公开的、不愿让他人知道的个人信息、私人活动或私有领域，如可能造成患者精神伤害的疾病、病理生理上的缺陷、有损个人名誉的疾病、患者不愿他人知道的隐情等。

### （六）医护人员的义务

1. 提供安全医疗服务义务：医疗中减少医源性损害。

2. 诚信义务：如实告知药物、手术、器械、设备的疗效。

3. 告知义务：医务人员有告知患者将要实施的医疗行为及其风险，并征得患者同意的义务。①法律依据：《中华人民共和国执业医师法》第 26 条。②告知的范围：就是患者知情同意权的范围。③告知的要求：用语通俗，使患者或代理人能够充分理解、知情；避免对患者的疾病治疗和康复产生不良的影响。

4. 紧急治疗义务：急危病人到院后应紧急救治，时间 5 分钟，不得以无钱等为由拖延治疗。

5. 转诊义务：无力治疗不得滞留病人，根据病人情况及时转诊。

6. 报告义务：涉及刑事犯罪、重大医疗过失和传染病的报告。

### （七）加强医患沟通

多数纠纷源于缺乏医患沟通。如：收费纠纷、办理入院纠纷、护士穿刺纠纷、并发症纠纷等。医患沟通是诊断、治疗所必需。医患沟通无时无刻不存在于医患之间，沟通包括肢体和语言 2 种，从问诊到终止治疗整个诊疗过程都离不开医患沟通，良好沟通是构建和谐医患关系，避免纠纷的基础。沟通能力是医生的必备条件。沟通是告知的有力补充。

技巧：倾听—接受—肯定—澄清—善于提问—鼓励。

特点：①带有专业性，医生要起主导作用；②效果取决于医生的态度，要诚恳、和蔼，有帮助病人减轻痛苦和促进康复的愿望和动机；③尊重、理解、关心、同情和帮助是沟通前提，也是医生职责；④形式包括肢体和语言；⑤良好沟通是构建和谐医患关系，避免纠纷的基础；⑥沟通能力是医生的必备条件。沟通是告知的补充。沟通产生信任，信任促成和谐，和谐消除纠纷。

### （八）尊重患者选择

患方的选择是维系医生与患者间治疗与被治疗关系的核心，在法律和伦理上，只有患方才有权决定是否建立这种医患关系，也只有患方才可以随时随意地、合法地去终止这种关系。对于重要的检查、治疗、药物的使用要向病人或家属进行交代，征得同意方可实施，同时必须履行监护人签字手续，这是医疗管理的法律规程，不可或缺。

### （九）规范病历管理和病历书写问题

存在问题：项目不全、字迹潦草、处置不记录、不写病历等。特别是门诊病历问题尤为严重。

病历：是患者病情变化、转归及诊疗过程的客观反映。是医院临床医疗过程的法律文书，是医疗纠纷成败的重要法律凭证。完整、客观、规范的书写病历，认真、准确、及时的记录病情变化和诊疗过程，是询证医学的基本要求，更是医疗机构在纷繁的医疗纠纷中立于不败之地根本法宝，要坚决避免和杜绝只说不干、只干不记或说的多、干的差、记录少的不良习惯。防范医疗纠纷要做到“六要”、“八谨慎”。

“六要”：①解释要科学。②预后交代要清楚。③思想工作要动情。④术前谈话要认真。⑤签字手续要严格。⑥答复问题要迅速。

“八谨慎”：①言行举止谨慎。②检诊谨慎。③诊疗谨慎。④手术、麻醉谨慎。⑤重症抢救谨慎。⑥重点病人服务谨慎。⑦开展临床试验研究谨慎。⑧出具医学证明谨慎。

## 十、医疗纠纷的处理

### （一）依法处理医疗纠纷

1. 区分是否为医疗事故。
2. 依靠卫生行政部门协助处理。
3. 按法律程序处理。
4. 关于医疗纠纷的经济赔偿。

原则：事实为依据，法律为准绳，病历为证据。

依据：专家会诊结论，即：有错则赔偿，无措则劝导。

标准：参照法律标准，专家集体决定，采取攻心策略，达到少赔目的。

谈判方式：法律标准、坚持原则、感情投入、模糊协商、利我价位、适度赔偿。

谈判技巧：心平气和，坚持原则。

处理程序：专家会诊——专家反馈——双方协商——鉴定——诉讼

合法途径：协商——调节——鉴定——民事诉讼

### （二）医疗纠纷发生后的处理方法

1. 把握好处理医疗纠纷的主动性，不躲避接待，不回避矛盾，组织相关部门接待处理。遵循“小、慎、快”的原则：“小”：就是努力将事态程度控制在最小，将知晓范围控制在最小，将伤害程度控制在最小。“慎”：就是处理纠纷要谨慎，说话要谨慎，表态要谨慎，留有余地，不许愿，不承诺。“快”：就是要果断、及时，尽快与患方接触，在最短的时间内妥善处理好，把握主动性和有利时机。既不能久拖不决，又不能急于求成。

2. 依法做好医疗纠纷处理工作

发生医疗缺陷、隐患、纠纷或医疗事故处理程序：

一是层层报告：当事人→科主任→协调办公室→院领导；

二是封存病历：封存病历资料，严禁涂改、伪造、隐匿和销毁；

三是封存实物：疑似输液、输血、注射、药物引起不良后果的，要及时对实物进行封存；

四是调查接待：协调办公室接到报告后，迅速调查、核实，将调查结果及时向医务部和院领导报告，并向病人及家属通报、做好解释、劝导工作；

五是讨论处理：组织专家进行讨论分析，提出初步处理意见，及时向患方反馈。坚持有理有节原则，既理解患方的感情，又不放弃原则。

3. 控制好“对话”局面

原则：保持冷静，把握进程，巧妙应对，适当妥协。妥协不是出卖原则，而是在战略制胜前提下的战术妥协。

具体为：遇尖刻，忌立即反驳；主动时，忌贪图“全胜”；不能盛气凌人，出语伤人。战术上要做到：它进我退、它燥我稳、它退我攻、它疲我胜。

效果上要达到：让对方在不失颜面的情形中放弃初衷，心悦诚服的接受我方意见。

### （三）协商解决医疗纠纷的原则

解决纠纷有 4 种途径，一是双方协商；二是卫生行政部门调节；三是医疗技术鉴定；四是民事诉讼。但大部分是医患双方协商解决，可以说，医患协商是解决医疗纠纷的主要方式。

1. 医疗纠纷协商的前提：

（1）医患双方均有协商的意愿；

（2）医患双方在各项条款上均达成一致意见。

2. 合法协商的条件

（1）患方合法主体：一是患者本人或其授权代理人；二是未成年人的监护人；三是无民事行为能力或限制民事行为能力患者的监护人；四是死者的合法继承人；

（2）医方合法主体：建立医患关系的医疗机构或其法人；

（3）协议为双方自愿，不得有欺诈、胁迫等行为；

（4）协议条款不违背我国法律。

3. 无效的协商协议

（1）患方签约的主体不合法：如患者本人为18周岁以上的成人，但协议由其父母签署，且患者不予认可的，则协议无效；

（2）医方签约的主体不合法：如协议为医师个人签署；

（3）有胁迫、欺诈行为：如医疗机构法人在被胁迫的情况下签署的协议；

（4）协议内容违背法律：如为获得保险赔偿而虚构医疗纠纷赔偿。

# 下　　篇

# 第七章

# 医疗专业培训

## 第一节　医疗核心制度

### 一、首诊负责制度

1. 第一次接诊的医师和科室为首诊医师和首诊科室，首诊医师对患者的检查、诊断、治疗、抢救、转院和转科等工作负责。

2. 首诊医师必须详细询问病史，进行体格检查、必要的辅助检查和处理，并认真记录病历。对诊断明确的患者应积极治疗或提出处理意见；对诊断尚未明确的患者应在对症治疗的同时，应及时请上级医师或有关科室医师会诊。

3. 首诊医师下班前，应将患者移交接班医师，把患者的病情及需注意的事项交待清楚，并认真做好交接班记录。

4. 对急、危、重患者，首诊医师应采取积极措施负责实施抢救。如为非所属专业疾病或多科疾病，应组织相关科室会诊或报告医院主管部门组织会诊。危重症患者如需检查、住院或转院时，首诊医师应陪同或安排医务人员陪同护送；如接诊医院条件所限，需转院者，首诊医师应与所转医院联系安排后再予转院。

5. 首诊医师在处理患者，特别是急、危、重患者时，有组织相关人员会诊、决定患者收住科室等医疗行为的决定权，任何科室、任何个人不得以任何理由推诿或拒绝。

### 二、三级医师查房制度

1. 医疗机构应建立三级医师治疗体系，实行主任医师（或副主任医师）、主治医师和住院医师三级医师查房制度。

2. 主任医师（副主任医师）或主治医师查房，应有住院医师和相关人员参加。主任医师（副主任医师）查房每周至少 2 次；主治医师查房每日至少 1 次。住院医师对所管患者实行 24 小时负责制，实行早晚查房。

3. 病危、病重患者入院当日必须有上级医师（主治医师或副主任以上医师）

查房记录。节假日及双休日可由值班主治医师代查房。

4. 对新入院患者，住院医师应在入院 8 小时内查看患者，主治医师应在 48 小时内查看患者并提出处理意见，主任医师（副主任医师）应在 72 小时内查看患者并对患者的诊断、治疗、处理提出指导意见。

5. 查房前要做好充分的准备工作，如病历、X 光片、各项有关检查报告及所需要的检查器材等。查房时，住院医师要报告病历摘要、目前病情、检查化验结果及提出需要解决的问题。上级医师可根据情况做必要的检查，提出诊治意见，并做出明确的指示。

6. 查房内容：

（1）住院医师查房，要求重点巡视急危重、疑难、待诊断、新入院、手术后的患者，同时巡视一般患者；检查化验报告单，分析检查结果，提出进一步检查或治疗意见；核查当天医嘱执行情况；给予必要的临时医嘱、次晨特殊检查的医嘱；询问、检查患者饮食情况；主动征求患者对医疗、饮食等方面的意见。

（2）主治医师查房，要求对所管患者进行系统查房。尤其对新入院、急危重、诊断未明及治疗效果不佳的患者进行重点检查与讨论；听取住院医师和护士的意见；倾听患者的陈述；检查病历；了解患者病情变化并征求对医疗、护理、饮食等的意见；核查医嘱执行情况及治疗效果。

（3）主任医师（副主任医师）查房，要解决疑难病例的问题；审查对新入院、重危患者的诊断、诊疗计划；决定重大手术及特殊检查治疗；抽查医嘱、病历、医疗、护理质量；听取医师、护士对诊疗护理的意见；进行必要的教学查房工作；决定患者出院、转院等。

## 三、疑难病例讨论制度

1. 凡遇疑难病例、入院三天内未明确诊断、治疗效果不佳、病情严重等均应组织会诊讨论。

2. 会诊由科主任或主任医师（副主任医师）主持，召集有关人员参加，认真进行讨论，尽早明确诊断，提出治疗方案。

3. 主管医师须事先做好准备，将有关材料整理完善，写出病历摘要，做好发言准备。

4. 主管医师应作好书面记录，并将讨论结果记录于疑难病例讨论记录本。记录内容包括：讨论日期、主持人及参加人员的姓名和专业技术职务、病情报告及讨论目的、参加人员发言内容、讨论意见等，确定性或结论性意见记录于病程记录中。

## 四、会 诊 制 度

1. 医疗会诊：包括急诊会诊、科内会诊、科间会诊、全院会诊、院外会诊等。

2. 急诊会诊：可以电话或书面形式通知相关科室，相关科室在接到会诊通知后，应在 10 分钟内到位。会诊医师在签署会诊意见时应注明时间（具体到分钟）。

3. 科内会诊：原则上每周举行一次，全科人员参加。主要对本科的疑难病例、危重病例、手术病例、出现严重并发症病例或具有科研教学价值的病例等进行全科会诊。会诊由科主任或总住院医师负责组织和召集。会诊时由主管医师报告病历、诊治情况以及要求会诊的目的，通过广泛讨论，明确诊断治疗意见，提高科室人员的业务水平。

4. 科间会诊：患者病情超出本科专业范围，需要其他专科协助诊疗者，需行科间会诊。科间会诊由主管医师提出，填写会诊单，写明会诊要求和目的，送交被邀请科室。应邀科室应在 24 小时内派主治医师以上人员进行会诊。会诊时主管医师应在场陪同，介绍病情，听取会诊意见，会诊后要填写会诊记录。

5. 全院会诊：病情疑难复杂且需要多科共同协作者、突发公共卫生事件、重大医疗纠纷或某些特殊患者等应进行全院会诊。全院会诊由科室主任提出，报医务科同意或由医务科指定并决定会诊日期。会诊科室应提前将会诊病例的病情摘要、会诊目的和拟邀请人员报医务科，由其通知有关科室人员参加。会诊时由医务科或申请会诊科室主任主持召开，业务副院长和医务科长原则上应该参加并作总结归纳，应力求统一明确诊治意见。主管医师认真做好会诊记录，并将会诊意见摘要记入病程记录。

医疗机构应有选择性地对全院死亡病例、纠纷病例等进行学术性、回顾性、借鉴性的总结分析和讨论，原则一年举行≥2 次，由医务科主持，参加人员为医院医疗质量控制与管理委员会成员和相关科室人员。

6. 院外会诊：邀请外院医师会诊或派本院医师到外院会诊，须按照卫生部《医师外出会诊管理暂行规定》（卫生部 42 号令）有关规定执行。

## 五、危重患者抢救制度

1. 制定医院突发公共卫生事件应急预案和各专业常见危重患者抢救技术规范，并建立定期培训考核制度。

2. 对危重患者应积极进行救治，正常上班时间由主管患者的三级医师医疗组负责，非正常上班时间或特殊情况（如主管医师手术、门诊值班或请假等）由值班医师负责，重大抢救事件应由科主任、医务科或院领导参加组织。

3. 主管医师应根据患者病情适时与患者家属（或随从人员）进行沟通，口头（抢救时）或书面告知病危并签字。

4. 在抢救危重症时，必须严格执行抢救规程和预案，确保抢救工作及时、快速、准确、无误。医护人员要密切配合，口头医嘱要求准确、清楚，护士在执行口头医嘱时必须复述一遍。在抢救过程中要做到边抢救边记录，记录时间应具体到分钟。未能及时记录的，有关医务人员应当在抢救结束后 6 小时内据实补记，并加以说明。

5. 抢救室应制度完善，设备齐全，性能良好。急救用品必须实行“五定”，即定数量、定地点、定人员管理、定期消毒灭菌、定期检查维修。

## 六、手术分级管理制度

### （一）手术分类

根据手术过程的复杂性和手术技术的要求，把手术分为四类：

1. 一类手术：手术过程简单，手术技术难度低的普通常见小手术。
2. 二类手术：手术过程不复杂，手术技术难度不大的各种中等手术；
3. 三类手术：手术过程较复杂，手术技术有一定难度的各种重大手术；
4. 四类手术：手术过程复杂，手术技术难度大的各种手术。

### （二）手术医师分级

所有手术医师均应依法取得执业医师资格，且执业地点在本院。根据其取得的卫生技术资格及其相应受聘职务，规定手术医师的分级。

1. 住院医师。
2. 主治医师。
3. 副主任医师：①低年资副主任医师：担任副主任医师 3 年以内。②高年资副主任医师：担任副主任医师 3 年以上。
4. 主任医师。

### （三）各级医师手术范围

1. 低年资住院医师：在上级医师指导下，可主持一级手术。
2. 高年资住院医师：在熟练掌握一级手术的基础上，在上级医师临场指导下可逐步开展二级手术。
3. 低年资主治医师：可主持二级手术，在上级医师临场指导下，逐步开展三级手术。
4. 高年资主治医师：可主持三级手术。
5. 低年资副主任医师：可主持三级手术，在上级医师临场指导下，逐步开展四级手术。
6. 高年资副主任医师：可主持四级手术，在上级医师临场指导下，或根据实际情况可主持新技术、新项目手术及科研项目手术。
7. 主任医师：可主持四级手术以及一般新技术、新项目手术或经主管部门批准的高风险科研项目手术。

8. 对资格准入手术，除必须符合上述规定外，手术主持人还必须是已获得相应专项手术的准入资格者。

（四）手术审批权限

1. 正常手术：原则上经科室术前讨论，由科主任或科主任授权的科副主任审批。

2. 特殊手术：凡属下列之一的可视作特殊手术，须经科室认真进行术前讨论，经科主任签字后，报医务科备案，必要时经院内会诊或报主管院领导审批。但在急诊或紧急情况下，为抢救患者生命，主管医师应当机立断，争分夺秒，积极抢救，并及时向上级医师和总值班汇报，不得延误抢救时机。

（1）手术可能导致毁容或致残的；

（2）同一患者因并发症需再次手术的；

（3）高风险手术；

（4）本单位新开展的手术；

（5）无主患者、可能引起或涉及司法纠纷的手术；

（6）被手术者系外宾，华侨，港、澳、台同胞，特殊人士等；

（7）外院医师来院参加手术者、异地行医必须按《中华人民共和国执业医师法》有关规定办理相关手续。

## 七、术前讨论制度

1. 对重大、疑难、致残、重要器官摘除及新开展的手术，必须进行术前讨论。

2. 术前讨论会由科主任主持，科内所有医师参加，手术医师、护士长和责任护士必须参加。

3. 讨论内容包括：诊断及其依据；手术适应证；手术方式、要点及注意事项；手术可能发生的危险、意外、并发症及其预防措施；是否履行了手术同意书签字手续（需本院主管医师负责谈话签字）；麻醉方式的选择，手术室的配合要求；术后注意事项，患者思想情况与要求等；检查术前各项准备工作的完成情况。讨论情况记入病历。

4. 对于疑难、复杂、重大手术，病情复杂需相关科室配合者，应提前 2～3 天邀请麻醉科及有关科室人员会诊，并做好充分的术前准备。

## 八、死亡病例讨论制度

1. 凡住院死亡病例，必须在死亡后 1 周内进行讨论；特殊病例应及时组织讨论。

2. 讨论由科主任或具有副主任医师以上专业技术职务任职资格的医师主持，医、护及有关人员参加（主管医师、上级医师必须参加），如遇疑难问题，可请医务科派人参加。

3. 主要讨论内容：

（1）诊断是否正确、有无延误诊断或漏诊；

（2）检查及治疗是否及时和适当；

（3）死亡原因或性质；

（4）从中应吸取的经验教训和今后工作中应注意的问题；

（5）总结意见。

主管医师做好讨论记录，内容包括讨论日期、主持人及参加人员姓名、专业技术职务、具体讨论意见及主持人小结意见、记录者的签名等。

## 九、医生交接班制度

1. 病区值班需有一线、二线和三线值班人员。一线值班人员为取得医师资格并在我院注册的住院医师，二线值班人员为主治医师或副主任医师，三线值班人员为主任医师或副主任医师。进修医师值班时应在本院医师指导下进行医疗工作。

2. 病区均实行 24 小时值班制。值班医师应按时接班，听取交班医师关于值班情况的介绍，接受交班医师交办的医疗工作。

3. 对于急、危、重病患者，必须做好床前交接班。值班医师应将急、危、重患者的病情和所有应处理事项，向接班医师交待清楚，双方进行责任交接班签字，并注明日期和时间。

4. 值班医师负责病区各项临时性医疗工作和患者临时情况的处理，并作好急、危、重患者病情观察及医疗措施的记录。一线值班人员在诊疗活动中遇到困难或疑问时应及时请示二线值班医师，二线值班医师应及时指导处理。二线值班医师不能解决的困难，应请三线值班医师指导处理。遇有需经主管医师协同处理的特殊问题时，主管医师必须积极配合。遇有需要行政领导解决的问题时，应及时报告医院总值班或医务科。

5. 一、二线值班医师夜间必须在值班室留宿，不得擅自离开工作岗位，遇到需要处理的情况时应立即前往诊治。如有急诊抢救、会诊等需要离开病区时，必须向值班护士说明去向及联系方法。三线值班医师可住家中，但须留联系方式，接到请求电话时应立即前往。

6. 值班医师不能“一岗双责”，如即值班又坐门诊、做手术等，急诊手术除外，但在病区有急诊处理事项时，应由备班医师及时处理。

7. 每日晨会，值班医师应将重点患者情况向病区医护人员报告，并向主管医师告知危重患者情况及尚待处理的问题。

## 十、新技术准入制度

1. 医疗技术是指医疗机构及其医务人员以诊断和治疗疾病为目的，对疾病作出判断和消除疾病、缓解病情、减轻痛苦、改善功能、延长生命、帮助患者恢复健康而采取的诊断和治疗措施。为加强医疗技术临床应用管理，建立医疗技术准入和管理制度，促进医学科学发展和医疗技术进步，提高医疗质量，保障医疗安全，根据《医疗技术临床应用管理办法》，医院对首次应用于临床的诊断和治疗技术进行准入管理。

2. 医疗技术新技术分为以下三类：

（1）探索使用技术，指医院引进或自主开发的在国内尚未使用的新技术。

（2）限制度使用技术(高难、高新技术)，指需要在限定范围和具备一定条件方可使用的技术难度大、技术要求高的医疗技术。

（3）一般诊疗技术，指除国家或省卫生行政部门规定限制度使用外的常用诊疗项目，具体是指在国内已开展且基本成熟或完全成熟的医疗技术。

3. 新技术应按《医疗技术临床应用管理办法》执行：

实施者提出书面申请，填写《开展新业务、新技术申请表》，提供理论依据和具体实施细则、结果及风险预测及对策，科主任审阅并签字同意后报医务科。

医务科组织医院技术管理委员会进行论证，提出意见。若新技术牵涉伦理方面问题，须有伦理委员会审议。第一类医疗技术临床应用由医院根据功能、任务、技术能力实施严格管理，报院长批准后方可实施；第二类医疗技术报省级卫生行政部门批准后方可开展实施。第三类医疗技术报国家卫计委批准后方可开展实施。

4. 新业务、新技术的实施须同患者签署相应协议书，并应履行相应告知义务。新业务、新技术实施过程中要对安全、质量、疗效、费用等情况进行全程追踪和评价，及时发现医疗技术风险，并采取相应措施，以避免医疗技术风险或将其降到最低限度。

5. 新业务、新技术完成一定例数后，科室负责及时总结，并向医务科提交报告。科室主任应直接参与新技术的开展，并作好科室新技术开展的组织实施工作，密切关注新技术实施中可能出现的各种意外情况，积极妥善处理，做好记录。

# 第二节　临床技术操作规范

## 一、手术区消毒和铺巾

### （一）目的

手术区消毒旨在消灭拟做切口处及其周围皮肤的微生物，使其达到无菌的要求；手术区铺巾目的是保证将手术区域和周围隔离。

### （二）消毒液的种类

皮肤消毒液通常联合采用 2%碘酊加 75%乙醇或单独采用 0.5%～1%碘伏、0.5%洗必泰、1∶1000 新洁尔灭、1∶200 洗必泰等。

### （三）消毒方法与注意事项

（以联合应用碘酒和 75%乙醇为例）

1. 消毒者从器械护士手中接过盛有浸蘸 2%碘酒的纱球或纱布的消毒弯盘与敷料钳。

2. 第一遍消毒，通常由手术区中心向周围皮肤无遗漏地均匀涂布碘酒，注意碘酒不能浸蘸过多，以免引起周围皮肤黏膜的刺激与损伤。

3. 更换敷料钳，待碘酒基本晾干后，用 75%乙醇脱碘，方法是在碘酒消毒区域将 75%乙醇由手术中心区域向周围均匀涂布 1 遍，注意最后将周围遗留的碘酒清除干净。

4. 再次更换敷料钳，按上述方法，用 75%乙醇进行第 2 次脱碘，完成消毒过程。

5. 如为污染或感染伤口以及肛门等处皮肤的消毒，涂布消毒液的方向为由手术区周围向中心；已经接触污染部位的消毒纱球或纱布不可再返擦清洁处。

6. 面颈部、会阴部、婴幼儿、植皮区等不宜用碘酊消毒，一般用 1∶1000 新洁尔灭酊或 1∶200 洗必泰酊或 0.5%～1%碘伏消毒 3 遍。

7. 手术区皮肤消毒范围应至少包括手术切口周围 15cm 的区域。如手术时有延长切口的可能，则应适当扩大消毒范围。

8. 消毒时手不可碰到手术区皮肤；消毒者持消毒钳的手应高于消毒纱布，防止消毒液反流到手上。

9. 皮肤消毒完毕，铺无菌巾单。

### （四）铺无菌巾、单的方法及注意事项

1. 手术区皮肤消毒后，由执行消毒的医师及器械护士协同做手术区无菌巾、单的铺放，顺序是先铺无菌巾，再铺盖无菌单。

2. 无菌巾、单的铺盖方法因手术部位而异，总的原则是要求将患者的全身遮盖，准确地显露出手术野。一般无菌手术切口周围至少要盖有 4 层无菌巾、单。小手术用消毒巾、小孔巾即可。无菌巾铺完后尽量避免移动，如需移动只能向切口外移动，不得由周围向切口中心移动。

3. 手术铺巾的顺序是先下后上、先对侧后本侧。

4. 以腹部手术为例，手术铺巾的铺盖步骤如下：

（1）刷手护士将第 1 块消毒巾折边向着助手，助手接第 1 块消毒巾，盖住切口的下方；

（2）第 2 块消毒巾盖住切口的对侧；

（3）第 3 块消毒巾盖住切口的上方；

（4）第 4 块消毒巾盖住切口的铺巾者的贴身侧；

（5）如选用手术贴膜，则将薄膜手术巾放于切口的一侧，撕开一头的防粘纸并向对侧拉开，将薄膜手术巾敷盖于手术切口部位；

（6）之后，铺大夹单。带有开口的，开口正对切口部位，先向上展开，盖住麻醉架，再向下展开，盖住手术托盘及床尾。如上下各 1 条，则先铺上方盖住麻醉架，再铺下方盖住手术托盘及床尾，之后两侧各铺中单 1 条。

## 二、换　药

### （一）目的

检查伤口，清除伤口分泌物，去除伤口内异物和坏死组织，通畅引流，控制感染，促进伤口愈合。

### （二）适应证

1. 手术后无菌的伤口，如无特殊反应，3～5 天后第 1 次换药；如切口情况良好，张力不大，可酌情拆除部分或全部缝线；张力大的伤口，一般在术后 7～9 天拆线。

2. 感染伤口，分泌物较多，应每天换药 1 次。

3. 新鲜肉芽创面，隔 1～2 天换药 1 次。

4. 严重感染或置引流的伤口及粪瘘等，应根据其引流量的多少，决定换药的次数。

5. 烟卷引流伤口，每日换药 1～2 次，并在术后 12～24h 转动烟卷，并适时拔除引流。橡皮膜引流，常在术后 48h 内拔除。

6. 橡皮管引流伤口，术后 2～3 天换药，引流 3～4 天更换或拔除。

### （三）准备工作

1. 换药前半小时内不要扫地，避免室内尘土飞扬。

2. 了解患者的病情及伤口情况，穿工作服，洗净双手。

3. 物品准备。无菌治疗盘 2 个，盛无菌敷料；镊子 2 把；剪刀 1 把；备乙醇棉球、干棉球、纱布、引流条、盐水、胶布等。

4. 让患者采取舒适的卧位或坐位，利于暴露创口，冬天应注意保暖。

### （四）方法

1. 用手取下外层敷料〈勿用镊子〉，再用镊子取下内层敷料。与伤口粘住的最里层敷料，应先用盐水浸湿后再揭去，以免损伤肉芽组织或引起创面出血。

2. 用两把镊子操作，一把镊子接触伤口，另一把接触敷料。用乙醇棉球清洁伤口周围皮肤，用盐水棉球清洁创面，轻沾吸去分泌物。清洗时由内向外，棉球的一面用过后，可翻过来用另一面，然后弃去。

3. 分泌物较多且创面较深时，宜用生理盐水冲洗。

4. 高出皮肤或不健康的肉芽组织，可用剪刀剪平，或先用硝酸银棒腐蚀，再用生理盐水中和；或先苯酚腐蚀，再用 75%的乙醇中和。肉芽组织有较明显水肿时，可用高渗盐水湿敷。

5. 一般创面可用消毒凡士林纱布或盐水纱布覆盖，必要时放置引流物，上面加盖纱布或棉垫，包扎固定。

### （五）注意事项

1. 换药是为了促进伤口和创面愈合，伤口的愈合依赖于机体组织的修复能力。所以，换药前后要观察伤口的变化，如肉芽生长、炎症轻重等情况；还要注意患者的全身营养状况和评估、伤口的演变趋势，及时采取相应措施。

2. 应牢固树立无菌观念，严格遵守无菌操作原则，养成良好的无菌操作习惯。

（1）医护人员要保持自身清洁，如换药前的洗手或消毒液泡手等，不可因患者的伤口已经感染而忽视其自身清洁消毒。

（2）凡接触伤口的器械、敷料必须经过灭菌处理，一次性使用的器械、敷料等不能重复使用。

（3）为多位患者换药，应先处理无菌伤口，然后处理感染伤口，恶性肿瘤的伤口和需消毒隔离的伤口（如厌氧菌感染伤口）应放在最后换药。为有高度传染性疾病患者（破伤风和气性坏疽感染等）的伤口换药时，应有专人负责处理，必须严格遵守隔离处理原则。医务人员应穿隔离衣；使用后的换药用具，分别给予处理（高压、煮沸灭菌）；换下的敷料应予焚毁；医务人员换药后，应先用肥皂水刷手、臂 3～5min，后用 75%的乙醇或碘伏擦拭。

（4）换药的时间视伤口情况而定，外科无菌伤口可于术后第 2 天或第 3 天换药 1 次，除敷料潮湿或脱落外，直至拆线前无需换药。术后第 1 次换药时应有手术者参加；对分泌物多、感染较严重的伤口，应增加换药次数，每日可换 1～2 次，必要时也可随时更换，以保持敷料干燥，避免和减轻皮肤糜烂为原则。

（5）换药时既不能使感染伤口的渗液或分泌物污染伤口周围的皮肤，也不能将周围皮肤上的细菌带入伤口。

（6）清洁无菌的器械和敷料与污染的必须分开使用，不可随便混杂使用。例如：夹持污染棉球的镊子，不可再进入消毒罐内取无菌的棍球。从伤口取下的敷料应放入污物桶，不准放在病床上或乱丢在地上以免污染环境和交叉感染。

（7）敷料的准备应该遵循先干后湿，先刺激性小后刺激性大的原则。

3. 伤口内存留渗液、脓液、坏死组织或异物等均不利于愈合，换药时必须用引流、负压吸引、灌洗等方法予以清除，防止渗液、脓液等在伤口内积聚。

4. 应避免引流物和敷料放置不当或者久置不换，否则会使渗液、脓液等积聚增多。

5. 换药时态度要和蔼，动作要轻柔、熟练、迅速，关心体贴患者，尽量减少患者在换药中的痛苦，擦拭创面时不可过分用力，以免新生的肉芽组织脱落；用探针伸入伤口时，要防止造成假道或出血。

6. 避免不必要的暴露患者的身体，避免过久暴露创面，冬季应注意患者的保暖。

### （六）术后伤口的换药

一期缝合的伤口包括一般的手术切口和清创术后缝合的伤口。更换敷料的目的是检查有无积血、积液和感染的征象。

1. 第1次更换敷料的时间，取决于手术切口的污染程度以及是否留置引流物，清洁手术且未留置引流的切口，一般可在术后第3天换药，如无感染的可疑征象，拆线前一般不需再换药。有以下情况之一者，应在术后3～4天换1次药：①手术中有污染（如胃肠道手术）；②手术时间较长，即切口组织暴露时间较久；③手术3天后体温仍偏高或切口疼痛明显；④清创术中见组织创伤较重。

2. 因伤口尚未愈合，揭敷料时应避免伤口裂开。

3. 更换敷料时，先检查伤口局部，如果无异常改变，即可用75%的乙醇消毒切口皮肤和缝线2～3次；或用0.5%碘伏消毒2遍，消毒后纱布覆盖伤口，再用胶布妥善固定。

4. 缝线未拆除时，针眼周围常可能发红，为缝线反应所致，感染局限在缝线周围。继发感染后针眼周围暗红，肿胀，直径一般不超过1cm；针眼处见黄白色脓点或有脓液溢出，称线结脓肿，一般无全身不良反应。对小的脓点，可先以无菌干棉球压出脓液，然后涂碘酊和75%的乙醇。对感染深者应立即将该处缝线拆除，使脓液流出。如果感染较重，切口周围明显红肿并有波动感、发热，明确诊断后立即拆线，并用镊子或蚊式钳分开切口的皮肤和皮下组织，使脓液充分流出，并在低位用油纱条引流。

5. 少数一期缝合的切口，未曾感染，拆线时已初步愈合，但稍后裂开。原因是局部血供较差（如小腿和足部的切口、原有血管疾病者）、营养不良（如低蛋白血症，恶病质等）或应用类固醇激素、免疫抑制药等药物，使组织修复能力低下。发生后可用蝶形胶布将伤口边缘相吻合，等待其愈合。大的裂开切口，必要时需在麻醉下重新缝合。

（七）感染伤口的换药

1. 伤口和创面已发生感染时，应观察创面的大小和深度；分泌物的颜色、气味和稠度；肉芽生长情况和脓液的药物敏感试验结果等，判断致病菌种类和患者机体的抵抗力强弱，施行相应的治疗。

2. 换药是处理创面感染必不可少的措施。忽视换药工作，即使用了许多抗生素，伤口创面仍不能顺利愈合，而且局部处理不当还可能加重感染。当然，感染的治愈还依赖于机体的抗感染和组织修复的功能。所以，如果患者有免疫缺陷、营养不良、糖尿病等病情，换药的同时，应有积极的全身治疗。

3. 急性化脓性感染伤口的主要处理方法是换药，目的是去除坏死组织，控制感染，促进愈合，常见需要换药的伤口有：疖、痈、浅部脓肿等破溃或切开后，手术切口和开放性创伤的感染，烧伤创面感染等。早期，伤口的致病菌大多是金黄色葡萄球菌，有的是多种菌混合感染。继而，致病菌种类可增多，如铜绿假单胞菌、变形杆菌和克雷白杆菌等。换药时首先要检视伤口的范围（大小和深度）、周围组织的红肿、脓液性状和多少、创缘和创底的组织变化等。观察全身状态，如体温、营养状态、血象改变等。有条件时做脓液细菌培养和药物敏感试验。

4. 方法

（1）除去原有敷料和引流物。

（2）轻拭创面，一般用湿盐水棉球清理创面，除去脓液。

（3）剪除无活力的组织，勿伤及正常的组织，伤口深处的脓液需设法尽量排出，有时要用镊子伸入脓腔，开放伤口，充分引流，必要时移动体位以利引流。不可用力挤压脓腔以免引起菌血症。

（4）重新放置引流物。表浅处一般用油纱条（布）；有脓腔者除了可用油纱条，还可留置软胶管。

（5）创面用药有一定的适应证。一般的化脓性感染渗液较多时，可用呋喃西林的湿纱条（布）；铜绿假单胞菌感染时，可选用苯氧乙醇、硼酸或磺胺嘧啶银等的湿纱条（布）；创面上应避免使用抗生素，因为在体表使用抗生素，较易促使细菌产生耐药性。

（6）消毒外周皮肤，盖干纱布于外层，必要时用蝶形胶布将切口拉拢。

5. 注意事项

（1）务必使脓液引流充分，特别是外口较小的脓腔，用油纱条引流不可堵塞了外口，必要时可扩大小引流口。

（2）不可过用力挤压局部，以防止病菌进入血液引起脓毒症或转移脓灶。

（3）重视必要的全身性治疗，如补液、注射抗生素，纠正贫血、低蛋白血症，补充足量维生素、微量元素，治疗合并症，如糖尿病等。

（4）严格遵守无菌原则。

## 三、戴无菌手套

1. 戴干手套法

（1）穿好手术衣后，取出手套包内的无菌滑石粉小纸包，将滑石粉撒在手心，然后均匀地涂在手指、手掌和手背上，再取无菌手套一副。

（2）取手套时只能捏住手套口的反折部，不能用手接触手套外面。

（3）对好两只手套，使两只手套的拇指对向前方并靠拢。右手提起手套，左手插入手套内，并使各手指尽量深地插入相应指筒末端。再将已戴手套的左手指插入右侧手套口反折部之下，将右侧手套拿稳，然后再将右手插入右侧手套内，最后将手套套口反折部翻转包盖于手术衣的袖口上。

（4）用消毒外用生理盐水洗净手套外面的滑石粉。

2. 戴湿手套法

（1）先戴手套，后穿手术衣。右手持手套，盛无菌盐水于手套内。

（2）左手对准插入后，稍抬高左手，让积水从腕部流出。

（3）戴右手，左手指插入右手套的反折部内面，插入右手，排出积水。

（4）穿好手术衣后，将手套反折部翻转压住袖口。

3. 协助术者戴手套法

（1）器械护士双手手指（拇指除外）插入手套反折口内面的两侧，四指用力稍向外拉开，手套拇指朝外上，小指朝内下，呈外八字形，扩大人口，有利术者穿戴。

（2）术者左手对准手套，五指同下，护士向上提，同法戴右手。

（3）术者自行将手套反折部翻转压住手术衣袖口。

4. 注意事项

（1）持手套时，手稍向前伸，不要紧贴手术衣。

（2）戴好手套后，应将翻边的手套口翻转过来压住袖口，不可将腕部裸露；翻转时，戴手套的手指不可触及皮肤。

（3）协助术者戴手套时，器械护士应戴好手套，并避免触及术者皮肤，未戴手套的手，不能接触手套的外面；已戴手套的手，不能接触未戴手套的手臂和非无菌物。

（4）手术过程中，无菌手套如有破损或污染，应立即更换。

## 四、穿脱隔离衣

### （一）适用范围

下列情况需穿隔离衣：①进入严格隔离病区时；②检查、护理需特殊隔离的患者，工作服可能受分泌物、排泄物、血液、体液沾染时；③进入易引起院内播散的感染性疾病患者病室和接触需要特别隔离的患者（如大面积烧伤、器官移植和早产儿等）的医护人员。

### （二）方法

1. 穿衣

（1）穿衣前需戴好帽子、口罩，取下手表，卷袖至前臂以上并行清洁洗手。

（2）手持衣领取下隔离衣，清洁面朝自己将衣领向外折，对齐肩缝，露出袖笼。

（3）左手伸入袖内并上抖，依法穿好另一袖，两手上举，将衣袖尽量上抖。

（4）两手持衣领顺边缘向后扣好领扣，然后系好袖口。

（5）双手在腰带下约5cm处平行向后移动至背后，捏住身后衣服正面的边缘，两侧对齐，然后向一侧按压折叠，系好腰带。

2. 脱衣

（1）解开腰带的活结再解袖口，在肘部将部分袖子塞入工作服袖下，尽量暴露双手前臂。

（2）双手于消毒液中浸泡清洗，并用毛刷按前臂、腕部、手掌、手背、指缝、指甲、指尖顺序刷洗2min，再用清水冲洗干净。

（3）洗手后拭干，解开衣领，一手伸入另一手的衣袖口，拉下衣袖包住手，用遮盖着的手从另一袖的外面拉下包住手。

（4）两手于袖内松开腰带，然后双手先后退出，手持衣领整理后，按规定挂好。

（5）如脱衣备洗，应使清洁面在外将衣卷好，投入污衣袋中。

## 五、穿脱手术衣

### （一）方法

1. 穿传统无菌手术衣 手术人员洗手消毒晾干之后，从已打开无菌手术衣内取出无菌手术衣。双手抓住衣领两角，里面朝向自己，找宽敞处将其充分抖开，看准袖筒入口，向上轻抛，双手迅速伸进衣袖，两臂向前平举伸直，由巡回护士协助在后面拉紧衣带，双手伸出袖口，巡回护士进一步系好领部、背部系带，双手交叉提起腰带，巡回护士在背后接过腰带并协助系好。

2. 穿包背式无菌手术衣 包背式无菌手术衣穿衣法基本同上，只是当术者穿上手术衣、戴好无菌手套后，器械护士将腰带传递给术者自己系扎，包背式手术衣的后页盖住术者的身后部分使其背后亦无菌。

（二）注意事项

注意穿好手术衣后，双手半伸置于胸前，避免触碰周围的人或物。不可将手置于腋下、上举过肩或下垂低于腰部。

手术完毕还有接台手术时，巡回护士协助解开身后衣带，绕向前方抓住手术衣衣领，向前脱下衣服，手术人员顺势将手套套在腕部，右手指抠住左手手套反折部将其脱下，左手指抠住右手手套内面将其脱下，喷消毒液重新穿手术衣。

## 六、吸　氧　术

吸氧术是利用各种吸氧器具通过各种方法为机体提供不同浓度的氧气，实现氧气治疗的目的。吸氧术常用于治疗低氧血症。

（一）适应证

1. 各种原因导致的患者在吸空气时动脉血氧分压（$PaO_2$）低于 60mmHg，或动脉血氧饱和度（$SaO_2$）低于 90%。或 $PaO_2/SaO_2$ 未达到期望值。

2. 心脑血管急症。

3. 疑有低氧血症的情况。

（二）设备

1. 鼻导管：有鼻塞式导管和双侧鼻导管，较舒适，适用于有自主呼吸，氧疗需求较低的患者，但提供的氧浓度一般不超过 40%。鼻塞使用时紧密置于鼻前庭，双侧鼻导管使用时要同时插入双侧鼻前庭。吸入氧浓度（$FiO_2$）%=[21+4×氧流量（L/min）]×100%。

2. 面罩：使用时需覆盖口鼻，能提供比较恒定的中等氧浓度，给氧浓度可调。缺点是影响咳痰和进食，并有一定的 $CO_2$ 重复呼吸。

（1）简单面罩：开放式面罩，两侧有气孔，以排出呼出气，但氧浓度不十分稳定。

（2）可调式通气面罩（Venturi 面罩）：面罩后置可调旋钮，通过改变空气进入口的大小调节氧浓度。在不同的氧流量条件下，可调出较精确的所需氧浓度。

（3）部分重复呼吸面罩：备有贮气囊，氧气与部分呼出气在其中混合，再被吸入。可提供较高浓度的氧气。

（4）非重复呼吸面罩：同部分重复呼吸面罩，但其贮气囊配有单向活瓣，防止呼出气进入，保证了囊内为较高浓度的纯氧，避免了重复呼吸。

3. 氧帐：能围绕头部至全身的供氧装置，可提供各种浓度的氧气，亦有重复呼吸的缺点。

4. 鼻咽管吸氧：将吸氧管，经一侧鼻孔送入，使前端达软腭。缺点是导管刺激局部黏膜并易被分泌物堵塞。

5. 气管插管吸氧：用气管穿刺套管经 2～3 气管软骨环穿刺放置特殊吸氧管，可使氧流量降低。缺点是需穿刺建立窦道，刺激局部黏膜，吸氧管堵塞。

### （三）方式的选择

1. 根据需要选择适当的氧疗设备和氧浓度。$FiO_2$＜35%为低浓度，35%～50%为中等浓度，＞50%为高浓度。单纯低氧血症患者可选择中等氧浓度，慢性缺氧伴 $CO_2$ 滞留的患者选择低浓度氧疗。

2. 氧疗方案

（1）按需吸氧：根据疾病的需要随时给予氧疗，随时撤离。

（2）短期吸氧：在疾病急性加重期给予持续氧疗。

（3）长期吸氧：主要适用于慢性缺氧患者，可进行家庭氧疗，每日予低浓度吸氧，时间在 15h 以上。

3. 氧疗过程中需对吸入氧气湿化，氧气经湿化瓶后再进入呼吸通路。注意在高流量时湿化水可能进入吸氧管致管路堵塞。

4. 氧疗效果以达到 $PaO_2 \geqslant$ 60mmHg 或 $SaO_2 \geqslant$ 90%为目的。

5. 氧疗的撤离：经氧疗后患者在自主呼吸空气时 $PaO_2 \geqslant$ 60mmHg，即可考虑撤离氧疗。在撤离后，应密切观察患者生命体征、氧饱和度、动脉血气分析等，一旦出现变化即恢复氧疗。

### （四）不良反应

1. 高碳酸血症：由氧浓度过高或 $CO_2$ 重复吸入导致。应根据病情选择适当的氧浓度和设备。

2. 肺不张：由于吸入纯氧时间过长所致，应适当增加吸入气中的氮气含量，防止肺泡塌陷。

3. 氧中毒：吸入高于 60%的氧气 1～2 天便可导致肺损伤，吸入纯氧 6h 即可出现肺损伤。应密切观察氧疗过程中患者的反应，避免出现中毒现象。

4. 氧疗中注意吸氧管路的通畅，勿使管路出现堵塞、弯折和破损。

## 七、吸 痰 术

### （一）适应证

1. 患者无力咳嗽、咳痰，或不能充分排痰。

2. 气管插管或气管切开术后患者，需通过吸痰协助清理呼吸道。
3. 溺水者，大量咯血者。

## （二）相对禁忌证

1. 声门、气管痉挛者。
2. 缺氧而未给氧者，除非确定缺氧是由于气道痰堵所致。
3. 心血管急症者。

## （三）准备工作

各种型号无菌一次性吸痰管，负压吸引器，容器。

## （四）操作步骤

1. 确定是否需要吸痰，正确掌握吸痰的时机。必要时向患者及家属交代病情。

2. 操作时按无菌操作原则。吸痰前戴一次性手套，并适当提高吸氧浓度，使用呼吸机者先给予高浓度氧呼吸 1min。准备一次性消毒碗并倒入无菌生理盐水。

3. 打开负压，成人为 120～300mmHg（按有关标准，成人 120～300mmHg，儿童 80～120mmHg，婴儿 50～80mmHg 吸痰管先试吸引无菌生理盐水，观察吸引情况是否满意。

4. 将吸痰管末端捏紧，经鼻腔进入，气管插管/切开者通过人工气道进入，经口进入时要防止患者咬嚼吸痰管。至吸痰管有抵触感或越过气管插管末端至隆突上时释放负压，开始吸痰。

5. 吸痰时动作轻柔，一边提拉回抽，一边左右旋转。

6. 抽出吸痰管后，吸引无菌生理盐水以通畅吸痰管。准备再次吸痰。

## （五）注意事项

1. 吸痰动作要求轻柔而迅速，每次时间不超过 15s。
2. 吸痰过程中严密观察患者生命体征变化，在生命体征不稳定时及时停止。
3. 使用呼吸机的患者吸痰结束后给予高浓度氧。
4. 痰液黏稠不易吸引者，可于气管插管内注入 5ml 生理盐水后再吸引。
5. 从气管插管吸痰时，选择型号适当的吸痰管，并注意操作时握紧吸痰管末端，勿使其滑落入气管插管内。
6. 在进食后半小时内谨慎吸痰。
7. 严格无菌操作，吸引口鼻腔的吸痰管严禁再进行气管内吸引。

# 八、插胃管

## （一）适应证

1. 抽取胃液进行分析诊断，了解胃液分泌功能，为胃泌素瘤、恶性贫血等疾病的诊断提供帮助；监测一些抑酸药物的治疗效果；观测胃内有无出血、细菌繁殖。

2. 洗胃。

3. 胃肠减压。

4. 鼻饲。

5. 灌注药物，如止血药等。

## （二）准备工作

1. 训练患者插管时的配合动作，以保证插管顺利进行。

2. 器械准备：消毒胃管、弯盘、钳子或镊子、10ml 注射器、纱布、治疗巾、石蜡油、棉签、胶布、夹子及听诊器。

3. 检查胃管是否通畅，长度标记是否清晰。

4. 插管前先检查鼻腔通气情况，选择通气顺利一侧鼻孔插管。

## （三）方法

1. 患者取左侧卧位、半坐位或坐位，以左侧卧位，最常用。头部略向前倾。

2. 插胃管前应先检查鼻腔、口腔，有义齿者先取出。清洁鼻腔。

3. 术者戴消毒手套，从事先打开的消毒包中取出胃管，前段 10cm 涂以润滑油，末端用止血钳夹住。

4. 左手持胃管先端、右手持胃管体部，粗略测定出从鼻尖至一侧耳垂的距离（此相当于鼻尖至咽喉的距离），用右手拇指和示指捏住此处做标记，顺势将先端送入一侧鼻前庭，沿下鼻道将胃管缓缓插入，达到上述标记处时相当于胃管先端接近咽喉部，边令患者做吞咽动作边将胃管送入食管。若在插管过程中患者出现呛咳、呼吸困难、发绀等现象，表示误入气管，应立即拔出重插。

5. 送入的胃管达到 40cm 标记时，表明接近贲门，边下管边用消毒注射器抽吸，如已有胃液，提示胃管已到胃腔内，插管成功。成人一般插入胃管长度为 50～55cm，可达胃大弯。如未抽出胃液，可用以下方法检查：①将听诊器置于剑突下，用注射器向胃管内注入 10ml 空气，若能听到气过水声，表示胃管在胃内；②将胃管末端浸入一杯水中，若有持续气泡出现，表示误入气道，应立即拔出重插。

6. 用胶条将胃管固定于鼻梁部。

7. 如用胃管洗胃，用 10ml 注射器反复用灌洗液灌洗；如用漏斗，抬高漏斗距口腔 30～40cm，徐徐倒入洗胃液，当漏斗内尚有少量溶液时，将漏斗倒转置胃部水平以下，利用虹吸作用引出胃内液体。待胃内液体流完后再次抬高漏斗反复灌洗。

8. 用于胃肠减压时，用注射器抽尽胃内容物后将胃管连接于胃肠减压器。如系双腔管，则待插管进入 75cm 时，从管内抽取少量液体做 pH 检测，若为碱性，提示管头已过幽门。可向气囊注入 20～30ml 空气，夹闭管口。依靠肠蠕动，管头端可渐渐达到梗阻近端肠管。经 X 线透视鉴定，或向管内注气后同时在上腹部听诊有音响的部位判定管头的位置。

### （四）注意事项

1. 对于腐蚀性毒物中毒（如强酸、强碱）、食管静脉曲张出血、食管梗阻者主动脉弓瘤一般不宜插管。

2. 对于胃扩张、幽门梗阻者，胃内留有大量食物时，应选用较粗的胃管接负压吸引器。

3. 长期鼻饲者，一般 3～4 天更换胃管 1 次。

4. 灌注止血药液后应使患者变换体位，使药液接触多个部位。

5. 留置胃管期间，应经常巡视，防止患者胃内容物反流或呕吐物误吸。

## 九、三腔二囊管止血法

### （一）适应证

食管、胃底静脉曲张破裂大出血患者局部压迫止血。

### （二）禁忌证

严重冠心病、高血压、肾功能不全者慎用。

### （三）术前准备

1. 了解、熟悉病人病情。与病人或家属谈话，做好解释工作，争取清醒病人配合。

2. 检查有无鼻息肉、鼻甲肥厚和鼻中隔偏曲，选择鼻腔较大侧插管，清除鼻腔内的结痂及分泌物。

3. 器械准备　三腔二囊管、50ml 注射器、止血钳 3 把、治疗盘、无菌纱布、液体石蜡、0.5kg 重沙袋（或盐水瓶）、血压表、绷带、宽胶布。

### （四）操作步骤

1. 操作者戴帽子口罩，戴手套，认真检查双气囊有无漏气和充气后有无偏移，通向双气囊和胃腔的管道是否通畅。远端 45、60、65cm 处管外有记号，标明管外端至贲门、胃、幽门的距离，以判断气囊所在位置。检查合格后抽尽双囊内气体，将三腔管之先端及气囊表面涂以液体石蜡，从病人鼻腔插入，到达咽部时嘱病人吞咽配合，使三腔管顺利进入 65cm 标记处。

2. 用注射器先注入胃气囊空气 250～300ml，使胃气囊充气，即用止血钳将此管腔钳住。然后将三腔管向外牵引，感觉有中等弹性阻力时，表示胃气囊已压于胃底部，适度拉紧三腔管，系上牵引绳，再以 0.5kg 重沙袋（或盐水瓶）通过滑车固定于床头架上牵引，以达到充分压迫的目的。

3. 经观察仍未能压迫止血者，再向食管囊内注入空气 100～200ml，然后钳住此管腔，以直接压迫食管下段的扩张静脉。

4. 首次胃囊充气压迫可持续 24 小时，24 小时后必须减压 15～30 分钟。减压前先服石蜡油 20ml，10 分钟后，将管向内略送入，使气囊与胃底黏膜分离，然后，去除止血钳，让气囊逐渐缓慢自行放气，抽吸胃管观察是否有活动出血，一旦发现活动出血，立即再行充气压迫。如无活动出血，30 分钟后仍需再度充气压迫 12 小时，再喝石蜡油、放气减压，留管观察 24 小时，如无出血，即可拔管。拔管前必须先喝石蜡油 20ml，以防胃黏膜与气囊粘连，并将气囊内气体抽净，然后才能缓缓拔出。

5. 食管气囊压迫持续时间以 8～12 小时为妥，放气 15～30 分钟。

6. 压迫止血后，应利用胃管抽吸胃内血液，观察有无活动出血，并用冰盐水洗胃，以减少氨的吸收和使血管收缩减少出血。通过胃管可注入止血药、制酸剂等，一般不主张注入药物。

### （五）注意事项

1. 操作最好在呕血的间歇进行，向清醒病人说明操作目的，取得病人配合，以免胃液反流进入气管引起窒息。

2. 压迫 24 小时后宜放气减压，以防气囊压迫过久可能引起黏膜糜烂。

3. 牵引沙袋不宜过重，以防压迫太重，引起黏膜糜烂。

4. 注意检查气囊是否漏气，以免达不到压迫止血目的。

5. 加强护理，防止窒息的发生，如充气后病人出现呼吸困难，必须及时放气。

6. 防止鼻翼压迫性坏死，最好用牵引装置，鼻孔用棉花等柔软物垫加，以免压迫摩擦。

## 十、导　尿　术

### （一）目的

尿潴留尿液引流、留尿细菌培养、准确记录尿量、测量残余尿、膀胱测压或造影，危重病人抢救。

### （二）适应证

1. 各种下尿路梗阻所致尿潴留。
2. 危重病人抢救。
3. 膀胱疾病诊断与治疗。

### （三）物品准备

1. 无菌导尿包　内有治疗碗 1 个、尿管 2 根、小药杯 1 个（内盛棉球数个）、血管钳 2 把、石蜡油棉球 1 个、标本瓶 1 个、洞巾 1 块、纱布数块、20ml 注射器 1 个（内有生理盐水 20ml）。

2. 外阴初步消毒用物　无菌治疗碗 1 个（内盛消毒液棉球 10 余个、血管钳 1 把）、清洁手套 1 只。

3. 其他　无菌持物钳、无菌手套、消毒溶液（碘伏）、中单、便盆。

### （四）操作步骤

1. 女病人导尿术

（1）操作者洗手，按需将用物准备齐全，携至病人床旁，核对病人，并做好解释，以取得配合。关好门窗，调节室温，防止病人着凉，必要时用屏风遮挡病人。戴帽子、口罩。帮病人脱去对侧裤腿，盖在近侧腿部上方，对侧腿用盖被遮盖，协助病人取屈膝仰卧位，两腿略外展，暴露外阴。将中单置于病人臀下，弯盘置于病人外阴旁。

（2）清洁外阴：打开外阴消毒包，倒入消毒液（碘伏），浸湿棉球，将治疗碗置病人会阴处，操作者左手戴手套，右手持血管钳夹取棉球由外向内、自上而下，消毒阴阜，大阴唇，以左手分开大阴唇，同样顺序消毒小阴唇和尿道外口，最后一个棉球从尿道外口消毒至肛门部。

（3）消毒外阴：打开导尿包，倒入消毒液（碘伏），戴无菌手套、铺洞巾，使洞巾和无菌导尿包布内层形成一无菌区，检查尿管通畅后润滑前端。左手分开并固定小阴唇，自尿道外口开始由内向外、自上而下依次消毒尿道外口及双侧小阴唇，最后再次消毒尿道口。

（4）插导尿管：嘱病人张口呼吸，右手用无菌镊子夹住涂以无菌液状石蜡的导尿管端 3～5cm 处缓缓插入尿道，插入尿道 4～6cm，见尿液流出后，再插入 5～7cm，根据导尿管上注明的气囊容积向气囊注入等量的生理盐水，轻拉导尿管有阻力感，即证实导尿管已固定于膀胱内。根据导尿的目的导出尿液或与集尿袋连接。

（5）询问病人感受，协助病人穿好裤子，取舒适卧位，整理用物。操作者洗手，做好记录。

2. 男病人导尿术

（1）清洁外阴：依次消毒阴阜、阴茎、阴囊。然后左手用无菌纱布裹住阴茎将包皮向后推，暴露尿道口。自尿道口向外后旋转擦拭尿道口、龟头及冠状沟数次，每只棉球限用一次。如病人外阴分泌物较多，需协助病人清洗外阴。

（2）消毒外阴：戴无菌手套，铺无菌洞巾，将尿道外口露出。操作者用无菌纱布裹住阴茎并提起，使之与腹壁成 60 度角，将包皮向后推，暴露尿道口，依次消毒尿道口、龟头及冠状沟。每个棉球只用一次。

（3）插导尿管：右手用无菌镊子夹住涂以无菌液状石蜡的导尿管端 3～5cm 处缓缓插入尿道，插入尿道 15～20cm，相当于导尿管的 1/2 长度，见尿液流出后，再插入 2cm 左右。

### （五）注意事项

1. 用物必须严格消毒灭菌，并按无菌技术操作原则进行，防止尿路感染。导尿管选择大小应适当。

2. 导尿过程中，嘱病人勿移动肢体，以保持原有的体位，避免污染无菌区。

3. 女病人导尿时，操作者要仔细辨认尿道外口的位置。导尿管一旦误入阴道，应立即更换导尿管后再重新插入。

4. 男性尿道较长，有三个狭窄两个弯曲，因此，插管时动作要轻、稳、准。如在插管过程中受阻，稍停片刻，嘱病人做深呼吸，减轻尿道括约肌的紧张，再缓缓插入导尿管，切忌用力过猛过快而损伤尿道黏膜。

5. 若膀胱高度膨胀，第一次放尿不应超过 1000ml，以免导致虚脱和血尿。

6. 留置导尿术常选择双腔气囊导尿管，根据气囊尿管的特殊结构，一般将尿管插入膀胱见尿后需再插入 6cm 以上，注入无菌生理盐水 5～10ml，并下拉尿管至有轻微阻力感即可，避免对尿道的损伤。留置导尿如超过 3～4 周以上，为保持膀胱容量，应采用间断引流的方法，可将引流橡皮管夹住，每 3～4h 开放 1 次。

7. 留置导尿管时，应每天消毒尿道外口，引流袋每天更换 1 次，导尿管 5～7 天更换 1 次，留置导尿应接冲洗装置，以免置留过久而有尿盐沉积堵塞或发生感染。

## 十一、动静脉穿刺术

### （一）动脉穿刺技术

1. 适应证

（1）严重休克需急救的病人，经静脉快速输血后情况未见改善，须经动脉提高冠状动脉灌注量及增加有效血容量。

（2）麻醉或手术期以及危重病人持续监测动脉血压。

（3）施行特殊检查或治疗，如血气分析，选择性血管造影和治疗，心导管置入，血液透析治疗等。

2. 禁忌证

（1）慢性严重心、肺或肾脏疾病、晚期肿瘤。

（2）周围皮肤炎症或动脉痉挛以及血栓形成。

（3）有出血倾向者。

3. 术前准备

（1）了解、熟悉病人病情。与病人或家属谈话，做好解释工作，争取清醒病人配合。

（2）如果部位需要，可先行局部备皮。

（3）器械准备：清洁盘，小切开包，穿刺针、导引导丝及动脉留置导管；0.4%枸橼酸钠生理盐水或肝素生理盐水冲洗液，加压装置。

4. 操作步骤

以桡动脉穿刺为例：

（1）腕下垫纱布卷，背伸位，常规皮肤消毒、铺洞巾。

（2）术者戴好帽子口罩，立于病人穿刺侧，戴无菌手套，以左手示指和中指在桡侧腕关节上 2cm 动脉搏动明显处固定欲穿刺的动脉。

（3）右手持注射器（肝素生理盐水冲洗），在两指间垂直或与动脉走向呈 40 度角刺入。如见鲜红色血液直升入注射器，表示已刺入动脉。

（4）用左手固定原穿刺针的方向及深度，右手以最大速度注射药液或采血。操作完毕，迅速拔出针头，局部加压不得少于 5 分钟。

5. 注意事项

（1）必须严格无菌操作，以防感染；

（2）如抽出暗黑色血液表示误入静脉，应立即拔出，压迫穿刺点 3～5 分钟；

（3）一次穿刺失败，切勿反复穿刺，以防损伤血管；

（4）穿刺后妥善压迫止血，防止局部血栓形成；

### （二）静脉穿刺技术

1. 适应证

（1）需长期输液而外周静脉因硬化、塌陷致穿刺困难者；

（2）需行肠道外全静脉营养者；

（3）危重病人及采血困难病人急症处理；

（4）中心静脉压测定。

2. 术前准备

（1）了解、熟悉病人病情：与病人或家属谈话，做好解释工作，争取清醒病人配合。

（2）如果部位需要，可先行局部备皮。

（3）器械准备：清洁盘，穿刺针包。

3. 操作步骤

以股静脉穿刺为例：

（1）病人取平卧位：其穿刺下肢轻微外展外旋，在腹股沟韧带中心的内下方1.5～3.0cm，股动脉搏动内侧为穿刺点。

（2）术者戴好帽子口罩立于病人一侧，消毒局部皮肤，戴无菌手套，铺无菌洞巾。于穿刺点处轻轻压迫皮肤及股静脉并稍加固定。

（3）右手持注射器向左手示指中指固定的穿刺点刺入，进针方向与穿刺部位的皮肤呈30°～45°角、顺应血流方向或成垂直方向，边进针边抽吸缓缓刺入。

（4）当穿刺针进入股静脉后，即有静脉血液回流入注射针管内，再进针 2～4mm 即可采血或注射药物。

（5）若未能抽出血液则先向深部刺入，采用边退针边抽吸至有血液抽吸出为止，或者调整穿刺方向、深度或重新穿刺。

（6）穿刺完毕，拔出针头并消毒皮肤，盖上无菌小纱布，局部压迫3～5分钟，以防出血，再用胶布固定。

4. 注意事项

（1）必须严格无菌操作，以防感染。

（2）如抽出鲜红色血液表示误入动脉，应立即拔出，压迫穿刺点5分钟。

（3）尽量避免反复穿刺，一般穿刺3次不成功应停止。

（4）穿刺后妥善压迫止血，防止局部血栓形成。

## 十二、胸腔穿刺术

胸腔穿刺术常用于检查胸腔积液的性质、抽液减压或通过穿刺给药等。

## （一）适应证

1. 诊断性穿刺，获取胸腔积液标本，以确定其性质。
2. 治疗性穿刺，抽出液体/气体，以减轻肺脏压迫或减轻胸膜腔炎症反应。
3. 胸膜腔内注射药物治疗，或人工气胸治疗。

## （二）禁忌证

1. 出血性疾病或正在使用抗凝血药物。
2. 体质虚弱，病情危重，难以耐受操作。

## （三）准备工作

1. 操作者要明确穿刺目的。

2. 向患者及家属说明穿刺目的、操作过程及可能的并发症，得到患者及家属的充分理解和认同，消除紧张情绪。必要时签署知情同意书。

3. 明确患者有无药物过敏史。

4. 确定穿刺点。

胸腔积液可选取实音最明显的部位，常选择在：①肩胛下线 7～9 肋间；②腋后线 7～8 肋间；③腋中线 6～7 肋间；④腋前线 5～6 肋间。对于积液量少或包囊性积液者，可通过 B 超定位确定穿刺点，做记号。气胸定位点常选取锁骨中线第 2 肋间。

## （四）操作方法

1. 患者体位：抽取胸腔积液时，患者取坐位骑于椅上，面向椅背，双手臂放于椅背上，尽量取较舒适的体位，并能充分暴露穿刺点。卧床者也应尽量取半坐位，并充分暴露穿刺点。气胸穿刺时，患者取坐位，面向操作者。

2. 操作步骤：①术者洗手，打开消毒包。②用安尔碘消毒术野皮肤 2 遍，消毒范围直径不少于 15cm，第 2 次的消毒范围略小。③术者戴无菌手套，助手打开穿刺包，术者检查手术器械。④术者铺洞巾，助手协助固定。助手协助术者核对麻醉药的名称和浓度并打开麻醉药瓶，术者抽取 2%利多卡因麻醉皮肤。⑤穿刺，先用止血钳夹住穿刺针的橡胶连接管，左手固定穿刺点皮肤，右手持穿刺针，经麻醉点沿肋骨上缘垂直缓慢刺入，当进入至相当于上述麻醉针头所观察距离时，或穿刺针有突破感时表示已进入胸膜，停止进针，接上 50ml 注射器。助手戴无菌手套，帮助松开止血钳，然后用止血钳固定穿刺针，使勿滑脱或偏斜。⑥抽取液体，缓慢抽取液体 50ml，待助手再次用止血钳夹紧橡胶管后，操作者可取下注射器，留取标本或将液体注入已准备的盛装瓶内。如此反复，记录抽取的总液体量。初次抽液不超过 600ml，后再次抽取不超过 1000ml。气体抽取步骤同液体抽取法，同样应注意抽取的速度不应太快。一次超过 800ml 时使用三通连接将更方便操作。将活栓转至使注射器与胸腔相通方向时即可抽取液体，再转至注射器与外界相通方向时即可排出液。⑦抽液结束后用止血钳夹紧橡胶管，拔出穿刺针，无菌纱布覆盖穿刺处，稍压迫后，用胶布固定。

### （五）注意事项

1. 穿刺过程严格遵守无菌操作原则。

2. 操作过程中应防止空气进入胸腔。

3. 术中应经常询问患者的感受，并观察患者的反应，如有无大汗、呼吸急促、胸痛、胸闷、剧烈咳嗽等，如出现不适表现，应及时停止操作。

4. 术后嘱患者卧床休息，勿活动、洗浴等，并观察患者有无不适表现、生命体征变化及可能的并发症。

5. 按照医疗常规处理抽出的液体。

## 十三、腹腔穿刺术

### （一）适应证

1. 用于诊断：送检腹水做常规检查、生化检查、细菌及病理学检查，从而了解腹水的性质，为诊断和鉴别诊断提供依据。

2. 用于治疗：放腹水以缓解腹水引起的压迫症状；腹腔内注射药物或进行腹水抽吸浓缩回输。

### （二）禁忌证

意识障碍、电解质严重紊乱者，穿刺部位有感染病灶。

### （三）准备工作

1. 向患者及家属说明穿刺目的、操作过程及可能的并发症，得到患者及家属的充分理解和认同，消除紧张情绪。必要时签署知情同意书。

2. 患者准备：核对适应证，查看有无禁忌证；询问有无药物（特别是局麻药）过敏史；嘱患者先排空尿液。将患者安置在经过消毒的治疗室；测脉搏、血压、腹围及进行简要的查体；取半卧、侧卧位或平卧位。

3. 器械准备：器械车铺台、清洁盘、腹腔穿刺包、腹带、留置送检标本的无菌试管和消毒容器、消毒液（安尔碘）、2%利多卡因、急救药品（如0.1%肾上腺素等）、无菌手套、棉签、纱布及注射器，并备好血压计、听诊器、卷尺。

### （四）操作方法

1. 选择穿刺点（以甲紫标出穿刺进针点）：①左下腹，脐与髂前上棘连线中、外 1/3 交点；②脐与耻骨联合连线中点上方 1.0cm 偏左或右 1.5cm 处；③侧卧位脐水平线与腋前线或腋中线交点；④腹水量少或有包裹时，可经 B 超引导定位。

2. 操作步骤：①术者洗手，打开消毒包。②用安尔碘消毒皮肤 2 遍，消毒范围直径大于 15cm，第 2 次的消毒范围略小。③术者戴无菌手套，助手打开穿刺包，术者检查手术器械。④术者铺洞巾，助手协助固定；助手协助术者核对麻醉药的名称和浓度并打开麻醉药瓶，术者抽取麻醉药。⑤以 2%利多卡因麻醉皮肤至壁层腹膜。⑥将与穿刺针连接的乳胶管夹闭，术者左手固定皮肤，右手持针经麻醉点垂直逐步刺入腹壁，腹水量大时，穿刺针应在腹壁内转变方向，待抵抗感突然消失时接上注射器，打开乳胶管，即可抽吸腹水置于无菌试管中，待送检。⑦抽液完毕后拔针，针眼处以安尔碘消毒，覆盖无菌纱布，手指压迫数分钟，用护创膏固定。大量放水后，需束以多头腹带以防腹压骤降。⑧术后嘱患者平卧休息，保持穿刺部位在上方，以免腹水继续漏出。复测脉搏、血压和腹围。

### （五）注意事项

1. 术中应密切观察患者，如有面色苍白、头晕、出汗、心悸、气短、恶心、脉搏增快等不良反应，应立即停止操作，予以平卧。短时间不能缓解者可适当补液。

2. 诊断性穿刺，可直接用 20～50ml 注射器穿刺取腹水；大量放腹水时，应保持针头固定，用输液夹调整放液速度。放液不宜过快，肝硬化患者一次放水不宜超过 3000ml（首次放液不超过 1000ml），以免诱发肝性脑病或电解质紊乱。若有腹水浓缩回输装置，可放宽此限。

3. 腹水流出不畅时，可稍移动穿刺针或稍变换体位。

4. 对于腹水量大者，穿刺时勿使皮肤到壁层腹膜的针道在一条直线上，可在针刺达皮下后，稍微移动穿刺针头方向偏离原针道，再向深层逐步进针到腹腔，以免拔针后针眼漏腹水.如有漏水，可用蝶形胶布或火棉胶粘贴。

## 十四、腰椎穿刺术

### （一）适应证

1. 中枢神经系统感染、脑血管病、变性病等取脑脊液检查。
2. 脊髓病变，需做脑脊液动力学检查者。
3. 需要向椎管内注射药物时。

4. 通过腰椎穿刺术做特殊检查如气脑造影、脊髓造影或蛛网膜下腔镜。

（二）禁忌证

1. 凡疑有颅内压升高者必须做眼底检查，如有明显视盘水肿或有脑疝先兆者为禁忌。

2. 病情危重已处于休克状态，心力衰竭以及呼吸功能严重障碍者。

3. 穿刺部位局部皮肤有炎症、化脓性感染、结核、或有出血倾向者。

4. 后颅凹有占位性病变或伴有脑干症状者。

5. 开放性颅脑损伤或有脑脊液漏出者。

6. 脊髓压迫症做腰穿时应该谨慎，因为腰穿可以使脊髓压迫症状加重。

（三）准备工作

1. 操作者要明确穿刺目的。

2. 向患者及家属说明穿刺目的、操作过程及可能的并发症，得到患者及家属的充分理解和认同，消除紧张情绪。必要时签署知情同意书。

3. 明确患者有无药物过敏史。

（四）操作方法

1. 体位：患者侧卧位，身体尽可能靠近床边，屈颈抱膝以增加脊柱前屈，使得椎间隙张开，背部与检查床垂直，脊柱与检查床平行。

2. 穿刺点：一般选择沿双侧髂嵴最高点做一连线，与脊柱中线相交处（腰 3、4 椎间隙）为穿刺点。如穿刺失败后可以选用腰 4、5 椎间隙或腰 5、骶 1 椎间隙作为穿刺点。

3. 操作步骤：①术者洗手，打开消毒包。②用安尔碘消毒术野皮肤 2 遍，消毒范围直径不少于 15cm，第 2 次的消毒范围略小。③术者戴无菌手套，助手打开穿刺包，术者检查手术器械。④术者铺洞巾，助手协助固定；助手协助术者核对麻醉药的名称和浓度并打开麻醉药瓶，术者抽取 2%利多卡因麻醉皮肤。⑤穿刺，操作者用左手固定穿刺部位的皮肤，右手持穿刺针，针头斜面向上刺入皮下，方向与背平面横轴垂直，针头略向头端倾斜，缓慢刺入，刺入韧带时可受到一定阻力，当阻力突然减低时提示已刺入蛛网膜下腔，可抽出针芯让脑脊液流出。⑥测压和留取脑脊液，随后可接测压管或测压表做压力测定，测压时，让患者放松身体，伸直头和下肢，脑脊液压力上升到一定水平后可以看到压力随呼吸有轻微波动。测压完毕以后，拔出测压管或测压表，留取脑脊液送检（不要超过 1h）。⑦插入针芯，拔出穿刺针，用消毒纱布覆盖穿刺处，稍加压以防止出血，再用胶布固定。嘱患者去枕平卧 4～6h。

### （五）并发症

1. 腰穿后低颅压头痛是最常见的一种并发症，当坐起或站立、咳嗽、喷嚏、牵引时头痛加重，而头低位或平卧数分钟后头痛明显减轻。出现腰穿后头痛时，让患者取头低位，平卧休息，鼓励多饮水，必要时静脉滴注生理盐水。

2. 腰背痛及神经根痛。

3. 脑疝。脑疝是腰穿最危险的并发症，因此，必须严格掌握腰穿的指征，如颅内压增高者必须做腰穿时，应该在腰穿前先用脱水剂。

4. 出血。

5. 感染。

6. 植入性表皮样肿瘤及神经根的带出。

7. 峭内注入异物或药物造成的并发症。

## 十五、骨髓穿刺术

骨髓穿刺术（bone marrow puncture）是采取骨髓液的一种常用诊断技术，其检查内容包括细胞学、原虫和细菌学等几个方面。

### （一）适应证

1. 各种血液病的诊断、鉴别诊断及治疗随访。

2. 不明原因的红细胞、白细胞、血小板数量增多或减少及形态学异常。

3. 不明原因发热的诊断与鉴别诊断，可做骨髓培养，骨髓涂片找寄生虫等。

### （二）禁忌证

血友病患者禁做骨髓穿刺。

### （三）准备工作

1. 向患者及家属说明穿刺目的、操作过程及可能的并发症，得到患者及家属的充分理解和认同，消除紧张情绪。必要时签署知情同意书。

2. 明确患者有无药物过敏史。

### （四）穿刺部位

1. 髂前上棘穿刺点 髂前上棘后 1～2cm 处，该处骨面平坦，易于固定，操作方便，危险性极小。

2. 髂后上棘穿刺点 骶椎两侧、臀部上方凸出的部位。

3. 胸骨穿刺点胸骨柄、胸骨体相当于第 1、2 肋间隙平行的胸骨中央部位。此处胸骨较薄，且其后有大血管和心房，穿刺时务必小心，以防穿透胸骨而发生意外。但由于胸骨的骨髓液丰富，当其他部位穿刺结果不理想时，仍需要进行胸骨穿刺。

4. 腰椎棘突穿刺点 腰椎棘突凸出的部位。

### （五）体位

采用髂前上棘和胸骨穿刺时，患者取仰卧位；采用髂后上棘穿刺时，患者取侧卧位；采用腰椎棘突穿刺时，患者取坐位或侧卧位。

### （六）操作步骤

操作步骤：①术者洗手，打开消毒包。②用安尔碘消毒皮肤 2 遍，消毒范围直径不少于 15cm，第 2 次的消毒范围略小。③术者戴无菌手套，助手打开穿刺包，术者检查手术器械。④术者铺洞巾，助手协助固定；助手协助术者核对麻醉药的名称和浓度并打开麻醉药瓶，术者抽取 2%利多卡因逐层做局部皮肤、皮下和骨膜麻醉。⑤穿刺，固定穿刺针长度，将骨髓穿刺针的固定器固定在适当的长度上。髂骨穿刺约 1.5cm，胸骨穿刺约 1.0cm。操作者左手拇指和示指固定穿刺部位，右手持骨髓穿刺针与骨面垂直刺入，若为胸骨穿刺则应与骨面成 30°～40°刺入。当穿刺针针尖接触骨质后，沿穿刺针的针体长轴左右旋转穿刺针，并向前推进，缓慢刺入骨质。当突然感到穿刺阻力消失，且穿刺针已固定在骨内时，表明已进入骨髓腔。⑥抽取液体，拔出穿刺针芯，接上干燥的注射器（10ml 或 20ml），用适当的力量抽取骨髓液。抽吸时若患者感到有尖锐酸痛，随即便有红色骨髓液进入注射器，抽取的骨髓液一般为 0.1～0.2ml。如果需要做其他的骨髓检查，应在留取骨髓液计数和涂片标本后，再抽取骨髓液适量。骨髓液抽取完毕，重新插入针芯，拔出穿刺针，按压 1～2min 后，用敷料加压固定。

### （七）骨髓涂片的制作

取髓液一滴直径约 2mm 大小置于载玻片上，用专用推片以 30°～45°均匀用力制备骨髓液涂片数张，涂片过程要快，避免髓液凝结。做成后将涂片来回摇动，使涂片迅速干燥，以免细胞形态改变增加细胞辨认的难度。

### （八）骨髓穿刺和骨髓涂片注意事项

1. 骨髓穿刺前应检查 PT、APTT，有出血倾向者行穿刺术时应特别注意。

2. 骨髓穿刺针和注射器必须干燥，以免发生溶血。

3. 穿刺针针头进入骨质后要避免过大摆动，以免折断穿刺针。胸骨穿刺时不可用力过猛、穿刺过深，以防穿透内侧骨板而发生意外。

4. 穿刺过程中，如果感到骨质坚硬，难以进入骨髓腔时，不可强行进针，以免断针。应考虑为大理石骨病的可能，及时行骨骼 X 线检查，以明确诊断。

5. 做骨髓细胞形态学检查时，抽取的骨髓液不可过多，以免影响骨髓增生程度的判断、细胞计数和分类结果。

6. 送检骨髓液涂片时，应同时附送血涂片2～3张。

## 十六、手术基本操作

### （一）切开

1. 手术刀的传递及执法

（1）传递手术刀时，递者应握主刀片与刀柄衔接处，背面朝上，将刀柄的尾部交给术者，切不可刀刃朝向术者传递，以免刺伤术者。

（2）依据切开部位、切口长短、手术刀片的大小，选择合适的执刀方法。

1）执弓式：用于胸腹部较大切口。

2）抓持法：用示指压住刀背，下刀有力，用于坚韧组织的切开。

3）执笔法：动作和力量放在手指，使操作轻巧，精细。

4）反挑法：刀刃向上挑开组织，以免损伤深部组织及器官，常用于浅表脓肿的切开。

2. 切开方法：切割前固定皮肤，小切口由术者用拇指和示指在切口两侧固定。较长切口由助手在切口两侧或上下用手指固定。切开皮肤时，一般可使用垂直下刀、水平走刀、垂直出刀，要求用力均匀，皮肤和皮下组织一次切开，避免多次切割和斜切。

### （二）止血

彻底止血不但可防止手术出血，还可以保证手术区域清晰，便于手术操作，保证手术安全进行。止血方法有压迫、结扎、电凝、缝合、止血剂填塞以及使用激光刀、冷刀和新近发明的离子刀等。

1. 压迫止血：适用于较广泛的创面渗血；对较大血管出血一时无法显露出血点时，可暂时压迫出血，在辨明出血的血管后，再进行结扎止血。

（1）一般创面用于纱布直接压迫出血数分钟，即可控制止血。

（2）渗血较多时，可用热生理盐水纱布压迫创面3～5分钟，可较快控制渗血。

（3）出血量大、病情危急时，可用纱布条或纱布垫填塞压迫止血，一般3～5天病情稳定后再逐步取出。

（4）局部药物止血法：用可以吸收的止血药物填塞或压迫出血、渗血处，以达到止血目的。常用的有明胶海绵、羟甲基纤维素纱布及中草药提取的止血粉等。

（5）骨髓腔出血时，可用骨蜡封闭止血。

2. 结扎止血：结扎止血是常用的止血方法，先用止血钳的尖端对准出血点准确地夹住，然后用适当的丝线结扎和缝扎。

（1）单纯结扎止血：先用止血尖钳夹住出血点，然后将丝线绕过止血钳下的血管和周围少许组织，结扎止血。结扎时，持钳者应先抬起钳柄，当结扎者将缝线绕过止血钳后，下落钳柄，将钳头翘起，并转向结扎者的对侧，显露结扎部位，使结扎者打结方便。当第一道结收紧后，应随之以放开和拔出的动作撤出止血钳，结扎者打第二道结。遇到重要血管在打好第一道结后，应在原位稍微放开止血钳，以便第一道结进一步收紧，然后再夹住血管，打第二道结，然后再重复第二次打结。

（2）缝扎止血：适用于较大血管或重要部位血管出血。先用止血钳钳夹血管及周围少许组织，然后用缝针穿过血管端和组织并结扎，可行单纯缝扎或 8 字形缝扎。

3. 注意事项

（1）钳夹止血时必须看清出血的血管，然后进行钳夹，不宜钳夹血管以外的过多组织。

（2）看不清时，可先用纱布压迫，再用止血钳钳夹。不应盲目乱夹，尽可能一次夹住。

（3）对大、中血管，应先分离出一小段，再用两把止血钳夹住血管两侧，中间切断，再分别结扎或缝扎。

（4）结扎血管必须牢靠，以防滑脱。对较大血管应予以缝扎或双重结扎止血。

（5）钳的尖端应朝上，以便于结扎。撤出止血钳时钳口不宜张开过大，以免撑开或可能带出部分结在钳头上的线结，或牵动结扎线撕断结扎点而造成出血。

（6）结扎常用的有方结、外科结、三重结。其中方结最为常用，对于大血管或有张力缝合后的多用外科结，对于较大的动脉及张力较大的组织缝合则多用三重结。

4. 电凝止血

（1）利用高频电流凝固小血管止血，实际上是利用电热作用使血液凝结、碳化。

（2）适用于皮下组织小血管的出血和不适宜用止血钳钳夹结扎的渗血。但不适用于较大血管的止血。操作时可先用止血钳将出血点钳夹，然后通电止血；也可用单极或双极电凝镊直接夹住出血点即可止血。

### （三）缝合

缝合方法种类繁多，不同部位，不同组织常采用不同的缝合针、缝合线及缝合方法。根据缝合后切口边缘的形态分为单纯缝合、内翻和外翻合三类。

1. 单纯缝合：为手术中最简单、最常用的缝合方法，用于皮肤、皮下组织，肌膜，腱膜及腹膜等。间断缝合用于皮肤、皮下和腱膜的缝合。8 字缝合为双间断缝合，用于张力大的组织、肌腱及韧带的缝合。连续缝合多用于腹膜和胃肠道后壁的内层吻合。锁边缝合用于胃肠道后壁内层的吻合，并有较明显的止血效果。

2. 内翻缝合：多用于胃肠道吻合，将缝合组织内翻，缝合后边缘内翻，外面光滑，可减少污染，促进愈合。连续全层内翻缝合，用于胃肠道吻合的前壁全层缝合。间断内翻缝合常用于包埋组织，也属于浆肌层缝合。

3. 外翻缝合：缝合时使组织边缘向外翻转，有利于保证内面光滑及皮肤切口的愈合，在血管吻合中常用。常用的外翻缝合法为间断褥式缝合。它分为垂直褥式缝合和水平褥式缝合两种。

4. 减张缝合：常用于腹部手术后，当切口张力过大、污染重、病人营养不良、术后切口裂开可能性较大时，多采用减张缝合，缝合时要求腹膜外全层缝合。可采用单纯间断缝合、水平褥式缝合、垂直褥式缝合，缝合打结时，常自缝线穿一硅胶或橡皮管以防止缝线勒坏皮肤。

### （四）打结

1. 打结方法有 3 种

（1）单手打结法：其特点为简便迅速，故而常用。

（2）双手打结法：其特点为结扎较牢固，但速度较慢。

（3）器械打结法：即止血钳打结法，术者用持针钳或止血钳打结，适用于深部狭小手术视野的结扎、肠线结扎或结扎线过短时。

2. 打结要点：两手用力要相等，两手用力点及结扎点三点在一个面成一线，不能向上提拉，以免撕脱结扎点造成再出血。打第二个结时，第一个线结注意不能松扣。

### （五）拆线

组织内的缝线无需拆除，皮肤缝线需要拆除，拆线时间根据缝合部位和手术方式决定，一般头、面、颈部伤口 4～5 天拆线，胸、腹、背、臀部伤口 7～9 天拆线，会阴部伤口 5～6 天拆线，四肢伤口 10～14 天拆线，减张伤口 14 天拆线。

1. 操作步骤

（1）揭开敷料，暴露缝合口，用汽油或松节油棉签擦净胶布痕迹。

（2）用 2%碘酒，70%酒精或碘伏先后由内至外消毒缝合口及周围皮肤 5～

6cm，待干。

（3）检查切口是否已牢固愈合，确定后再行拆线。

（4）用无齿镊轻提缝合口上打结的线头，使埋于皮肤的缝线露出，用线剪将露出部剪断，轻轻抽出，拆完缝线后，用酒精棉球再擦拭 1 次，盖以敷料，再以胶布固定。若伤口愈合不可靠，可间断拆线。

（5）如伤口表面裂开，可用蝶形胶布在酒精灯火焰上消毒后，将两侧拉合固定，包扎。

（6）拆线时动作要轻，不可将结头两端线同时剪断，以防缝线存留皮下。

2. 注意事项

（1）剪线时的部位不应在缝合线的中间或线结的对侧，否则拉出线头时势必将暴露在皮肤外面的、已被细菌污染的部分缝合线拉过皮下，增加感染机会。

（2）拆线时最好用剪尖去剪断缝合线，可避免因过分牵引缝合线而导致疼痛和移动缝线致局部感染。

（3）拆线后 1～2 天应观察伤口情况，是否有伤口裂开，如伤口愈合不良或裂开时，可用蝶形胶布牵拉和保护伤口至伤口愈合。

（4）遇到下列情况，应考虑延迟拆线：

1）严重贫血、消瘦和恶液质者；

2）严重失水或水、电解质代谢紊乱尚未纠正者；

3）老年体弱及婴幼儿病人伤口愈合不良者；

4）伴有呼吸道感染，咳嗽没有消除的胸腹部伤口；

5）切口局部水肿明显且持续时间较长者。

## 十七、开放性伤口的止血包扎

### （一）止血方法

动脉出血呈鲜红色，速度快，呈间歇性、喷射状；静脉出血为暗红色，为速度慢的涌出；毛细血管出血为渗血。常用的止血方法有指压法、加压包扎法、填塞法、屈肢法、钳夹法和止血带法等。

1. 指压法：用手指压迫动脉经过骨骼表面的部位，进行止血。头部大出血，可压迫一侧颈总动脉、颞动脉或颌动脉；上臂出血可根据损伤部位压迫腋动脉或肱动脉；下肢出血可压迫股动脉等。

（1）颜面和颈部出血：颈部出血时在胸锁乳突肌的内侧将颈总动脉朝向第 6 颈椎横突压迫。颜面出血，在下颌角前 1.5cm 处压迫面动脉。头皮的前半部出血在耳前对着下颌关节压迫颞浅动脉，后半部出血在耳后乳突与枕骨后粗隆间压迫枕动脉。

（2）上肢出血：依出血部位的不同，可在锁骨上凹、胸锁乳突肌外缘向第一肋压迫锁骨下动脉，或在上臂中上段肱二头肌内侧沟处，将肱动脉压在肱骨干上，可止住同侧的手部、前臂、上臂中下段的动脉出血。

（3）下肢出血：依出血部位，分别在腹股沟韧带中点、腘窝及踝关节前后方压迫股动脉、腘动脉及胫前后动脉。

指压法止血是应急措施，因四肢动脉有侧支循环，所以其效果有限、难以持久。因此，应根据情况适时改用其他止血方法。

2. 加压包扎法：该方法是最常用的止血方法，适用于一般小动脉和静脉的出血。先将灭菌纱布或敷料填塞于伤口，或置于伤口上，之后外加纱布垫压，再以绷带加压包扎。包扎的压力要均匀，范围要大。伤肢包扎后应抬高。

3. 填塞法：适用于肌肉骨端等渗血。先将1～2层大的无菌纱布铺盖伤口，以纱布条或绷带充填其中，再加压包扎。此法止血不够彻底，且可能增加感染机会。另外，在清创去除填塞物时，凝血块同填塞物可能同时被取出，出现较大出血。

4. 屈肢法：利用关节的极度屈曲，压迫血管达到止血，如前臂或小腿出血则在肘窝或腘窝放一棉垫，再使关节极度屈曲，然后将小腿与大腿或前臂与上臂用“8”字绷带将其捆拢。

5. 钳夹法：用止血钳直接钳夹出血点止血吸最有效、最彻底、损伤最小。盲目钳夹有可能损伤并行的血管、神经或其他重要组织，转运搬动时有可能松脱或撕脱大血管。因此，此法必须直视下准确进行，同时做好有效固定。

6. 止血带法：一般适用于四肢伤大出血，且加压包扎无法止血的情况。使用止血带时，接触面积应较大，以免造成神经损伤。止血带的位置应靠近伤口的最近端。止血带中以局部充气止血带最好，其不良反应小。在紧急情况下，也可使用橡皮管、三角巾或绷带等代替，禁用细绳索或电线等充当止血带。

止血带使用方法：

（1）止血带必须上在患肢伤口的近心端。肘关节以下的伤口，应将止血带上在上臂；膝以下的伤口应上在大腿。

（2）在选定上止血带的部位先包一层布或单衣，以保护皮肤和神经不致勒伤。然后将气囊止血带缚在上臂或大腿之上，用血压计连接止血带的橡皮管。利用血压计的橡皮球把气囊充气到伤口不再出血，或升压到患者的收缩压以上，并用止血钳夹住止血带的橡皮管。若使用橡皮管作止血带，更需包一层布再上止血带。手持橡皮管中部的两端边拉边将橡皮管围绕肢体2周，然后用止血钳在管子的交接处夹住。如伤口未停止出血，说明止血带太松，必须重做。

（3）三角巾代替止血带：先用一块布折成小垫，放在上臂肱动脉的表面，用一条三角巾折成条带状，将条带的中点放在小垫上。然后交叉拉紧条带，围绕肢体 2 周，继续拉紧打结。

使用止血带注意：①上止血带前抬高患肢 2～3min，增加静脉向心回流。②上止血带的部位不应距离出血点太远，以免更多组织缺血。③不应缚扎过紧，以止住血为度。④每隔 1h 放松 1～2min，使用时间一般不超过 4h。⑤上止血带的伤员须有显著标志，并注明启用时间；⑥松止血带之前，应先输液或输血，补充血容量，打开伤口，准备好止血用器材，然后再松止血带；⑦因止血带使用时间过长、远端肢体已发生坏死者，应在原止血带的近端加上新止血带，然后再行截肢手术。

### （二）包扎方法

1. 绷带包扎法：包扎的目的是保护伤口、减少污染、压迫止血、固定骨折、关节和敷料并止痛。最常用的材料是绷带、三角巾和四头带。无上述物品时，可就地取材用干净毛巾、包袱布、手绢、衣服等替代。在进行伤口包扎时，动作要轻巧，松紧要适宜、牢靠，既要保证敷料固定，又不影响肢体血液循环。包扎敷料应超出伤口边缘 5～10cm 遇有外露污染的骨折端或腹内脏器，不可轻易还纳。

包扎方法有环形包扎、螺旋反折包扎、8 字形包扎和帽式包扎等。包扎要掌握“三点一走行”，即绷带的起点、止点、着力点（多在伤处）和走行顺序，以达到既牢固又不能太紧的目的。先在创口覆盖无菌纱布，然后从伤口低处向上，左右缠绕。包扎伤臂或伤腿时，要尽量设法暴露手指尖或足趾尖，观察血液循环。绷带用于胸、腹、臀、会阴等部位容易滑脱，所以绷带包扎一般用于四肢和头部。

2. 三角巾包扎法：普通三角巾和带形、燕尾式三角巾，可用于身体不同部位的包扎，也可用于较大面积创伤的包扎，缺点是不便加压。目前使用的急救包（体积小，仅一块普通肥皂大小，能防水，其内包括一块无菌普通三角市和加厚的无菌敷料）使用十分方便。

3. 四头带包扎法：用于胸、腹部伤包扎时较为方便，用于四肢包扎时也不易滑脱。

4. 几种特殊伤的包扎法

（1）开放性颅脑伤：颅脑伤有脑组织膨出时，不要随意还纳，以等渗盐水浸湿的大块无菌敷料覆盖，再扣以无菌换药碗，以阻止脑组织进一步脱出，再进行包扎固定。同时患者侧卧位，清除口腔内的分泌物、黏液或血块，保持呼吸道通畅。

（2）开放性气胸：在胸部贯通伤、开放性气胸时，应立即以大块无菌敷料堵塞封闭伤口，帮助止血同时将开放性气胸变为闭合性气胸，防止纵隔扑动和血流动力学的改变。在转运医院的途中，患者最好取半卧位。

（3）腹部内脏脱出：腹部外伤有内脏脱出时，不要还纳，以等渗盐水浸湿了的大块无菌敷料覆盖后，再扣以无菌换药碗或无菌的盛物盆等，以防止肠管等内脏进一步脱出，然后再进行包扎固定。如果脱出的肠管破裂，则用肠钳将穿孔破裂处钳夹后一起包裹在敷料内。注意一定要将直接覆盖在肠管上的敷料以等渗盐水浸透，以免粘连，造成肠浆膜或其他内脏损伤，发生肠梗阻或其他远期并发症。

（4）异物插入眼球：严禁将异物从眼球拔出，最好用一只纸杯先固定异物，然后用无菌的敷料围住，再用绷带包扎。

（5）异物插入体内的包扎法：刺入体内的刀或其他异物，不能立即拔除，应用大块敷料支撑异物，然后用绷带固定敷料以控制出血。转运途中小心保护，并避免移动。若伤者是被铁栏杆或铁架等大型物件"刺挂住"，则更不能将伤员立即拔出，应在现场进行抗休克处理的同时，以切割机将伤员连同刺入体内的钢筋一起"割下"后再送往医院。在切割时要不停地以冷水浇注钢筋，避免热传导至体内烧伤体内脏器。

## 十八、清　创　术

### （一）适应证

各种类型开放性损伤视为新鲜伤口，具备以下条件者：

1. 伤后6～8h以内者。
2. 伤口污染较轻，不超过伤后12h者。
3. 头面部伤口，一般在伤后24～48h以内，争取清创后一期缝合。

### （二）术前准备

1. 了解、熟悉病人病情。与病人或家属谈话，做好各种解释工作，如行一期缝合的原则。

若一期缝合发生感染的可能性和局部表现，若不缝合下一步的处理方法，解释伤合功能、美容的影响等。争取清醒病人配合，并签署有创操作知情同意书。

2. 器械准备：无菌手术包、肥皂水、无菌生理盐水、3%双氧水、碘伏及1：5000新洁尔灭溶液、无菌注射器、2%利多卡因、绷带、宽胶布、止血带等。

3. 戴帽子、口罩。

### （三）操作步骤

1. 清洁伤口周围皮肤：先用无菌纱布覆盖伤口，剃去伤口周围的毛发，其范围应距离伤口边缘5cm以上，有油污者，用汽油或者乙醚擦除（以上步骤由巡回护士完成）。

2. 手术者洗手、穿手术衣后戴无菌手套，用无菌纱布覆盖伤口，用肥皂水和无菌毛刷刷洗伤口周围的皮肤，继以无菌盐水冲洗，一般反复冲洗3次，严重污染伤口可刷洗多次，直至清洁为止，注意勿使冲洗肥皂水流入伤口内。

3. 清洗、检查伤口：术者不摘无菌手套，去除覆盖伤口的无菌纱布，用无菌生理盐水冲洗伤口，并以夹持小纱布的海绵钳轻轻擦拭伤口内的组织，用3%的过氧化氢溶液冲洗，待创面呈现泡沫后，再用无菌生理盐水冲洗干净。擦干伤口内的冲洗液及伤口周围皮肤，检查伤口内有无血凝块及异物，并检查伤口深度，有无合并神经、血管、筋腱与骨骼损伤，在此过程中若遇有较大的出血点，应予以止血。如四肢创面有大量出血，可用止血带，并记录上止血带时间，此时，用无菌纱布覆盖伤口。

4. 皮肤消毒、铺无菌巾：洗手、泡手后不戴无菌手套，以0.75%碘酊消毒皮肤，铺无菌巾。注意，勿使消毒液流入伤口内，必要时伤口周围局部麻醉。

5. 清理伤口：术者、助手再次消毒双手后，戴无菌手套，用手术剪清除伤口周围不整齐的皮肤边缘1～2mm,失去活力呈灰白色或不出血呈紫色的皮肤应予以去除。若切口过小，应扩大切口充分暴露。一般从伤口两端沿纵轴延长（有时须根据功能和外观选择延长切口的方向），深筋膜也应当做相应的切开，彻底止血，小的渗血可压迫止血，较大出血予以结扎，尽量取净伤口内的异物，剪除伤口内失去活力的组织，由浅入深仔细清除，但不应将不该切除的组织一并切除。对于手、面部及关节附近的伤口更应特别注意。脂肪组织易发生坏死、液化而至感染，失去活力的筋膜会影响伤口的愈合，均应尽量予以切除。

6. 去除坏死和失去活力的肌肉组织：凡夹捏不收缩，切开不出血或无颜色改变的肌肉组织，都要彻底切除或剪除。污染明显与骨膜分离的小碎骨片可以去除，较大的游离骨片或与软组织相连的小骨片，予以保留，放回原位，以恢复解剖形态及功能，关节囊内的小游离骨片必须彻底清除，并将关节囊缝合。

7. 血管伤的处理不影响伤口血液循环的断裂血管，可予以结扎。若主要血管损伤，清创后需进行动、静脉吻合或修补。将损伤的血管近、远端剥离清楚，用无损伤血管钳夹住两端阻断血流，用小剪刀将血管外膜去除一端，将断端修剪整齐后对合两断端。用细丝线在两侧各做一褥式缝合，用生理盐水放入少许肝素冲洗管腔，以防凝血块再凝固，将两缝线牵紧，用连续缝合法缝合前壁，翻转血管按前法缝合后壁。放松远端血管夹，检查吻合口是否严密，如无缝隙，即去除近端血管夹，恢复血运。

8. 缝合伤口：遵循清创缝合原则完成符合缝合要求的伤口，经上述步骤处理的伤口则为清洁伤口，再用无菌盐水冲洗伤口。如手术台面无菌巾已浸透，则应加盖无菌巾。清理伤口，由深层向浅层按局部的解剖层次进行缝合。避免遗留无效腔，防止形成血肿，缝合时松紧度要适宜，以免影响局部血运。用间断缝合法缝合皮下组织后，采用70%乙醇消毒伤口周围的皮肤，间断缝合法缝合皮肤。对齐皮缘，挤出皮下积血，再次用70%乙醇消毒皮肤，覆盖无菌纱布，并妥善包扎固定。

9. 伤口表浅，止血良好，缝合后没有无效腔时，一般不必放置引流物。伤口深，损伤范围大且重。污染重的伤口和无效腔可能存在有血肿形成时，应放置引流物。

### （四）注意事项

1. 清创术前需综合评估病情，如有颅脑伤或胸、腹严重损伤，或已有轻微休克迹象者，需及时采取综合治疗措施。

2. 切除污染创面时，应由外向内、由浅入深，并防止切除后的创面再污染。

3. 清创需彻底，异物需彻底清除，深筋膜需充分切开，有效解除深层组织张力。

4. 术后给予破伤风抗毒素或破伤风免疫球蛋白，并根据伤情给予合适的抗生素预防感染。

5. 引流物在24～48h后，按分泌物的质与量决定是否取出、更换敷料。

## 十九、脊柱损伤患者的搬运

脊柱损伤处理不当往往会损伤脊髓、引起截瘫。

### （一）判断

在以下情况发生损伤时要想到脊柱损伤的可能性：

1. 从高空摔下，臀或四肢先着地者；
2. 重物从高空直接砸压在头或肩部者；
3. 暴力直接冲击在脊柱上者；
4. 正处于腰弓背时受到挤压力；
5. 腰背部的脊椎有压痛、肿胀，或有隆起、畸形；
6. 双下肢有麻木，活动无力或不能。

通过询问患者与检查，如果有前4条中的1条，再加第5、6条即考虑有脊椎骨折的可能性，即应按照脊柱骨折要求进行急救。

### （二）急救

1. 如伤者仍被瓦砾、土方等压住，不要硬拉暴露在外面的肢体，以防加重血管、脊髓、骨折的损伤，立即将压在伤者身上的东西搬掉。脊柱骨折时常伴有颈、腰椎骨折。

2. 颈椎骨折要用衣物、枕头挤在头颈两侧，使固定；应保持其颈椎中立位，一人将下颌和枕部略加牵引，搬动或翻滚到担架上。

3. 如胸腰脊柱骨折，使伤者平卧在硬板床上，身体两侧用枕头、砖头、衣物塞紧，固定脊柱为正直位。正确的搬运方法是2～3人搬运，先将患者就地仰卧，双下肢理直靠拢，双上肢贴于身体两侧，将担架放于患者一侧，2～3人并排在患者一侧，同时分别抬住头肩（1人）、腰臀（1人）及双下肢（1人），一齐将患者平移至担架上、木板或门板上，也可先使伤员保持平直状态，成一整体滚动至木板上。

4. 身体创口部分进行包扎，冲洗创口，止血、包扎。

### （三）注意事项

1. 完全或不完全骨折损伤，均应在现场做好固定且防治并发症，特别要采取最快方式送往医院，在护送途中应严密观察。

2. 可疑脊柱骨折、脊髓损伤时立即按脊柱骨折要求急救。

3. 运送中用硬板床、担架、门板，不能用软床。禁止1人抱背，应2～4人抬，防止加重脊柱、脊髓损伤。

4. 搬运时让伤者两下肢靠拢，两上肢贴于腹侧，并保持伤者的体位为直线。

5. 胸、腰、腹部损伤时，在搬运中，腰部要垫小枕头或衣物。

## 二十、四肢骨折现场急救外固定技术

### （一）目的

急救时的固定主要是对骨折临时固定，防止骨折断端活动刺伤血管、神经等周围组织造成继发性损伤，并减少疼痛，便于抢救运输和搬运。

### （二）物品准备

1. 木质、铁质、塑料制作的夹板或固定架。

2. 就地取材，选用适合的木板、竹竿、树枝、纸板等简便材料。

### （三）操作步骤

1. 上臂骨折固定：将夹板放在骨折上臂的外侧，用绷带固定；再固定肩肘关节，用一条三角巾折叠成燕尾式悬吊前臂于胸前，另一条三角巾围绕患肢于健侧腋下打结。若无夹板固定，可用三角巾先将伤肢固定于胸廓，然后用三角巾将伤肢悬吊于胸前。

2. 前臂骨折固定：将夹板置于前臂四侧，然后固定腕、肘关节，用三角巾将前臂屈曲悬吊于胸前，用另一条三角巾将伤肢固定于胸廓。若无夹板固定，则先用三角巾将伤肢悬吊于胸前，然后用三角巾将伤肢固定于胸廓。

3. 股骨骨折固定

（1）健肢固定法：用绷带或三角巾将双下肢绑在一起，在膝关节、踝关节及两腿之间的空隙处加棉垫。

（2）躯干固定法：用长夹板从脚跟至腋下，短夹板从脚跟至大腿根部，分别置于患腿的外、内侧，用绷带或三角巾捆绑固定。

4. 小腿骨折固定：用长度由脚跟至大腿中部的两块夹板，分别置于小腿内外侧，再用三角巾或绷带固定。亦可用三角巾将患肢固定于健肢。

5. 脊柱骨折固定　将伤员仰卧于木板上，用绷带将脖、胸、腹、髂及脚踝部等固定于木板上。

### （四）注意事项

1. 有创口者应先止血、消毒、包扎，再固定。
2. 固定前应先用布料、棉花、毛巾等软物，铺垫在夹板上，以免损伤皮肤。
3. 用绷带固定夹板时，应先从骨折的下部缠起，以减少患肢充血水肿。
4. 夹板应放在骨折部位的下方或两侧，应固定上下各一个关节。
5. 大腿、小腿及脊柱骨折者，不宜随意搬动，应临时就地固定。
6. 固定应松紧适宜。

## 二十一、人工呼吸

### （一）适应证

1. 呼吸骤停。
2. 心搏骤停。

### （二）常用方式

共 6 种，分别为：口对口呼吸；口对鼻呼吸；口对口鼻呼吸；口对气管套管呼吸；口对通气防护装置呼吸；球囊-面罩通气。

### （三）操作方法

1. 口对口呼吸：是一种快捷、有效的通气方法，呼出气体中的氧气足以满足患者需求。人工呼吸时，要先采用仰头拍颏法确保气道通畅，捏住患者的鼻孔，防止漏气，急救者用口唇把患者的口全罩住，呈密封状，缓慢吹气，每次吹气应持续 ls 以上，能够观察到胸廓起伏即可，通气频率应为 10～12 次/分。为减少胃胀气的发生，应避免迅速而强有力的呼吸。

2. 口对鼻呼吸：口对口呼吸难以实施时应推荐采用口对鼻呼吸，尤其是患者牙关紧闭不能开口、口唇创伤时。救治溺水者最好应用口对鼻呼吸方法，因为救治者双手要托住溺水者的头和肩膀，只要患者头一露出水面即可行口对鼻呼吸。首先通畅伤病者的呼吸道，伤病者口紧闭，急救者向患者鼻腔吹气，呼气时令伤者的口张开，以利气体排出。

3. 口对口鼻呼吸：适用于对婴儿进行人工呼吸：①将婴儿头后仰，轻抬下颌部。②使婴儿口鼻部张开。③急救者平静吸一口气，用口唇全包住婴儿的口鼻，向里吹气，保证看到胸廓起伏。

4. 口对气管套管呼吸：口对气管套管呼吸可用于已有气管套管的受害者进行人工呼吸。但目前尚未有证据表明口对气管套管呼吸是安全，有效和可行的。

5. 口对通气防护装置呼吸：考虑到安全问题，某些医务人员和初级救助者不愿意进行口对口呼吸，而更愿意通过口对通气防护装置进行人工呼吸。防护装置一般有 2 种类型：面部防护板和面罩。面部防护板为透明塑料或硅树脂片，以防止救助者和患者直接接触，但是防护板不能防止救助者一侧的污染。面罩有单向阀门，使得救助者可以向患者呼气，而患者呼气不会被救助者吸入。有的面罩有氧气接口，以便口对面罩呼吸的同时供给氧气。用面罩通气时双手把面罩紧贴患者面部，加强其闭合性则通气效果更好。

6. 球囊面罩装置：使用球囊面罩可提供正压通气，一般球囊充气容量为 1～2L，足以使肺充分膨胀，但急救中挤压气囊难保不漏气，因此，单人复苏时易出现通气不足，双人复苏时效果较好。双人操作时，一人压紧面罩，一人挤压皮囊。

### （四）注意事项

1. 每次人工呼吸时间超过 1s。
2. 每次人工呼吸潮气量以能够观察到胸廓起伏为准。
3. 避免迅速而强力的人工呼吸。
4. 如患者同时需要进行胸外心脏按压，未放置高级气道前，按压和通气比率为 30∶2。
5. 如果已经有人工气道（如气管插管，食管气管联合式导气管或喉罩），并且有二人进行 CPR，则每分钟通气 8～10 次，不用呼吸与胸外按压同步，在这种情况下人工呼吸时，胸外按压不应停止。

### （五）并发症

人工呼吸时，由于过度通气和过快的通气都易发生胃扩张，尤其是儿童更容易发生。通过维持气道通畅、限制和调节通气容量使胸廓起伏适度，就可能最大限度地降低胃扩张发生率。在呼气和吸气过程中，如能确保气道通畅，也可进一步减轻胃扩张。如果出现胃内容物反流，应将患者侧位安置，清除口内反流物后，再使患者平卧，继续 CPR。

## 二十二、胸外心脏按压

### （一）概述

CPR 时胸外按压是在胸骨中下 1/3 提供一系列压力，这种压力通过增加胸内压或直接挤压心脏产生血液流动，并辅以适当的人工呼吸，就可为脑和其他重要器官提供有氧血供，有利于电除颤。《2005 年国际心肺复苏指南》规定按压频率为 100 次/分，在放置高级气道之前，无论是单人还是双人 CPR，按压/通气比均为 30：2（连续按压 30 次，然后吹气 2 次），如果已经有了高级人工气道，2 名救助者不必再进行 CPR 周期，按压者可以进行连续的频率为 100 次/分的按压，而不会因为人工呼吸而中断。另一人实施 8～10 次/分的人工呼吸。

### （二）适应证

心脏骤停。

### （三）操作方法

1. 按压部位为胸骨中下 1/3 交界处，标准体形患者位于两侧乳头连线与胸骨正中的交界处。

2. 将手掌根贴在胸骨下半段，另一手掌叠放在手背上，手指翘起脱离胸壁，也可用两手手指交叉抬手指，手掌根部长轴与胸骨长轴确保一致，保证手掌全力压在胸骨上，可避免发生肋骨骨折，不要按压剑突。

3. 无论手指是伸直，还是交叉在一起，都应离开胸壁，手指不应用力向下按压。

4. 肘关节伸直，上肢呈一直线，双肩正对双手，保证每次按压的方向与胸骨垂直。如果按压时用力方向不垂直，部分按压力丧失，影响按压效果。

5. 对正常形体的患者，按压幅度为至少 5cm，按压频率为 100/min，按压/通气比率为 30：2。

6. 每次按压后，双手放松使胸骨恢复到按压前的位置，血液在此期间可回流到胸腔，放松时双手不要离开胸壁，一方面使双手位置保持固定，另一方面，减少胸骨本身复位的冲击力，以免发生骨折。

7. 在一次按压周期内，按压与放松时间各为 50%时，可产生有效的脑和冠状动脉灌注压。

8. 一位以上急救人员现场 CPR 时，每隔 2min 应相互轮换按压。每 2min 或每 5 个 CPR 循环后，轮换“按压者“应在 5s 以内完成。

### （四）并发症

正确的CPR技术可减少并发症，在成人患者，即使胸外按压动作得当，也可能造成肋骨骨折，胸、肺挫伤、肝脾撕裂伤和脂肪栓塞。按压过程中，手的位置要正确，用力要均匀有力，虽然有时可避免一些并发症，但不能完全避免合并症的发生。

## 二十三、电　除　颤

除颤仪用来进行心脏电复律和电除颤。心脏电复律是以患者自身的心电信号为触发标志，同步瞬发放高能脉冲电流通过心脏，使某些异位快速心失常转复为窦性心律。心脏电除颤则应用瞬间高电脉冲对心脏行紧急非同步电击，以消除心室颤动（包括心室扑动）。本节主要介绍电除颤。

### （一）适应证

1. 心室颤动/心室扑动。
2. 无脉性室性心动过速。

### （二）除颤原则

早期除颤，非同步，最大能量，1次方案（不连续电击）。

### （三）操作方法

1. 接通除颤器电源，打开电源开关。
2. 选择非同步档，单向波除颤仪能量选择360J，双向方形波首次电击时可选择150～200J，而2次和后续除颤则应选择相同或更高的能量。直线双向波第1次除颤时选择120J。如果操作者不知道双向波除颤仪的适宜能量，则可选择200J进行除颤。在2个电极板涂上导电糊，胸骨电极置于胸骨右缘锁骨下方，另一个电极置于左乳头的外侧，电极的中心在腋中线上。按下充电电钮完成充电，将电极板紧压患者胸部皮肤，即用两拇指分别同时按下放电按钮进行电击，放电后立即进行按压通气比为30∶2的心肺复苏（CPR），2min或5个CPR循环后检查心律。

## 二十四、简易呼吸器的使用

### （一）简易呼吸器构造

简易呼吸器又称球囊面罩通气装置，由以下几部分组成：单向阀、呼吸球、氧气储气阀、氧气储袋、氧气导管、面罩、标准的15mm/22mm接头。

## （二）适应证

各种原因引起的呼吸停止或呼吸微弱需要呼吸支持者。

## （三）操作步骤

1. 让患者仰卧，去枕、头后仰。

2. 清除口腔与喉中义齿等任何可见的异物。

3. 抢救者应位于患者头部的后方，将头部向后仰，用左手托牢下颌使其朝上，使气道保持通畅。

4. 将面罩紧扣口鼻，用左手拇、示指固定面罩，并紧压使患者口鼻与面罩紧合，其余三指放在颏下以维持患者头呈后仰位。

5. 用右手挤压呼吸球，将气体送入肺中，然后放松呼吸球，使呼吸瓣恢复原形，患者呼出气排入大气。挤压规律性的球体提供足够的吸气/呼气时间。每次挤压的容量以能观察到胸廓起伏为准，在 lL 的球囊约为 1/2 到 2/3，在 2L 的球囊约为 1/3，每次呼吸在 Is 以上。如果患者心跳未停止，则每 5～6s 给予 1 次通气，呼吸频率为 10～12/min。如果患者心搏骤停，抢救者需进行心肺复苏，按压/通气比例为 30：2，抢救者在进行人工呼吸时，需暂停心脏按压。如果已经有人工气道，胸外按压不应停止。

## （四）注意事项

1. 注意保持气道通畅。

2. 面罩要扣紧。

3. 挤压的气量，勿过大。

4. 抢救者应注意观察患者的病情变化。

（1）注视患者胸部是否随着挤压球体而起伏。

（2）经由面罩透明部分观察患者嘴唇与面部颜色的变化。

（3）在呼气当中，观察面罩内是否呈雾气状。

## （五）清洁与消毒

1. 将简易呼吸器各配件依顺序拆开，置入 2%戊二醛溶液中浸泡 4～6h。

2. 取出后使用灭菌蒸馏水冲洗所有配件，去除残留的消毒剂。

3. 储气袋只需擦拭消毒即可，禁用消毒剂浸泡，因易损坏。

4. 如遇特殊感染患者，可使用环氧乙烷熏蒸消毒。

5. 消毒后的部件应完全干燥，并检查是否有损坏，将部件依顺序组装。

## 二十五、气 管 插 管

气管插管是确切的人工气道之一。插入气管内，气囊充气后，可形成肺脏和外界的通畅通道，并能有效防止误吸。经口明视气管插管是急诊建立人工气道的常用方法。

### （一）适应证

1. 全身麻醉。
2. 心搏骤停。
3. 呼吸衰竭、呼吸肌麻痹或呼吸抑制需机械通气。

### （二）禁忌证

1. 喉头水肿、气道急性炎症及咽喉部脓肿。
2. 胸主动脉瘤压迫气管、严重出血倾向者，应加倍谨慎。

### （三）准备工作

器具准备：麻醉喉镜、带充气套囊的气管导管、衔接管、导管管心、牙垫、喷雾器、吸引装置、供给正压通气的麻醉机或呼吸器及氧气。

### （四）操作方法

1. 明视经口气管内插管法：患者仰卧，用软枕使患者头位垫高 10cm，使经口、经咽、经喉三轴线接近重叠。

2. 术者位于患者头端（不宜于在床头操作者，可位于患者头部旁侧），用右手推患者前额，使头部在寰枕关节处极度后伸。如未张口，应用右手推下颌并用示指拨开下唇，避免喉镜置入时下唇被卷入挤伤。

3. 置入喉镜：左手持麻醉喉镜自患者右侧口角置入，将舌体挡向左侧，再把镜片移至正中，见到腭垂。沿舌背弧度将镜片再稍向前置入咽部，即可见到会厌。

4. 如用直喉镜片，将其置于会厌的喉面挑起会厌，以显露声门；如用弯喉镜片，只需将其远端伸入舌根与会厌咽面间的会厌谷，再上提喉镜，使会厌向上翘起，紧贴镜片而显露声门。

5. 右手以握笔状持导管从右侧弧形斜插口中，将导管前端对准声门后，轻柔地插入气管内，拔出导管管心。

6. 压迫胸壁，查得导管口有出气气流，即可置牙垫于磨牙间，退出喉镜，用胶布将气管导管和牙垫妥善固定。

7. 导管接麻醉机或呼吸器，套囊内充气，同时听两侧呼吸音，再次确认导管插入气管内。

（五）并发症

1. 误吸，将可能导致低氧血症、肺不张和肺部感染。

2. 创伤并发症，如牙齿和口唇损伤、咽喉气管移位或破损、声带损伤、鼻出血、导管进入颅腔。

3. 呼吸循环系统并发症，如室性期前收缩和室性心动过速、心动过缓、低血压或高血压、低氧血症。

4. 喉痉挛或支气管痉挛。

5. 导管误入食管。

6. 导管过深插入一侧支气管导致肺不张。

# 第三节　急 救 技 术

## 一、现场心肺复苏术

（一）适应证

因各种原因所造成的循环系统障碍（包括心搏骤停、心室纤颤及心搏极弱）。

（二）禁忌证

1. 胸壁开放性损伤。

2. 肋骨骨折。

3. 胸廓畸形或心脏压塞。

4. 凡已明确心、肺、脑等重要器官功能衰竭无法逆转者，可不必进行复苏术。如晚期癌症等。

（三）操作方法

心肺复苏（CPR）是一个连贯、系统的急救技术，各个环节应紧密结合不间断地进行。现场心肺复苏术的步骤如下：

1. 证实：迅速用各种方法刺激病人，确定是否意识丧失，心跳、呼吸停止。主要采取“一看”，看形态、面色、瞳孔；“二摸”，摸股动脉、颈动脉搏动；“三听”，听心音。证实病人心搏骤停后应立即进行抢救。

2. 体位：一般要去枕平卧，将病人安置在平硬的地面上或在病人的背后垫一块硬板，尽量减少搬动病人。

3. 胸外心脏按压

（1）按压部位：胸骨中、下 1/3 交界处的正中线剑突上 2.5～5cm 处或两侧乳头连线与胸骨正中交界处。

（2）按压方法：①抢救者一手的掌根部紧放在按压部位，另一手掌放在此手背上，两手平行重叠且手指交叉互握抬起，使手指脱离胸壁。②抢救者双臂向下按压，使胸骨下陷5cm（5～13岁3cm，婴幼儿胸部前后径1/3）。③按压应平稳、有规律地进行，不能间断；按压至最低点处，应有一明显的停顿，不能冲击式的猛压或跳跃式按压，放松时定位的手掌根部不要离开胸骨定位点，但应尽量放松，务使胸骨不受任何压力。④按压频率：至少100次/min，按压与放松时间比例基本相等，按压-通气比值30∶2。

（3）按压有效指标：①按压时能扪及大动脉搏动，收缩压＞8.0kpa。②病人面色、口唇、指甲及皮肤等色泽再度转红。③扩大的瞳孔再度缩小。④出现自主呼吸。⑤神志逐渐恢复，可有眼球活动，睫毛反射与对光反射出现，甚至手脚抽动，肌张力增加。

（4）在胸外按压的同时要进行人工呼吸，更不要为了观察脉搏和心率而频频中断心肺复苏，按压停歇时间一般不要超过10秒，以免干扰复苏成功。

4. 畅通呼吸道：其操作方法是仰额举颏法：一手置于前额使头部后仰，另一手的示指与中指置于下颌骨近下颏或下颌角处，抬起下颏（颌）。有假牙托者应取出。

5. 人工呼吸。一般可采用口对口呼吸、口对鼻呼吸、口对口鼻呼吸（婴幼儿），具体方法如下：

（1）在保持呼吸道通畅的位置下进行。

（2）用按于前额之手的拇指和示指，捏住病人的鼻翼下端。

（3）术者深吸一口气后，张开口贴紧病人的嘴，把病人的口部完全包住。

（4）深而快地向病人口内用力吹气，直至病人胸廓向上抬起为止。

（5）一次吹气完毕后，立即与病人口部脱离，轻轻抬起头部，面向病人胸部，吸入新鲜空气，以便做下一次人工呼吸。同时使病人的口张开，捏鼻的手也应放松，以便病人从鼻孔通气，观察病人胸廓向下恢复，并有气流从病人口内排出。

（6）吹气频率：12～20次/分，但应与心脏按压成比例。无论单人还是双人CPR，心脏按压30次，吹气2次（30∶2）。吹气时应停止胸外按压。

（7）吹气量：一般正常人的潮气量500～600ml。目前公认以800～1200ml/次为宜，绝对不能超过1200ml/次，以免引起肺泡破裂。

## 二、胸内心脏按压术

### （一）适应证

1. 胸外心脏按压无效。

2. 引起心脏骤停的疾病本身需要手术，如心脏压塞、心脏外伤、心房黏液瘤导致心内梗阻、心室动脉瘤、大块肺动脉栓塞，以及需要迅速心脏复温（如冻伤）等。

3. 胸廓畸形，如严重脊柱弯曲、鸡胸、一侧全肺切除术后的心脏移位等，不能行胸外心脏按压。

4. 肥胖体质，胸外除颤无效。

### （二）禁忌证

1. 凡已明确其心、肺、脑等重要器官功能衰竭无法逆转者，如晚期癌症、慢性消耗性疾病致死者。

2. 若切开皮肤，伤口有渗血，表示循环未停，应中止开胸。

3. 未建立有效的人工呼吸时，不能开胸心脏按压。

### （三）准备工作

1. 开胸包、剪刀、刀片、手套、手术衣、碘酊、乙醇、胶布等。

2. 药物：0.9%氯化钠注射液、肾上腺素、利多卡因等。

3. 找家属谈话，并签字。

### （四）操作方法

1. 仰卧位，头部放低 5°～10°，左臂外展，手术者站在伤员左侧。

2. 用手术刀沿左胸乳头下一肋间（第 4 或第 5 肋间）切开胸腔，切口从胸骨左缘开始，止于左腋中线。分层切开肋间肌和胸膜，经肋间隙进入胸腔，不切除肋骨。

3. 牵开肋骨，将右手伸入胸腔，摸到心尖，迅速证实是停止跳动还是处于心室纤颤状态。在左膈神经之前与神经平行切开心包，将手伸入心包，立即行心脏按压术。

4. 心脏按压术的操作方法

（1）推压法：右手伸到心脏后侧，用手指向胸骨的背侧挤压心脏。

（2）单手按压法：右手握住心脏，拇指和大鱼际在前，另四指在后，间断挤压心脏。挤压时压力必须均匀，不要仅用指尖抓捏，以免造成心肌撕裂或心室壁穿孔。

（3）双手按压法：将右手放在心脏后面，左手的四指放在心脏前面，双手同时用力，间断地挤压心脏。

5. 心脏按压术的频率：视心脏的充盈程度而定，一般为 60～70 次/min。为促进心脏复跳，增强心肌张力，提高按压效果，可向左心室内注射 0.1%肾上腺素 0.3mg。必要时可重复注射。

6. 在心脏按压过程中，如果发现心室纤颤，应继续按压，争取时间和条件进行除颤。

7. 经按压心脏恢复跳动后，如收缩有力，即可停止按压；若收缩无力，可在心脏收缩期予以辅助性按压。

8. 心脏复跳后，不要立即关胸，但需注意止血。至少应观察半小时，以便当心脏再次发生停搏时能及时进行心脏按压。

9. 待心跳恢复并能维持满意的循环功能后，应行完善的止血，用 0.9%氯化钠注射液冲洗胸腔，并于左腋中线第 8 肋间隙处放置闭式引流管，然后方可关闭胸腔。

10. 为防止感染，可于胸腔内注入庆大霉素 8 万 U。皮肤用碘酊、乙醇消毒后包扎伤口。

## 三、心内注射术

### （一）适应证

1. 任何原因所致心搏骤停，进行心脏按压，同时需要向心内注射一定药物促进心脏复跳者。
2. 胸外及胸内点击除颤，应同时心内注射药物。
3. 没有除颤设备时，可用药物心内注射除颤。

### （二）禁忌证

出血性疾病及心搏未停者。

### （三）准备工作

1. 器械准备：5ml 或 10ml 的消毒注射器及 9 号长针头、碘酊、乙醇、棉签。
2. 心内注射所需的药品。

### （四）操作方法

1. 病人取卧位。
2. 用碘酊、乙醇在穿刺部位自内向外进行常规皮肤消毒。
3. 用空针抽取心内注射所用的药物。
4. 用 9 号穿刺针在第 4 肋间胸骨左缘 1～2cm 处垂直刺入 4～5cm，抽得回血后将药液快速注入。
5. 注射完毕后，拔出穿刺针，以乙醇棉签按压针孔。

# 四、洗　胃　术

## （一）适应证

1. 清除胃内各种毒物。
2. 治疗完全或不完全性幽门梗阻。
3. 急、慢性胃扩张。

## （二）禁忌证

1. 腐蚀性胃炎（服入强酸或强碱）。
2. 食管或胃底静脉曲张。
3. 食管或贲门狭窄或梗阻。
4. 严重心肺疾患。

## （三）准备工作

1. 详细询问现病史，全面复习病历，认真确定适应证，特别要注意有无消化道溃疡、食管阻塞、食管静脉曲张、胃癌等病史。

2. 器械准备：治疗盘内备漏斗洗胃管、镊子、纱布（用无菌巾包裹）、橡胶围裙、液状石蜡、棉签、弯盘、大水罐或量容器内盛洗胃液（灌洗溶液成分、浓度及量按需要准备）、压舌板、开口器、治疗巾，输液架，盛水桶 2 只。使用电动洗胃机洗胃时，应检查机器各管道衔接是否正确牢固，运转是否正常。电源是否已接地线。

3. 洗胃后如需灌入药物应做好准备。

## （四）操作方法

1. 若病人清醒而合作，可先用棉签或压舌板刺激咽喉催吐，以减轻洗胃的困难及并发症。

2. 病人取坐位或半坐位，中毒较重者取左侧卧位。置橡胶围裙围于病人胸前，如有活动义齿应先取下，置盛水桶于头下，置弯盘于病人口角处。

3. 证实胃管已插入胃内，即可洗胃。将漏斗放置低于胃部的位置，挤压橡胶球，抽尽胃内容物，并留取标本送验。

4. 举漏斗高过头部 30～50cm，将洗胃液慢慢倒入漏斗 300～500ml，当漏斗内尚余少量溶液时，迅速将漏斗降低至低于胃的位置，并倒置于盛水桶，利用虹吸作用引出胃内灌洗液。若引流不畅时，可挤压橡胶球吸引，直至排尽灌洗液，然后再高举漏斗，注入溶液，如此反复灌洗，直至洗出液澄清无味为止。

5. 自动洗胃机操作方法：

（1）按常规方法插入胃管。

（2）将配好的胃灌洗液放入塑料桶（或玻璃瓶）内。将3根橡胶管分别与洗胃机的药管、胃管和污水管口连接。将药管的另一端放入灌洗液桶内（管口必须在液面以下），污水管的另一端放入空塑料桶（或玻璃瓶）内。胃管的一端和病人洗胃管相连接。调节好药量大小。

（3）接通电源后按“手吸”键，吸出胃内容物。再按“自动”键，机器即开始对胃进行自动冲洗。冲洗干净后停机。洗胃过程中，如发现有食物堵塞管道，水流缓慢、不流或发生故障，可交替按“手冲”和“手吸”两键，重复冲吸数次直到管道通畅后，再将胃内存留液体吸出。胃内液体吸净后，再按“自动”键，自动洗胃即继续进行。

（4）洗毕，将药管、胃管和污水管同时放入清水中，按“清洗”键，机器自动清洗各部管腔。清洗完毕，将胃管、药管和污水管同时提出水面，当洗胃机内的水完全排净后，按“停机”键关机。

6. 洗毕，经胃管注入泻药，然后拔出胃管，帮助病人漱口、洗脸。

7. 记录灌洗液名称及液量，洗出液的颜色和气味，病人目前情况，并及时送检标本。

## 五、呼吸机的临床应用

### （一）适应证

1. 严重通气不足：如慢性阻塞性肺部疾患引起的呼吸衰竭、哮喘持续状态，各种原因引起的中枢性呼吸衰竭和呼吸肌麻痹等。

2. 严重换气功能障碍：急性呼吸窘迫综合征、严重的肺部感染或内科治疗无效的急性肺水肿。

3. 减少呼吸消耗：胸部和心脏外科手术后，严重胸部创伤等。

4. 心肺复苏。

### （二）应用指征

1. 临床指征：呼吸浅、慢、不规则，极度呼吸困难，呼吸欲停或停止，意识障碍，呼吸频数，呼吸频率＞35次/分。

2. 血气分析指征：pH＜7.20～7.25。$PaCO_2$＞9.33～10.7kPa（70～80mmHg）。$PaO_2$在吸入$FiO_2$ 0.40，30分钟后仍＜6.67kPa（50mmHg）。

### （三）禁忌证

1. 未经减压及引流的张力性气胸，纵隔气肿。

2. 中等量以上的咯血。

3. 重度肺囊肿或肺大疱。

4. 低血容量性休克未补充血容量之前。

5. 急性心肌梗死。

以上均为相对禁忌证

### （四）准备工作

1. 检查呼吸机各项工作性能是否正常，各管道间的连接是否紧密、有无漏气，各附件是否齐全，送气道或气道内活瓣是否灵敏。

2. 检查电源和地线。

3. 氧气钢瓶内或中心供氧压力是否足够（氧气压力＞10kg/cm$^2$）。

4. 湿化器是否清洁。

### （五）操作方法

1. 呼吸机与病人的连接方式

（1）面罩：适用于神志清楚合作者，短期或间断应用，一般为1～2小时。

（2）气管插管：用于半昏迷或昏迷的重症者，保留时间一般不超过72小时，如经鼻、低压力套囊插管可延长保留时间。

（3）气管切开：用于长期做机械通气的重症病人。

2. 呼吸机的调节

（1）通气量：潮气量一般为10～15ml/kg，慢性阻塞性肺部疾患常设在8～10ml/kg；急性呼吸窘迫综合征（ARDS）、肺水肿、肺不张等肺顺应性差者可设在12～15ml/kg。

（2）吸气/呼气时间：阻塞性通气障碍时吸：呼为1∶2或1∶2.5，并配合慢频率；限制性通气障碍时吸：呼为1∶1.5，并配合较快频率。应用呼吸机时一般呼吸频率为16～20次/min。

（3）通气压力：肺内轻度病变时常15～20cmH$_2$O，中度病变为20～25cmH$_2$O，重度病变需25～30次/min。

（4）给氧浓度：低浓度氧（24%～40%）不超过40%，适用于慢性阻塞性肺部疾病病人。中浓度氧（40%～60%）适用于缺氧但二氧化碳潴留时。高浓度氧（＞60%）适用于CO中毒、心源性休克，吸入高浓度氧不应超过1～2天。

3. 通气方式

（1）控制呼吸：病人的呼吸频率、通气量、呼吸道压力完全受呼吸机控制，适用于重症呼吸衰竭病人的抢救。具体方法包括：①容量控制通气：是最常用的呼吸方式，优点是可以保证通气量。②容量控制通气+长吸气：又称自动间歇肺泡过度充气，在容量控制的基础上，每100次呼吸中有一次相当于2倍潮气量的长吸气。③压力控制通气：优点是呼吸道压力恒定，不易发生肺的气压伤。

（2）辅助呼吸：在自主呼吸的基础上，呼吸机补充自主呼吸通气量的不足，呼吸频率由病人控制，吸气的深度由呼吸机控制，适用于轻症或重症病人的恢复期。

（3）呼气末正压通气（PEEP）：呼吸机在吸气时将气体压入肺脏，在呼气时仍保持呼吸道内正压，至呼气终末仍处于预定正压水平。一般主张终末正压在5～10cm$H_2O$，适用于肺顺应性差的病人，如急性呼吸窘迫综合征（ARDS）及肺水肿等。

（4）持续呼吸道正压通气（CPAP）：是在病人自主呼吸的基础上，呼吸机在吸、呼两相均给予一定正压，把呼吸基线从零提高到一定的正值，使肺泡张开，用于肺顺应性下降及肺不张、阻塞性睡眠呼吸暂停综合征等。

（5）间歇强制通气（IMV）和同步间歇强制通气（SIMV）：在自主呼吸的过程中，呼吸机按照指令定时、间歇地向病人提供预订量的气体，称IMV。如呼吸机间歇提供的气体与病人呼吸同步，即称SIMV。呼吸机的频率一般为2～10次/分。优点是保证通气量，又有利于呼吸肌的锻炼，作为撤离呼吸机的过渡措施。

4. 选择适当的通气方式。

5. 接通电源，打开呼吸机电源开关，调试呼吸机的送气是否正常，确定无漏气。然后将呼吸机送气管末端与病人面罩或气管导管或金属导管紧密连接好，呼吸机的机械通气即已开始。

6. 机械通气开始后，立即听诊双肺呼吸音。如果呼吸音双侧对称，即可将气管导管或金属套管上的气囊充气（4～6ml），使气管导管与气管壁间的空隙密闭。

7. 在呼吸机通气期间，可根据病人自主呼吸情况选择控制呼吸或辅助呼吸，检测血气变化及病人的生命体征变化，要自始至终保证呼吸道通畅。

8. 病人自主呼吸恢复，达到停机要求时，应及时停机。

## 第四节　问诊的基本方法与技巧

### 一、问诊的基本方法与技巧

1. 问诊开始，由于对医疗环境的生疏和对疾病的恐惧等，患者就诊前常有紧张情绪。医生应主动创造一种宽松和谐的环境以解除患者的不安心情。注意保护病人隐私，最好不要当着陌生人开始问诊。如果病人要求家属在场，医生可以同意。一般从礼节性的交谈开始，可先作自我介绍（佩戴胸牌是很好的自我介绍的一种方式），讲明自己的职责。使用恰当的言语或体语表示愿意为解除患者的病痛和满足他的要求尽自己所能，这样的举措会有助于建立良好的医患关系，很快缩短医患之间的距离，改善互不了解的生疏局面，使病史采集能顺利地进行下去。

2. 尽可能让患者充分地陈述和强调他认为重要的情况和感受，只有在患者的陈述离病情太远时，才需要根据陈述的主要线索灵活地把话题转回，切不可生硬地打断患者的叙述，甚至用医生自己主观的推测去取代患者的亲身感受。只有患者的亲身感受和病情变化的实际过程才能为诊断提供客观的依据。

3. 追溯首发症状开始的确切时间，直至目前的演变过程。如有几个症状同时出现，必须确定其先后顺序。虽然收集资料时，不必严格地按症状出现先后提问，但所获得的资料应足以按时间顺序口述或写出主诉和现病史。例如：一名 56 岁男性病人，间断性胸骨后疼痛 2 年，复发并加重 2 小时就诊。2 年前，病人首次活动后发生胸痛，于几分钟后消失。1 年前，胸痛发作频繁，诊断为心绞痛，口服尼群地平 10mg 每日 3 次，治疗后疼痛消失。病人继续服药至今。2 小时前病人胸骨后疼痛再发，1 小时前伴出汗、头晕和心悸，胸痛放射至左肩部。如此收集的资料能准确反映疾病的时间发展过程。

4. 在问诊的两个项目之间使用过渡语言，即向病人说明将要讨论的新话题及其理由，使病人不会困惑你为什么要改变话题以及为什么要询问这些情况。如过渡到家族史之前可说明有些疾病有遗传倾向或在一个家庭中更容易患病，因此我们需要了解这些情况。过渡到系统回顾前，说明除已经谈到的内容外，还需了解全身各系统情况，然后开始系统回顾。

5. 根据具体情况采用不同类型的提问。一般性提问（或称开放式提问），常用于问诊开始，可获得某一方面的大量资料，让病人像讲故事一样叙述他的病情。这种提问应该在现病史、过去史、个人史等每一部分开始时使用。如："你今天来，有哪里不舒服?"待获得一些信息后，再着重追问一些重点问题。

直接提问，用于收集一些特定的有关细节。如"扁桃体切除时你多少岁?……?您何时开始腹痛的呢?" 获得的信息更有针对性。另一种直接选择提问，要求病人回答"是"或"不是"，或者对提供的选择作出回答，如"你曾有过严重的头痛吗?""你的疼痛是锐痛还是钝痛?" 为了系统有效地获得准确的资料，询问者应遵循从一般提问到直接提问的原则。

不正确的提问可能得到错误的信息或遗漏有关的资料。以下各种提问应予避免。诱导性提问或暗示性提问，在措辞上已暗示了期望的答案，使病人易于默认或附和医生的诱问，如："你的胸痛放射至左手，对吗?""用这种药物后病情好多了，对吧?"

责难性提问，常使病人产生防御心理，如："你为什么吃那样脏的食物呢?"如医生确实要求病人回答此为什么，则应先说明提出该问题的原因，否则在病人看来很可能是一种责难。另一种不恰当的是连续提问，即连续提出一系列问题，可能造成病人对要回答的问题混淆不清，如："饭后痛得怎么样?和饭前不同吗?是锐痛，还是钝痛?"

6. 提问时要注意系统性和目的性。杂乱无章的重复提问会降低患者对医生的信心和期望。例如：在收集现病史时已获悉病人的一个姐姐和一个弟弟也有类似的头痛，如再问病人有无兄弟姐妹，则表明询问者未注意倾听。有时为了核实资料，同样的问题需多问几次，但应说明，例如："你已告诉我，你大便有血，这是很重要的资料，请再给我详细讲一下你大便的情况。"有时用反问及解释等技巧，可以避免不必要的重复提问。

7. 询问病史的每一部分结束时进行归纳小结，可达到以下目的：①唤起医生自己的记忆和理顺思路，以免忘记要问的问题；②让病人知道医生如何理解他的病史；③提供机会核实病人所述病情。对现病史进行小结常常显得特别重要。小结家族史时，只需要简短的概括，特别是阴性或不复杂的阳性家族史。小结系统回顾时，最好只小结阳性发现。

8. 避免医学术语。在选择问诊的用语和判断病人的叙述时应注意，不同文化背景的病人对各种医学词汇的理解有较大的差异。与病人交谈，必须用常人易懂的词语代替难懂的医学术语。不要因为病人有时用了一两个医学术语，就以为他有较高的医学知识水平。例如：有的病人曾因耳疾而听说并使用"中耳炎"这个词，但实际上病人很可能并不清楚"中耳炎"的含义，甚至连中耳在哪里可能都不知道。由于病人不愿承认他不懂这一提问，使用术语就可能引起误解。有时，询问者应对难懂的术语作适当的解释后再使用，如："你是否有过血尿，换句话说有没有尿色变红的情况?"

9. 为了收集到尽可能准确的病史，有时医师要引证核实病人提供的信息。如病人用了诊断术语，医生应通过询问当时的症状和检查等以核实资料是否可靠。例如，病人："5 年前我患了肺结核。"医师："当时做过胸部光检查吗?"病人："做过。"医师："经过抗结核治疗吗?"病人："是，服药治疗。"医师："知道药名吗?"又如病人说："我对青霉素过敏。"则应追问："你怎么知道你过敏?"或问："是青霉素皮试阳性或你用青霉素时有什么反应?"经常需要核实的资料还有呕血量、体重变化情况、大便和小便量，重要药物如糖皮质激素、抗结核药物和精神药物的使用，饮酒史、吸烟史，以及过敏史等。

10. 仪表、礼节和友善的举止，有助于发展与病人的和谐关系，使病人感到温暖亲切，获得病人的信任，甚至能使病人讲出原想隐瞒的敏感事情。适当的时候应微笑或赞许地点头示意。问诊时记录要尽量简单、快速，不要只埋头记录，不顾与病人必要的视线接触。交谈时采取前倾姿势以表示正注意倾听。另外，当病人谈及他的性生活等敏感问题时，询问者可用两臂交叉等姿势，显示出能接受和理解他问题的身体语言。其他友好的举止还包括语音、语调、面部表情和不偏不倚的言语，以及一些鼓励病人继续谈话的短语，如“我明白”、“接着讲”、“说得更详细些”。

11. 恰当地运用一些评价、赞扬与鼓励语言，可促使病人与医生的合作，使病人受到鼓舞而积极提供信息，如：“可以理解”，“那你一定很不容易”。一些通俗的赞扬语，如“你已经戒烟了?有毅力。”或“你能每月做一次乳房的自我检查，这很好”。但对有精神障碍的病人，不可随便用赞扬或鼓励的语言。

12. 询问病人的经济情况，关心患者有无来自家庭和工作单位经济和精神上的支持。医师针对不同情况作恰当的解释可使病人增加对医生的信任。有时应鼓励病人设法寻找经济和精神上的支持和帮助，以及介绍一些能帮助病人的个人或团体。

13. 医师应明白病人的期望，了解病人就诊的确切目的和要求。有时病人被询问病情时一直处于被动的局面，实际上他可能还有其他目的，如咨询某些医学问题、因长期用药需要与医生建立长期关系等。在某些情况下，咨询和教育病人是治疗成功的关键，甚至本身就是治疗的目标。医生应判断病人最感兴趣的、想要知道的及每一次可理解的信息量，从而为他提供适当的信息或指导。

14. 许多情况下，病人答非所问或依从性差其实是因为病人没有理解医生的意思。可用巧妙而仔细的各种方法检查病人的理解程度。询问者可要求病人重复所讲的内容，或提出一种假设的情况，看病人能否作出适当的反应。如病人没有完全理解或理解有误，应予及时纠正。

15. 如病人问到一些问题，医生不清楚或不懂时，不能随便应付、不懂装懂，甚至乱解释，也不要简单回答三个字“不知道”。如知道部分答案或相关信息，医生可以说明，并提供自己知道的情况供病人参考。对不懂的问题，可以回答自己以后去查书、请教他人后再回答，或请病人向某人咨询，或建议去何处能解决这一问题。

16. 问诊结束时，应谢谢病人的合作、告知病人或体语暗示医患合作的重要性，说明下一步对病人的要求、接下来做什么、下次就诊时间或随访计划等。

必须指出，只有理论学习结合实际反复训练，才能较好地掌握问诊的方法与技巧。如像人类交往与交流的其他形式一样，不可能有机械的、一成不变的问诊模式和方法，应机敏地关注具体情况灵活把握。初学者有时思维紊乱、语涩词穷，难以提出恰当的问题，问诊进展不够顺利，应不断总结经验，吸取教训。必要时可以反问自己：是否患者此时特别难受?是否患者不能表达?有无语言障碍?是否患者被疾病吓倒?医生自己是否太紧张?是否自己的言行影响了医患关系?是否患者对自己的信任度不够?努力去发现影响问诊的原因，予以解决，才能不断提高问诊水平。

## 二、重点问诊的方法

重点的病史采集（focused history taking）是指针对就诊的最主要或“单个”问题（现病史）来问诊，并收集除现病史外的其他病史部分中与该问题密切相关的资料。要采集重点病史，要求医生已经深入学习和掌握前章所述的全面问诊的内容和方法，并具有丰富的病理生理学和疾病的知识，具有病史资料分类和提出诊断假设的能力。需要做这种重点病史采集的临床情况主要是急诊和门诊。重点的病史采集不同于全面的病史采集过程，基于病人表现的问题及其紧急程度，医生应选择那些对解决该问题所必需的内容进行问诊，所以病史采集是以一种较为简洁的形式和调整过的顺序进行的。但问诊仍必须获得主要症状的以下资料：全面的时间演变和发生发展情况，即发生、发展、性质、强度、频度、加重和缓解因素及相关症状等。通常病人的主要症状或主诉提示了需要做重点问诊的内容。因此，随着问诊的进行，医生逐渐形成诊断假设，判断该病人可能是哪些器官系统患病，从而考虑下一步在过去史、个人史、家族史和系统回顾中选择相关内容进行问诊，而医生可以有选择性地省掉那些对解决本次就诊问题无关的病史内容。

一旦明确现病史的主要问题，指向了某（或某些）器官系统，医生经过临床诊断思维的加工就会形成诊断假设，就应重点对该系统的内容进行全面问诊，通过直接提问（常常用这种提问方式）收集有关本系统中疑有异常的更进一步的资料，对阳性的回答就应如上一章所述的方法去问诊，而阴性症状也应记录下来。阴性症状是指缺少能提示该器官系统受累的症状或其他病史资料。例如一个主要问题是气短的病史，心血管和呼吸系统疾病是其主要的原因，因此，与这些系统和器官相关的其他症状就应包括在问诊之中，如询问有无劳力性呼吸困难、端坐呼吸、夜间阵发性呼吸困难、胸痛、心悸、踝部水肿或有无咳嗽、喘息、咯血、咳痰和发热。还应询问有无哮喘或其他肺部疾病的历史，阳性回答应分类并按恰当的发生时间顺序记录，阴性的回答也应加以分类并记录。这对明确该诊断或做进一步的鉴别诊断很有意义。

采集过去史资料是为了能进一步解释目前的问题或进一步证实诊断假设，如针对目前考虑的受累器官系统询问是否患过疾病或是否作过手术，病人过去是否有过该病的症状或类似的症状。如果是，应该询问：当时的病情怎么样?诊断是什么（不是用来作为现在的诊断，而仅作为一种资料）?结果怎么样?不必询问全面系统的常规的过去史问诊的全部内容，除非询问者认为这样对解决目前问题很有帮助。但一般说来，药物（包括处方和非处方药）和过敏史对每个病人都应询问。对育龄期妇女，应询问有无妊娠的可能性。

是否询问家族史或询问家族史中的哪些内容，决定于医生的诊断假设。个人史的情况也相同，如一个气短的病人，应询问有无吸烟史或接触毒物的历史，不管阴性、阳性回答都能提供有用的资料。当然，对每个病人几乎都应询问更普通的个人史资料，包括年龄、职业、生活状况、近来的精神状态和体力情况。系统回顾所收集的资料会对先前提出的诊断假设进行支持或修改。

建立诊断假设并不是要在问诊中先入为主，而是从实际过程来看，可以说问诊本身就是收集客观资料与医生的主观分析不断相互作用的过程。建立假设、检验假设和修正假设都需要询问者高度的脑力活动，绝不仅仅是问话和收集资料的简单行为。这一过程是对医生的挑战，也会带给医生满足感。医生的认知能力和整合资料的能力将决定他病史采集的实践过程。

较好地完成重点的病史采集以后，医生就有条件选择重点的体格检查内容和项目，体格检查结果将支持、修正或否定病史中建立的诊断假设。

## 三、特殊情况的问诊技巧

### （一）缄默与忧伤

有时患者缄默不语，甚至不主动叙述其病史，并不意味着病人没有求医动机和内心体验，它可能是由于疾病使患者对治疗丧失信心或感到绝望所致。对此，医师应注意观察病人的表情、目光和躯体姿势，为可能的诊断提供线索；另一方面，也要以尊重的态度，耐心地向病人表明医师理解其痛苦并通过言语和恰当的躯体语言给病人以信任感，鼓励其客观地叙述其病史。有时医师所提的问题触及到患者的敏感方面而使其伤心；也可能由于问题未切中要害或批评性的提问使患者沉默或不悦；或因医师用过多、过快的直接提问，使患者惶惑而被动，对这些都应及时察觉，予以避免。如患者因生病而伤心或哭泣，情绪低落，医生应予安抚、理解并适当等待、减慢问诊速度，使患者镇定后继续叙述病史。

### （二）焦虑与抑郁

应鼓励焦虑患者讲出其感受，注意其语言的和非语言的各种异常的线索，确定问题性质。给予宽慰和保证应注意分寸，如说“不用担心，一切都会好起来的”这一类话时，首先应了解患者的主要问题，确定表述的方式，以免适得其反，使患者产生抵触情绪，交流更加困难。抑郁是最常见的临床问题之一，且易于忽略，应予特别重视。如询问患者通常的情绪如何，对未来、对生活的看法，如疑及抑郁症，应按精神科要求采集病史和作精神检查。

### （三）多话与唠叨

病人不停地讲，医生不易插话及提问，一个问题引出一长串答案。由于时间的限制及患者的回答未得要领，常使采集病史不顺利。对此，应注意以下技巧：一是提问应限定在主要问题上；二是根据初步判断，在病人提供不相关的内容时，巧妙地打断；三是让患者稍休息，同时仔细观察患者有无思维奔逸或混乱的情况，如有，应按精神科要求采集病史和作精神检查；四是分次进行问诊、告诉患者问诊的内容及时间限制等，但均应有礼貌、诚恳表述，切勿表现得不耐心而失去患者的信任。

（四）愤怒与敌意

患病和缺乏安全感的人可能表现出愤怒和不满，而且有时病人也难说他们为什么愤怒和愤怒的具体对象，可能指向医生，仅就因为医生在他面前或提醒他想到了自己的不适感觉，或者他们向医生，尤其是向年轻医生比向更年老的医生表示愤怒更感到安全。如果病人认为医务人员举止粗鲁、态度生硬或语言冲撞，更可能使病人愤怒或怀有敌意。不管对以上哪种情况，医生一定不能发怒，也勿认为自己受到侮辱而耿耿于怀，应采取坦然、理解、不卑不亢的态度，尽量发现患者发怒的原因并予以说明，注意切勿使其迁怒他人或医院其他部门。提问应该缓慢而清晰，内容主要限于现病史为好，对个人史及家族史或其他可能比较敏感的问题，询问要十分谨慎，或分次进行，以免触怒病人。

（五）多种症状并存

有的患者多种症状并存，似乎医生问及的所有症状都有，尤其是慢性过程又无侧重时，应注意在其描述的大量症状中抓住关键、把握实质；另一方面，在注意排除器质性疾病的同时，亦考虑其可能由精神因素引起，一经核实，不必深究，必要时可建议其作精神检查。但初学者在判断功能性问题时应特别谨慎。

（六）说谎和对医生不信任

患者有意说谎是少见的，但患者对所患疾病的看法和他的医学知识会影响他对病史的叙述，如病人的叔父死于胃癌，那他可能将各种胃病都视为一种致命性疾病，而把病情叙述得很重。有的患者求医心切可能夸大某些症状，或害怕面对可能的疾病而淡化甚至隐瞒某些病史。医师应判断和理解这些情况，给予恰当的解释，避免记录下不可靠不准确的病史资料。

对某些症状和诊断，病人常感到恐惧，恐惧各种有创性检查、恐惧疾病的后果或将来许多难以预料的情况。恐惧会改变人的行为，一些病人对过去信任的环境也变得不信任。有时医生能感觉到病人对医生的不信任和说谎，医生不必强行纠正，但若根据观察、询问了解有说谎可能时，应认识到它，待病人情绪稳定后再询问病史资料。若有人没病装病或怀有其他非医学上的目的有意说谎时，医生应根据医学知识综合判断，予以鉴别。

### （七）文化程度低下和语言障碍

文化程度低下一般不妨碍其提供适当的病史，但患者理解力及医学知识贫乏可能影响回答问题及遵从医嘱。问诊时，语言应通俗易懂，减慢提问的速度，注意必要的重复及核实。患者通常对症状耐受力较强，不易主动陈诉；对医生的尊重及环境生疏，使患者通常表现得过分顺从，有时对问题回答“是”不过是一种礼貌和理解的表示，实际上，可能并不理解，也不一定是同意或肯定的回答，对此应特别注意。

语言不通者，最好是找到翻译，并请如实翻译，勿带倾向性，更不应只是解释或总结。有时通过体语、手势，加上不熟练的语言交流也可抓住主要问题。反复地核实很重要。

### （八）重危和晚期患者

重危患者需要高度浓缩的病史及体格检查，并可将其同时进行。病情重危者反应变慢，甚至迟钝，不应催促患者，应予理解。经初步处理，病情稳定后，可赢得时间，详细询问病史。

重症晚期患者可能因治疗无望有拒绝、孤独、违拗、懊丧、抑郁等情绪，应特别关心，引导其作出反应。对诊断、预后等回答应恰当和力求中肯，避免造成伤害，更不要与其他医生的回答发生矛盾。如不清楚、不理解，应妥善交代或作出适当许诺，待以后详细说明。亲切的语言，真诚的关心，表示愿在床旁多待些时间，对患者都是极大的安慰和鼓励，而有利于获取准确而全面的信息。

### （九）残疾患者

残疾患者在接触和提供病史上较其他人更为困难；除了需要更多的同情、关心和耐心之外，需要花更多时间收集病史。以下技巧有助于采集病史。

对听力损害或聋哑人，相互理解常有困难，可用简单明了的手势或其他体语；谈话清楚、大声、态度和蔼、友善；请患者亲属、朋友解释或代述，同时注意患者表情。必要时作书面提问，书面交流。对盲人，应更多安慰，先向患者自我介绍及介绍现场情况，搀扶患者就座，尽量保证患者舒适，这有利于减轻患者的恐惧，获得患者的信任。告诉患者其他现场人员和室内家具或装置，仔细聆听病史叙述并及时作出语言的应答，更能使患者放心与配合。

### （十）老年人

年龄一般不妨碍提供足够的病史，但因体力、视力、听力的减退，部分病人还有反应缓慢或思维障碍，可能对问诊有一定的影响。应注意以下技巧：先用简单清楚、通俗易懂的一般性问题提问；减慢问诊进度，使之有足够时间思索、回忆，必要时作适当的重复；注意患者的反应，判断其是否听懂，有无思维障碍、精神失常，必要时向家属和朋友收集补充病史；耐心仔细进行系统回顾，以便发现重要线索；仔细询问过去史及用药史，个人史中重点询问个人嗜好、生活习惯改变；注意精神状态、外貌言行、与家庭及子女的关系等。

（十一）儿童

小儿多不能自述病史，须由家长或保育人员代述。所提供的病史材料是否可靠，与他们观察小儿的能力、接触小儿的密切程度有关，对此应予注意并在病历记录中说明。问病史时应注意态度和蔼，体谅家长因子女患病而引起的焦急心情，认真地对待家长所提供的每个症状，因家长最了解情况，最能早期发现小儿病情的变化。5 岁以上的儿童，可让他补充叙述一些有关病情的细节，但应注意其记忆及表达的准确性。有些患儿由于惧怕住院、打针等而不肯实说病情，在与他们交谈时仔细观察并全面分析，有助于判断其可靠性。

（十二）精神疾病患者

自知力属于自我意识的范畴，是人们对自我心理、生理状态的认识能力，在医学上表示患者对自身疾病的认识能力。对有自知力的精神疾病患者，问诊对象是患者本人。对缺乏自知力的患者，其病史是从患者的家属或相关人员中获得。由于不是本人的患病经历和感受，且家属对病情的了解程度不同，有时家属会提供大量而又杂乱无章的资料，医生应结合医学知识综合分析，归纳整理后记录。对缺乏自知力患者的交谈、询问与观察属于精神检查的内容，但有时所获得的一些资料可以作为其病史的补充。

# 第五节　病历管理制度及书写规范与要求

## 一、病历管理制度

1. 医院应当加强病历管理，严格遵循《医疗机构管理条例》、《医疗事故处理条例》和《医疗机构病历管理制度》等法规，保证病历资料客观、真实、完整，严禁任何人涂改、伪造、隐匿、销毁、抢夺、窃取病历。

2. 医院设置专门部门或者配备专（兼）职人员，负责全院病案（门诊、急诊、住院）的收集、整理和保管工作。至少要为医疗与工伤保险、急诊留观与住院患者建立病历及保存病案。有条件的医院应当为所有患者建立并保存病历。

3. 有适宜的病历编号系统，病历编号是患者在本院就诊病历档案唯一及永久性的编号。

4. 医师要严格按照《病历书写基本规范》的规定书写病历。医院要加强病历的内涵质量管理，重点是住院病历的环节质量监控，为提高医疗质量与患者安全管理持续改进提供支持。

5. 患者出院时，由医师按照规定的格式填写首页后，由病案管理人员在出院后24～48小时内回收病历，并注意检查首页各栏及病历的完整性，不得对回收的病历进行任何形式的修改，同时要做好疾病与手术名称的分类录入，依序整理装订病历，按编号排列后上架存档。急诊死亡患者的病历由医院保管。

6. 除涉及对患者实施医疗活动的医务人员及医疗服务质量监控人员外，其他任何机构和个人不得擅自查阅患者病历。借阅病案要办理借阅手续，按期归还，应当妥善保管和爱护借用的病历，不得涂改、转借、拆散或丢失。除公、检、法、医保、卫生行政单位外，其他院外单位一般不予外借。院外单位借阅人持介绍信，经医疗管理部门核准，可以摘录病史。

7. 有病历安全管理制度，设施与具体措施到位，病历封存或提供病历复印服务应当符合《医疗机构管理条例》、《医疗事故处理条例》和《医疗机构病历管理制度》等法规的规定；应当配备专门场所供相关部门人员查询、摘录相关病历。

8. 本院医师经医疗管理部门批准后，方可借阅死亡及有医疗争议等特定范围内的病历，但不得借阅本人亲属及与本人存在利益关系的患者病历。

## 二、医疗机构病历管理规定

### 国家卫生计生委、国家中医药管理局（2013年版）
### 国卫医发〔2013〕31号

#### 第一章 总 则

第一条 为加强医疗机构病历管理，保障医疗质量与安全，维护医患双方的合法权益，制定本规定。

第二条 病历是指医务人员在医疗活动过程中形成的文字、符号、图表、影像、切片等资料的总和，包括门（急）诊病历和住院病历。病历归档以后形成病案。

第三条 本规定适用于各级各类医疗机构对病历的管理。

第四条 按照病历记录形式不同，可区分为纸质病历和电子病历。电子病历与纸质病历具有同等效力。

第五条 医疗机构应当建立健全病历管理制度，设置病案管理部门或者配备专（兼）职人员，负责病历和病案管理工作。

医疗机构应当建立病历质量定期检查、评估与反馈制度。医疗机构医务部门负责病历的质量管理。

第六条　医疗机构及其医务人员应当严格保护患者隐私，禁止以非医疗、教学、研究目的泄露患者的病历资料。

## 第二章　病历的建立

第七条　医疗机构应当建立门（急）诊病历和住院病历编号制度，为同一患者建立唯一的标识号码。已建立电子病历的医疗机构，应当将病历标识号码与患者身份证明编号相关联，使用标识号码和身份证明编号均能对病历进行检索。

门（急）诊病历和住院病历应当标注页码或者电子页码。

第八条　医务人员应当按照《病历书写基本规范》、《中医病历书写基本规范》、《电子病历基本规范（试行）》和《中医电子病历基本规范（试行）》要求书写病历。

第九条　住院病历应当按照以下顺序排序：体温单、医嘱单、入院记录、病程记录、术前讨论记录、手术同意书、麻醉同意书、麻醉术前访视记录、手术安全核查记录、手术清点记录、麻醉记录、手术记录、麻醉术后访视记录、术后病程记录、病重（病危）患者护理记录、出院记录、死亡记录、输血治疗知情同意书、特殊检查（特殊治疗）同意书、会诊记录、病危（重）通知书、病理资料、辅助检查报告单、医学影像检查资料。

病案应当按照以下顺序装订保存：住院病案首页、入院记录、病程记录、术前讨论记录、手术同意书、麻醉同意书、麻醉术前访视记录、手术安全核查记录、手术清点记录、麻醉记录、手术记录、麻醉术后访视记录、术后病程记录、出院记录、死亡记录、死亡病例讨论记录、输血治疗知情同意书、特殊检查（特殊治疗）同意书、会诊记录、病危（重）通知书、病理资料、辅助检查报告单、医学影像检查资料、体温单、医嘱单、病重（病危）患者护理记录。

## 第三章　病历的保管

第十条　门（急）诊病历原则上由患者负责保管。医疗机构建有门（急）诊病历档案室或者已建立门（急）诊电子病历的，经患者或者其法定代理人同意，其门（急）诊病历可以由医疗机构负责保管。

住院病历由医疗机构负责保管。

第十一条　门（急）诊病历由患者保管的，医疗机构应当将检查检验结果及时交由患者保管。

第十二条　门（急）诊病历由医疗机构保管的，医疗机构应当在收到检查检验结果后24小时内，将检查检验结果归入或者录入门（急）诊病历，并在每次诊疗活动结束后首个工作日内将门（急）诊病历归档。

第十三条　患者住院期间，住院病历由所在病区统一保管。因医疗活动或者工作需要，须将住院病历带离病区时，应当由病区指定的专门人员负责携带和保管。

医疗机构应当在收到住院患者检查检验结果和相关资料后 24 小时内归入或者录入住院病历。

患者出院后，住院病历由病案管理部门或者专（兼）职人员统一保存、管理。

第十四条　医疗机构应当严格病历管理，任何人不得随意涂改病历，严禁伪造、隐匿、销毁、抢夺、窃取病历。

## 第四章　病历的借阅与复制

第十五条　除为患者提供诊疗服务的医务人员，以及经卫生计生行政部门、中医药管理部门或者医疗机构授权的负责病案管理、医疗管理的部门或者人员外，其他任何机构和个人不得擅自查阅患者病历。

第十六条　其他医疗机构及医务人员因科研、教学需要查阅、借阅病历的，应当向患者就诊医疗机构提出申请，经同意并办理相应手续后方可查阅、借阅。查阅后应当立即归还，借阅病历应当在 3 个工作日内归还。查阅的病历资料不得带离患者就诊医疗机构。

第十七条　医疗机构应当受理下列人员和机构复制或者查阅病历资料的申请，并依规定提供病历复制或者查阅服务：

（一）患者本人或者其委托代理人；

（二）死亡患者法定继承人或者其代理人。

第十八条　医疗机构应当指定部门或者专（兼）职人员负责受理复制病历资料的申请。受理申请时，应当要求申请人提供有关证明材料，并对申请材料的形式进行审核。

（一）申请人为患者本人的，应当提供其有效身份证明；

（二）申请人为患者代理人的，应当提供患者及其代理人的有效身份证明，以及代理人与患者代理关系的法定证明材料和授权委托书；

（三）申请人为死亡患者法定继承人的，应当提供患者死亡证明、死亡患者法定继承人的有效身份证明，死亡患者与法定继承人关系的法定证明材料；

（四）申请人为死亡患者法定继承人代理人的，应当提供患者死亡证明、死亡患者法定继承人及其代理人的有效身份证明，死亡患者与法定继承人关系的法定证明材料，代理人与法定继承人代理关系的法定证明材料及授权委托书。

第十九条　医疗机构可以为申请人复制门（急）诊病历和住院病历中的体温单、医嘱单、住院志（入院记录）、手术同意书、麻醉同意书、麻醉记录、手术记录、病重（病危）患者护理记录、出院记录、输血治疗知情同意书、特殊检查（特殊治疗）同意书、病理报告、检验报告等辅助检查报告单、医学影像检查资料等病历资料。

第二十条　公安、司法、人力资源社会保障、保险以及负责医疗事故技术鉴定的部门，因办理案件、依法实施专业技术鉴定、医疗保险审核或仲裁、商业保险审核等需要，提出审核、查阅或者复制病历资料要求的，经办人员提供以下证明材料后，医疗机构可以根据需要提供患者部分或全部病历：

（一）该行政机关、司法机关、保险或者负责医疗事故技术鉴定部门出具的调取病历的法定证明；

（二）经办人本人有效身份证明；

（三）经办人本人有效工作证明（需与该行政机关、司法机关、保险或者负责医疗事故技术鉴定部门一致）。

保险机构因商业保险审核等需要，提出审核、查阅或者复制病历资料要求的，还应当提供保险合同复印件、患者本人或者其代理人同意的法定证明材料；患者死亡的，应当提供保险合同复印件、死亡患者法定继承人或者其代理人同意的法定证明材料。合同或者法律另有规定的除外。

第二十一条　按照《病历书写基本规范》和《中医病历书写基本规范》要求，病历尚未完成，申请人要求复制病历时，可以对已完成病历先行复制，在医务人员按照规定完成病历后，再对新完成部分进行复制。

第二十二条　医疗机构受理复制病历资料申请后，由指定部门或者专（兼）职人员通知病案管理部门或专（兼）职人员，在规定时间内将需要复制的病历资料送至指定地点，并在申请人在场的情况下复制；复制的病历资料经申请人和医疗机构双方确认无误后，加盖医疗机构证明印记。

第二十三条　医疗机构复制病历资料，可以按照规定收取工本费。

## 第五章　病历的封存与启封

第二十四条　依法需要封存病历时，应当在医疗机构或者其委托代理人、患者或者其代理人在场的情况下，对病历共同进行确认，签封病历复制件。

医疗机构申请封存病历时，医疗机构应当告知患者或者其代理人共同实施病历封存；但患者或者其代理人拒绝或者放弃实施病历封存的，医疗机构可以在公证机构公证的情况下，对病历进行确认，由公证机构签封病历复制件。

第二十五条　医疗机构负责封存病历复制件的保管。

第二十六条　封存后病历的原件可以继续记录和使用。

按照《病历书写基本规范》和《中医病历书写基本规范》要求，病历尚未完成，需要封存病历时，可以对已完成病历先行封存，当医师按照规定完成病历后，再对新完成部分进行封存。

第二十七条　开启封存病历应当在签封各方在场的情况下实施。

### 第六章 病历的保存

第二十八条 医疗机构可以采用符合档案管理要求的缩微技术等对纸质病历进行处理后保存。

第二十九条 门（急）诊病历由医疗机构保管的，保存时间自患者最后一次就诊之日起不少于15年；住院病历保存时间自患者最后一次住院出院之日起不少于30年。

第三十条 医疗机构变更名称时，所保管的病历应当由变更后医疗机构继续保管。

医疗机构撤销后，所保管的病历可以由省级卫生计生行政部门、中医药管理部门或者省级卫生计生行政部门、中医药管理部门指定的机构按照规定妥善保管。

### 第七章 附 则

第三十一条 本规定由国家卫生计生委负责解释。

第三十二条 本规定自2014年1月1日起施行。原卫生部和国家中医药管理局于2002年公布的《医疗机构病历管理规定》（卫医发〔2002〕193号）同时废止。

## 三、病历书写基本规范

## （卫生部2010年发布）

### 第一章 基 本 要 求

第一条 病历是指医务人员在医疗活动过程中形成的文字、符号、图表、影像、切片等资料的总和，包括门（急）诊病历和住院病历。

第二条 病历书写是指医务人员通过问诊、查体、辅助检查、诊断、治疗、护理等医疗活动获得有关资料，并进行归纳、分析、整理形成医疗活动记录的行为。

第三条 病历书写应当客观、真实、准确、及时、完整、规范。

第四条 病历书写应当使用蓝黑墨水、碳素墨水，需复写的病历资料可以使用蓝或黑色油水的圆珠笔。计算机打印的病历应当符合病历保存的要求。

第五条 病历书写应当使用中文，通用的外文缩写和无正式中文译名的症状、体征、疾病名称等可以使用外文。

第六条 病历书写应规范使用医学术语，文字工整，字迹清晰，表述准确，语句通顺，标点正确。

第七条 病历书写过程中出现错字时，应当用双线划在错字上，保留原记录清楚、可辨，并注明修改时间，修改人签名。不得采用刮、粘、涂等方法掩盖或去除原来的字迹。

上级医务人员有审查修改下级医务人员书写的病历的责任。

第八条　病历应当按照规定的内容书写，并由相应医务人员签名。

实习医务人员、试用期医务人员书写的病历，应当经过本医疗机构注册的医务人员审阅、修改并签名。

进修医务人员由医疗机构根据其胜任本专业工作实际情况认定后书写病历。

第九条　病历书写一律使用阿拉伯数字书写日期和时间，采用 24 小时制记录。

第十条　对需取得患者书面同意方可进行的医疗活动，应当由患者本人签署知情同意书。患者不具备完全民事行为能力时，应当由其法定代理人签字；患者因病无法签字时，应当由其授权的人员签字；为抢救患者，在法定代理人或被授权人无法及时签字的情况下，可由医疗机构负责人或者授权的负责人签字。

因实施保护性医疗措施不宜向患者说明情况的，应当将有关情况告知患者近亲属，由患者近亲属签署知情同意书，并及时记录。患者无近亲属的或者患者近亲属无法签署同意书的，由患者的法定代理人或者关系人签署同意书。

## 第二章　门（急）诊病历书写内容及要求

第十一条　门（急）诊病历内容包括门（急）诊病历首页（门（急）诊手册封面）、病历记录、化验单（检验报告）、医学影像检查资料等。

第十二条　门（急）诊病历首页内容应当包括患者姓名、性别、出生年月日、民族、婚姻状况、职业、工作单位、住址、药物过敏史等项目。

门诊手册封面内容应当包括患者姓名、性别、年龄、工作单位或住址、药物过敏史等项目。

第十三条　门（急）诊病历记录分为初诊病历记录和复诊病历记录。

初诊病历记录书写内容应当包括就诊时间、科别、主诉、现病史、既往史，阳性体征、必要的阴性体征和辅助检查结果，诊断及治疗意见和医师签名等。

复诊病历记录书写内容应当包括就诊时间、科别、主诉、病史、必要的体格检查和辅助检查结果、诊断、治疗处理意见和医师签名等。

急诊病历书写就诊时间应当具体到分钟。

第十四条　门（急）诊病历记录应当由接诊医师在患者就诊时及时完成。

第十五条　急诊留观记录是急诊患者因病情需要留院观察期间的记录，重点记录观察期间病情变化和诊疗措施，记录简明扼要，并注明患者去向。抢救危重患者时，应当书写抢救记录。门（急）诊抢救记录书写内容及要求按照住院病历抢救记录书写内容及要求执行。

## 第三章　住院病历书写内容及要求

第十六条　住院病历内容包括住院病案首页、入院记录、病程记录、手术同意书、麻醉同意书、输血治疗知情同意书、特殊检查（特殊治疗）同意书、病危（重）通知书、医嘱单、辅助检查报告单、体温单、医学影像检查资料、病理资料等。

第十七条　入院记录是指患者入院后，由经治医师通过问诊、查体、辅助检查获得有关资料，并对这些资料归纳分析书写而成的记录。可分为入院记录、再次或多次入院记录、24小时内入出院记录、24小时内入院死亡记录。

入院记录、再次或多次入院记录应当于患者入院后24小时内完成；24小时内入出院记录应当于患者出院后24小时内完成，24小时内入院死亡记录应当于患者死亡后24小时内完成。

第十八条　入院记录的要求及内容。

（一）患者一般情况包括姓名、性别、年龄、民族、婚姻状况、出生地、职业、入院时间、记录时间、病史陈述者。

（二）主诉是指促使患者就诊的主要症状（或体征）及持续时间。

（三）现病史是指患者本次疾病的发生、演变、诊疗等方面的详细情况，应当按时间顺序书写。内容包括发病情况、主要症状特点及其发展变化情况、伴随症状、发病后诊疗经过及结果、睡眠和饮食等一般情况的变化，以及与鉴别诊断有关的阳性或阴性资料等。

1. 发病情况：记录发病的时间、地点、起病缓急、前驱症状、可能的原因或诱因。

2. 主要症状特点及其发展变化情况：按发生的先后顺序描述主要症状的部位、性质、持续时间、程度、缓解或加剧因素，以及演变发展情况。

3. 伴随症状：记录伴随症状，描述伴随症状与主要症状之间的相互关系。

4. 发病以来诊治经过及结果：记录患者发病后到入院前，在院内、外接受检查与治疗的详细经过及效果。对患者提供的药名、诊断和手术名称需加引号（“”）以示区别。

5. 发病以来一般情况：简要记录患者发病后的精神状态、睡眠、食欲、大小便、体重等情况。

与本次疾病虽无紧密关系、但仍需治疗的其他疾病情况，可在现病史后另起一段予以记录。

（四）既往史是指患者过去的健康和疾病情况。内容包括既往一般健康状况、疾病史、传染病史、预防接种史、手术外伤史、输血史、食物或药物过敏史等。

（五）个人史，婚育史、月经史，家族史。

1. 个人史：记录出生地及长期居留地，生活习惯及有无烟、酒、药物等嗜好，职业与工作条件及有无工业毒物、粉尘、放射性物质接触史，有无冶游史。

2. 婚育史、月经史：婚姻状况、结婚年龄、配偶健康状况、有无子女等。女性患者记录初潮年龄、行经期天数、间隔天数、末次月经时间（或闭经年龄），月经量、痛经及生育等情况。

3. 家族史：父母、兄弟、姐妹健康状况，有无与患者类似疾病，有无家族遗传倾向的疾病。

（六）体格检查应当按照系统循序进行书写。内容包括体温、脉搏、呼吸、血压，一般情况，皮肤、黏膜，全身浅表淋巴结，头部及其器官，颈部，胸部（胸廓、肺部、心脏、血管），腹部（肝、脾等），直肠肛门，外生殖器，脊柱，四肢，神经系统等。

（七）专科情况应当根据专科需要记录专科特殊情况。

（八）辅助检查指入院前所作的与本次疾病相关的主要检查及其结果。应分类按检查时间顺序记录检查结果，如系在其他医疗机构所作检查，应当写明该机构名称及检查号。

（九）初步诊断是指经治医师根据患者入院时情况，综合分析所作出的诊断。如初步诊断为多项时，应当主次分明。对待查病例应列出可能性较大的诊断。（注意初步诊断与入院诊断的区别）

（十）书写入院记录的医师签名。

第十九条　再次或多次入院记录，是指患者因同一种疾病再次或多次住入同一医疗机构时书写的记录。要求及内容基本同入院记录。主诉是记录患者本次入院的主要症状（或体征）及持续时间；现病史中要求首先对本次住院前历次有关住院诊疗经过进行小结，然后再书写本次入院的现病史。

第二十条　患者入院不足 24 小时出院的，可以书写 24 小时内入出院记录。内容包括患者姓名、性别、年龄、职业、入院时间、出院时间、主诉、入院情况、入院诊断、诊疗经过、出院情况、出院诊断、出院医嘱，医师签名等。

第二十一条　患者入院不足 24 小时死亡的，可以书写 24 小时内入院死亡记录。内容包括患者姓名、性别、年龄、职业、入院时间、死亡时间、主诉、入院情况、入院诊断、诊疗经过（抢救经过）、死亡原因、死亡诊断，医师签名等。

第二十二条　病程记录是指继入院记录之后，对患者病情和诊疗过程所进行的连续性记录。内容包括患者的病情变化情况、重要的辅助检查结果及临床意义、上级医师查房意见、会诊意见、医师分析讨论意见、所采取的诊疗措施及效果、医嘱更改及理由、向患者及其近亲属告知的重要事项等。

病程记录的要求及内容：

（一）首次病程记录是指患者入院后由经治医师或值班医师书写的第一次病程

记录，应当在患者入院8小时内完成。首次病程记录的内容包括病例特点、拟诊讨论（诊断依据及鉴别诊断）、诊疗计划等。

1. 病例特点：应当在对病史、体格检查和辅助检查进行全面分析、归纳和整理后写出本病例特征，包括阳性发现和具有鉴别诊断意义的阴性症状和体征等。

2. 拟诊讨论（诊断依据及鉴别诊断）：根据病例特点，提出初步诊断和诊断依据；对诊断不明的写出鉴别诊断并进行分析；并对下一步诊治措施进行分析。

3. 诊疗计划：提出具体的检查及治疗措施安排。

（二）日常病程记录是指对患者住院期间诊疗过程的经常性、连续性记录。由经治医师书写，也可以由实习医务人员或试用期医务人员书写，但应有经治医师签名。书写日常病程记录时，首先标明记录时间，另起一行记录具体内容。对病危患者应当根据病情变化随时书写病程记录，每天至少1次，记录时间应当具体到分钟。对病重患者，至少2天记录一次病程记录。对病情稳定的患者，至少3天记录一次病程记录。

（三）上级医师查房记录是指上级医师查房时对患者病情、诊断、鉴别诊断、当前治疗措施疗效的分析及下一步诊疗意见等的记录。

主治医师首次查房记录应当于患者入院48小时内完成。内容包括查房医师的姓名、专业技术职务、补充的病史和体征、诊断依据与鉴别诊断的分析及诊疗计划等。

主治医师日常查房记录间隔时间视病情和诊疗情况确定，内容包括查房医师的姓名、专业技术职务、对病情的分析和诊疗意见等。

科主任或具有副主任医师以上专业技术职务任职资格医师查房的记录，内容包括查房医师的姓名、专业技术职务、对病情的分析和诊疗意见等。

（四）疑难病例讨论记录是指由科主任或具有副主任医师以上专业技术任职资格的医师主持、召集有关医务人员对确诊困难或疗效不确切病例讨论的记录。内容包括讨论日期、主持人、参加人员姓名及专业技术职务、具体讨论意见及主持人小结意见等。

（五）交（接）班记录是指患者经治医师发生变更之际，交班医师和接班医师分别对患者病情及诊疗情况进行简要总结的记录。交班记录应当在交班前由交班医师书写完成；接班记录应当由接班医师于接班后24小时内完成。交（接）班记录的内容包括入院日期、交班或接班日期、患者姓名、性别、年龄、主诉、入院情况、入院诊断、诊疗经过、目前情况、目前诊断、交班注意事项或接班诊疗计划、医师签名等。

（六）转科记录是指患者住院期间需要转科时，经转入科室医师会诊并同意接收后，由转出科室和转入科室医师分别书写的记录。包括转出记录和转入记录。转出记录由转出科室医师在患者转出科室前书写完成（紧急情况除外）；转入记录由转入科室医师于患者转入后24小时内完成。转科记录内容包括入院日期、转出或转入日期，转出、转入科室，患者姓名、性别、年龄、主诉、入院情况、入院诊断、诊疗经过、目前情况、目前诊断、转科目的及注意事项或转入诊疗计划、医师签名等。

（七）阶段小结是指患者住院时间较长，由经治医师每月所作病情及诊疗情况总结。阶段小结的内容包括入院日期、小结日期，患者姓名、性别、年龄、主诉、入院情况、入院诊断、诊疗经过、目前情况、目前诊断、诊疗计划、医师签名等。

交（接）班记录、转科记录可代替阶段小结。

（八）抢救记录是指患者病情危重，采取抢救措施时作的记录。因抢救急危患者，未能及时书写病历的，有关医务人员应当在抢救结束后6小时内据实补记，并加以注明。内容包括病情变化情况、抢救时间及措施、参加抢救的医务人员姓名及专业技术职称等。记录抢救时间应当具体到分钟。

（九）有创诊疗操作记录是指在临床诊疗活动过程中进行的各种诊断、治疗性操作（如胸腔穿刺、腹腔穿刺等）的记录。应当在操作完成后即刻书写。内容包括操作名称、操作时间、操作步骤、结果及患者一般情况，记录过程是否顺利、有无不良反应，术后注意事项及是否向患者说明，操作医师签名。

（十）会诊记录（含会诊意见）是指患者在住院期间需要其他科室或者其他医疗机构协助诊疗时，分别由申请医师和会诊医师书写的记录。会诊记录应另页书写。内容包括申请会诊记录和会诊意见记录。申请会诊记录应当简要载明患者病情及诊疗情况、申请会诊的理由和目的，申请会诊医师签名等。常规会诊意见记录应当由会诊医师在会诊申请发出后48小时内完成，急会诊时会诊医师应当在会诊申请发出后10分钟内到场，并在会诊结束后即刻完成会诊记录。会诊记录内容包括会诊意见、会诊医师所在的科别或者医疗机构名称、会诊时间及会诊医师签名等。申请会诊医师应在病程记录中记录会诊意见执行情况。

（十一）术前小结是指在患者手术前，由经治医师对患者病情所作的总结。内容包括简要病情、术前诊断、手术指征、拟施手术名称和方式、拟施麻醉方式、注意事项，并记录手术者术前查看患者相关情况等。

（十二）术前讨论记录是指因患者病情较重或手术难度较大，手术前在上级医师主持下，对拟实施手术方式和术中可能出现的问题及应对措施所作的讨论。讨论内容包括术前准备情况、手术指征、手术方案、可能出现的意外及防范措施、参加讨论者的姓名及专业技术职务、具体讨论意见及主持人小结意见、讨论日期、记录者的签名等。

（十三）麻醉术前访视记录是指在麻醉实施前，由麻醉医师对患者拟施麻醉进行风险评估的记录。麻醉术前访视可另立单页，也可在病程中记录。内容包括姓名、性别、年龄、科别、病案号，患者一般情况、简要病史、与麻醉相关的辅助检查结果、拟行手术方式、拟行麻醉方式、麻醉适应证及麻醉中需注意的问题、术前麻醉医嘱、麻醉医师签字并填写日期。

（十四）麻醉记录是指麻醉医师在麻醉实施中书写的麻醉经过及处理措施的记录。麻醉记录应当另页书写，内容包括患者一般情况、术前特殊情况、麻醉前用药、术前诊断、术中诊断、手术方式及日期、麻醉方式、麻醉诱导及各项操作开始及结束时间、麻醉期间用药名称、方式及剂量、麻醉期间特殊或突发情况及处理、手术起止时间、麻醉医师签名等。

（十五）手术记录是指手术者书写的反映手术一般情况、手术经过、术中发现及处理等情况的特殊记录，应当在术后 24 小时内完成。特殊情况下由第一助手书写时，应有手术者签名。手术记录应当另页书写，内容包括一般项目（患者姓名、性别、科别、病房、床位号、住院病历号或病案号）、手术日期、术前诊断、术中诊断、手术名称、手术者及助手姓名、麻醉方法、手术经过、术中出现的情况及处理等。

（十六）手术安全核查记录是指由手术医师、麻醉医师和巡回护士三方，在麻醉实施前、手术开始前和病人离室前，共同对病人身份、手术部位、手术方式、麻醉及手术风险、手术使用物品清点等内容进行核对的记录，输血的病人还应对血型、用血量进行核对。应有手术医师、麻醉医师和巡回护士三方核对、确认并签字。

（十七）手术清点记录是指巡回护士对手术患者术中所用血液、器械、敷料等的记录，应当在手术结束后即时完成。手术清点记录应当另页书写，内容包括患者姓名、住院病历号（或病案号）、手术日期、手术名称、术中所用各种器械和敷料数量的清点核对、巡回护士和手术器械护士签名等。

（十八）术后首次病程记录是指参加手术的医师在患者术后即时完成的病程记录。内容包括手术时间、术中诊断、麻醉方式、手术方式、手术简要经过、术后处理措施、术后应当特别注意观察的事项等。

（十九）麻醉术后访视记录是指麻醉实施后，由麻醉医师对术后患者麻醉恢复情况进行访视的记录。麻醉术后访视可另立单页，也可在病程中记录。内容包括姓名、性别、年龄、科别、病案号，患者一般情况、麻醉恢复情况、清醒时间、术后医嘱、是否拔除气管插管等，如有特殊情况应详细记录，麻醉医师签字并填写日期。

（二十）出院记录是指经治医师对患者此次住院期间诊疗情况的总结，应当在患者出院后 24 小时内完成。内容主要包括入院日期、出院日期、入院情况、入院诊断、诊疗经过、出院诊断、出院情况、出院医嘱、医师签名等。

（二十一）死亡记录是指经治医师对死亡患者住院期间诊疗和抢救经过的记录，应当在患者死亡后24小时内完成。内容包括入院日期、死亡时间、入院情况、入院诊断、诊疗经过（重点记录病情演变、抢救经过）、死亡原因、死亡诊断等。记录死亡时间应当具体到分钟。

（二十二）死亡病例讨论记录是指在患者死亡一周内，由科主任或具有副主任医师以上专业技术职务任职资格的医师主持，对死亡病例进行讨论、分析的记录。内容包括讨论日期、主持人及参加人员姓名、专业技术职务、具体讨论意见及主持人小结意见、记录者的签名等。

（二十三）病重（病危）患者护理记录是指护士根据医嘱和病情对病重（病危）患者住院期间护理过程的客观记录。病重（病危）患者护理记录应当根据相应专科的护理特点书写。内容包括患者姓名、科别、住院病历号（或病案号）、床位号、页码、记录日期和时间、出入液量、体温、脉搏、呼吸、血压等病情观察、护理措施和效果、护士签名等。记录时间应当具体到分钟。

第二十三条　手术同意书是指手术前，经治医师向患者告知拟施手术的相关情况，并由患者签署是否同意手术的医学文书。内容包括术前诊断、手术名称、术中或术后可能出现的并发症、手术风险、患者签署意见并签名、经治医师和术者签名等。

第二十四条　麻醉同意书是指麻醉前，麻醉医师向患者告知拟施麻醉的相关情况，并由患者签署是否同意麻醉意见的医学文书。内容包括患者姓名、性别、年龄、病案号、科别、术前诊断、拟行手术方式、拟行麻醉方式，患者基础疾病及可能对麻醉产生影响的特殊情况，麻醉中拟行的有创操作和监测，麻醉风险、可能发生的并发症及意外情况，患者签署意见并签名、麻醉医师签名并填写日期。

第二十五条　输血治疗知情同意书是指输血前，经治医师向患者告知输血的相关情况，并由患者签署是否同意输血的医学文书。输血治疗知情同意书内容包括患者姓名、性别、年龄、科别、病案号、诊断、输血指征、拟输血成分、输血前有关检查结果、输血风险及可能产生的不良后果、患者签署意见并签名、医师签名并填写日期。

第二十六条　特殊检查、特殊治疗同意书是指在实施特殊检查、特殊治疗前，经治医师向患者告知特殊检查、特殊治疗的相关情况，并由患者签署是否同意检查、治疗的医学文书。内容包括特殊检查、特殊治疗项目名称、目的、可能出现的并发症及风险、患者签名、医师签名等。

第二十七条　病危（重）通知书是指因患者病情危、重时，由经治医师或值班医师向患者家属告知病情，并由患方签名的医疗文书。内容包括患者姓名、性别、年龄、科别，目前诊断及病情危重情况，患方签名、医师签名并填写日期。一式两份，一份交患方保存，另一份归病历中保存。

第二十八条　医嘱是指医师在医疗活动中下达的医学指令。医嘱单分为长期医嘱单和临时医嘱单。

长期医嘱单内容包括患者姓名、科别、住院病历号（或病案号）、页码、起始日期和时间、长期医嘱内容、停止日期和时间、医师签名、执行时间、执行护士签名。临时医嘱单内容包括医嘱时间、临时医嘱内容、医师签名、执行时间、执行护士签名等。

医嘱内容及起始、停止时间应当由医师书写。医嘱内容应当准确、清楚，每项医嘱应当只包含一个内容，并注明下达时间，应当具体到分钟。医嘱不得涂改。需要取消时，应当使用红色墨水标注“取消”字样并签名。

一般情况下，医师不得下达口头医嘱。因抢救急危患者需要下达口头医嘱时，护士应当复诵一遍。抢救结束后，医师应当即刻据实补记医嘱。

第二十九条　辅助检查报告单是指患者住院期间所做各项检验、检查结果的记录。内容包括患者姓名、性别、年龄、住院病历号（或病案号）、检查项目、检查结果、报告日期、报告人员签名或者印章等。

第三十条　体温单为表格式，以护士填写为主。内容包括患者姓名、科室、床号、入院日期、住院病历号（或病案号）、日期、手术后天数、体温、脉搏、呼吸、血压、大便次数、出入液量、体重、住院周数等。

## 第四章　打印病历内容及要求

第三十一条　打印病历是指应用字处理软件编辑生成并打印的病历（如 Word 文档、WPS 文档等）。打印病历应当按照本规定的内容录入并及时打印，由相应医务人员手写签名。

第三十二条　医疗机构打印病历应当统一纸张、字体、字号及排版格式。打印字迹应清楚易认，符合病历保存期限和复印的要求。

第三十三条　打印病历编辑过程中应当按照权限要求进行修改，已完成录入打印并签名的病历不得修改。

## 第五章　其　　他

第三十四条　住院病案首页按照《卫生部关于修订下发住院病案首页的通知》（卫医发〔2001〕286 号）的规定书写。

第三十五条　特殊检查、特殊治疗按照《医疗机构管理条例实施细则》（1994 年卫生部令第 35 号）有关规定执行。

第三十六条　中医病历书写基本规范由国家中医药管理局另行制定。

第三十七条　电子病历基本规范由卫生部另行制定。

第三十八条　本规范自 2010 年 3 月 1 日起施行。我部于 2002 年颁布的《病历书写基本规范（试行）》（卫医发〔2002〕190 号）同时废止。

# 附件 1：住院病案首页

医疗机构＿＿＿＿＿＿＿＿（组织机构代码：＿＿＿＿＿＿＿＿）

医疗付费方式：□　　　　住 院 病 案 首 页

健康卡号：　　　　第　　次住院　　　　病案号：

姓名＿＿＿＿　性别 □ 1.男 2.女　出生日期＿＿年＿＿月＿＿日　年龄＿＿＿　国籍＿＿＿

（年龄不足 1 周岁的）年龄＿＿＿月　新生儿出生体重＿＿＿＿克　新生儿入院体重＿＿＿＿＿克

出生地＿＿＿＿＿省（区、市）＿＿＿市＿＿＿县　籍贯＿＿＿省（区、市）＿＿＿市　民族＿＿＿

身份证号＿＿＿＿＿＿＿＿＿　职业＿＿＿＿＿　婚姻 □ 1.未婚 2.已婚 3.丧偶 4.离婚 9.其他

现住址＿＿＿＿省（区、市）＿＿＿市＿＿＿县＿＿＿　电话＿＿＿＿＿　邮编＿＿＿＿＿

户口地址＿＿＿＿省（区、市）＿＿＿市＿＿＿县＿＿＿＿＿＿＿　邮编＿＿＿＿＿

工作单位及地址＿＿＿＿＿＿＿＿＿＿＿＿＿　单位电话＿＿＿＿＿　邮编＿＿＿＿＿

联系人姓名＿＿＿＿　关系＿＿＿＿＿　地址＿＿＿＿＿＿＿＿＿＿　电话＿＿＿＿＿

入院途径 □ 1.急诊 2.门诊 3.其他医疗机构转入 9.其他

入院时间＿＿＿年＿＿月＿＿日＿＿＿时　入院科别＿＿＿＿＿病房＿＿＿＿＿转科科别＿＿＿＿＿＿

出院时间＿＿＿年＿＿月＿＿日＿＿＿时　出院科别＿＿＿＿＿病房＿＿＿＿＿实际住院＿＿＿＿＿天

门（急）诊诊断＿＿＿＿＿＿＿＿＿＿＿＿＿＿＿疾病编码＿＿＿＿＿＿＿＿＿＿＿

| 出院诊断 | 疾病编码 | 入院病情 | 出院诊断 | 疾病编码 | 入院病情 |
|---|---|---|---|---|---|
| 主要诊断： | | | 其他诊断： | | |
| 其他诊断： | | | | | |
| | | | | | |
| | | | | | |
| | | | | | |
| | | | | | |
| 入院病情：1.有，2.临床未确定，3.情况不明，4.无 | | | | | |

损伤、中毒的外部原因＿＿＿＿＿疾病编码＿＿＿＿＿

病理诊断：＿＿＿＿＿＿＿＿＿＿＿＿＿＿疾病编码＿＿＿＿＿＿＿＿＿＿＿＿＿

病理号＿＿＿＿＿＿＿＿＿＿＿

药物过敏 □1.无 2.有，过敏药物：＿＿＿＿＿＿＿＿＿＿＿死亡患者尸检 □ 1.是 2.否

血型 □ 1.A 2.B 3.O 4.AB 5.不详 6.未查　　Rh □ 1.阴 2.阳 3.不详 4.未查

科主任　　主任（副主任）医师　　主治医师　　住院医师

责任护士　　进修医师　　实习医师　　编码员

病案质量 □ 1.甲 2.乙 3.丙　质控医师＿＿＿＿＿质控护士＿＿＿＿＿质控日期＿＿＿年＿＿月＿＿日

| 手术及操作编码 | 手术及操作日期 | 手术级别 | 手术及操作名称 | 手术及操作医师 | | | 切口愈合等级 | 麻醉方式 | 麻醉医师 |
|---|---|---|---|---|---|---|---|---|---|
| | | | | 术者 | Ⅰ助 | Ⅱ助 | | | |
| | | | | | | | / | | |
| | | | | | | | / | | |
| | | | | | | | / | | |
| | | | | | | | / | | |
| | | | | | | | / | | |
| | | | | | | | / | | |

离院方式 □ 1.医嘱离院 2.医嘱转院，拟接收医疗机构名称：______

3.医嘱转社区卫生服务机构/乡镇卫生院，拟接收医疗机构名称：______4.非医嘱离院 5.死亡 9.其他

是否有出院 31 天内再住院计划 □ 1.无 2.有，目的：______

颅脑损伤患者昏迷时间：入院前______天______小时______分钟　入院后______天______小时______分钟

住院费用（元）：总费用______（自付金额：______）

1. 综合医疗服务类：（1）一般医疗服务费：______（2）一般治疗操作费：______（3）护理费：______

（4）其他费用：______

2. 诊断类：（5）病理诊断费：______（6）实验室诊断费：______（7）影像学诊断费：______

（8）临床诊断项目费：______

3. 治疗类：（9）非手术治疗项目费：______（临床物理治疗费：______）

（10）手术治疗费：______（麻醉费：______手术费：______）

4. 康复类：（11）康复费：______

5. 中医类：（12）中医治疗费：______

6. 西药类：（13）西药费：______（抗菌药物费用：______）

7. 中药类：（14）中成药费：______（15）中草药费：______

8. 血液和血液制品类：（16）血费：______（17）白蛋白类制品费：______（18）球蛋白类制品费：______

（19）凝血因子类制品费：______　（20）细胞因子类制品费：______

9. 耗材类：（21）检查用一次性医用材料费：______（22）治疗用一次性医用材料费：______

（23）手术用一次性医用材料费：______

10. 其他类：（24）其他费：______

说明：（一）医疗付费方式 1.城镇职工基本医疗保险 2.城镇居民基本医疗保险 3.新型农村合作医疗 4.贫困救助 5.商业医疗保险 6.全公费 7.全自费 8.其他社会保险 9.其他

（二）凡可由医院信息系统提供住院费用清单的，住院病案首页中可不填写“住院费用”。

# 附件 2：住院病案首页部分项目填写说明

（一）基本要求

1. 凡本次修订的病案首页与前一版病案首页相同的项目，未就项目填写内容进行说明的，仍按照《卫生部关于修订下发住院病案首页的通知》（卫医发〔2001〕286 号）执行。

2. 签名部分可由相应医师、护士、编码员手写签名或使用可靠的电子签名。

3. 凡栏目中有“□”的，应当在“□”内填写适当阿拉伯数字。栏目中没有可填写内容的，填写“-”。如：联系人没有电话，在电话处填写“-”。

4. 疾病编码：指患者所罹患疾病的标准编码。目前按照全国统一的 ICD-10 编码执行。

5. 病案首页背面中空白部分留给各省级卫生行政部门结合医院级别类别增加具体项目。

（二）部分项目填写说明

1. “医疗机构”指患者住院诊疗所在的医疗机构名称，按照《医疗机构执业许可证》登记的机构名称填写。组织机构代码目前按照 WS218-2002 卫生机构（组织）分类与代码标准填写，代码由 8 位本体代码、连字符和 1 位检验码组成。

2. 医疗付费方式分为：1.城镇职工基本医疗保险；2.城镇居民基本医疗保险；3.新型农村合作医疗；4.贫困救助；5.商业医疗保险；6.全公费；7.全自费；8.其他社会保险；9.其他。应当根据患者付费方式在“□”内填写相应阿拉伯数字。其他社会保险指生育保险、工伤保险、农民工保险等。

3. 健康卡号：在已统一发放“中华人民共和国居民健康卡”的地区填写健康卡号码，尚未发放“健康卡”的地区填写“就医卡号”等患者识别码或暂不填写。

4. “第 N 次住院”指患者在本医疗机构住院诊治的次数。

5. 病案号：指本医疗机构为患者住院病案设置的唯一性编码。原则上，同一患者在同一医疗机构多次住院应当使用同一病案号。

6. 年龄：指患者的实足年龄，为患者出生后按照日历计算的历法年龄。年龄满 1 周岁的，以实足年龄的相应整数填写；年龄不足 1 周岁的，按照实足年龄的月龄填写，以分数形式表示：分数的整数部分代表实足月龄，分数部分分母为 30，分子为不足 1 个月的天数，如“2 15/30 月”代表患儿实足年龄为 2 个月又 15 天。

7. 从出生到 28 天为新生儿期。出生日为第 0 天。产妇病历应当填写“新生儿出生体重”；新生儿期住院的患儿应当填写“新生儿出生体重”、“新生儿入院体重”。新生儿出生体重指患儿出生后第一小时内第一次称得的重量，要求精确到10克；新生儿入院体重指患儿入院时称得的重量，要求精确到10克。

8. 出生地：指患者出生时所在地点。

9. 籍贯：指患者祖居地或原籍。

10. 身份证号：除无身份证号或因其他特殊原因无法采集者外，住院患者入院时要如实填写18位身份证号。

11. 职业：按照国家标准《个人基本信息分类与代码》（GB/T2261.4）要求填写，共13种职业：11.国家公务员、13.专业技术人员、17.职员、21.企业管理人员、24.工人、27.农民、31.学生、37.现役军人、51.自由职业者、54.个体经营者、70.无业人员、80.退（离）休人员、90.其他。根据患者情况，填写职业名称，如：职员。

12. 婚姻：指患者在住院时的婚姻状态。可分为：1.未婚；2.已婚；3.丧偶；4.离婚；9.其他。应当根据患者婚姻状态在“□”内填写相应阿拉伯数字。

13. 现住址：指患者来院前近期的常住地址。

14. 户口地址：指患者户籍登记所在地址，按户口所在地填写。

15. 工作单位及地址：指患者在就诊前的工作单位及地址。

16. 联系人“关系”：指联系人与患者之间的关系，参照《家庭关系代码》国家标准（GB/T4761）填写：1.配偶，2.子，3.女，4.孙子、孙女或外孙子、外孙女，5.父母，6.祖父母或外祖父母，7.兄、弟、姐、妹，8/9.其他。根据联系人与患者实际关系情况填写，如：孙子。对于非家庭关系人员，统一使用“其他”，并可附加说明，如：同事。

17. 入院途径：指患者收治入院治疗的来源，经由本院急诊、门诊诊疗后入院，或经由其他医疗机构诊治后转诊入院，或其他途径入院。

18. 转科科别：如果超过一次以上的转科，用“→”转接表示。

19. 实际住院天数：入院日与出院日只计算一天，例如：2011年6月12日入院，2011年6月15日出院，计住院天数为3天。

20. 门（急）诊诊断：指患者在住院前，由门（急）诊接诊医师在住院证上填写的门（急）诊诊断。

21. 出院诊断：指患者出院时，临床医师根据患者所做的各项检查、治疗、转归以及门急诊诊断、手术情况、病理诊断等综合分析得出的最终诊断。

（1）主要诊断：指患者出院过程中对身体健康危害最大，花费医疗资源最多，住院时间最长的疾病诊断。外科的主要诊断指患者住院接受手术进行治疗的疾病；产科的主要诊断指产科的主要并发症或伴随疾病。

（2）其他诊断：除主要诊断及医院感染名称（诊断）外的其他诊断，包括并发症和合并症。

22. 入院病情：指对患者入院时病情评估情况。将“出院诊断”与入院病情进行比较，按照“出院诊断”在患者入院时是否已具有，分为：①有；②临床未确定；③情况不明；④无。根据患者具体情况，在每一出院诊断后填写相应的阿拉伯数字。

（1）有：对应本出院诊断在入院时就已明确。例如，患者因“乳腺癌”入院治疗，入院前已经钼靶、针吸细胞学检查明确诊断为“乳腺癌”，术后经病理亦诊断为乳腺癌。

（2）临床未确定：对应本出院诊断在入院时临床未确定，或入院时该诊断为可疑诊断。例如：患者因“乳腺恶性肿瘤不除外”、“乳腺癌？”或“乳腺肿物”入院治疗，因缺少病理结果，肿物性质未确定，出院时有病理诊断明确为乳腺癌或乳腺纤维瘤。

（3）情况不明：对应本出院诊断在入院时情况不明。例如：乙型病毒性肝炎的窗口期、社区获得性肺炎的潜伏期，因患者入院时处于窗口期或潜伏期，故入院时未能考虑此诊断或主观上未能明确此诊断。

（4）无：在住院期间新发生的，入院时明确无对应本出院诊断的诊断条目。例如：患者出现围术期心肌梗死。

23. 损伤、中毒的外部原因：指造成损伤的外部原因及引起中毒的物质，如：意外触电、房屋着火、公路上汽车翻车、误服农药。不可以笼统填写车祸、外伤等。应当填写损伤、中毒的标准编码。

24. 病理诊断：指各种活检、细胞学检查及尸检的诊断，包括术中冰冻的病理结果。病理号：填写病理标本编号。

25. 药物过敏：指患者在本次住院治疗以及既往就诊过程中，明确的药物过敏史，并填写引发过敏反应的具体药物，如：青霉素。

26. 死亡患者尸检：指对死亡患者的机体进行剖验，以明确死亡原因。非死亡患者应当在“□”内填写“-”。

27. 血型：指在本次住院期间进行血型检查明确，或既往病历资料能够明确的患者血型。根据患者实际情况填写相应的阿拉伯数字：1.A；2.B；3.O；4.AB；5.不详；6.未查。如果患者无既往血型资料，本次住院也未进行血型检查，则按照“6.未查”填写。“Rh”根据患者血型检查结果填写。

28. 签名。

（1）医师签名要能体现三级医师负责制。三级医师指住院医师、主治医师和具有副主任医师以上专业技术职务任职资格的医师。在三级医院中，病案首页中“科主任”栏签名可以由病区负责医师代签，其他级别的医院必须由科主任亲自签名，如有特殊情况，可以指定主管病区的负责医师代签。

（2）责任护士：指在已开展责任制护理的科室，负责本患者整体护理的责任护士。

（3）编码员：指负责病案编目的分类人员。

（4）质控医师：指对病案终末质量进行检查的医师。

（5）质控护士：指对病案终末质量进行检查的护士。

（6）质控日期：由质控医师填写。

29. 手术及操作编码：目前按照全国统一的 ICD-9-CM-3 编码执行。表格中第一行应当填写本次住院的主要手术和操作编码。

30. 手术级别：指按照《医疗技术临床应用管理办法》（卫医政发〔2009〕18号）要求，建立手术分级管理制度。根据风险性和难易程度不同，手术分为四级，填写相应手术级别对应的阿拉伯数字：

（1）一级手术（代码为 1）：指风险较低、过程简单、技术难度低的普通手术；

（2）二级手术（代码为 2）：指有一定风险、过程复杂程度一般、有一定技术难度的手术；

（3）三级手术（代码为 3）：指风险较高、过程较复杂、难度较大的手术；

（4）四级手术（代码为 4）：指风险高、过程复杂、难度大的重大手术。

31. 手术及操作名称：指手术及非手术操作（包括诊断及治疗性操作，如介入操作）名称。表格中第一行应当填写本次住院的主要手术和操作名称。

32. 切口愈合等级，按以下要求填写：

| 切口分组 | 切口等级/愈合类别 | 内涵 |
|---|---|---|
| 0类切口 | | 有手术，但体表无切口或腔镜手术切口 |
| Ⅰ类切口 | Ⅰ/甲 | 无菌切口/切口愈合良好 |
| | Ⅰ/乙 | 无菌切口/切口愈合欠佳 |
| | Ⅰ/丙 | 无菌切口/切口化脓 |
| | Ⅰ/其他 | 无菌切口/出院时切口愈合情况不确定 |
| Ⅱ类切口 | Ⅱ/甲 | 沾染切口/切口愈合良好 |
| | Ⅱ/乙 | 沾染切口/切口愈合欠佳 |
| | Ⅱ/丙 | 沾染切口/切口化脓 |
| | Ⅱ/其他 | 沾染切口/出院时切口愈合情况不确定 |
| Ⅲ类切口 | Ⅲ/甲 | 感染切口/切口愈合良好 |
| | Ⅲ/乙 | 感染切口/切口欠佳 |
| | Ⅲ/丙 | 感染切口/切口化脓 |
| | Ⅲ/其他 | 感染切口/出院时切口愈合情况不确定 |

（1）0 类切口：指经人体自然腔道进行的手术以及经皮腔镜手术，如经胃腹腔镜手术、经脐单孔腹腔镜手术等。

（2）愈合等级“其他”：指出院时切口未达到拆线时间，切口未拆线或无需拆线，愈合情况尚未明确的状态。

33. 麻醉方式：指为患者进行手术、操作时使用的麻醉方法，如全麻、局麻、硬膜外麻等。

34. 离院方式：指患者本次住院出院的方式，填写相应的阿拉伯数字。主要包括：

（1）医嘱离院（代码为 1）：指患者本次治疗结束后，按照医嘱要求出院，回到住地进一步康复等情况。

（2）医嘱转院（代码为 2）：指医疗机构根据诊疗需要，将患者转往相应医疗机构进一步诊治，用于统计“双向转诊”开展情况。如果接收患者的医疗机构明确，需要填写转入医疗机构的名称。

（3）医嘱转社区卫生服务机构/乡镇卫生院（代码为 3）：指医疗机构根据患者诊疗情况，将患者转往相应社区卫生服务机构进一步诊疗、康复，用于统计“双向转诊”开展情况。如果接收患者的社区卫生服务机构明确，需要填写社区卫生服务机构/乡镇卫生院名称。

（4）非医嘱离院（代码为 4）：指患者未按照医嘱要求而自动离院，如：患者疾病需要住院治疗，但患者出于个人原因要求出院，此种出院并非由医务人员根据患者病情决定，属于非医嘱离院。

（5）死亡（代码为 5）。指患者在住院期间死亡。

（6）其他（代码为 9）：指除上述 5 种出院去向之外的其他情况。

35. 是否有出院 31 天内再住院计划：指患者本次住院出院后 31 天内是否有诊疗需要的再住院安排。如果有再住院计划，则需要填写目的，如：进行二次手术。

36. 颅脑损伤患者昏迷时间：指颅脑损伤的患者昏迷的时间合计，按照入院前、入院后分别统计，间断昏迷的填写各段昏迷时间的总和。只有颅脑损伤的患者需要填写昏迷时间。

37. 住院费用：总费用指患者住院期间发生的与诊疗有关的所有费用之和，凡可由医院信息系统提供住院费用清单的，住院病案首页中可不填写。已实现城镇职工、城镇居民基本医疗保险或新农合即时结报的地区，应当填写“自付金额”。

住院费用共包括以下 10 个费用类型：

（1）综合医疗服务类：各科室共同使用的医疗服务项目发生的费用。

1）一般医疗服务费：包括诊查费、床位费、会诊费、营养咨询等费用。

2）一般治疗操作费：包括注射、清创、换药、导尿、吸氧、抢救、重症监护等费用。

3）护理费：患者住院期间等级护理费用及专项护理费用。

4）其他费用：病房取暖费、病房空调费、救护车使用费、尸体料理费等。

（2）诊断类：用于诊断的医疗服务项目发生的费用

1）病理诊断费：患者住院期间进行病理学有关检查项目费用。

2）实验室诊断费：患者住院期间进行各项实验室检验费用。

3）影像学诊断费：患者住院期间进行透视、造影、CT、磁共振检查、B 超检查、核素扫描、PET 等影像学检查费用。

4）临床诊断项目费：临床科室开展的其他用于诊断的各种检查项目费用。包括有关内镜检查、肛门指诊、视力检测等项目费用。

（3）治疗类：

1）非手术治疗项目费：临床利用无创手段进行治疗的项目产生的费用。包括高压氧舱、血液净化、精神治疗、临床物理治疗等。临床物理治疗指临床利用光、电、热等外界物理因素进行治疗的项目产生的费用，如放射治疗、放射性核素治疗、聚焦超声治疗等项目产生的费用。

2）手术治疗费：临床利用有创手段进行治疗的项目产生的费用。包括麻醉费及各种介入、孕产、手术治疗等费用。

（4）康复类：对患者进行康复治疗产生的费用。包括康复评定和治疗。

（5）中医类：利用中医手段进行治疗产生的费用。

（6）西药类：包括有机化学药品、无机化学药品和生物制品费用。

1）西药费：患者住院期间使用西药所产生的费用。

2）抗菌药物费用：患者住院期间使用抗菌药物所产生的费用，包含于“西药费”中。

（7）中药类：包括中成药和中草药费用。

1）中成药费：患者住院期间使用中成药所产生的费用。中成药是以中草药为原料，经制剂加工制成各种不同剂型的中药制品。

2）中草药费：患者住院期间使用中草药所产生的费用。中草药主要由植物药（根、茎、叶、果）、动物药（内脏、皮、骨、器官等）和矿物药组成。

（8）血液和血液制品类：

1）血费：患者住院期间使用临床用血所产生的费用，包括输注全血、红细胞、血小板、白细胞、血浆的费用。医疗机构对患者临床用血的收费包括血站供应价格、配血费和储血费。

2）白蛋白类制品费：患者住院期间使用白蛋白的费用。

3）球蛋白类制品费：患者住院期间使用球蛋白的费用。

4）凝血因子类制品费：患者住院期间使用凝血因子的费用。

5）细胞因子类制品费：患者住院期间使用细胞因子的费用。

（9）耗材类：当地卫生、物价管理部门允许单独收费的耗材。按照医疗服务项目所属类别对一次性医用耗材进行分类。“诊断类”操作项目中使用的耗材均归入“检查用一次性医用材料费”；除“手术治疗”外的其他治疗和康复项目（包括“非手术治疗”、“临床物理治疗”、“康复”、“中医治疗”）中使用的耗材均列入“治疗用一次性医用材料费”；“手术治疗”操作项目中使用的耗材均归入“手术用一次性医用材料费”。

1）检查用一次性医用材料费：患者住院期间检查检验所使用的一次性医用材料费用。

2）治疗用一次性医用材料费：患者住院期间治疗所使用的一次性医用材料费用。

3）手术用一次性医用材料费：患者住院期间进行手术、介入操作时所使用的一次性医用材料费用。

（10）其他类：

其他费：患者住院期间未能归入以上各类的费用总和。

## 四、住院病案首页数据填写质量规范

### 国家卫生计生委（2016年版）

#### 第一章　基本要求

第一条　为提高住院病案首页数据质量，促进精细化、信息化管理，为医院、专科评价和付费方式改革提供客观、准确、高质量数据，提高医疗质量，保障医疗安全，依据《中华人民共和国统计法》、《病历书写基本规范》等相关法律法规，制定本规范。

第二条　住院病案首页是医务人员使用文字、符号、代码、数字等方式，将患者住院期间相关信息精炼汇总在特定的表格中，形成的病例数据摘要。

住院病案首页包括患者基本信息、住院过程信息、诊疗信息、费用信息。

第三条　住院病案首页填写应当客观、真实、及时、规范，项目填写完整，准确反映住院期间诊疗信息。

第四条　住院病案首页中常用的标量、称量应当使用国家计量标准和卫生行业通用标准。

第五条　住院病案首页应当使用规范的疾病诊断和手术操作名称。诊断依据应在病历中可追溯。

第六条　疾病诊断编码应当统一使用ICD-10，手术和操作编码应当统一使用ICD-9-CM-3。

使用疾病诊断相关分组（DRGs）开展医院绩效评价的地区，应当使用临床版ICD-10和临床版ICD-9-CM-3。

第七条　医疗机构应当建立病案质量管理与控制工作制度，确保住院病案首页数据质量。

## 第二章　填写规范

第八条　入院时间是指患者实际入病房的接诊时间；出院时间是指患者治疗结束或终止治疗离开病房的时间，其中死亡患者是指其死亡时间；记录时间应当精确到分钟。

第九条　诊断名称一般由病因、部位、临床表现、病理诊断等要素构成。

出院诊断包括主要诊断和其他诊断（并发症和合并症）。

第十条　主要诊断一般是患者住院的理由，原则上应选择本次住院对患者健康危害最大、消耗医疗资源最多、住院时间最长的疾病诊断。

第十一条　主要诊断选择的一般原则

（一）病因诊断能包括疾病的临床表现，则选择病因诊断作为主要诊断。

（二）以手术治疗为住院目的的，则选择与手术治疗相一致的疾病作为主要诊断。

（三）以疑似诊断入院，出院时仍未确诊，则选择临床高度怀疑、倾向性最大的疾病诊断作为主要诊断。

（四）因某种症状、体征或检查结果异常入院，出院时诊断仍不明确，则以该症状、体征或异常的检查结果作为主要诊断。

（五）疾病在发生发展过程中出现不同危害程度的临床表现，且本次住院以某种临床表现为诊治目的，则选择该临床表现作为主要诊断。

疾病的临终状态原则上不能作为主要诊断。

（六）本次住院仅针对某种疾病的并发症进行治疗时，则该并发症作为主要诊断。

第十二条　住院过程中出现比入院诊断更为严重的并发症或疾病时，按以下原则选择主要诊断：

（一）手术导致的并发症，选择原发病作为主要诊断。

（二）非手术治疗或出现与手术无直接相关性的疾病，按第十条选择主要诊断。

第十三条　肿瘤类疾病按以下原则选择主要诊断：

（一）本次住院针对肿瘤进行手术治疗或进行确诊的，选择肿瘤为主要诊断。

（二）本次住院针对继发肿瘤进行手术治疗或进行确诊的，即使原发肿瘤依然存在，选择继发肿瘤为主要诊断。

（三）本次住院仅对恶性肿瘤进行放疗或化疗时，选择恶性肿瘤放疗或化疗为主要诊断。

（四）本次住院针对肿瘤并发症或肿瘤以外的疾病进行治疗的，选择并发症或该疾病为主要诊断。

第十四条　产科的主要诊断应当选择产科的主要并发症或合并症。没有并发症或合并症的，主要诊断应当由妊娠、分娩情况构成，包括宫内妊娠周数、胎数（G）、产次（P）、胎方位、胎儿和分娩情况等。

第十五条　多部位损伤，以对健康危害最大的损伤或主要治疗的损伤作为主要诊断。

第十六条　多部位灼伤，以灼伤程度最严重部位的诊断为主要诊断。在同等程度灼伤时，以面积最大部位的诊断为主要诊断。

第十七条　以治疗中毒为主要目的的，选择中毒为主要诊断，临床表现为其他诊断。

第十八条　其他诊断是指除主要诊断以外的疾病、症状、体征、病史及其他特殊情况，包括并发症和合并症。

并发症是指一种疾病在发展过程中引起的另一种疾病，后者即为前者的并发症。

合并症是指一种疾病在发展过程中出现的另外一种或几种疾病，后发生的疾病不是前一种疾病引起的。合并症可以是入院时已存在，也可以是入院后新发生或新发现的。

第十九条　填写其他诊断时，先填写主要疾病并发症，后填写合并症；先填写病情较重的疾病，后填写病情较轻的疾病；先填写已治疗的疾病，后填写未治疗的疾病。

第二十条　下列情况应当写入其他诊断：

入院前及住院期间与主要疾病相关的并发症；现病史中涉及的疾病和临床表现；住院期间新发生或新发现的疾病和异常所见；对本次住院诊治及预后有影响的既往疾病。

第二十一条　由于各种原因导致原诊疗计划未执行、且无其他治疗出院的，原则上选择拟诊疗的疾病为主要诊断，并将影响原诊疗计划执行的原因（疾病或其他情况等）写入其他诊断。

第二十二条　手术及操作名称一般由部位、术式、入路、疾病性质等要素构成。

多个术式时，主要手术首先选择与主要诊断相对应的手术。一般是技术难度最大、过程最复杂、风险最高的手术，应当填写在首页手术操作名称栏中第一行。

既有手术又有操作时，按手术优先原则，依手术、操作时间顺序逐行填写。

仅有操作时，首先填写与主要诊断相对应的、主要的治疗性操作（特别是有创的治疗性操作），后依时间顺序逐行填写其他操作。

### 第三章　填报人员要求

第二十三条　临床医师、编码员及各类信息采集录入人员，在填写病案首页时应当按照规定的格式和内容及时、完整和准确填报。

第二十四条　临床医师应当按照本规范要求填写诊断及手术操作等诊疗信息，并对填写内容负责。

第二十五条　编码员应当按照本规范要求准确编写疾病分类与手术操作代码。临床医师已作出明确诊断，但书写格式不符合疾病分类规则的，编码员可按分类规则实施编码。

第二十六条　医疗机构应当做好住院病案首页费用归类，确保每笔费用类别清晰、准确。

第二十七条　信息管理人员应当按照数据传输接口标准及时上传数据，确保住院病案首页数据完整、准确。

## 五、住院病案首页数据质量管理与控制指标

### 国家卫生计生委（2016 年版）

#### （一）住院病案首页填报完整率

定义：住院病案首页填报完整率是指首页必填项目完整填报的病案份数占同期出院病案总数的比例。

住院病案首页项目填报完整率是指 n 份病案首页填报的必填项目之和占 n 份病案首页全部必填项目总数的比例。

计算公式：

病案首页填报完整率=（首页必填项目完整填报的病案份数/检查出院病案总数）×100%

病案首页项目填报完整率=（n 份病案首页填报的必填项目之和/n 份病案首页全部必填项目总数）×100%

意义：反映医疗机构填报住院病案首页的总体情况，是衡量住院病案首页数据质量的基础指标，是应用首页数据客观评价医院服务能力和医疗质量的工作基础。

#### （二）主要诊断选择正确率

定义：主要诊断选择正确的病案数占同期出院病案总数的比例。

计算公式：

主要诊断选择正确率=（病案首页主要诊断选择正确的病案数/检查出院病案总数）×100%

意义：主要诊断是病种质量管理、临床路径管理的数据基础，也是应用DRGs这一评价工具对医院进行绩效评估的重要依据。主要诊断选择正确率是评估诊疗措施适宜性的重要指标，反映医疗机构及其医师的临床能力及诊治水平。

### （三）主要手术及操作选择正确率

定义：主要手术及操作选择正确的病案数占同期有手术及操作的出院病案总数的比例。

计算公式：

主要手术及操作选择正确率=（主要手术及操作选择正确的病案数/检查有手术及操作的出院病案总数）×100%

意义：主要手术及操作信息是病种质量管理、临床路径管理的数据基础，也是对医院进行技术能力及绩效评价的重要依据。

### （四）其他诊断填写完整正确率

定义：其他诊断填写完整正确的病案数占同期出院病案总数的比例。

计算公式：

其他诊断填写完整正确率=（其他诊断填写完整正确的病案数/检查出院病案总数）×100%

意义：其他诊断（包括并发症和合并症）体现患者疾病的危重及复杂程度，是保障诊断相关分组（DRGs）客观准确的重要数据。其他诊断填写完整正确率能够更客观地反映医疗机构及其医师的临床能力及诊治水平。

### （五）主要诊断编码正确率

定义：主要诊断编码正确的病案数占同期出院病案总数的比例。

计算公式：

主要诊断编码正确率=（主要诊断编码正确的病案数/检查出院病案总数）×100%

意义：主要诊断编码正确率是反映医疗机构病案编码质量的重要指标，对正确统计医院及地区疾病谱、支撑DRGs分组和医疗机构绩效评估均具有重要意义。

### （六）其他诊断编码正确率

定义：其他诊断编码正确的病案数占同期出院病案总数的比例。

计算公式：

其他诊断编码正确率=（其他诊断编码正确的病案数/检查出院病案总数）×100%

意义：其他诊断编码正确率是反映医疗机构病案编码质量的重要指标，对正确统计医院及地区疾病谱、支撑 DRGs 分组和医疗机构绩效评估均具有重要意义。

### （七）手术及操作编码正确率

定义：手术及操作编码正确的病案数占同期有手术及操作记录的出院病案总数的比例。

计算公式：

手术及操作编码正确率=（手术及操作编码正确的病案数/检查有手术及操作记录的出院病案总数）×100%

意义：手术及操作编码正确率是反映医疗机构病案编码质量的重要指标，对重要病种质量评价、临床路径质量分析具有重要意义。编码员应当根据国际疾病分类规则对临床实施的手术操作准确编写 ICD-9-CM-3 手术操作代码。

### （八）病案首页数据质量优秀率

定义：病案首页数据质量优秀的病案数占同期出院病案总数的比例。

计算公式：

病案首页数据质量优秀率=（病案首页数据质量优秀的病案数/检查出院病案总数）×100%

意义：病案首页数据质量优秀率是全面反映病案首页数据填报质量的主要指标。医疗机构应当对住院病案首页数据质量进行全面管理，使首页内容填报全面、准确。

### （九）医疗费用信息准确率

定义：医疗费用信息准确的病案数占同期出院病案总数的比例。

计算公式：

医疗费用信息准确率=（医疗费用信息准确的病案数/检查出院病案总数）×100%

意义：医疗费用信息准确率是医疗费用分析的重要指标，用于评价医院是否启用标准收费字典库及按照收费分类要求进行信息系统改造，并对照接口标准准确上传住院医疗费用信息。

### （十）病案首页数据上传率

定义：上传首页数据的病案数占同期出院病案总数的比例。

计算公式：

病案首页信息上传率=（上传首页数据的病案数/同期出院病案总数）×100%

意义：病案首页数据上传率是反映医疗机构首页数据导出及信息上传的完整性，是利用首页数据客观评价医院服务能力和医疗质量的工作基础。

## 附件 1　住院病案首页必填项目列表

| 序号 | 项目 | 信息分类 | 序号 | 项目 | 信息分类 |
|---|---|---|---|---|---|
| 1 | 医疗机构 | 住院信息 | 39 | ABO 血型 | 诊疗信息 |
| 2 | 组织机构代码 | 诊疗信息 | 40 | Rh 血型 | 诊疗信息 |
| 3 | 第　次住院 | 住院信息 | 41 | （主要手术）名称 | 诊疗信息 |
| 4 | 入院途径 | 住院信息 | 42 | （主要手术）级别 | 诊疗信息 |
| 5 | 入院时间 | 住院信息 | 43 | （主要手术）切口愈合等级 | 诊疗信息 |
| 6 | 入院科别 | 住院信息 | 44 | （主要手术）麻醉方式 | 诊疗信息 |
| 7 | （入院）病房 | 住院信息 | 45 | （入院前）颅脑损伤时间 | 诊疗信息 |
| 8 | 转科科别 | 住院信息 | 46 | （入院后）颅脑损伤时间 | 诊疗信息 |
| 9 | 出院时间 | 住院信息 | 47 | （重症监护室）名称 | 诊疗信息 |
| 10 | 出院科别 | 住院信息 | 48 | （重症监护室）进入时间 | 诊疗信息 |
| 11 | （出院）病房 | 住院信息 | 49 | （重症监护室）转出时间 | 诊疗信息 |
| 12 | 实际住院天数 | 住院信息 | 50 | 医疗付费方式 | 患者信息 |
| 13 | 科主任 | 住院信息 | 51 | 病案号 | 患者信息 |
| 14 | 主任（副主任）医师 | 住院信息 | 52 | 姓名 | 患者信息 |
| 15 | 主治医师 | 住院信息 | 53 | 性别 | 患者信息 |
| 16 | 住院医师 | 住院信息 | 54 | 出生日期 | 患者信息 |
| 17 | 责任护士 | 住院信息 | 55 | 年龄 | 患者信息 |
| 18 | 编码员 | 住院信息 | 56 | 国籍 | 患者信息 |
| 19 | （主要手术）日期 | 住院信息 | 57 | 出生地（省、市、县） | 患者信息 |
| 20 | （主要手术）术者 | 住院信息 | 58 | 籍贯 | 患者信息 |
| 21 | （主要手术）Ⅰ助 | 住院信息 | 59 | 民族 | 患者信息 |
| 22 | （主要手术）Ⅱ助 | 住院信息 | 60 | 身份证号 | 患者信息 |
| 23 | （主要手术）麻醉医师 | 住院信息 | 61 | 职业 | 患者信息 |
| 24 | 离院方式 | 住院信息 | 62 | 婚姻 | 患者信息 |
| 25 | 是否有 31 天内再次入院计划 | 住院信息 | 63 | 现住址（省、市、县、街道） | 患者信息 |
| 26 | 日常生活能力评定量表得分（入院） | 住院信息 | 64 | 现住址电话 | 患者信息 |
| 27 | 日常生活能力评定量表得分（出院） | 住院信息 | 65 | 现住址邮编 | 患者信息 |
| 28 | 门急诊诊断 | 诊疗信息 | 66 | 户口地址（省、市、县、街道） | 患者信息 |
| 29 | 门急诊诊断编码 | 诊疗信息 | 67 | 户口地址邮编 | 患者信息 |
| 30 | （主要出院诊断）名称 | 诊疗信息 | 68 | 工作单位及地址 | 患者信息 |
| 31 | （主要出院诊断）入院病情 | 诊疗信息 | 69 | 工作单位电话 | 患者信息 |
| 32 | （主要出院诊断）疗效 | 诊疗信息 | 70 | 工作单位邮编 | 患者信息 |
| 33 | （主要出院诊断）编码 | 诊疗信息 | 71 | 联系人姓名 | 患者信息 |
| 34 | 损伤中毒的外部原因 | 诊疗信息 | 72 | 联系人关系 | 患者信息 |
| 35 | 损伤中毒的外部原因编码 | 诊疗信息 | 73 | 联系人地址 | 患者信息 |
| 36 | 病理号（有一次住院多个标本的可能） | 诊疗信息 | 74 | 联系人电话 | 患者信息 |
| 37 | 病理诊断 | 诊疗信息 | 75 | 住院总费用 | 费用信息 |
| 38 | 有无药物过敏 | 诊疗信息 | 76 | 自付费用 | 费用信息 |

注：必填栏不能为空项，没有可填写内容时填写“-”

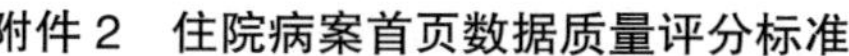

## 附件 2　住院病案首页数据质量评分标准

医院名称　　　　　　　　患者姓名　　　　　　　　病案号

| 检查项目 | 项目类别 | 项目数 | 评分项 | 分值 | 减分 |
|---|---|---|---|---|---|
| 患者基本信息（18 分） | A 类 | 2 | 新生儿入院体重 | 4 | |
| | | | 新生儿出生体重 | 4 | |
| | B 类 | 1 | 病案号 | 2 | |
| | C 类 | 4 | 性别 | 1 | |
| | | | 出生日期 | 1 | |
| | | | 年龄 | 1 | |
| | | | 医疗付费方式 | 1 | |
| | D 类 | 20 | 健康卡号、患者姓名、出生地、籍贯、民族、身份证号、职业、婚姻状况、现住址、电话号码、邮编、户口地址及邮编、工作单位及地址、单位电话及邮编、联系人姓名、关系、地址、电话号码 | 0.5 分/项，减至 4 分为止 | |
| 住院过程信息（26 分） | A 类 | 1 | 离院方式 | 4 | |
| | B 类 | 5 | 入院时间 | 2 | |
| | | | 出院时间 | 2 | |
| | | | 实际住院天数 | 2 | |
| | | | 出院科别 | 2 | |
| | | | 是否有 31 天内再住院计划 | 2 | |
| | C 类 | 3 | 入院途径 | 1 | |
| | | | 入院科别 | 1 | |
| | | | 转科科别 | 1 | |
| 诊疗信息（50 分） | A 类 | 6 | 出院主要诊断 | 4 | |
| | | | 主要诊断编码 | 4 | |
| | | | 其他诊断 | 1 分/项，减至 4 分为止 | |
| | | | 其他诊断编码 | 1 分/项，减至 4 分为止 | |
| | | | 主要手术或操作名称 | 4 | |
| | | | 主要手术或操作编码 | 4 | |
| | B 类 | 8 | 入院病情 | 2 | |
| | | | 病理诊断 | 2 | |
| | | | 病理诊断编码 | 2 | |
| | | | 切口愈合等级 | 2 | |
| | | | 颅脑损伤患者昏迷时间 | 2 | |

续表

| 检查项目 | 项目类别 | 项目数 | 评分项 | 分值 | 减分 |
| --- | --- | --- | --- | --- | --- |
| | | | 其他手术或操作名称 | 0.5 分/项，减至 2 分为止 | |
| | | | 其他手术或操作编码 | 0.5 分/项，减至 2 分为止 | |
| | | | 手术及操作日期 | 2 | |
| | C 类 | 3 | 门（急）诊诊断 | 1 | |
| | | | 门（急）诊诊断疾病编码 | 1 | |
| | | | 麻醉方式 | 1 | |
| | D 类 | 12 | 损伤（中毒）外部原因及疾病编码、病理诊断及编码和病历号、药物过敏史、尸检记录、血型及 Rh 标识、手术级别、术者、第一助手 | 0.5/项，减至 3 分为止 | |
| 费用信息（6 分） | A 类 | 1 | 总费用 | 4 | |
| | D 类 | 10 | 综合医疗服务类、诊断类、治疗类、康复类、中医类、西药类、中药类、血液和血制品类、耗材类、其他类 | 每项 0.5 分，减至 2 分为止 | |

总分 100 分　　减分

实际得分

检查人员：　　检查时间

# 六、电子病历基本规范

## 卫医政发[2010]24 号

### 第一章　总　　则

第一条　为规范医疗机构电子病历管理，保证医患双方合法权益，根据《中华人民共和国执业医师法》、《医疗机构管理条例》、《医疗事故处理条例》、《护士条例》等法律、法规，制定本规范。

第二条　本规范适用于医疗机构电子病历的建立、使用、保存和管理。

第三条　电子病历是指医务人员在医疗活动过程中，使用医疗机构信息系统生成的文字、符号、图表、图形、数据、影像等数字化信息，并能实现存储、管理、传输和重现的医疗记录，是病历的一种记录形式。

使用文字处理软件编辑、打印的病历文档，不属于本规范所称的电子病历。

第四条　医疗机构电子病历系统的建设应当满足临床工作需要，遵循医疗工作流程，保障医疗质量和医疗安全。

## 第二章 电子病历基本要求

第五条 电子病历录入应当遵循客观、真实、准确、及时、完整的原则。

第六条 电子病历录入应当使用中文和医学术语，要求表述准确，语句通顺，标点正确。通用的外文缩写和无正式中文译名的症状、体征、疾病名称等可以使用外文。记录日期应当使用阿拉伯数字，记录时间应当采用24小时制。

第七条 电子病历包括门（急）诊电子病历、住院电子病历及其他电子医疗记录。电子病历内容应当按照卫生部《病历书写基本规范》执行，使用卫生部统一制定的项目名称、格式和内容，不得擅自变更。

第八条 电子病历系统应当为操作人员提供专有的身份标识和识别手段，并设置有相应权限；操作人员对本人身份标识的使用负责。

第九条 医务人员采用身份标识登录电子病历系统完成各项记录等操作并予确认后，系统应当显示医务人员电子签名。

第十条 电子病历系统应当设置医务人员审查、修改的权限和时限。实习医务人员、试用期医务人员记录的病历，应当经过在本医疗机构合法执业的医务人员审阅、修改并予电子签名确认。医务人员修改时，电子病历系统应当进行身份识别、保存历次修改痕迹、标记准确的修改时间和修改人信息。

第十一条 电子病历系统应当为患者建立个人信息数据库（包括姓名、性别、出生日期、民族、婚姻状况、职业、工作单位、住址、有效身份证件号码、社会保障号码或医疗保险号码、联系电话等），授予唯一标识号码并确保与患者的医疗记录相对应。

第十二条 电子病历系统应当具有严格的复制管理功能。同一患者的相同信息可以复制，复制内容必须校对，不同患者的信息不得复制。

第十三条 电子病历系统应当满足国家信息安全等级保护制度与标准。严禁篡改、伪造、隐匿、抢夺、窃取和毁坏电子病历。

第十四条 电子病历系统应当为病历质量监控、医疗卫生服务信息以及数据统计分析和医疗保险费用审核提供技术支持，包括医疗费用分类查询、手术分级管理、临床路径管理、单病种质量控制、平均住院日、术前平均住院日、床位使用率、合理用药监控、药物占总收入比例等医疗质量管理与控制指标的统计，利用系统优势建立医疗质量考核体系，提高工作效率，保证医疗质量，规范诊疗行为，提高医院管理水平。

## 第三章 实施电子病历基本条件

第十五条 医疗机构建立电子病历系统应当具备以下条件：

（一）具有专门的管理部门和人员，负责电子病历系统的建设、运行和维护。

（二）具备电子病历系统运行和维护的信息技术、设备和设施，确保电子病历系统的安全、稳定运行。

（三）建立、健全电子病历使用的相关制度和规程，包括人员操作、系统维护和变更的管理规程，出现系统故障时的应急预案等。

第十六条　医疗机构电子病历系统运行应当符合以下要求：

（一）具备保障电子病历数据安全的制度和措施，有数据备份机制，有条件的医疗机构应当建立信息系统灾备体系。应当能够落实系统出现故障时的应急预案，确保电子病历业务的连续性。

（二）对操作人员的权限实行分级管理，保护患者的隐私。

（三）具备对电子病历创建、编辑、归档等操作的追溯能力。

（四）电子病历使用的术语、编码、模板和标准数据应当符合有关规范要求。

## 第四章　电子病历的管理

第十七条　医疗机构应当成立电子病历管理部门并配备专职人员，具体负责本机构门（急）诊电子病历和住院电子病历的收集、保存、调阅、复制等管理工作。

第十八条　医疗机构电子病历系统应当保证医务人员查阅病历的需要，能够及时提供并完整呈现该患者的电子病历资料。

第十九条　患者诊疗活动过程中产生的非文字资料（CT、磁共振、超声等医学影像信息，心电图，录音，录像等）应当纳入电子病历系统管理，应确保随时调阅、内容完整。

第二十条　门诊电子病历中的门（急）诊病历记录以接诊医师录入确认即为归档，归档后不得修改。

第二十一条　住院电子病历随患者出院经上级医师于患者出院审核确认后归档，归档后由电子病历管理部门统一管理。

第二十二条　对目前还不能电子化的植入材料条形码、知情同意书等医疗信息资料，可以采取措施使之信息数字化后纳入电子病历并留存原件。

第二十三条　归档后的电子病历采用电子数据方式保存，必要时可打印纸质版本，打印的电子病历纸质版本应当统一规格、字体、格式等。

第二十四条　电子病历数据应当保存备份，并定期对备份数据进行恢复试验，确保电子病历数据能够及时恢复。当电子病历系统更新、升级时，应当确保原有数据的继承与使用。

第二十五条　医疗机构应当建立电子病历信息安全保密制度，设定医务人员和有关医院管理人员调阅、复制、打印电子病历的相应权限，建立电子病历使用日志，记录使用人员、操作时间和内容。未经授权，任何单位和个人不得擅自调阅、复制电子病历。

第二十六条　医疗机构应当受理下列人员或机构复印或者复制电子病历资料的申请：

（一）患者本人或其代理人；

（二）死亡患者近亲属或其代理人；

（三）为患者支付费用的基本医疗保障管理和经办机构；

（四）患者授权委托的保险机构。

第二十七条　医疗机构应当指定专门机构和人员负责受理复印或者复制电子病历资料的申请，并留存申请人有效身份证明复印件及其法定证明材料、保险合同等复印件。受理申请时，应当要求申请人按照以下要求提供材料：

（一）申请人为患者本人的，应当提供本人有效身份证明；

（二）申请人为患者代理人的，应当提供患者及其代理人的有效身份证明、申请人与患者代理关系的法定证明材料；

（三）申请人为死亡患者近亲属的，应当提供患者死亡证明及其近亲属的有效身份证明、申请人是死亡患者近亲属的法定证明材料；

（四）申请人为死亡患者近亲属代理人的，应当提供患者死亡证明、死亡患者近亲属及其代理人的有效身份证明，死亡患者与其近亲属关系的法定证明材料，申请人与死亡患者近亲属代理关系的法定证明材料；

（五）申请人为基本医疗保障管理和经办机构的，应当按照相应基本医疗保障制度有关规定执行；

（六）申请人为保险机构的，应当提供保险合同复印件，承办人员的有效身份证明，患者本人或者其代理人同意的法定证明材料；患者死亡的，应当提供保险合同复印件，承办人员的有效身份证明，死亡患者近亲属或者其代理人同意的法定证明材料。合同或者法律另有规定的除外。

第二十八条　公安、司法机关因办理案（事）件，需要收集、调取电子病历资料的，医疗机构应当在公安、司法机关出具法定证明及执行公务人员的有效身份证明后如实提供。

第二十九条　医疗机构可以为申请人复印或者复制电子病历资料的范围按照《医疗机构病历管理规定》执行。

第三十条　医疗机构受理复印或者复制电子病历资料申请后，应当在医务人员按规定时限完成病历后方予提供。

第三十一条　复印或者复制的病历资料经申请人核对无误后，医疗机构应当在电子病历纸质版本上加盖证明印记，或提供已锁定不可更改的病历电子版。

第三十二条　发生医疗事故争议时，应当在医患双方在场的情况下锁定电子病历并制作完全相同的纸质版本供封存，封存的纸质病历资料由医疗机构保管。

**第五章 附 则**

第三十三条 各省级卫生行政部门可根据本规范制定本辖区相关实施细则。

第三十四条 中医电子病历基本规范由国家中医药管理局另行制定。

## 七、专科病历书写特点

### （一）内科病历特点

1. 内科病人中慢性病、并发症、伴发症都较多，致使病历书写难度大，因此必须紧扣主要症状和体征，根据疾病代偿与失代偿，发作期与缓解期，以及有关无并发症等进行阶段性的叙述，使层次清楚。

2. 避免繁琐，正确取舍临床资料，不必过多罗列无意义的阴性病史。

3. 正确书写诊断。如心脏病需有病因、解剖、功能诊断以及并发症等。病因待查和拟诊不宜过多，住院病例的拟诊一般不应超过两个。

### （二）外科病历特点

1. 除按一般病历书写要求外，需写“外科情况”，即外科疾患所在部位及其附近组织器官的检查结果。在病历书写中，应将外科情况另列一段进行描述，以突出重点。

2. 外伤体查时应注意有无复合伤，如颅脑损伤合并胸部伤、腹部伤合并骨折，脾破裂伴肾挫伤等。

3. 应注意病人或伤员有无失水、高热、休克、急性出血、呼吸困难等需紧急处理的情况。

4. 术前讨论、手术记录均需按规范书写，上级医师应及时修改补充。

### （三）妇产科病历特点

1. 婚育史及月经史需重点询问及描记。

2. 系统询问妇科疾病以下 4 大症状。

（1）阴道出血或月经失调：重点询问阴道出血与月经的关系，有无排除物及月经失调的可能诱因。有无并发症状。

（2）白带异常：应注意白带的量、气味及性状，有无血性，并记录发病时间。

（3）腹部肿块：注意肿块发生的时间、部位、大小、硬度、活动度、压痛及其他伴随症状。

（4）急性下腹痛：注意部位、性质、程度、发作与持续时间，与月经关系等。

3. 询问病史时，要注意青年女性怕羞的特点，耐心引导，掌握病人求治的主要目的。

### （四）儿科病历特点

1. 医师问病史必须耐心引导，帮助回忆，才能获得较为可靠的病史。

2. 不同年龄期的病史特点如下：

（1）新生儿期：易患败血症、脐炎、溶血症、窒息、颅内出血、低钙抽搐等。

（2）婴儿期：易患呼吸道感染、急性传染病（如麻疹、水痘）、营养缺乏性疾病等。

（3）幼儿期：易患急性呼吸道疾病、肠蛔虫病、急性胃肠炎、细菌性痢疾等。

（4）学龄前及学龄期：易患急性扁桃体炎、风湿热、急性胃肠炎、流行性脑脊髓膜炎、结核病等。

3. 儿科特殊病史：每份病历必须记载生产史、喂养史、生长发育史、预防接种史以及生活史，3 岁以下则应重点记录。

### （五）传染科病历特点

1. 传染病潜伏期的询问，对诊断和防止传染病的流行以及检疫时间的确定有重要意义。

2. 仔细询问流行病学史是诊断传染病的重要条件之一。

3. 皮疹是传染病诊断的重要体征之一。

4. 注意询问各种病因的治疗，包括药名、用量、疗程及反应等，均宜扼要记录。

# 第六节　处方管理制度及书写规范与要求

## 一、处方管理办法

## 卫生部令[2007]第 53 号

### 第一章　总　　则

一、本办法所称处方，是指由注册的执业医师和执业助理医师（以下简称医师）在诊疗活动中为患者开具的、由取得药学专业技术职务任职资格的药学专业技术人员（以下简称药师）审核、调配、核对，并作为患者用药凭证的医疗文书。处方包括医疗机构病区用药医嘱单。

二、本办法适用于与处方开具、调剂、保管相关的医疗机构及其人员。

三、卫生部负责全国处方开具、调剂、保管相关工作的监督管理，县级以上地方卫生行政部门负责本行政区域内处方开具、调剂、保管相关工作的监督管理。

四、医师开具处方和药师调剂处方应当遵循安全、有效、经济的原则，处方药应当凭医师处方销售、调剂和使用。

## 第二章 处方的一般管理

五、卫生部统一规定处方标准，省级卫生行政部门统一制定处方格式，医疗机构按照规定的标准和格式印制处方。

前记：包括医疗机构名称、费别、患者姓名、性别、年龄、门诊或住院病历号，科别或病区和床位号、临床诊断、开具日期等。可添列特殊要求的项目。

正文：以 Rp 或 R（拉丁文 Recipe“请取”的缩写）标示，分列药品名称、剂型、规格、数量、用法用量。

后记：医师签名或者加盖专用签章，药品金额以及审核、调配，核对、发药药师签名或者加盖专用签章。

六、处方颜色：普通处方的印刷用纸为白色；急诊处方印刷用纸为淡黄色，右上角标注“急诊”；儿科处方印刷用纸为淡绿色，右上角标注“儿科”；麻醉药品和第一类精神药品处方印刷用纸为淡红色，右上角标注“麻、精一”；第二类精神药品处方印刷用纸为白色，右上角标注“精二”。

七、处方书写应当符合下列规则：患者一般情况、临床诊断填写清晰、完整，并与病历记载相一致；每张处方限于一名患者的用药；字迹清楚，不得涂改；如需修改，应当在修改处签名并注明修改日期。

八、药品名称应当使用规范的中文名称书写，没有中文名称的可以使用规范的英文名称书写；医疗机构或者医师、药师不得自行编制药品缩写名称或者使用代号；书写药品名称、剂量、规格、用法、用量要准确规范，药品用法可用规范的中文、英文、拉丁文或者缩写体书写，但不得使用“遵医嘱”、“自用”等含糊不清字句。

九、患者年龄应当填写实足年龄，新生儿、婴幼儿写日、月龄，必要时要注明体重。

十、西药和中成药可以分别开具处方，也可以开具一张处方，中药饮片应当单独开具处方。

十一、开具西药、中成药处方，每一种药品应当另起一行，每张处方不得超过 5 种药品。

十二、中药饮片处方的书写，一般应当按照“君、臣、佐、使”的顺序排列；调剂、煎煮的特殊要求注明在药品右上方，并加括号，如布包、先煎、后下等；对饮片的产地、炮制有特殊要求的，应当在药品名称之前写明。

十三、药品用法用量应当按照药品说明书规定的常规用法用量使用，特殊情况需要超剂量使用时，应当注明原因并再次签名。

十四、除特殊情况外，应当注明临床诊断。

十五、开具处方后的空白处划一斜线以示处方完毕。

十六、处方医师的签名式样和专用签章应当与院内药学部门留样备查的式样相一致，不得任意改动，否则应当重新登记留样备案。

十七、药品剂量与数量用阿拉伯数字书写。剂量应当使用法定剂量单位：重量以克（g）、毫克（mg）、微克（μg）、纳克（ng）为单位；容量以升（L）、毫升（ml）为单位；国际单位（IU）、单位（U）；中药饮片以克（g）为单位；片剂、丸剂、胶囊剂、颗粒剂分别以片、丸、粒、袋为单位；溶液剂以支、瓶为单位；软膏及乳膏剂以支、盒为单位；注射剂以支、瓶为单位，应当注明含量；中药饮片以剂为单位。

## 第三章　处方权的获得

十八、经注册的执业医师在执业地点取得相应的处方权。

十九、医师应当在注册的医疗机构签名留样或者专用签章备案后，方可开具处方。

二十、经注册的执业助理医师在医疗机构开具的处方，应当经所在执业地点执业医师签名或加盖专用签章后方有效；在乡、民族乡、镇、村的医疗机构独立从事一般的执业活动，可以在注册的执业地点取得相应的处方权。

二十一、试用期人员开具处方，应当经所在医疗机构有处方权的执业医师审核、并签名或加盖专用签章后方有效。

二十二、进修医师由接收进修的医疗机构对其胜任本专业工作的实际情况进行认定后授予相应的处方权。

二十三、医疗机构应当按照有关规定，对本机构执业医师和药师进行麻醉药品和精神药品使用知识和规范化管理的培训。

二十四、执业医师和药师经考核合格后取得麻醉药品和第一类精神药品的处方权，方可在本机构开具麻醉药品和第一类精神药品处方，但不得为自己开具该类药品处方。

二十五、药师经考核合格后取得麻醉药品和第一类精神药品调剂资格，方可在本机构调剂麻醉药品和第一类精神药品。

## 第四章　处方的开具

二十六、医师应当根据医疗、预防、保健需要，按照诊疗规范、药品说明书中的药品适应证、药理作用、用法、用量、禁忌、不良反应和注意事项等开具处方。开具医疗用毒性药品、放射性药品的处方应当严格遵守有关法律、法规和规章的规定。

二十七、医疗机构应当根据本机构性质、功能、任务，制定药品处方集。

二十八、医疗机构应当按照经药品监督管理部门批准并公布的药品通用名称购进药品。(同一通用名称药品的品种，注射剂型和口服剂型各不得超过2种，处方组成类同的复方制剂1～2种。因特殊诊疗需要使用其他剂型和剂量规格药品的情况除外)。

二十九、医师开具处方应当使用经药品监督管理部门批准并公布的药品通用名称、新活性化合物的专利药品名称和复方制剂药品名称。开具院内制剂处方时应当使用经省级卫生行政部门审核、药品监督管理部门批准的名称。可使用由卫生部公布的药品习惯名称开具处方。

三十、处方开具当日有效。特殊情况下需延长有效期的，由开具处方的医师注明有效期限，但有效期最长不得超过3天。

三十一、处方一般不得超过7日用量；急诊处方一般不得超过3日用量；对于某些慢性病、老年病或特殊情况，处方用量可适当延长，但医师应当注明理由。

三十二、医疗用毒性药品、放射性药品的处方用量应当严格按照国家有关规定执行。

三十三、医师应当按照卫生部制定的麻醉药品和精神药品临床应用指导原则，开具麻醉药品、第一类精神药品处方。

三十四、医师利用计算机开具、传递普通处方时，应当同时打印出纸质处方，其格式与手写处方一致；打印的纸质处方经签名或者加盖签章后有效。药师核发药品时，应当核对打印的纸质处方，无误后发给药品，并将打印的纸质处方与计算机传递处方同时收存备查。

## 第五章　处方的调剂

三十五、取得药学专业技术职务任职资格的人员方可从事处方调剂工作。

三十六、药师在执业的医疗机构取得处方调剂资格。药师签名或者专用签章式样应当在本机构留样备查。

三十七、具有药师以上专业技术职务任职资格的人员负责处方审核、评估、核对、发药以及安全用药指导；药士从事处方调配工作。

三十八、药师应当凭医师处方调剂处方药品，非经医师处方不得调剂。

三十九、认为存在用药不适宜时，应当告知处方医师，请其确认或者重新开具处方。

四十、药师当对处方用药适宜性进行审核，审核内容包括：规定必须做皮试的药品，处方医师是否注明过敏试验及结果的判定；处方用药与临床诊断的相符性；剂量、用法的正确性；选用剂型与给药途径的合理性；是否有重复用药现象；是否有潜在临床意义的药物相互作用和配伍禁忌；其他用药不适宜情况。

四十一、发现严重不合理用药或者用药错误，应当拒绝调剂，及时告知处方医师，并应当记录，按照有关规定报告。

四十二、准确调配药品，正确书写药袋或粘贴标签，注明患者姓名和药品名称、用法、用量，包装；向患者交付药品时，按照药品说明书或者处方用法，进行用药交代与指导，包括每种药品的用法、用量、注意事项等。

四十三、药师调剂处方时必须做到“四查十对”：查处方，对科别、姓名、年龄；查药品，对药名、剂型、规格、数量；查配伍禁忌，对药品性状、用法用量；查用药合理性，对临床诊断。

四十四、药师在完成处方调剂后，应当在处方上签名或者加盖专用签章。

四十五、药师应当对麻醉药品和第一类精神药品处方，按年月日逐日编制顺序号。

四十六、药师对于不规范处方或者不能判定其合法性的处方，不得调剂。

四十七、医疗机构应当将本机构基本用药供应目录内同类药品相关信息告知患者。

四十八、除麻醉药品、精神药品、医疗用毒性药品和儿科处方外，医疗机构不得限制门诊就诊人员持处方到药品零售企业购药。

## 第六章　监 督 管 理

四十九、医疗机构应当加强对本机构处方开具、调剂和保管的管理。

五十、医疗机构应当建立处方点评制度，填写处方评价表，实施动态监测及超常预警，登记并通报不合理处方，及时予以干预。

五十一、出现超常处方 3 次以上且无正当理由的，提出警告并限制其处方权。

五十二、限制后，仍连续 2 次以上出现超常处方且无正当理由的，取消处方权。

五十三、未取得处方权的人员及被取消处方权的医师不得开具处方。

五十四、除治疗需要外，医师不得开具麻醉药品、精神药品、医疗用毒性药品和放射性药品处方。

五十五、未取得药学专业技术职务任职资格的人员不得从事处方调剂工作。

五十六、医师出现下列情形之一的，取消处方权：被责令暂停执业；考核不合格离岗培训期间；被注销、吊销执业证书；不按照规定开具处方，造成严重后果的；不按照规定使用药品，造成严重后果的；因开具处方牟取私利。

五十七、处方由调剂处方药品的医疗机构妥善保存。

五十八、普通处方、急诊处方、儿科处方保存期限为 1 年，医疗用毒性药品、第二类精神药品处方保存期限为 2 年，麻醉药品和第一类精神药品处方保存期限为 3 年。

五十九、处方保存期满后，经医疗机构主要负责人批准、登记备案，方可销毁。

六十、医疗机构应当根据麻醉药品和精神药品处方开具情况，按照麻醉药品和精神药品品种、规格对其消耗量进行专册登记，登记内容包括发药日期、患者姓名、用药数量。专册保存期限为 3 年。

六十一、县级以上地方卫生行政部门应当定期对本行政区域内医疗机构处方管理情况进行监督检查。

六十二、县级以上卫生行政部门在对医疗机构实施监督管理过程中，发现医师违规行为的，应当责令医疗机构取消医师处方权。

六十三、卫生行政部门的工作人员依法对医疗机构处方管理情况进行监督检查时，应当出示证件；被检查的医疗机构应当予以配合，如实反映情况，提供必要的资料，不得拒绝、阻碍、隐瞒。

## 第七章 法律责任

六十四、使用未医疗机构有下列情形之一的，由县级以上卫生行政部门按照《医疗机构管理条例》第四十八条的规定，责令限期改正，并可处以 5000 元以下的罚款；情节严重的，吊销其《医疗机构执业许可证》：取得处方权的人员、被取消处方权的医师开具处方的；使用未取得麻醉药品和第一类精神药品处方资格的医师开具麻醉药品和第一类精神药品处方的；使用未取得药学专业技术职务任职资格的人员从事处方调剂工作的。

六十五、医疗机构未按照规定保管麻醉药品和精神药品处方，或者未依照规定进行专册登记的，按照《麻醉药品和精神药品管理条例》第七十二条的规定，由设区的市级卫生行政部门责令限期改正，给予警告；逾期不改正的，处 5000 元以上 1 万元以下的罚款；情节严重的，吊销其印鉴卡；对直接负责的主管人员和其他直接责任人员，依法给予降级、撤职、开除的处分。

六十六、医师和药师出现下列情形之一的，由县级以上卫生行政部门按照《麻醉药品和精神药品管理条例》第七十三条的规定予以处罚：未取得麻醉药品和第一类精神药品处方资格的医师擅自开具麻醉药品和第一类精神药品处方的；具有麻醉药品和第一类精神药品处方医师未按照规定开具麻醉药品和第一类精神药品处方，或者未按照卫生部制定的麻醉药品和精神药品临床应用指导原则使用麻醉药品和第一类精神药品的；药师未按照规定调剂麻醉药品、精神药品处方的。

六十七、医师出现下列情形之一的，按照《执业医师法》第三十七条的规定，由县级以上卫生行政部门给予警告或者责令暂停六个月以上一年以下执业活动；情节严重的，吊销其执业证书：未取得处方权或者被取消处方权后开具药品处方的；未按照本办法规定开具药品处方的；违反本办法其他规定的。

六十八、药师未按照规定调剂处方药品，情节严重的，由县级以上卫生行政部门责令改正、通报批评，给予警告；并由所在医疗机构或者其上级单位给予纪律处分。

## 二、处方书写的基本原则

处方是由注册的执业医师和执业助理医师（指依据中华人民共和国《执业医师法》规定，依法取得医师资格证书和执业证书，经所在医疗保健机构业务管理部门考核合格授予处方权的医务人员，以下简称“医师”）在诊疗活动中为患者开具的由药学专业技术人员审核、调配、核对，并作为发药凭证的医疗用药的医疗文书，处方药必须凭医师处方销售、调剂和使用。医师处方和药学专业技术人员调剂处方应当遵循安全、有效、经济的原则，并注意保护患者的隐私权。

医师应当根据医疗、预防、保健需要，按照诊疗规范，药品说明书中的药品适应证、药理作用、用法、用量、禁忌、不良反应和注意事项等开具处方。开具麻醉药品、精神药品、医疗用毒性药品、放射性药品的处方须严格遵守有关法律、法规和规章的规定。处方为开具当日有效。特殊情况下需延长有效期的，由开具处方的医师注明有效期限，但有效期最长不得超过 3 天。

医师应当取得执业医师资格并在医院注册、签名留样或者将专用签章备案后，方可开具处方；医师必须经所在医院或者上级医院进行特殊管理药品使用知识和规范化管理的培训、考核合格后，方可获得特殊管理药品处方权。

## 三、处方规格及内容

### （一）处方规格

处方由各医疗机构按规定的格式统一印制。麻醉药品处方、急诊处方、儿科处方、普通处方的印刷用纸应分别为淡红色、淡黄色、淡绿色、白色；精神药品处方用白纸绿字印制，医用毒性药品处方用白纸红字印制，并在处方右上角以文字注明，规格为 130mm×245mm。

### （二）处方内容

1. 前记：包括医疗、预防、保健机构名称、处方编号，费别、患者姓名、性别、年龄、门诊或住院病历号，科别或病室和床位号、临床诊断、开具日期等，并可添列专科要求的项目。

2. 正文：以 Rp 或 R（拉丁文 Recipe“请取”的缩写）标示，分列药品名称、规格、数量、用法用量。

3. 后记：医师签名和/或加盖专用签章，药品金额以及审核、调配、核对、发药的药学专业技术人员签名。

## 四、处方书写规则

1. 处方记载的患者一般项目应清晰、完整，并与病历记载相一致。

2. 每张处方只限于一名患者的用药。

3. 处方字迹应当清楚，不得涂改。如有修改，必须在修改处签名及注明修改日期。

4. 处方一律用规范的中文或英文名称书写。医疗、预防、保健机构或医师、药师不得自行编制药品缩写名或用代号。书写药品名称、剂量、规格、用法、用量要准确规范，不得使用“遵医嘱”、“自用”等含糊不清字句。

5. 年龄必须写实足年龄，婴幼儿写日、月龄。必要时，婴幼儿要注明体重。

6. 西药、中成药、中药饮片要分别开具处方。

7. 西药、中成药处方，每一种药品另起一行。每张处方不得超过五种药品。

8. 中药饮片处方的书写，可按君、臣、佐、使的顺序排列；药物调剂、煎煮的特殊要求注明在药品之后上方，并加括号，如布包、先煎、后下等；对药物的产地、炮制有特殊要求，应在药名之前写出。

9. 用量。一般应按照药品说明书中的常用剂量使用，特殊情况需超剂量使用时，应注明原因并再次签名。

10. 为便于药学专业技术人员审核处方，医师开具处方时，除特殊情况外必须注明临床诊断。

11. 开具处方后的空白处应划一斜线，以示处方完毕。

12. 处方医师的签名式样和专用签章必须与在药学部门留样备查的式样相一致，不得任意改动，否则应重新登记留样备案。

13. 药品名称以《中华人民共和国药典》收载或药典委员会公布的《中国药品通用名称》或经国家批准的专利药品名为准。如无收载，可采用通用名或商品名。药名简写或缩写必须为国内通用写法。

14. 中成药和医院制剂品名的书写应当与正式批准的名称一致。

15. 药品剂量与数量一律用阿拉伯数字书写。剂量应当使用公制单位；重量以克（g）、毫克（mg）、微克（μg）、纳克（ng）为单位；容量以升（l）、毫升（ml）为单位；国际单位（IU）、单位（U）计算。片剂、丸剂、胶囊剂、冲剂分别以片、丸、粒、袋为单位；溶液剂以支、瓶为单位；软膏及霜剂以支、盒为单位；注射剂以支、瓶为单位，应注明含量；饮片以剂或付为单位；气雾剂以瓶或支为单位。

16. 处方一般不得超过 7 日用量；急诊处方一般不得超过 3 日用量；对于某些慢性病、老年病或特殊情况，处方用量可适当延长，但医师必须注明理由。

17. 麻醉药品、精神药品、医疗用毒性药品、放射性药品的处方用量应当严格执行国家有关规定。开具麻醉药品处方时，应有病历记录。

18. 医师利用计算机开具普通处方时，需同时打印纸质处方，其格式与手写处方一致，打印的处方经签名后有效。药学专业技术人员核发药品时，必须核对打印处方无误后发给药品，并将打印处方收存备查。

# 第七节　临床路径常见知识

临床路径是针对病人管理的无序状况进行的一种优化、简化和增效的管理。是针对 DRGs 或某个 ICD 码对应的特定诊断或手术操作，依据住院的时间及诊治流程，结合治疗的中间结果，规定所要进行的医疗行为的时限和顺序，最终起到规范医疗行为、减少变异、降低成本、提高质量作用的管理模式。

## 一、临床路径运行流程的设计

在病人入院后，由责任护士将医师版临床路径表单附在其病历的最前面，将各表单表头填写清楚；同时，将病人版的路径表单交给病人，并对其进行详细解释说明；每天各级医师、护士依照路径规定的内容制订医疗护理计划，医师按照标准化医嘱单开医嘱，由值班护士随时核对医嘱和病历记录，监督并标记临床路径表单规定项目完成情况；对于路径实施中发生的变异，值班护士要及时、详细地在变异记录单上进行记录，并写入交班记录本中，在每天全科早交班时宣读；病人出院后，责任护士负责收集整理路径记录单和变异记录单。

个案管理者在病人出院后认真填写病例个案评价登记表，定期对变异情况进行汇总，形成变异分析报告上交临床路径小组。

## 二、临床路径管理制度的建立

为做好临床路径管理工作，根据卫生部、总后卫生部等颁布的规章制度及医院制订的有关规定，详细制定科室《临床路径管理规范草案》。规范中对人员职责、文书使用和书写要求、变异的处理、资料管理、值班与交接班、人员教育以及检查与奖惩等都做了明确的说明与规定。

### （一）人员职责与查房、执行医嘱制度的结合

为加强临床路径实施中对各级医护人员的管理，在制定各级医护人员职责时，充分结合医院三级查房制度，要求上级医师和护理人员在各级查房中对路径的完成情况进行必要的检查、讲评与指导，确保路径实施的有效性和权威性。结合护理执行医嘱制度，制定各级护理人员的具体分工，使护理人员更多地参与到临床诊疗中，发挥他们的监督、反馈作用。

### （二）文书使用与现有病历书写制度结合

为增加医护人员对路径文书的适应性，结合现有病历书写制度，设计便于操作的临床路径文件格式和填写形式，既充分发挥路径的提示、记录等功能，又能实现路径对住院诊疗过程的有效控制。为加强各级医护人员有效参与和逐级管理，按照病历签字的要求，在设计路径文书时，同样要求上级医师、护士逐级签字，逐级负责。具体包括：

1. 在病人入院后，由责任护士长将医师版临床路径表单附在其病历的最前面，并将病人的一般情况填写清楚。

2. 在病人入院时，由责任护士将病人版的路径表单交给病人，并对其进行详细解释说明。

3. 每天各级医师、护士依照路径规定的内容制定医疗护理计划，医师按照标准化医嘱单开医嘱。

4. 对于路径中医嘱的项目，每天在医师下达医嘱后，值班护士要对照临床路径表单处理医嘱，路径规定项目中与医嘱相符的，在项目后相应的“□”中打“√”；路径规定项目中没有执行的，经核实确定没有必要的，在项目前的“□”中打“×”，并在变异记录单中进行记录；对路径规定项目以外的医嘱内容，经核实确实必要的，应在便于记录单中进行记录。

5. 对于路径中非医嘱内容，责任护士要对照相应病历资料进行监督，如果完成在项目后相应的“□”中用蓝色钢笔打“√”；如果医生和护士没有按时完成，将项目前的“□”要留空，并马上提醒其完成，如果当天没有完成，作为变异进行记录第二天提醒其完成，完成后方可打“√”。

6. 对于路径实施中发生的变异，值班护士要及时、详细地在变异记录单上进行记录，内容包括发生时间、变异内容、变异原因、对住院日的影响，每条变异记录后要有值班护士、护理责任组长、住院医师和主治医师的签名。

7. 住院医师与各班次值班护士每天结束一天的工作后要在医师版的临床路径表单规定的位置签名。

8. 病人手术后，住院医师每天要根据术后康复状况评价表中规定的指标进行评价，并认真填写，如果病人已经到达出院标准，告知上级医师安排其出院。

9. 在病人出院后，值班护士负责收集整理路径记录单和变异记录单，并将表单中待填的项目填写完整。

10. 个案管理者在病人出院后认真填写病案个案评价登记表，每月对变异情况进行汇总，形成变异分析报告上交临床路径制定小组。

### （三）变异的管理与值班、交接班制度的结合

为保证路径规定项目及时得到实施，规定了值班医师对未完成的可能影响住院天数主要项目的补救措施，规定了值班护士对路径完成情况的及时检查与记录；为使临床路径真正起到监督控制的作用，将路径变异的管理与现有交接班制度结合，充分抓住科室交班环节，及时反馈路径进展情况与变异信息。具体包括：

1. 当天住院医师休假或不在病区时，值班医师负责完成住院医师对病人的处理。

2. 当责任护士休假或不在病区时，值班护士负责完成责任护士对病人的处理。

3. 值小夜班的值班护士负责对当天路径内容进行核实、整理，发现不符情况时，与值班医师商讨并做弥补工作，对无法弥补的作为变异进行记录；值大夜班的护士负责整理当天的变异记录，并完成交班记录，作为全科早交班内容。

4. 每天科室早交班时，由交班护士宣读交班记录，汇报临床路径管理的新入病例，手术病例和出院病例，说明其路径完成情况，变异发生情况及原因等。

5. 组织全科早交班的主治医师负责对变异情况进行讲评，对出现的问题提出改正措施。

6. 对值班期间没有完成的路径项目，值班护士将其作为护理交接班内容，进行提醒、说明。

## 第八节　输血常见知识

### 一、临床输血技术规范

### 卫医发[2000]184 号

#### 第一章　总　　则

第一条　为了规范、指导医疗机构科学、合理用血，根据《中华人民共和国献血法》和《医疗机构临床用血管理办法》（试行）制定本规范。

第二条　血液资源必须加以保护、合理应用，避免浪费，杜绝不必要的输血。

第三条　临床医师和输血医技人员应严格掌握输血适应证，正确应用成熟的临床输血技术和血液保护技术，包括成分输血和自体输血等。

第四条　二级以上医院应设置独立的输血科（血库），负责临床用血的技术指导和技术实施，确保贮血、配血和其他科学、合理用血措施的执行。

#### 第二章　输 血 申 请

第五条　申请输血应由经治医师逐项填写《临床输血申请单》，由主治医师核

准签字，连同受血者血样于预定输血日期前送交输血科（血库）备血。

第六条　决定输血治疗前，经治医师应向患者或其家属说明输同种异体血的不良反应和经血传播疾病的可能性，征得患者或家属的同意，并在《输血治疗同意书》上签字。《输血治疗同意书》入病历。无家属签字的无自主意识患者的紧急输血，应报医院职能部门或主管领导同意、备案，并记入病历。

第七条　术前自身贮血由输血科（血库）负责采血和贮血，经治医师负责输血过程的医疗监护。手术室的自身输血包括急性等容性血液稀释、术野自身血回输及术中控制性低血压等医疗技术由麻醉科医师负责实施。

第八条　亲友互助献血由经治医师等对患者家属进行动员，在输血科（血库）填写登记表，到血站或卫生行政部门批准的采血点（室）无偿献血，由血站进行血液的初、复检，并负责调配合格血液。

第九条　患者治疗性血液成分去除、血浆置换等，由经治医师申请，输血科（血库）或有前科室参加制订治疗方案并负责实施，由输血科（血库）和经治医师负责患者治疗过程的监护。

第十条　对于Rh（D）阴性和其他稀有血型患者，应采用自身输血、同型输血或配合型输血。

第十一条　新生儿溶血病如需要换血疗法的，由经治医师申请，经主治医师核准，并经患儿家属或监护人签字同意，由血站和医院输血科（血库）提供适合的血液，换血由经治医师和输血科（血库）人员共同实施。

## 第三章　受血者血样采集与送检

第十二条　确定输血后，医护人员持输血申请单和贴好标签的试管，当面核对患者姓名、性别、年龄、病案号、病室/门诊、床号、血型和诊断，采集血样。

第十三条　由医护人员或专门人员将受血者血样与输血申请单送交输血科（血库），双方进逐项核对。

## 第四章　交叉配血

第十四条　受血者配血试验的血标本必须是输血前3天之内的。

第十五条　输血科（血库）要逐项核对输血申请单、受血者和供血者血样，复查受血者和供血者ABO血型（正、反定型），并常规检查患者Rh（D）血型（急诊抢救患者紧急输血时Rh（D）检查可除外），正确无误时可进行交叉配血。

第十六条　凡输注全血、浓缩红细胞、红细胞悬液、洗涤红细胞、冰冻红细胞、浓缩白细胞、手工分离浓缩血小板等患者，应进行交叉配血试验。机器单采浓缩血小板应ABO血型同型输注。

第十七条　凡遇有下列情况必须按《全国临床检验操作规程》有关规定作抗体筛选试验：交叉配血不合时；对有输血史、妊娠史或短期内需要接收多次输血者。

第十八条　两人值班时，交叉配血试验由两人互相核对；一人值班时，操作完毕后自己复核，并填写配血试验结果。

## 第五章　血液入库、核对、贮存

第十九条　全血、血液成分入库前要认真核对验收。核对验收内容包括：运输条件、物理外观、血袋封闭及包装是否合格，标签填写是否清楚齐全（供血机构名称及其许可证号、供血者姓名或条形码编号和血型、血液品种、容量、采血日期、血液成分的制备日期及时间，有效期及时间、血袋编号/条形码，储存条件）等。

第二十条　输血科（血库）要认真做好血液出入库、核对、领发的登记，有关资料需保存十年。

第二十一条　按 A、B、O、AB 血型将全血、血液成分分别贮存于血库专用冰箱不同层内或不同专用冰箱内，并有明显的标识。

第二十二条　保存温度和保存期如下：

| 品种 | 保存温度 | 保存期 |
|---|---|---|
| 浓缩红细胞（CRC） | 4±2℃ | ACD：21 天 CPD：28 天 CPDA：35 天 |
| 少白细胞红细胞（LPRC） | 4±2℃ | 与受血者 ABO 血型相同 |
| 红细胞悬液（CRCs） | 4±2℃ | （同 CRC） |
| 洗涤红细胞（WRC） | 4±2℃ | 24 小时内输注 |
| 冰冻红细胞（FTRC） | 4±2℃ | 解冻后 24 小时内输注 |
| 手工分离浓缩血小板（PC1） | 22±2℃（轻振荡） | 24 小时（普通袋）或 5 天（专用袋制备） |
| 机器单采浓缩血小板（PC2） | （同 PC1） | （同 PC—1） |
| 机器单采浓缩白细胞悬液（GRANs） | 22±2℃ | 24 小时内输注 |
| 新鲜液体血浆（FLP） | 4±2℃ | 24 小时内输注 |
| 新鲜冰冻血浆（FFP） | 20℃以下 | 一年 |
| 普通冰冻血浆（FP） | 20℃以下 | 四年 |
| 冷沉淀（Cryo） | 20℃以下 | 一年 |
| 全血 | 4±2℃ | （同 CRC） |

其他制剂按相应规定执行，当贮血冰箱的温度自动控制记录和报警装置发出报警信号时，要立即检查原因，及时解决并记录。

第二十三条　贮血

冰箱内严禁存放其他物品；每周消毒一次；冰箱内空气培养每月一次，无霉菌生长或培养皿（90mm）细菌生长菌落＜8CFU/10 分钟或＜200CFU/$m^3$ 为合格。

## 第六章 发 血

第二十四条 配血合格后，由医护人员到输血科（血库）取血。

第二十五条 取血与发血的双方必须共同查对患者姓名、性别、病案号、门急诊/病室、床号、血型有效期及配血试验结果，以及保存血的外观等，准确无误时，双方共同签字后方可发出。

第二十六条 凡血袋有下列情形之一的，一律不得发出：1.标签破损、漏血；2.血袋有破损、漏血；3.血液中有明显凝块；4.血浆呈乳糜状或暗灰色；5.血浆中有明显气泡、絮状物或粗大颗粒；6.未摇动时血浆层与红细胞的界面不清或交界面上出现溶血；7.红细胞层呈紫红色；8.过期或其他须查证的情况。

第二十七条 血液发出后，受血者和供血者的血样保存于2—6℃冰箱，至少7天，以便对输血不良反应追查原因。

第二十八条 血液发出后不得退回。

## 第七章 输 血

第二十九条 输血前由两名医护人员核对交叉配血报告单及血袋标签各项内容，检查血袋有无破损渗漏，血液颜色是否正常。准确无误方可输血。

第三十条 输血时，由两名医护人员带病历共同到患者床旁核对患者姓名、性别、年龄、病案号、门急诊/病室、床号、血型等，确认与配血报告相符，再次核对血液后，用符合标准的输血器进行输血。

第三十一条 取回的血应尽快输用，不得自行贮血。输用前将血袋内的成分轻轻混匀，避免剧烈震荡。血液内不得加入其他药物，如需稀释只能用静脉注射生理盐水。

第三十二条 输血前后用静脉注射生理盐水冲洗输血管道。连续输用不同供血者的血液进，前一袋血输尽后，用静脉注射生理盐水冲洗输血器，再接下一袋血继续输注。

第三十三条 输血过程中应先慢后快，再根据病情和年龄高速输注速度，并严密观察受血者有无输血不良反应，如出现异常情况应及时处理：

1. 减慢或停止输血，用静脉注射生理盐水维持静脉通路；

2. 立即通知值班工程师和输血科（血库）值班人员，及时检查、治疗和抢救，并查找原因，做好记录。

第三十四条 疑为溶血性或细菌污染性输血反应，应立即停止输血，用静脉注射生理盐水维护静脉通路，及时报告上级医师，在积极治疗抢救的同时，做以下核对检查：

1. 核对用血申请单、血袋标签、交叉配血试验记录；

2. 核对受血者及供血者 ABO 血型、Rh（D）血型。用保存于冰箱中的受血者与供血者血样、新采集的受血者血样、血袋中血样，重测 ABO 血型、RH（D）血型、不规则抗体筛选及交叉配血试验（包括盐水相和非盐水相试验）；

3. 立即抽取受血者血液加肝素抗凝剂，分离血浆，观察血浆颜色，测定血浆游离血红蛋白含量；

4. 立即抽取受血者血液，检测血清胆红素含量、血浆游离血红蛋白含量、血浆结合珠蛋白测定、直接抗人球蛋白试验并检测相关抗体效价，如发现特殊抗体，应作进一步鉴定；

5. 如怀疑细菌污染性输血反应，抽取血袋中血液做细菌学检验；

6. 尽早检测血常规、尿常规及尿血红蛋白；

7. 必要时，溶血反应发生后 5～7 小时测血清胆红素含量。

第三十五条　输血完毕，医护人员对有输血反应的应逐项填写患者输血反应回报单，并返还输血科（血库）保存。输血科（血库）每月统计上报医务处（科）。

第三十六条　输血完毕后，医护人员将输血记录单（交叉配血报告单）贴在病历中，并将血袋送回输血科（血库）至少保存一次。

第三十七条　本规范由卫生部负责解释。

第三十八条　本规范自 2000 年 10 月 1 日起实施。

## 二、临床输血类型

### （一）全血输注

1. 全血输注的适应证为：①急性失血、产后出血等大出血；②体外循环；③换血治疗。

2. 全血输注的禁忌证为：①心功能不全、心力衰竭的贫血患者，婴儿、老年人、慢性病体质虚弱的患者；②需长期反复输血者；③对血浆蛋白已致敏的患者，以往输血或妊娠已产生白细胞或血小板抗体的患者；④血容量正常的慢性贫血患者；⑤可能进行干细胞或其他器官移植患者。

3. 全血输注的输注剂量：根据患者的贫血程度、年龄及体重、输血适应证、心肺功能等来决定。

### （二）红细胞输注

临床纠正贫血、提高患者的携氧能力，主要是输注红细胞制品。

内科慢性贫血病人的输血指征：①Hb 小于 60g/L 或 HCT 小于 0.18，伴有明显贫血症状者（遗传性血液病患儿在其生长发育期，输血指征可放宽）；②贫血严重，而又因其他疾病需要手术者或待产孕妇。③Hb 大于 60g/L 而小于 80g/L。

外科急性失血患者：红细胞输注应根据失血量和实验室指标来确定。①失血量：失血量不超过血容量的20%，只输液，不输血；失血量达血容量的20%～30%时，输液和输注红细胞；失血量达50%～100%时，应输液、输注红细胞和输注白蛋白。失血量超过总血容量时，可根据实际情况补充血小板、冷沉淀、新鲜冰冻血浆等。②实验室指标：血红蛋白大于100g/L，可以不输血；血红蛋白小于70g/L，应考虑输血；血红蛋白在70～100g/L之间，根据患者的贫血程度、心肺代偿功能、代谢情况及年龄等因素决定是否需要输血。术中输血，其目的是为了补充血容量的丢失、改善血液的运氧能力、维持正常的凝血功能、提高机体的免疫力。临床上通常是根据敷料、吸引器中失血量的多少，患者的症状和体征，血流动力学的监测结果和变化，以及Hb和Hct的测定结果进行综合判断，从而估计失血量。可参照急性失血指征来确定是否需要输血，红细胞的输注应使Hct保持在30%～35%，术中过高的Hct可增加血液的黏滞度，不利于血液对组织的灌注，有增加血栓形成的风险。

### （三）血小板输注

血小板的主要功能是参与止血，当患者血小板减少或功能异常时，需要输注外源性血小板以达到止血或预防出血的目的。根据输注目的不同，血小板输注分为治疗性输注和预防性输注。根据制备方法不同，血小板制品有两大类，一种是通过对采集的全血离心分离出的浓缩血小板，一种是利用血液分离机自动采集的单采血小板。前者可以节约血源，一血多用，后者可以从单个供者得到高纯度和含量高的血小板。

血小板输注的指征主要包括：①血小板数量减少或功能异常，伴有出血倾向或表现；②血小板计数$>100\times10^9/L$，可以不输；③血小板计数在（50～100）$\times10^9/L$，根据是否有自发性出血或伤口渗血决定；④血小板计数$<50\times10^9/L$，应考虑输注；⑤如术中出现不可控制的出血，确定血小板功能低下者，无论血小板数量多少，均可考虑输注；⑥控制产科DIC出血时很少需要血小板，但抢救重症DIC时，一次性输注3个治疗量血小板，效果好。血小板输注的剂量因具体情况而定：①成人每次输注1个治疗剂量的单采血小板（血小板含量$\geqslant2.5\times10^{11}$/袋），或8～10U的浓缩血小板（血小板含量$\geqslant2.0\times10^{10}$/U），一般可达到明显的止血效果。理论上可提升患者外周血小板（30～50）×109/L。②严重出血或已产生同种免疫反应者应加大输注剂量。③儿童应根据患儿年龄和病情将1个治疗剂量的单采血小板分为2～4次输注。 血小板输注的输注方法值得注意：①输注前应轻摇血袋，使血小板和血浆充分混匀；②输注前不需要作交叉配血，ABO血型同型输注；③运用标准滤网（170μm）的输血器输注，同时以患者可以耐受的最大速度输入。

## （四）血浆输注

血浆（plasma）是血液的液体成分，由蛋白质、脂类、无机盐和大量化合物组成。主要生理功能有补充蛋白质、维持酸碱平衡、运输、调节和维持胶体渗透压等。血浆制品主要有新鲜冰冻血浆（fresh frozen plasma，FFP）和普通冰冻血浆（frozen plasma，FP），前者包含全部凝血因子，后者不稳定的凝血因子特别是Ⅴ因子和Ⅷ因子几乎全部失活。

血浆输注的指征为：输血量相当于自身血容量，PT 或 APTT 大于正常的 1.5 倍，创面弥漫性渗血，有先天性凝血功能障碍等情况时，应考虑输新鲜冰冻血浆。应当注意的是只要纤维蛋白原浓度大于 0.8g/L，即使凝血因子只有正常的 30%，凝血功能仍可维持正常。即患者血液置换量达全身血液总量时，实际上还会有 1/3 的自身成分（包括凝血因子）保留在体内，仍有足够的凝血因子。但如果休克没得到及时纠正，可导致消耗性凝血障碍。新鲜冰冻血浆的输入量达到 10～15ml/kg 才能达到补充凝血因子的作用，对于需要输注的患者，一次足量输注才能达到最佳效果。血浆输注剂量取决于患者具体病情需要，一般情况下，凝血因子达到正常水平的 25%基本能满足止血要求。一般成人患者输注剂量为 200～400ml，或按 10～15ml/kg 计算。儿童患者酌情减量。

## （五）冷沉淀凝血因子输注

冷沉淀是在控制条件下融化新鲜冰冻血浆而采集的沉淀物，使悬浮于 20～30ml 的血浆中。每 200ml 血浆制备的冷沉淀，Ⅷ因子含量≥80mg、纤维蛋白原含量≥150mg，同时还含有血管性血友病因子、纤维结合蛋白和因子Ⅷ等。冷沉淀凝血因子输注剂量：①血友病 A 患者，一般认为按 10kg 体重输 1 单位计，每日 1 次维持 3～4 天。手术出血时，应维持 7～10 天。②纤维蛋白原缺乏症，所需的冷沉淀剂量取决于患者血浆中原来的纤维蛋白原水平，常用剂量为每 10kg 体重输 1～1.5 单位。使血浆中纤维蛋白原水平维持在 0.5～1.0g/L 为适度。③对于大量出血患者，补充冷沉淀的指征是纤维蛋白原小于 0.8g/L。

**手术科室和非手术科室各输血类型输血指征**

| 血制品名称 | 手术科室 | | 非手术科室 | |
|---|---|---|---|---|
| | 合理输血理由 | 不合理输血理由 | 合理输血理由 | 不合理输血理由 |
| 红细胞 | 1. Hb＜70g/L；2. Hb70～100g/L，根据病情决定；3. 严重创伤合并感染，Hct 可达 0.35 | 1. 失血患者补液扩容前输 RBC；2. Hb＞100g/L；3. 失血量＜20%自身血容量 | 1. Hb＜60g/L 或 Hct＜0.2；2. 若有严重感染 Hct 可达 0.35。 | 1. Hb＞60g/L 或 Hct＞0.2，无缺氧症状 |

续表

| 血制品名称 | 手术科室 | | 非手术科室 | |
|---|---|---|---|---|
| | 合理输血理由 | 不合理输血理由 | 合理输血理由 | 不合理输血理由 |
| 新鲜冰冻血浆（FFP） | 1. PT或APTT＞正常1.5倍，创面弥漫性渗血；2. 输血量≥自身血容量；3. 凝血功能障碍；4. 紧急抗华法林抗凝血作用 | 1. 无合理输血理由；2. 用于扩容；3. 治疗低蛋白血症；4. 与红细胞搭配输注；5. 用于补充营养；6. 用于提高免疫力；7. 促进伤口愈合；8. FFP量不足（＜10～15ml/kg） | 各种原因引起的多种凝血因子或抗凝血酶Ⅲ缺乏并伴有出血表现 | 1. 无合理输血理由；2. 用于扩容；3. 治疗低蛋白血症；4. 与红细胞搭配输注；5. 用于补充营养；6. 用于提高免疫力；7. FFP量不足（＜10～15ml/kg） |
| 血小板 | 1. Pt＜50×10$^9$/L；2. 术中出现不可控制渗血 | 1. Pt＞100×10$^9$/L；2. Pt在50～100×10$^9$/L之间，无 出血；3. 量不足（一次性输注＜2×10$^{11}$，即＜1个治疗量或10u） | 1. Pt在50～100×10$^9$/L之间，伴有出血；2. Pt＜5×10$^9$/L，应立即输血小板 | 1. Pt＞50×10$^9$/L时，输血小板；2. Pt＜5×10$^9$/L，未立即输血小板；3. 量不足（一次性输注＜2×10$^{11}$，即＜1个治疗量或10u）。 |
| 冷沉淀 | 1. 纤维蛋白原＜0.8g/L | 1. 纤维蛋白原＞1g/L；2. 纤维蛋白原＞0.8g/L，无出血表现；3. 量不足（＜1.5单位/10kg） | 1. 治疗甲型血友病；2. 纤维蛋白原＜0.8g/L | 1. 纤维蛋白原＞1g/L；2. 纤维蛋白原＞0.8g/L，无出血表现；3. 乙型血友病；4. 量不足（＜1.5单位/10kg） |

# 第九节　检验学常见知识

## 一、临床生化室

1. 血清丙氨酸氨基转移酶测定：增高见各种急性病毒性肝炎、药物或酒精中毒引起的急性肝损伤；心脏、骨骼肌等组织受损及其他肝胆疾病。尤其注意的是，重症肝炎时由于大量肝细胞坏死，血清中ALT可逐渐下降，故ALT活性不一定与疾病的重症程度成正比。

2. 血清天冬氨酸氨基转移酶测定：急性心肌梗死时6～12小时内血清AST显著升高，48小时内达到峰值，3～5天恢复正常。血清AST增高还见于急性或慢性肝炎、肝硬变活动期等肝胆疾病，以及胸膜炎、心肌炎、肾炎、肺炎、皮肌炎、服用肝损害的药物等。

3. 血清γ-谷氨酰转移酶测定：原发性肝癌、腺癌等，血清γ-GT活力显著升高，特别在诊断恶性肿瘤患者有无肝转移和肝癌手术后有无复发时，阳性率可达

90%。嗜酒或长期接受某些药物，如苯巴比妥、苯妥因钠、安替比林等，口服避孕药会使 γ-GT 值增高 20%。急性肝炎、慢性肝炎活动期、阻塞性黄疸、胆道感染、胆石症、急性腺炎等也有增高。

4. 血清碱性磷酸酶测定：增高见于①肝胆疾病，如阻塞性黄疸、急性或慢性黄疸性肝炎、肝癌等；②骨骼疾病，如纤维性骨炎、佝偻病、骨软化、骨转移癌、骨折修复期。ALP 可作为佝偻病疗效的指标。

5. 血清总蛋白测定：增高见于脱水和血液浓缩，多发性骨髓瘤（主要是球蛋白合成增加）。降低见于肝脏疾病、消耗性疾病、营养不良、大面积烧伤、肾病综合征、大量反复放胸腹水、溃疡性结肠炎、水潴留使血液稀释等。

6. 血清白蛋白测定：增高见于脱水和血液浓缩。降低见于白蛋白合成障碍，如营养不良、肝脏疾病、慢性消化道疾病；白蛋白消耗或丢失过多，如消耗性疾病、恶液质、肾病综合征、急性大出血、严重烧伤、腹水形成等；也见于妊娠晚期、遗传性无白蛋白血症。

7. 血清总胆红素测定：用于判断黄疸程度，结合直接胆红素测定用于判断黄疸类型。

8. 血清葡萄糖测定：增高见于（1）生理性，餐后 1～2h、摄入高糖食物、情绪紧张等。（2）病理性，胰岛素分泌不足（糖尿病）、高血糖激素分泌过多、颅内压增高、严重脱水。减低见于（1）生理性或暂时性，剧烈运动后、严重饥饿、妊娠、使用降糖药等。（2）病理性，胰岛 细胞瘤、肾上腺皮质功能减退症、甲状腺功能减退、严重肝病。

9. 血清尿素测定：增高见于①生理因素，如高蛋白饮食。②病理因素，如剧烈呕吐、幽门梗阻、消化道大出血、肠梗阻和长期腹泻等。急性肾小球肾炎、慢性肾炎、慢性肾小球肾炎、肾病晚期、肾功能衰竭及中毒性肾炎等。减低见于肝脏疾病、蛋白质摄入不足、乳糜泻等。

10. 血清肌酐测定：肾病初期肌酐常不高，直至肾实质性损害，血肌酐才升高。其值升高 3～5 倍提示有尿毒症的可能，升高 10 倍，常见于尿毒症。如果肌酐和尿素氮同时升高，提示肾严重损害，如果尿素氮升高而肌酐不高常为肾外因素所致。降低：肾衰晚期、肌萎缩、贫血、白血病、尿崩症等。

11. 血清尿酸测定：血尿酸测定对痛风诊断最有帮助，痛风患者血清中尿酸常增高。另外，核酸代谢增加，如白血病、多发性骨髓瘤、真性红细胞增多症时 UA 亦增高，急性或慢性肾炎时，血中尿酸显著增高，其增高程度较非蛋白氮、尿素氮、肌酐更显著，出现更早。中毒、子痫、妊娠反应、饮食中脂肪过多、肥胖、糖尿病等 UA 也增高。减少见于遗传性黄嘌呤尿症等。

12. 血清总胆固醇测定：增高见于糖尿病昏迷患者，还常见于原发性高胆固醇血症、动脉粥样硬化、肾病综合征、总胆管阻塞、黏液性水肿、肥大性骨关节炎、老年性白内障、银屑病等。降低见于恶性贫血、溶血性贫血、甲状腺功能亢进、感染、营养不良、肝硬化、肝坏死等。

13. 血清甘油三酯测定：增高常见于原发性高脂血症、肥胖症、动脉硬化、阻塞性黄疸、糖尿病、极度贫血、肾病综合征、胰腺炎、甲状腺功能减退、长期饥饿及高脂饮食后等，饮酒可使甘油三酯假性升高。降低见于甲状腺功能亢进、肾上腺功能减退、肝功能严重损害、先天性酶缺陷（如家族性卵磷酯胆固醇酯酰基转移酶缺乏）等。

14. 血清肌酸激酶测定：一般在发生急性心肌梗死后4～6小时开始升高，24小时达峰值，且升高的幅度比AST和LDH大，3～4天恢复正常。重体力劳动、肌肉损伤、皮肌炎、系统性红斑狼疮、假性肥大性肌营养障碍、心肌炎、脑血管疾病、甲状腺功能低下、长期肌内注射都会引起此酶升高。儿童较成人略高，一般出生后24小时迅速升高，可达正常成人的2～5倍，14～20天开始下降，6岁后逐渐降至成人水平。降低：甲状腺功能亢进的病人可降低。

15. 血清乳酸脱氢酶测定:增高发生急性心肌梗死12～24小时开始升高,48～72小时达峰值，一般为正常的5～6倍，最高可达10倍以上，可持续10天左右。心衰和心包炎伴肝淤血、严重休克和重度贫血和未治疗的贫血、白血病（特别是M5型）时可中度升高。皮肌炎等肌肉损伤性疾病时也可升高。50%LDH升高的病例与恶性肿瘤有关，尤其是腹腔和肺部肿瘤，因此测定这些部位的流出液的LDH活性更有意义。1/3的肾病患者血清LDH也可以升高。

16. 血清羟丁酸脱氢酶测定：HBDH的本质是LDH1+LDH2，所以HBDH的升高主要见于心肌梗死以及其他原因的心肌损伤、皮肌炎等肌肉损伤性疾病。

17. 血清钾离子测定：升高见于经口及静脉摄入增加、钾流入细胞外液、严重溶血及感染、烧伤、组织破坏、胰岛素缺乏、组织缺氧心功能不全、呼吸障碍、休克；尿排泄障碍、肾功能衰竭及肾上腺皮质功能减退。降低见于经口摄入减少；钾移入细胞内液、碱中毒及使用胰岛素后、IR1分泌增加；消化道钾丢失频繁、呕吐、腹泻；肾小管性酸中毒。

18. 血清钠离子测定：升高见于严重高渗性脱水，肾上腺皮质功能亢进及中枢性尿崩症尿量大增而供水不足。降低见于胃肠道失钠，尿路失钠，烧伤，肾病综合征低蛋白血症，肝硬化腹水，右心功能衰竭等血容量降低时。

19. 血清氯离子测定：升高见于严重高渗性脱水，肾上腺皮质功能亢进及中枢性尿崩症尿量大增而供水不足。降低的意义与血清钠离子降低的意义基本相同。

20. 血清钙测定：增高见于甲状旁腺功能亢进，骨肿瘤，急性骨萎缩、骨折、肢体麻痹等，大量应用维生素D治疗，血液内二氧化碳张力增加的疾病，肾上腺皮质功能减退。减低甲状旁腺功能减退，维生素D缺乏症，婴儿手搐搦症及骨质软化症，钙或维生素 D 摄取量不足或吸收不良，肾脏疾病，代谢性碱中毒。

21. 血清镁测定：增高见于慢性肾炎少尿期，尿毒症，肾功能衰竭，甲状腺功能减症，用镁制剂治疗不当等。减低长期禁食，吸收不良或长时期丢失胃肠液。甲状腺功能亢进，长期静脉滴注无镁补充。

22. 血清磷测定：增高见于甲状旁腺功能减退，肾功能不全或衰竭，尿毒症，慢性肾炎晚期，多发性骨髓瘤，骨折愈合期等。减低甲状旁腺功能亢进，肾小管变性病变，乳糜泄等。

23. 血清血清铁：增高见于血细胞破坏增多，如溶贫；铁的利用减少，如再生障碍性贫血；铁释放增加，如急性肝炎。减低见于体内铁不足，如缺铁性贫血；铁丢失增加，如失血；铁的释放减少，如急性感染、肿瘤。

24. 血清胆碱酯酶测定：又称假胆碱酯酶、胆碱酯酶Ⅱ，主要由肝脏合成，其活性高低与肝功能的好坏相平行。血清胆碱酯酶水平降低常见于重症肝炎、肝硬化、心肌梗死、急性感染等，也可用于指示有无有机磷农药中毒。

25. 血清、尿淀粉酶测定：急性胰腺炎时，血和尿中 AMY 显著升高。急性胰腺炎发病后 8～12 小时血清 AMY 即升高，12～24 小时达高峰。尿中 AMY 于急性胰腺炎发病后 12～24 小时开始升高，下降也比血清晚。急性阑尾炎、腹膜炎、肠梗阻、胰腺癌、胆石症、溃疡病穿孔均有 AMY 升高，但常低于 500U/L。肝病时血、尿 AMY 降低。

26. 血清、尿胰淀粉酶测定：急性胰腺炎时，血和尿中 P-AMY 显著升高。急性胰腺炎发病后 8～12 小时血清 P-AMY 即升高，12～24 小时达高峰。尿中 P-AMY 于急性胰腺炎发病后 12～24 小时开始升高，下降也比血清晚。急性阑尾炎、腹膜炎、肠梗阻、胰腺癌、胆石症、溃疡病 P-AMY 升高，但常低于 500U/L。

27. 血清脂肪酶测定：急性胰腺炎发作的 4～8 小时内，脂肪酶活力就会升高，24 小时后达到峰值，8～14 天后降低。但是，血清脂肪酶活力与胰腺的损伤程度间不相关。

28. 血清谷氨酸脱氢酶测定：是一种线粒体酶，在肝脏含量丰富，可作为传染性肝炎早期诊断及疗效观察的有力佐证。另外，肌营养不良、皮肌炎、心梗、脑损伤、严重烧伤、肝脏手术等均使此酶活性升高。

## 二、免　疫　室

1. 乙型肝炎检测临床意义

（1）HbsAg 是感染乙肝病毒的标志，如为阳性，则提示为病毒携带者或乙肝患者。

（2）HbsAb 阳性：注射过乙肝疫苗有免疫；既往感染。

（3）HbeAg 阳性：HBeAg 是 HBV 的核心部分，故一般认为 HBeAg 阳性是具有传染性的标志。在乙肝潜伏期乃至整个病程中，HBeAg 均可检出。

（4）抗 HBe 是 HBeAg 的相应抗体。一般认为 HBeAg 消失和抗 HBe 出现是病情趋向好转的征象，但并不意味着 HBV-DNA 停止复制，或传染性消失。

（5）抗 HBc 是 HBcAg 的相应抗体，也是 HBV 感染后血清中最早出现的 HBV 的标志性抗体，持续时间长，甚至终身存在。几乎所有个体在感染 HBV 后都能产生抗 HBc，故它是乙肝流行病学调查的良好指标。

接触 HBV 抗原者（如实验室工作者，家庭中有 HBsAg 阳性者），血清中可出现低滴度（小于 1000）抗 HBc 抗体。只有进行连续检测，抗体滴度逐渐增高，或抗体滴度达 10000 以上时，抗 HBc 才可作为感染指标。

抗 HBc 有 IgG、IgM、IgA 三类，IgM 类和 IgA 类抗 HBc 在乙肝急性期或慢性肝炎活动期出现。在 HBV 感染的“窗口期”，抗 HBc 常常是唯一可测出的 HBV 血清标志物。

2. HCV 抗体检测的临床意义：丙肝主要经血液传播，也有其他传播途径。丙型肝炎临床经过一般较轻，亚临床型较为多见。本病 ALT 和胆红素水平较低，病情相对较轻，但发展成慢性肝炎的比例较高。丙肝有两种抗体 IgG、IgM，抗 HCV-IgG、IgM 抗体均为非保护性抗体，急性期多为 IgM 型，慢性期多为 IgG 型，抗 HCV-IgM 的检测是判定急、慢性丙型肝炎的重要指标。恢复期患者抗 HCV 多为 IgG 型，且滴度较低。

3. HIV 抗体检测的临床意义：艾滋病（AIDS）即获得性免疫缺陷综合征，主要有人类免疫缺陷病毒（HIV）引起。实验室检查主要检测血清（HIV）抗体，如检测阳性，必须重新取样检测一次。若仍为阳性，须送国家卫生部门批准的确认试验室鉴定。同时应结合其他测定项目的结果和临床表现作出判断。可疑标本应至少随访 6 个月。

4. TP 抗体检测的临床意义：梅毒是由苍白螺旋体引起的一种性传播疾病。如梅毒抗体-IgM 阳性，可怀疑感染过梅毒螺旋体。

5. 甲胎蛋白（AFP-2）：首先用于检测及监测肝癌，但肝硬化时也多有增高。第二，用于监测治疗效果，在一定程度上也用于胚细胞癌的诊断。其他恶性疾病如乳腺癌、支气管癌、结肠癌引起的肝功紊乱等，在这些疾病中 9%左右的患者血清 AFP 水平也升高，但很少有超过 100μg/l。

6. 癌胚抗原（CEA）：吸烟影响 CEA 水平，酒精亦影响 CEA 浓度。在 20%～50%的良性疾病的患者中，CEA 水平轻度增高，尤其是肠道、胰腺、肝脏及肺部疾病，如肝硬化、慢性肝炎、胰腺炎、结肠溃疡、克罗恩病、肺炎、支气管炎、肾小管性肾炎、肺气肿、自身免疫系统疾病等，在这些疾病中，CEA 水平趋于保持在病理值低限，稳定期或轻度升高的间歇期趋于消失。相比之下，在未经治疗的恶性肿瘤中 CEA 起始就以指数形势持续升高。CEA 测定主要用于结肠癌、肺癌、消化道肿瘤及乳腺癌等肿瘤的生长及治疗效果的监测。

7. 游离三碘甲腺原氨酸（FT3）：FT3 是甲状腺激素的一种，它进入血液调节代谢。测定激素浓度对于鉴别正常、异常（甲亢/甲低）的甲状腺功能具有重要意义。完整的 T3 的主要与转运蛋白结合一起，游离的 FT3 是甲状腺激素 T3 的具有活性的部分。在临床上，检测游离 T3 可以不依赖于 TBG 浓度单独评估进行评估甲状腺功能。

8. 游离甲状腺素（FT4）：T4 是甲状腺调节系统的一部分，对于机体代谢具有调节作用，T4 绝大部分与转运蛋白结合。游离 T4 是 T4 的活性部分。在临床，检测游离 T4 是常规诊断的重要部分，当怀疑甲状腺功能异常时，可以结合 TSH 检测 FT4。FT4 的浓度检测也可以用于指导甲状腺疾病的治疗。检测游离 FT4 可以不依赖于 TBG 独立指示甲状腺功能。

9. 促甲状腺素（TSH）：TSH 能促使甲状腺细胞增生，促进甲状腺合成和甲状腺激素分泌，而甲状腺激素分泌增加又能反馈抑制 TSH 的分泌。另外，下丘脑前部的神经分泌细胞能释放一种促甲状腺素释放激素（TRH），它能促使垂体前叶合成和释放 TSH，这一调节系统即下丘脑-垂体-甲状腺轴。TSH 测定是诊断原发性甲状腺功能减退症最灵敏的指标，这种患者由于甲状腺和垂体间的负反馈作用减少，因此，TSH 常明显升高。地方性缺碘性甲状腺肿患者，血清 TSH 均高于正常人。分泌 TSH 的垂体肿瘤，TSH 升高。TSH 水平降低伴有 TT3、TT4 升高或 FT3、FT4 升高，可诊断为甲状腺功能亢进。TSH 也是甲状腺癌术后或放疗以后采用甲状腺素抑制治疗的监测指标。

10. 糖类抗原 125（CA125）：CA125 是一类混合型肿瘤标志物，分子量为 200 000 道尔顿的分化抗原，在腹腔上皮演变来的胎儿组织中其水平升高，在严重的卵巢癌细胞和腺癌部分组织中亦见升高，但在黏液状卵巢癌中不会升高。在许多良性妇科肿瘤和感染过程中也会升高。在孕期的前 3 个月、自身免疫性疾病、肝炎、慢性胰腺炎、肝硬化时也可以升高。卵巢癌：虽然 CA125 在很多疾病中均有增高，其特异性不高，但是对于卵巢癌，灵敏度很高，其水平升高与肿瘤复发有关，可先于临床症状出现之前，有助于随访病情，为第二次治疗提供重要参考。它已经得到美国 FDA 的批准用于临床，是用于体内免疫显像检查转移发生的单克隆抗体之一。

11. 糖类抗原 153（CA153）：是监测乳腺癌的首选标记物，其血清水平可以对临床分期提供信息。对于乳腺癌具有高灵敏度，此外肝硬化及孕期的 6～9 个月水平也可有升高。乳腺癌：CA153 是监测乳癌的首选标记物，其血清水平可以对临床分期提供信息。早期乳腺癌患者，CA153 的灵敏度仅为 30%，表明这些患者都在 $T_1$ 及 $T_2$ 期，这时肿瘤标记物的表达还很轻微。对于监测乳腺癌的原位复发，其灵敏度仅为 30%，但是对于远端转移，其灵敏度达到 70%～90%。联合监测

CA153 和 CEA，会大大提高检测的灵敏度。

12. 糖类抗原 199（CA199）：不是器官特异性的，在多种胰腺癌中都有升高。但 CA199 的测定不能早期诊断胰腺癌。CA199 完全通过胆汁排泄，即使轻的胆囊炎都会引起 CA199 水平的剧升。其水平增高也可见于胃肠道、肝脏的各种良性疾病及感染疾病中。对于胃癌，CA199 是仅次于 CEA 的肿瘤标记物，两者结合检查可以提高筛选胃癌的敏感性及特异性。

13. 糖类抗原 72-4（CA72-4）：是一种高分子量的类黏蛋白分子，许多器官的肿瘤：包括结肠癌、非小细胞性肿瘤、胃癌等都发现有其存在。胃癌：在胃癌患者的血清中其水平增高明显，且 CA72-4 升高的程度与疾病的分期有相关性，在手术成功后，CA72-4 可降至正常水平，并且如果肿瘤细胞不再继续生长，则 CA72-4 水平将维持在正常范围之内。大约有 70%的复发者 CA72-4 水平重新升高要先于临床诊断复发。卵巢癌：CA72-4 也见于卵巢癌中，其诊断的灵敏度为 47%～80%，要高于 CA125，如果联合监测两个项目，则可使灵敏度增至 73%。

14. 可溶性细胞角蛋白 19 片段（CYFRA21-1）：细胞角蛋白（Cytokeration，CKs）是正常的及恶性的上皮细胞支架蛋白，在恶性组织中蛋白量增高。它是非小细胞肺癌的首选血清标志物，与肿瘤的生长趋势有关，作为制订治疗方案的参考，观察疗效及监视复发，灵敏度可达 60%，特异性可达 95%，优于 CEA 和 SCC。CYFRA211 与 NSE 组合测定可提高诊断肺癌的灵敏度，且基本上不降低特异性，同时对小细胞肺癌和非小细胞肺癌的鉴别诊断也有较大价值。同样，其对于监视肌浸润性膀胱癌的生长期很有价值。轻度的水平升高可见于良性肝病及肾衰时。该值与性别、年龄、吸烟及孕期无关。样品被唾液沾染会使水平增高，应严格禁止。其他恶性肿瘤如前列腺癌、乳腺癌、胃癌、肝癌、结肠癌、胰腺癌、卵巢癌和子宫颈癌等水平也可升高。

15. 神经元特异性烯醇化酶（NSE）：是烯醇化酶的一种同工酶，目前认为它是小细胞肺癌（SCLC）和神经母细胞瘤的肿瘤标记物。小细胞肺癌（SCLC）患者 NSE 水平明显高于肺腺癌、肺鳞癌、大细胞肺癌等非小细胞肺癌（NSCLC）患者，可用于鉴别诊断，监测小细胞肺癌以及放疗、化疗后的治疗效果，治疗有效时 NSE 浓度逐渐降低至正常水平，复发时血清 NSE 水平升高。用 NSE 升高来监测复发要比临床确定复发早 4～12 周。神经母细胞瘤患者 NSE 水平异常增高，而 Wilms 瘤则升高不明显，因此，测定 NSE 的水平可用于上述疾病的诊断和鉴别诊断，也可用来监测神经母细胞瘤的病情变化，评价疗效和预报复发。神经内分泌细胞肿瘤、如嗜铬细胞瘤、胰岛细胞瘤、甲状腺髓样瘤、黑色素瘤、视网膜母细胞瘤等患者血清 NSE 也可增高。NSE 也存在于正常红细胞中，样品溶血会影响测定结果，因此，采血时要特别注意避免溶血，以及尽快分离血清。

16. 铁蛋白（SF）：铁蛋白是一种高分子物质。当铁蛋白在储存器官的细胞中含量过多时，它倾向于在溶酶体中形成半胱氨酸含铁血黄素。检测铁蛋白是评估铁代谢的重要指标。作为体内铁储存量标志，检测铁蛋白可以指导一些良性疾病的治疗。红细胞内皮吞噬系统中缺乏铁，检测铁蛋白可以早期发现。当铁蛋白浓度过高，并且排除分布异常，说明体内负载过重，可见于以下的肿瘤：急性白血病、霍奇金淋巴瘤、肺癌、肠癌、肝癌及前列腺癌中。另外，已经发现高于400ng/ml的铁蛋白对于诊断肝转移具有重要意义。

17. 胰岛素（INS）：降低见于 1 型糖尿病、嗜铬细胞瘤、醛固酮增多症等患者。增高见于 2 型糖尿病抵抗型、肢端肥大症、库欣综合征、家族性高胰岛素血症和胰岛 B 细胞瘤等患者。肥胖病患者胰岛素的分泌量比正常人多 4 倍。急性肝炎患者可有短期高胰岛素血症。

18. 雌二醇（E2）：在临床上，检测雌二醇的浓度来阐明下丘脑-垂体后叶-性腺轴的功能紊乱、男子女性型乳房、产雌激素的卵巢/睾丸肿瘤、肾上腺皮质增生等。更为重要的临床意义是指导临床上雌激素的应用及进行体外受精时鉴定排卵期。

19. 催乳素（PRL）：催乳素的靶器官是乳腺，该激素对其乳腺进行分期及刺激其分泌，高浓度的催乳素对卵巢的甾醇类物质的合成及垂体促性腺激素的合成及分泌具有抑制作用。在孕期过程中，PRL 的水平在增高的雌激素及孕激素的刺激下，浓度逐渐增高。催乳素对于乳腺的刺激作用致使乳腺进入泌乳期。高催乳素血症（男性及女性）是导致生育能力紊乱的主要原因。在临床上，检测催乳素主要用来诊断女性卵巢不排卵、乳溢、男子女性型乳房、闭经、无精子症等疾病。在怀疑乳腺癌及垂体肿瘤时，也可检测催乳素。

20. 促卵泡生成素（FSH）：在临床上，FSH 的水平用来阐明下丘脑-垂体-性腺轴的功能。FSH 与 LH 同时检测可以诊断：染色体异常引起的先天性疾病、闭经的原因、多囊卵巢、更年期综合征、男性精子缺发症等。

21. 促黄体生成素（LH）：黄体生成素是由垂体前叶分泌的一种糖蛋白激素。LH 和 FSH 一样受下丘脑促性腺释放激素控制。LH 在血液中含量很低，月经中期出现高峰促成排卵。LH 和 FSH 有协同作用，可预测排卵；男性 LH 通过促睾丸间质细胞产生睾酮而促进生精，它们是研究和判断下丘脑-垂体-性腺轴功能的常规检查项目。LH 增高见于多囊卵巢综合征、Tumer 综合征、原发性性腺功能低下、卵巢功能早衰、卵巢切除后，绝经期妇女。LH 减低见于长期服用避孕药的妇女。

22. 孕酮（Pro）：孕酮为甾醇类激素。孕酮主要在黄体细胞中形成，在怀孕期由胎盘合成。孕酮的浓度与黄体的发育及其恢复相关，而在女性周期中的卵泡期则很少可以检测到孕酮。孕酮水平增高可以在排卵期的前一天检测出。在黄体期，孕酮的合成增加。在女性周期后期，孕酮降解为孕甾二醇通过尿液排泄，孕酮可以使子宫内膜增厚进入分泌期，为受精卵着床做准备，在孕期中，孕酮抑制子宫肌膜的收缩。对于乳腺，孕酮与雌激素协同作用，刺激乳腺的增殖及分泌。对于临床，测定孕酮主要是确定排卵期及对黄体期进行评估。

23. 睾酮（Tes）：在临床上，检测女性睾酮的浓度有助于诊断女性雄激素化综合征（AGS）、多囊卵巢（Stein-levnthal 综合征）、卵巢肿瘤、肾上腺性征异常及卵巢缺陷。检测男性睾酮浓度有助于诊断性腺发育不足、雌激素治疗监测、先天性染色体异常、肝硬化等。

24. 抗甲状腺球蛋白抗体（TGAb）：甲状腺球蛋白（TG）由甲状腺上皮细胞产生并储存于甲状腺滤泡中，是一种糖蛋白。TG 是在甲状腺细胞内循环，不分泌或遗漏到血液中。近年来发现在正常情况下，也有极微量的 TG 溢出于外周血循环，但一般不诱发产生抗体。据一些文献报道：95%的自身免疫性甲状腺炎患者和 60%左右的甲亢患者 TG 抗体呈阳性。另外，甲状腺癌、糖尿病、慢性肾上腺皮质功能减退症（阿狄森病）、孕妇自身免疫性疾病也可增高。

25. 抗甲状腺微粒体抗体（TPOAb）：甲状腺过氧化物酶（TPO）存在于甲状腺细胞的微粒体中，并表达在细胞的表面。TPO 是一潜在的自身抗原。抗 TPO 抗体滴度升高可见于 90%的慢性淋巴细胞性甲状腺炎（Hashimoto’s Thyroiditis，又称桥本甲状腺炎）以及 70%的突眼性甲状腺肿患者。与甲状腺球蛋白自身抗体（anti-Tg）不同的是，anti-TPO 可结合补体，具有潜在的毒性和破坏性，因而在自身免疫性甲状腺疾病中可能发挥致病作用。在大多数桥本甲状腺炎、原发性黏液水肿（Primary Myxoedema）和毒性弥漫性甲状腺肿（Graves’Disease）病人中可同时查到 anti-TPO 和 anti-Tg。许多产后甲状腺炎病人可检测到 anti-TPO。若妊娠早期检测到 anti-TPO，则有发生无症状性产后甲状腺功能减退的高危险性。anti-TPO 阳性，但 anti-Tg 阴性的情况也较为常见，尤其在小结节性甲状腺肿病人及自身免疫性甲状腺功能减退病人。另外，在其他自身免疫性疾病如类风湿性关节炎、阿狄森病及 1 型糖尿病中，也常可查到 anti-TOP；在 20%的无症状个体，特别是女性和老人中，也可查到低浓度的 anti-TPO。

26. C 肽（C-P）：C-肽和胰岛素一起由胰岛 B 细胞等分子释放的，凡能刺激或抑制 B 细胞分泌胰岛素的物质，同样也能抑制 C-肽的分泌。C-肽没有生物活性，不能产生生理效应，在血循环中半衰期比胰岛素长 2～3 倍，很少被肝脏摄取，因此外周血比胰岛素高 5 倍，尤其是餐后，血清 C-肽的峰值明显高于胰岛素的峰值。

（1）了解糖尿病患者胰岛细胞的分泌功能。

（2）指导糖尿病患者胰岛素的治疗：测定空腹血糖和 C-肽对依赖胰岛素的糖尿病患者，有残余 B 细胞功能的比无残余 B 细胞功能的对胰岛素的敏感性较高。

（3）观察胰岛和胰腺移植术后的功能变化。

（4）可用于诊断和鉴别诊断低血糖综合征。

（5）了解肝脏摄取胰岛素及肝病的变化：肝硬化时 C-肽/胰岛素的比值下降。

27. 甲状旁腺激素（PTH）：①甲状旁腺功能亢进：PTH 分泌过多，导致高钙血症，低磷酸盐血症。尿钙及磷排出增多，临床上出现骨病变或肾结石。②甲状旁腺功能低下：PTH 的合成和分泌缺乏、在循环中不能转化为激素的活性形式，以及靶器官（骨和肾）因 Camp 合成障碍而对 PTH 的作用产生抵抗等都可以引起甲状旁腺功能低下。因此甲状旁腺功能低下分为 PTH 缺乏性、PTH 无活性和 PTH 抵抗性。③甲状旁腺癌：长期继发性或自主性甲旁亢进时，特别注意血钙和 PTH 升至最高时，应考虑是甲状旁腺癌。④甲状旁腺切除术后。⑤老年人骨质疏松：骨质疏松可能是由于肾功能衰竭造成继发性甲状旁腺功能亢进所致。

28. 绒毛膜促性腺激素（β-HCG）：HCG 首先用于怀孕的早期诊断和监测，也用于胚细胞癌、卵巢癌的监测，对于睾丸癌、胎盘绒毛膜癌灵敏度很高。另外，在肺癌、肝癌、胃癌及胰腺癌中也有增高。

29. 游离前列腺特异性抗原（f-PSA）：临床监测 f-PSA 主要用于前列腺癌与前列腺增生的鉴别。单独使用 t-PSA 或 f-PSA 升高来诊断前列腺癌时并不能排除前列腺肥大对前列腺癌诊断的影响，文献报道 f-PSA/t-PSA 比值＜10%提示前列腺癌，f-PSA/t-PSA 比值＞25%提示前列腺增生，其特异度达 90%，正确率＞80%。约有 5%的前列腺癌患者，前列腺酸性磷酸酶（PAP）升高，但 t-PSA 在正常水平。因此，两者同时测定，可提高前列腺癌的阳性检出率。在采集病人的血样品前，若进行前列腺按摩，将导致血清 PSA 升高，应注意避免。

30. 前列腺特异性抗原（PSA）：PSA 在 1979 年首先被发现，来源于 υ-精蛋白。它是含有一条糖链的糖蛋白，其分子量为 34 000 道尔顿。作为前列腺生理性排泄产物，见于前列腺分泌导管上皮细胞及前列腺腺泡中，不表达于其他细胞，起着液化精液的作用。是前列腺癌较特异的标志，阳性率高于 63%。PSA 测定有两个主要应用：其一，对于前列腺癌生长期及治疗效果的监测；其二，对于前列腺肥大患者进行监测以尽早的检测出前列腺癌的发生。PSA 的动力学变化比个体值更重要。

31. 同型半胱氨酸（HCY）

（1）同型半胱氨酸是机体对蛋白质消化后的产物，是一种氨基酸，人体需要正常水平的同型半胱氨酸进行组织的再造和维持，但过量的同型半胱氨酸会引起心脏病和脑卒中。高水平的同型半胱氨酸会损坏血管内壁造成胆固醇和其他物质在血管内的堆积，并导致血管内径变窄或完全堵塞。高同型半胱氨酸水平比其他心血管疾病风险指标如吸烟或胆固醇更有价值。

（2）糖尿病人和甲状腺病患者中同型半胱氨酸的水平会升高。

（3）其他一些疾病如：孕妇怀有神经管缺陷的胎儿，类风湿关节炎，多种癌症（多与上皮组织有关），Alzheimer 病，心脏移植病人及一些药物服食者如氨甲喋呤、苯妥英钠、氨茶碱等人群中，同型半胱氨酸升高的比例较高，有进一步引发血管疾病的可能。

32. 皮质醇（Cor）

（1）皮质醇增高见于：妊娠、口服雌激素或避孕药者可因 CBG 结合力增加而致皮质醇增高；库欣综合征患者，血皮质醇明显升高，昼夜规律消失，下午和晚上无明显降低；异位 ACTH 肿瘤患者，垂体前叶功能亢进时，血皮质醇升高；各种应激状态，如手术、创伤、寒冷、心肌梗死时可暂时升高。

（2）皮质醇降低见于：原发性或继发性肾上腺皮质功能减退者，如阿狄森病、肾上腺结核、肾上腺切除等。

33. 肌钙蛋白 I（TnI）：肌钙蛋白复合物由三种不同的亚单位组成，即肌钙蛋白 C（TnC）、肌钙蛋白 T（TnT）、肌钙蛋白 I（TnI）。肌钙蛋白在肌肉中的作用是控制其收缩。由于 TnC 除心肌外，因此无特异性。TnT 有再生性并存在正常人骨骼集中表达，其心肌和骨骼肌的同质性高达 90%。相对于 CK-MB 和肌红蛋白，是一个比较特异性的心肌指标，在心肌肌钙蛋白-I 出现之前被认为特异性的 AMI 诊断指标，但仍存在一定的干扰，当剧烈肌肉损伤，肌萎缩或肾功能不全等都会引起升高，TnI 在心肌中的结构不同于骨骼肌，其抗心肌肌钙蛋白的单克隆抗体与其他组织来源的肌钙蛋白无交叉反应，所以 cTnI 可作为心肌损伤的特异诊断指标。另外，cTnI 相对其他指标其可检测的窗口期较长，一般可达 7 天的时间，所以 cTnI 测定不论在 AMI 早期或亚急性期都有较高的诊断价值。除此之外，cTnI 在其他临床应用方面也有很高的价值，例如：当负责运输氧气到心肌的动脉血管出现阻塞，心肌缺氧并开始有坏死现象时，cTnI 检测可帮助临床医生快速诊断，并加以正确治疗以提高病患的存活率。当对心脏病患者施以血栓溶解治疗或外科手术后，cTnI 的检测可帮助了解治疗及手术后的成效，并可追踪病患的预后。

34. 肌酸激酶同工酶 MB（CK-MB）：肌酸磷酸激酶（CK）是含有两个亚单位的酶。有四种形式：线粒体同工酶和细胞溶质同工酶 CK-MM（肌型）、CK-BB（脑型）和 CK-MB。检测血清 CK-MB 质量是诊断心肌缺血性损伤的重要指标，如急性心肌梗死、心肌炎等。症状发生 38 小时就可在血中测到 CK-MB，并可根据病情维持可测水平至较长一段时间。其他一些临床情况，如横纹肌溶解和脑卒中，CK-MB 也可升高。就实验室诊断而言，检测总 CK、TnI 和/或肌红蛋白就能够对以上疾病作鉴别诊断。CK-MB 检测的敏感度取决于样品采集的时间，因此，系列动态检测具有实际意义。

35. 肌钙蛋白 T（TnT）：是心肌损伤特异而灵敏的诊断指标，在心肌梗死发病后 3～4 小时，TnT 含量增高，并可持续 14 天之久。可进一步提示急性冠状动脉综合征的危险分层，以及慢性肾衰患者心脏危险性。也可用于治疗的选择和干预。

36. 免疫球蛋白（IgG、IgA、IgM）检测临床意义

（1）血液

1）高免疫球蛋白血症①多细胞株蛋白血症：见于各种感染，如慢性细菌感染、慢性肝病或某些淋巴瘤、转移性癌等。②单细胞株蛋白血症：见于浆细胞恶性变，如多发性骨髓瘤、巨球蛋白质血症、浆细胞瘤等。

2）低免疫球蛋白血症：①先天性低免疫球蛋白：见于体液免疫缺陷和联合免疫缺陷，如 bruton 型、无免疫球蛋白血症。②获得性低免疫球蛋白血症：肾病综合征、淋巴肉瘤、白血病、霍奇金淋巴瘤、中毒等。

（2）尿液 IgG 含量增高：见于肾脏疾病、糖尿病、高血压、尿毒症、烧伤等。

（3）脑脊液 IgG 含量增高：对诊断多发性硬化症（MS）有意义。MS 是原因不明的一类青年多发病，此病导致大脑和脊髓的脱髓鞘损伤，中枢神经系统局部免疫反应产生内源性 IgG 增加，而不是血浆滤过产物。

37. 类风湿因子（RF）增高：见于类风湿关节炎、红斑性狼疮、肝炎、梅毒等。

38. 抗溶血素 O（ASO）增高：见于风湿热、猩红热、扁桃体炎、血管性肾炎等。

39. 补体（C3c、C4）临床意义

（1）血清 C3 含量增高：见于某些自身免疫性疾病，肾病综合征、慢性肾炎、肿瘤、感染等。

（2）血清 C3 含量降低：见于 SLE、肝硬化、慢性活动性肝炎、急性肾炎等。

（3）血清 C4 含量增高：见于风湿热急性期、结缔性动脉周围炎、心肌炎、心肌梗死、Reiter’s 综合征、关节炎等。

（4）血清 C4 含量降低：见于自身免疫性慢性活动性肝炎、SLE、类风湿性关节炎、IgA 肾病、硬化性全脑炎等。

40. C 反应/超敏 C 反应蛋白临床意义

（1）血清 CRP 含量增高：见于各种急慢性感染、组织损伤、恶性肿瘤、心肌梗死、手术创伤及放射损伤等疾病。

（2）血清 hCRP 含量增高：预测未来患心血管疾病和周围血管疾病危险的独立指标。

## 三、血液流变学室

1. PT

（1）用于双香豆素类抗凝药剂量监测：双香豆素类药的化学结构与维生素 K 相似，可与维生素 K 产生竞争性对抗作用而妨碍维生素 K 的利用，从而抑制肝脏合成维生素 K 依赖性凝血因子，即凝血因子Ⅱ、Ⅶ、Ⅸ、Ⅹ。凝血酶原时间可反映上述凝血因子的活性水平，故其结果可用来监测抗凝药剂量。

（2）用于DIC的诊断：DIC时，由于凝血因子的大量消耗和产生的抗凝因子可使PT延长。但在DIC早期，患者血液处于高凝状态，其PT时间缩短。

（3）外源凝血系统的各凝血因子缺乏：如Ⅱ、V、Ⅶ、Ⅹ和纤维蛋白原先天性缺乏，可导致PT延长。肝脏疾病时，凝血因子合成障碍，PT也可延长。

（4）体内凝血亢进，如口服避孕药、血栓性疾病等PT可缩短。

2. APTT：延长见于因子Ⅷ、Ⅸ、Ⅺ和Ⅻ缺乏症，因子Ⅱ、Ⅴ、Ⅹ和纤维蛋白原缺乏、纤维蛋白溶解活性增强、血循环中有抗凝物质存在时可延长。缩短见于因子Ⅷ和Ⅴ活性增多，弥散性血管内凝血、血栓性疾病、血小板增多症。

3. TT：凝血酶时间延长，可能有纤维蛋白原减少、异常纤维蛋白原血症及弥散性血管内凝血、纤维蛋白（原）降解产物增多、AT-Ⅲ活性增强。更多见的情况是血浆中含有肝素或类肝素抗凝物质，如系统性红斑狼疮、严重的肝病、肾病、胰腺疾病、过敏性休克及应用肝素抗凝治疗。

4. Fg

（1）含量增高：见于糖尿病及酸中毒、动脉粥样硬化、急性传染病、急性肾炎、尿毒症、骨髓瘤、休克、外科术后及轻度肝炎。

（2）含量减低：见于DIC、原发性纤溶症、重症肝炎、肝硬化。

5. AT-Ⅲ降低：先天性或获得性AT-Ⅲ缺陷、肝脏疾病、外科手术后以及血栓前期和血栓性疾病（心绞痛、心梗、脑血管疾病、肾小球疾病、弥散性血管内凝血、脑梗死、妊高征等）；增高：血友病、口服抗凝剂、应用黄体酮等。

6. D-二聚体：早期诊断深静脉栓塞（DVT）、肺栓塞（PE）的特异指标。弥散性血管内凝血（DIC）诊断的特异指标。纤溶过程的早期检测用于血栓发生风险性评价。用于妊娠与分娩复杂性评价、产科意外、羊水栓塞；血栓形成过程与溶栓治疗监测；肿瘤的辅助诊断；鉴别原发纤溶与继发纤溶（D二聚体浓度高）的特异指标；预测骨髓移植的预后；评价合并糖耐量减低急性冠状动脉综合征患者的治疗和预后。尿D二聚体浓度升高，是肾小球内微血栓形成的表现，对及早诊断肾病综合征合并血栓形成有较大的参考价值。

7. 全血黏度　心肌梗死、高血压、冠心病、脑梗死、肺心病、糖尿病、周围血管瘤、恶性肿瘤、血液病、休克、烧伤以及先兆子痫等疾病时，血液黏度都明显增高。血液黏度的测定，在缺血性和出血性脑卒中的鉴别诊断，疗效观察，预后判断方面也有重要意义。

8. 血浆黏度　血浆黏度愈高，全血黏度也愈高。临床血浆黏度增高可见于一些缺血性心脑血管病及肿瘤疾病、巨球蛋白血症等。血浆黏度的高低与各种蛋白质、糖类、脂类等高分子物质的含量有关。纤维蛋白原对血浆黏度影响最大。

9. 血小板聚集率　许多血栓性疾病，如：心脑血管病、糖尿病、肾脏病、肝脏疾病及微血管病等均与血小板功能异常密切相关。冠心病时，血小板聚集直接影响着冠状动脉的张力，是加重心肌缺血的主要因素。心绞痛尤其是不稳定心绞痛患者、缺血性脑卒中时及病情恶化时、67.7%的糖尿病患者尤其是合并视网膜病变患者血小板聚集增高。尿毒症患者血小板聚集性减低，进而造成出血倾向。有资料表明许多类型的癌细胞具有促进血小板聚集活性，增加血液黏度，促进癌细胞的转移。因此，血小板聚集性一定程度上可以反映癌细胞的发生与转移。

10. 心梗三联

（1）CK-MB 是肌细胞胞质中浓度很高的蛋白酶。CK-MB 的血中浓度在 AMI 发生后的最初 4～8 小时内即超过正常水平，在 12～24 小时内达到最高峰，大约 3 天恢复到正常浓度。但 CK-MB 并不是特异存在于心肌细胞中的，其血中浓度升高可能是急、慢性肌肉损伤的结果，包括：外伤、强体能训练等。

（2）Myo 是心肌细胞浆中可溶的血红蛋白。由于其分子量较小、浓度较高，且存在于细胞浆中，当细胞坏死或损伤时，Myo 比其他心肌酶更早的释放入血。血中浓度在症状发生的最初 2 小时内超出正常水平，在 6～8 小时达到高峰，大约 20～36 小时内恢复到正常浓度。Myo 存在于所有形式的肌细胞中，因此，血中出现 Myo 不一定与 MI 有关，各种肌细胞的损伤都可以导致 Myo 的升高，包括：外伤、局部缺血、手术、训练肌各种各样变性的肌肉疾病。但是，在胸痛发生的最初几个小时内 Myo 对于排除 MI 具有最大的价值。

（3）肌钙蛋白 I 作为特异的心肌酶。CTnI 在 AMI 发生后的 4～8 小时超过正常水平，心肌损伤后 12～16 小时达到峰值，可持续 5～9 天。CTnI 浓度的升高主要是由 MI 引起，但也可能是少量心肌细胞损伤的结果，包括：不稳定性心绞痛、心脏移植、心脏挫伤、冠状动脉分流术、心脏的物理损伤、充血性心衰及其他可能损伤到心肌细胞的情况。但 cTnI 在骨骼肌细胞损伤时浓度并不增高。由于极高的特异性及其持续性，cTnI 是诊断、评估可疑 AMI 的重要心肌酶指标。

11. B-型钠尿肽：B 型钠尿肽和心房性钠尿肽（ANP）在控制血压和体液平衡上是一对钠尿系统。心脏是循环 BNP 的主要来源，BNP 主要存在和分泌于心室隔膜颗粒中，它连续不断的从心脏分泌以适应两个心室容积扩张和压力负荷增加。当血液中的 BNP 含量超过阈值（100pg/ml）时，提示充血性心衰的发生。

12. 胆碱脂酶

（1）杀虫剂中毒：有机磷和氨基甲酸酯杀虫剂是胆碱酯酶的抑制剂。当杀虫剂中毒时，胆碱酯酶的活性降低。

（2）肝脏疾病：肝炎、肝硬化和肝癌转移时，胆碱酯酶的活性降低。

13. 脂肪酶：①急性胰腺炎发作的 4～8 小时内，脂肪酶活力就会升高，24 小时后达到峰值，8～14 天后降低。但是，血清脂肪酶活力与胰腺的损伤程度不相关。②胰腺溃疡或假性囊肿、胰腺创伤、胰腺癌、胆总管阻塞和服用对胰腺有毒性的药物都可使脂肪酶活性迅速增加。③腹腔各种炎症、胆道疾病、腹部溃疡和肾衰竭也可造成脂肪酶活性增加。

## 四、体　液　室

### （一）尿沉渣临床意义

1. 尿液 pH

（1）生理性变化：尿液 pH 易受饮食的影响，如进食蛋白质含量高的食物过多（如含硫、磷较多的肉类、蛋类等）或饥饿状态等，由尿液排出的酸式磷酸盐和硫酸盐较多，尿 pH 减低；而进食过多的蔬菜、水果等含碱性物质较多的食品时，尿 pH 增高（pH＞6）。此外，进餐后及生理性活动及药物等也影响尿液 pH 的测定。

（2）病理性变化：尿 pH 减低（酸性尿）见于：酸中毒、慢性肾小球肾炎、发热、服用氯化铵等药物时；代谢性疾病如糖尿病、痛风、等；其他如白血病、呼吸性酸中毒。尿 pH 增高（碱性尿）见于：碱中毒、严重呕吐、尿路感染、肾小管性酸中毒。

2. 尿液比重

（1）尿比重增高：表示尿液浓缩，见于急性肾炎、蛋白尿、糖尿病、高热、大量出汗、脱水、心功能不全、流行性出血热少尿期等。

（2）尿比重减低：表示肾脏浓缩功能减退，见于尿崩症、慢性肾炎、精神性多饮多尿症、原发性醛固酮增多症、流行性出血热多尿期及恢复期。

（3）尿比重比较固定：尿比重昼夜变化不大，一般固定在 1.010 左右。

3. 尿液蛋白

（1）生理性蛋白尿：指泌尿系统并无器质性病变，而是由于各种体内环境因素对正常机体的影响所导致的尿蛋白含量增多，分为功能性蛋白尿和体位性（直立性）蛋白尿。

（2）病理性蛋白尿：指泌尿系统因器质性病变，尿内持续出现蛋白而言。导致蛋白尿的原因很多，通常可归纳为以下 5 种：肾小球性蛋白尿、肾小管性蛋白尿、混合性蛋白尿、溢出性蛋白尿和组织性蛋白尿。

4. 尿糖

（1）生理性糖尿：为一过性糖尿，是暂时性的，排除生理因素后恢复正常。主要见于：饮食性糖尿、应激性糖尿和妊娠性糖尿。

（2）病理性糖尿：见于真性糖尿、肾性糖尿和其他糖尿。

5. 尿液酮体：健康人尿液酮体定性试验呈阴性。尿液酮体，可大概分为以下 4 种情况：糖尿病酮症酸中毒、非糖尿病性酮症、中毒（如氯仿、乙醚麻醉后、磷中毒等）和药物影响（服用降糖灵时，由于药物有抑制细胞呼吸的作用，可出现血糖正常，尿酮体阳性的现象）。

6. 尿液胆红素：胆红素定性阳性常见于肝实质性（病毒性、中毒性肝炎）及阻塞性（胆石症以及其他原因引起）黄疸。在肝实质性及阻塞性黄疸时，血液中结合胆红素增高，超过肾阈时，可以从尿中排出。

7. 尿液尿胆原：健康人尿液尿胆原定性试验呈弱阳性，其稀释度在 1∶20 以下尿胆原阴性常见于完全阻塞性黄疸。尿胆原增加常见于溶血性疾患及肝实质性病变，如肝炎。

8. 尿液亚硝酸盐：尿亚硝酸盐阳性常见于大肠埃希菌引起的泌尿系感染，但必须同时符合以下三个条件：感染的细菌含有硝酸盐还原酶、食物中含有适量的硝酸盐和尿液标本在膀胱停留间隔 4h 以上，并除外药物等干扰因素，此实验诊断大肠埃希菌感染的符合率为 80%，反之呈阴性结果。因此本实验阴性并不能排除菌尿的可能；同样，亚硝酸盐阳性也不能完全肯定泌尿系统感染，标本放置过久或污染可呈假阳性，应结合其他尿液检查结果综合分析，得出正确的判断。

9. 尿液有形成分

（1）尿液红细胞（潜血）阳性常见于急性和慢性肾小球肾炎、急性膀胱炎、肾结核、肾结石、肾盂肾炎等，亦可见于出血性疾病。

（2）尿中白细胞增加主要见于泌尿系统炎症，如细菌感染的肾盂肾炎、尿道炎、前列腺炎、结核、结石症，以及膀胱癌、尿道癌等恶性肿瘤疾患。急性炎症时多见中性粒细胞，慢性炎症多见淋巴细胞或单核细胞，特别是肾移植排异反应和尿路淋巴瘘管尿中淋巴细胞增多，应用抗生素、抗癌药物引起的间质性肾炎则以淋巴细胞、单核细胞为主体的白细胞增加。过敏性炎症、变态反应性疾患引起的泌尿系炎症可见嗜酸粒细胞增多。

（3）上皮细胞：①肾小管上皮细胞，正常尿中不见或偶见，在急性肾小球肾炎时最为多见。成堆出现时，表示肾小管有坏死性病变。肾移植后 1 周内，尿内可发现较多的肾小管上皮细胞，随后可逐渐减少至恢复正常。当发生排斥反应时，尿中可再度出现成片的肾小管上皮细胞。②移行上皮细胞，来自于肾盂、输尿管、膀胱和尿道近膀胱段等处的移行上皮细胞脱落。这类细胞由于部位的不同和脱落时器官的收缩状态的差异，其大小和形态有很大差别。膀胱炎表层移行上皮细胞可成片脱落；中层移行上皮细胞增多，表示肾盂、输尿管及膀胱颈部有炎症，可成片出现；底层移行上皮细胞增多，表示肾小管有病变，急性肾小球肾炎最为多见。③鳞状上皮细胞（又称扁平上皮细胞），大量出现时，表示泌尿道有炎性病变。④多核巨细胞增多，见于麻疹、水痘、腮腺炎、流行性出血热等病毒性感染者的尿液中。

（4）管型：①透明管型正常人在激烈运动后或老年人的尿液中可少量出现。此管型持续多量出现，同时可见红细胞时，表示肾小管上皮细胞有剥落现象，说明肾脏有严重的病变。②细颗粒管型偶见于正常尿液中，常见于运动后、脱水及发热时，如大量出现，提示存在肾实质损伤的可能。③粗颗粒管型多见于慢性肾小球肾炎或肾病综合征。若颗粒管型与透明管型同时存在，多见于急性、慢性肾小球肾炎、肾病、严重感染及肾动脉硬化等。④上皮细胞管型，常出现于肾病、长期高热、子痫、重金属中毒及肾淀粉样变性等患者的尿液中。⑤白细胞管型，常出现于急性肾小球肾炎、狼疮性肾炎、多发性动脉炎，肾盂肾炎和细菌尿伴有尿路感染等患者的尿液中。⑥红细胞管型，表示肾脏内有出血，有时因溶血现象而只存在红细胞的轮廓，此管型常出现于急性肾小球肾炎、急性肾炎、慢性肾炎急性发作期及溶血性输血反应等患者的尿中。⑦混合管型，表示肾小球肾炎反复发作、出血和血管坏死，常见于活动性肾炎、肾病综合征进行期、结节性动脉周围炎、狼疮性肾炎及恶性高血压等患者的尿液中。⑧蜡样管型，尿液中出现此管型是不良之征，表示肾小管有严重的变性坏死，常见于重症肾小球肾炎，尤其慢性肾小球肾炎后期及肾淀粉样变等患者的尿液中。⑨脂肪管型，常见于类脂性肾病及肾小球肾炎等患者的尿液中。⑩血液管型，常出现于急性出血性肾炎、血红蛋白尿、骨折及溶血反应引起的肝胆系统疾患等患者的尿液中。

（5）各种盐类、结晶：①尿酸结晶一般无临床意义，但在新鲜尿液中如大量出现且伴有红细胞时，又有肾或膀胱刺激症状，多为肾或膀胱结石的征兆。②草酸钙结晶，一般无临床意义，但在新鲜尿液中如大量出现且伴有红细胞，又有肾或膀胱刺激症状，多为肾或膀胱结石的征兆。③亮氨酸和酪氨酸结晶，此两种结晶常在尿液中同时出现，多见于急性肝萎缩，急性磷中毒，白血病等患者的尿液中。④胱氨酸结晶，正常尿液中少见，大量出现时多为肾或膀胱结石之症。⑤胆固醇结晶，正常尿液中少见，多出现于膀胱炎、肾盂肾炎或乳糜尿等尿液中。⑥尿酸铵结晶，此结晶见于陈旧性尿液中，则无任何意义。小儿或乳幼儿尿液中多见，如在新鲜尿液中出现时，则表示膀胱已细菌感染。⑦胆红素结晶，此结晶不出现于正常尿液中，多出现于黄疸、急性肝萎缩、肝癌、肝硬化、磷中毒、伤寒等尿液中。⑧磺胺类药物结晶，如尿液中大量出现，表示在输尿管，肾盂等处有形成沉淀阻塞尿路的危险，故可形成无尿或伴有血尿。

### （二）粪沉渣临床意义

1. 颜色：正常大便为棕黄色或黄色，婴儿大便为浅黄色或金黄色。饮食、药物、病理情况都可导致大便颜色改变，如灰白色见于胆道阻塞，红色见于肠道出血或食入大量红色食物。

2. 性状：正常成人大便呈柱状软便，婴儿大便多呈糊状，一些病理情况可导致大便性状改变，如柏油样便见于上消化道出血，酱色黏液便见于阿米巴痢疾，脓血便见于菌痢。

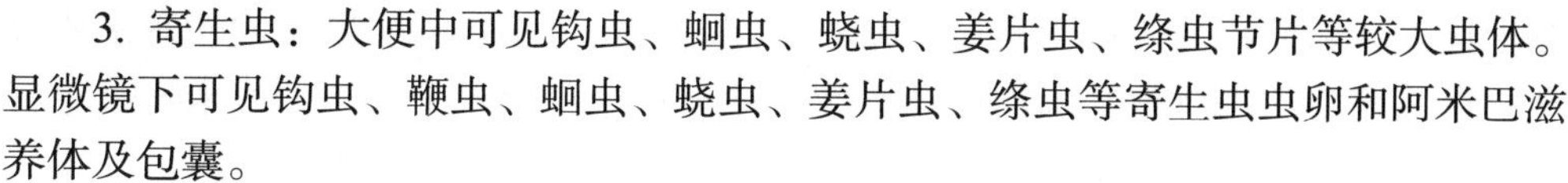

3. 寄生虫：大便中可见钩虫、蛔虫、蛲虫、姜片虫、绦虫节片等较大虫体。显微镜下可见钩虫、鞭虫、蛔虫、蛲虫、姜片虫、绦虫等寄生虫虫卵和阿米巴滋养体及包囊。

4. 细胞

（1）红细胞：正常大便无红细胞，如出现表示肠道下部有炎症、糜烂、出血。

（2）白细胞：正常大便无或偶见白细胞，如大量出现表示消化道有炎性病变，退化变形的白细胞称为脓细胞。

（3）巨噬细胞：菌痢大便中与大量脓细胞一同出现。

临床意义：①各种肠道寄生虫病的诊断；②肠炎、菌痢的诊断；③小儿消化不良的诊断等。

### （三）潜血临床意义

1. 消化道出血时（如溃疡病、恶性肿瘤、肠结核、伤寒、钩虫病等）本试验可阳性。

2. 鉴别诊断：消化道肿瘤病人粪便隐血试验可持续阳性，而消化道溃疡出血多为间断阳性。故本法可作为消化道恶性肿瘤普查初筛试验。

## 五、微 生 物 室

### （一）各类标本的微生物学检查临床意义

1. 血液及骨髓标本：目前血液培养仍然是菌血症或败血症的细菌学检验的基本方法，并且广泛应用于伤寒、副伤寒及其他革兰氏阴性杆菌和各种化脓性细菌引起的败血症的诊断。

菌血症是病原菌一时性或间歇性的由局部进入血流，但并不在血中繁殖者，无血液受染的明显临床征象，常可发生在病灶感染或牙齿感染。败血症是指病原菌进入血液，并且大量生长繁殖造成机体的严重损害，引起严重的全身症状，如乙型溶血性链球菌和葡萄球菌所致的手术后败血症。败血症有时也可见于继发性组织器官感染，当机体抵抗力减弱时，微小的病灶亦能引起败血症；当机体免疫功能低下，广谱抗菌药物和激素的应用及烧伤等都可有不同的菌类感染，一般最常见的有：葡萄球菌、肺炎链球菌、脑膜炎奈瑟菌、链球菌、伤寒和副伤寒沙门氏菌、大肠埃希菌、粪产碱杆菌、肺炎克雷伯菌等，其他革兰氏阴性杆菌、炭疽芽胞梭菌和厌氧菌亦可见到，*L* 型细菌感染败血症亦有报告，主要是由于使用抑制细菌细胞壁合成的抗菌药物治疗过程中，失去细胞壁的菌体继续繁殖感染所致。

2. 化脓及创伤感染标本：所有创伤均可污染有细菌，但不一定发生感染。细菌学检查对局部细菌的控制是有价值的，同时对伤口感染的病原菌诊断有重要意义；在临床上几乎所有手术均可在不同程度上污染有空气中的细菌或来自手术部位附近组织和脏器的细菌，主要有葡萄球菌、链球菌、大肠埃希菌、变形杆菌、枯草芽胞杆菌和类白喉棒状杆菌等；针眼脓肿通常由葡萄球菌所致，而瘘管则是混合感染所引起；绝大多数外伤性创伤几乎都有污染细菌的可能，同时大多数会发生不同程度的感染，以葡萄球菌和链球菌多见。深部创伤和复杂性骨折极易发生破伤风和气性坏疽等厌氧菌的感染，慢性化脓性创伤多有葡萄球菌和链球菌混合感染，大肠埃希菌、变形杆菌、铜绿假单胞菌、类白喉棒状杆菌、枯草芽胞杆菌等也不罕见；通常烧伤后 12 小时以内创面几乎完全无菌，随后细菌很快侵入引起创面感染。造成烧伤的原因和烧伤后的处理情况不同，感染细菌的种类也有所不同，最常见的有金黄色葡萄球菌、表皮葡萄球菌、大肠埃希菌、铜绿假单胞菌、变形杆菌、肺炎克雷伯菌、粪产碱杆菌和产气肠杆菌等；新鲜创伤很难查到破伤风芽胞梭菌的菌体或芽胞，破伤风的诊断不能以细菌学检验作为诊断依据，必须结合临床诊断情况做出判断；气性坏疽常有一种或多种产气的厌氧性细菌所致，同时又常与化脓细菌感染并存，往往由产气夹膜芽胞梭菌引起为 60%～90%，其次是水肿芽胞梭菌占 20%～30%和败毒芽胞梭菌占 10%～20%，同时继发葡萄球菌、链球菌、大肠埃希氏菌或其他需氧细菌的感染；小的和浅表的疖肿多有表皮葡萄球菌感染引起，在临床上也见有大肠埃希氏菌感染引起者，痈肿可有金黄色葡萄球菌或乙型溶血性链球菌感染所致，有的为单独感染，有的为混和感染；有外伤性、血源性或邻近组织病灶直接蔓延所致的急性化脓性关节炎，常由金黄色葡萄球菌、乙型溶血性链球菌、淋病奈瑟菌、肺炎链球菌或伤寒沙门菌感染；骨髓炎是由化脓性细菌引起的骨组织感染，由外伤或血行性引起的急性骨髓炎，金葡菌感染占 80%～90%，乙型溶血性链球菌、肺炎链球菌、厌氧菌、大肠埃希菌和伤寒沙门氏菌的感染也有报道。

3. 尿液标本：尿液的细菌学培养具有极其重要的诊断学意义，尿液标本的细菌学培养检查对于膀胱和肾脏感染及早发现和病原体诊断很有价值，尿液标本的培养检查可提供肾结核最早的诊断，分别采集两侧肾脏的尿液进行结核分枝杆菌的检查对确定哪侧肾的结核病变可提供有力证据，根据伤寒和副伤寒病程一般在 2～3 周做尿液培养，对于发现伤寒和副伤寒以及带菌者也有价值，在做细菌学培养检查的同时又做药物敏感试验，不但能确定诊断而也有助于临床用药的选择和疗效观察。肾炎时血中的细菌可通过肾小球排出，但无肾脏受染的证据。因此临床上如果无泌尿系统感染的症状而尿培养阳性者，应该排除污染或考虑隐性感染，有肾炎和膀胱炎感染阶段的菌尿症，常由大肠埃希菌、葡萄球菌、链球菌、变形杆菌、伤寒沙门氏菌和结核分枝杆菌等单独或混合感染，铜绿假单胞菌也常发生尿道手术及插管后感染，白色假丝酵母菌引起的泌尿系统感染也不少见。

4. 粪便标本：在人类的肠道中存在着大量的细菌，通常对人无致病性。粪便培养常可帮助消化道传染病的诊断，如伤寒、菌痢、肠结核及沙门氏菌所引起的食物中毒等；培养对由细菌毒素所引起食物中毒的诊断无明显意义；伤寒及副伤寒是一种急性传染病，通常在发病后 2～3 周阳性率最高；细菌培养对细菌性痢疾的确诊，鉴定病原菌的型别及治疗均有价值。急性菌痢患者排菌时间为 1 周，早期及时（最好治疗前）采集标本分离培养阳性率较高；粪便培养对诊治细菌性食物中毒有确定意义，引起细菌性食物中毒的细菌很多，其中主要有沙门氏菌属的细菌，葡萄球菌、肉毒芽胞梭菌、副溶血性弧菌、蜡样芽胞梭菌、致病性大肠埃希菌和变形杆菌等；粪便的细菌学检查时对霍乱病有重大的诊断意义；肠结核是由结核分枝杆菌所引起，粪便的结核分枝杆菌培养有助于诊断；肠道真菌病多继发于其他疾病，一般由假丝酵母菌引起；在一定条件下，正常菌群发生空位转移或种类数量比例的生态平衡失调叫菌群失调，由于菌群失调引起的疾病称菌群失调症，正常情况下需氧培养粪便中大肠埃希菌和肠球菌各占 45%，过路菌（如变形杆菌、产气肠杆菌等）约占 10%，由于正常菌群被异常菌群所代替，其数量比例失调或发生空位转移，即可引起疾病，常见于长期广泛应用抗生素后敏感菌株被淘汰，耐药菌株繁殖过多，代替了病原菌的地位引起新的感染。一般多见于老、幼及病后体衰患者及营养障碍有关的慢性肠道病。

5. 痰液及支气管分泌物标本：痰液及支气管分泌物的细菌学检验，对于一些疾病的诊断治疗有非常重要的意义。对无法获得痰液的患者，用咳嗽后的咽拭子作涂片或培养检查，仍是发现致病菌的重要依据，但在采取作培养的标本时，应注意正常口腔内可能存在的肺炎链球菌，铁锈色痰液作培养，可明显提高肺炎链球菌的阳性检出率。鼠疫耶尔森菌和炭疽芽胞杆菌亦可引起肺炎，此外肺结核及真菌病的诊断也主要依据于细菌学检验。

6. 鼻咽部、咽喉部标本：正常人的咽喉部常见有葡萄球菌、链球菌、肺炎克雷伯菌、枯草芽胞杆菌、白喉棒状杆菌等，这给临床细菌学检验增加了解释上的困难，鼻咽部细菌学检查时对脑膜炎奈瑟菌带菌者的检出有重要意义，有助于传染病的检出，咳碟法的细菌学培养对早期百日咳患者的诊断很有价值。

在正常鼻黏膜上有多种细菌存在，研究资料表明，正常鼻部均为非致病菌，有意义的致病菌数量特别多时，提示可能有感染存在，白喉是由白喉棒状杆菌引起的一种急性传染病，咽后部特别是扁桃体部的细菌学检查，对白喉的诊断有价值；急性滤泡性扁桃体炎主要致病菌为乙型溶血性链球菌，慢性扁桃体炎常由链球菌、葡萄球菌和肺炎链球菌混合感染，并为主要病原菌，类白喉棒状杆菌、卡他布兰菌和其他阴性杆菌也常见，扁桃体周围脓肿多继发于扁桃体炎，致病菌主要为厌氧菌，乙型溶血性链球菌和葡萄球菌；3 个月～3 岁儿童宜患咽后脓肿及慢性咽炎，分急性和慢性两种，慢性属结核性。患者脓汁细菌培养发现有厌氧菌、甲型溶血性链球菌、乙型溶血性链球菌、卡他布兰汉菌、金黄色葡萄球菌、肺炎链球菌、白色假丝酵母菌、革兰氏阴性杆菌；急慢性喉炎多先是病毒侵犯，而后引起咽喉部普通致病菌的感染，主要细菌有乙型溶血性链球菌、肺炎链球菌、流感嗜血杆菌和卡他布兰汉菌等，既可由单一细菌感染，也可有几种细菌混合感染。细菌学检查时对百日咳鲍特菌的检出和诊断有确定意义，如能及时培养可获得满意结果，鼻腔疖肿和中隔脓肿常由葡萄球菌感染，急性膜性鼻炎（即鼻白喉）则由白喉棒状杆菌引起；鼻前庭炎常由葡萄球菌、链球菌或肺炎链球菌引起。

7. 穿刺液标本

（1）胸水：正常人胸水是无菌的，漏出液（胸积液和乳糜液）一般也是无菌的。肺外伤或肺破裂引起的血胸常常受到葡萄球菌、链球菌或肺炎链球菌的感染，这些细菌又都可以引起胸膜炎或胸膜炎伴有脓胸。原发性胸膜炎多由肺结核分枝杆菌引起。继发性胸膜炎常为肺炎、肺结核、肺脓肿或坏疽的合并症。常由金黄色葡萄球菌、肺炎链球菌、链球菌（需氧或厌氧）、结核分枝杆菌、肺炎克雷伯菌、铜绿假单胞菌或大肠埃希氏菌等混合感染所致。开放性脓胸常有铜绿假单胞菌及变形杆菌污染，常规和细菌学检查对临床诊断颇有价值。

（2）心包液：正常人的心包液量少而无菌，漏出液也无菌，而渗出液则由感染所致，心包积脓相对少见，常见的细菌性感染有乙型溶血性链球菌、葡萄球菌、肺炎克雷伯菌、流感嗜血杆菌、肺炎链球菌、铜绿假单胞菌，而大量大肠埃希菌和伤寒沙门菌则少见，慢性心包炎最常见者为结核。

（3）关节液：关节囊内发生炎症渗出现象可能由淋病奈瑟菌、葡萄球菌及链球菌感染所致，病原学诊断可由关节囊穿刺液培养获得诊断，如为结核性，取渗出液涂片一般不易查到结核分枝杆菌，必须进行培养。

其他部分的体液有无细菌存在，以及存在何种细菌，应该明确其发生原因，通过细菌学检查而确定。

8. 胆汁标本：正常胆汁是无菌的，如果发生胆石症，总胆管发生阻塞，胆道内常有链球菌、大肠埃希氏菌入侵发生感染，报道大约有 5%的胆囊炎病例检查出厌氧菌，由于正常胆汁是无菌的，采用十二指肠胆道引流法收集的胆汁进行细菌学检查确定胆囊的感染有一定的参考价值。胆汁培养对确定伤寒带菌者有极大的价值。肝外胆管阻塞，可由葡萄球菌、链球菌和大肠埃希氏菌上行性感染所致，胆汁培养国内报道均以大肠埃希氏菌居多，伤寒沙门氏菌、副伤寒沙门氏菌、变形杆菌、产气肠杆菌和铜绿假单胞菌次之，也有肠球菌、葡萄球菌、粪产碱杆菌和志贺菌属细菌等。

9. 生殖器官标本：取自生殖器官标本的细菌学检查对诊断性病，鉴别性病或排除性病细菌感染颇有价值，正常人的内生殖器是无菌的，急慢性淋病是淋病奈瑟菌引起的尿道黏膜卡他性炎症，涂片革兰氏染色常可诊断，可见多数的细胞内含淋病奈瑟菌。男性急性尿道感染常由葡萄球菌引起，有或无脓肿的男性尿道周围炎，既可由单独淋病奈瑟菌引起，也常发生混合感染，无脓肿的急性前列腺炎、急性附睾炎和急性精囊炎也常伴有葡萄球菌和链球菌的混合感染，对于诊断和疗效的观察均需做细菌学检查，对于那些涂片找不到典型淋病奈瑟菌，临床又疑为淋病患者，需细菌培养才可诊断。慢性淋病常由淋病奈瑟菌、葡萄球菌、链球菌、大肠埃希菌或其他细菌混合感染所致，作为治疗效果的指标，应培养到结果阴性，细菌学检查对鉴别慢性淋病、前列腺溢液、尿道溢液等有重要意义。

10. 脑脊髓液标本：脑脊髓液的细菌学检查对于细菌性脑膜炎的病原学诊断颇有价值，同时也有助于与浆液性脑膜炎或无菌性脑膜炎作鉴别诊断，对于患者特殊的治疗（抗菌药物治疗）有判断疗效的意义，特殊治疗一般应持续至脊髓液无菌为止以消除残余感染避免再发。急性原发性脑膜炎多由脑膜炎奈瑟菌或流感嗜血杆菌引起，乙型溶血性链球菌、葡萄球菌、大肠埃希氏菌、肺炎链球菌或新生隐球菌引起者少见，而继发性脑膜炎则常由乙型溶血性链球菌、肺炎链球菌、葡萄球菌、肺炎克雷伯菌和结核分枝杆菌所致；多种细菌都可引起化脓性脑膜炎，如肺炎链球菌、脑膜炎奈瑟菌、流感嗜血杆菌、大肠埃希菌、葡萄球菌、链球菌、变形杆菌、铜绿假单胞菌、沙门氏菌及其他革兰氏阴性、阳性杆菌及球菌等。

### （二）血液红细胞计数临床意义

1. 生理变化

（1）年龄与性别的差异：初生儿由于在母体内以弥漫方式从母体血液获得氧气，通常处于生理性缺氧状态，故红细胞明显增高，但在出生 2 周后就逐渐下降。男童在 6～7 岁时最低，随着年龄增大而逐渐上升，到 25～30 岁时达高峰，30 岁后随年龄增长逐渐下降，直到 60 岁时尚未停止。女童也随年龄增大逐渐增长，到 13～15 岁时达最高值，而后受月经、内分泌等因素影响逐渐下降，到 21～35 岁维持最低水平后又逐渐升高与男性水平相近。

男女两性的红细胞计数在 15～40 岁期间差别明显，主要可能与在此期间男性雄性激素水平较高，而睾丸酮有存进促进进红细胞造血作用有关。

（2）精神因素：感情冲动、兴奋、恐惧、冷水浴刺激均可使肾上腺素增多，导致红细胞暂时增多。

（3）剧烈的体力劳动：主要因劳动时氧需要量增加所致的相对乏氧等引起，一般安静时每分钟全身耗氧 0.3～0.4L，肌肉运动时可增加到 2～2.5L，最高可达 4～4.5L，此时由于红细胞生成素生成增加而骨髓加速释放红细胞，导致红细胞增多。

（4）当气压低时，因缺氧刺激，红细胞可代偿性增生。高山地区居民和登山运动员红细胞数均高于正常，乃因大气稀薄、氧分压低，人体接受了缺氧的刺激后，血浆中红细胞生成素水平升高，引起骨髓产生更多的红细胞所致。

（5）妊娠中、后期，为适应胎盘循环的需要，通过神经、体液的调节，孕妇的血浆容量明显增加而引起血液稀释；6 个月～2 岁的婴幼儿由于生长发育迅速所致的造血原料相对不足；某些老年人造血功能明显减退等均可导致红细胞减少，统称为生理性贫血。

2. 病理变化

（1）增多：常见者有三类：①相对性增多：血浆中水分丢失，血液中有形成分也相对地有所增加，为一种暂时性假象，多见于脱水血浓缩时。可因连续呕吐、严重腹泻、多汗、多尿、大面积烧伤或晚期消化道肿瘤患者，长期不能进食等原因而引起。②绝对性增多：慢性肺心病、某种肿瘤及某些发绀型先天性心脏病（如法洛四联症）影响气体交换时，红细胞数明显增高。③真性红细胞增多症：系原因不明的造血系统增殖性疾病，由于本病多同时有中性粒细胞和血小板增多，故目前认为由多能造血干细胞受累所致。

（2）减少：由于各种病因导致周围血红细胞减少，即病理性贫血。按病因可将贫血分造血不良、红细胞过度破坏和失血三大类。

红细胞比容检测临床意义：红细胞比容增高可见于大面积烧伤和各种脱水病人，测定红细胞比容后可以了解血液浓缩程度，作为补液计算的依据。在各种贫血时，红细胞减少，红细胞比容常随之降低。但可因不同性质贫血时红细胞大小不同，两者的浓度不一定平行，临床上常用 HCT 值计算红细胞平均容积和红细胞平均血红蛋白浓度，有助于贫血的鉴别诊断。

# 第十节　病理学常见知识

## 一、临床病理学的任务

1. 确定疾病的诊断。
2. 为临床选择治疗方案提供依据。
3. 提供有关病人预后的信息。
4. 了解疾病的发展及判断疗效。
5. 为医学科学研究积累资料。
6. 为提高临床诊断水平服务。

## 二、病理诊断的种类

细胞学病理诊断：主要是对人体病变部位脱落、刮取及穿刺抽取的细胞形态和性质的观察，对某些疾病进行诊断，以往主要用于肿瘤的诊断。其特点是损伤小，操作简单，经济、快速、安全，且常有较高的阳性率。其不足之处是可出现假阳性和假阴性，往往只能区别病变的良恶性，进一步分类有困难。此外，一些主要依赖组织结构区别良恶性的病变（如小细胞性淋巴瘤与淋巴结反应性增生、内分泌肿瘤的良恶性）诊断有困难。因此，对细胞学阳性的病人，在施行重大治疗措施前要作组织学诊断证实并进行分型。

组织学病理诊断：是病理诊断中最重要的部分，常常是最后的诊断。其依赖于对活检组织或手术标本的肉眼及光学显微镜观察，通过对病变组织及细胞形态的分析和识别，对各种疾病进行诊断。常规的病理检查通常是甲醛固定、石蜡包埋、切片苏木素-伊红（HE）染色即可进行观察。大多数病例通过该方法可得到确诊，但疑难病例的诊断则需要通过免疫组织化学、特殊染色、电镜或分子生物学等方法进一步检测才得以完成。

手术中病理诊断：包括手术中的冷冻切片，快速石蜡切片和细胞学诊断。手术中的病理诊断主要适用于确定病变性质、了解恶性肿瘤浸润及扩散的情况、确定所取的标本是否含有足够做出诊断的组织。由于手术中病理诊断取材有限、组织图像不如常规切片好、做出诊断的时间短等原因，其准确率不如常规病理诊断。其准确率在 90%～98%，有 2%～3%的延迟诊断（即不能立即做出诊断，需等常规切片）。

## 三、病理与临床

获得完整而准确且较为迅速的病理诊断，除了病理医师对疾病的临床和病理形态的了解及正确的判断外，同时也取决于临床医师对病理诊断的全面了解和积极参与。临床医师应注意做好以下几方面的工作：

1. 尽量争取活检具有代表性的标本。取材要取最可疑的病灶，且有一定的深度，避开坏死和明显继发感染区，避免挤压和烧灼。很大的标本宜标明解剖部位，淋巴结活检宜完整切除送检等。

2. 填写好病理检查申请单。清楚填写病人姓名、性别、年龄、病房、床号、住院号或门诊号、临床病史、有关的影像学和实验室检查结果、手术所见、取材部位和临床诊断等，这些内容对病理诊断均有重要意义。如病人曾经作过病理检查，还需注明以往的病理号以备查。

3. 病理标本及时固定与送检。

4. 熟悉各种病理诊断方法、适用范围及其局限性。

## 四、病理诊断报告

### （一）病理诊断和病理报告的内涵和意义

病理学诊断是病理医师应用病理学知识、有关技术和个人专业实践经验，对送检的患者标本（或称检材，包括活体组织、细胞和尸体等）进行病理学检查，结合有关临床资料，通过分析、综合后，作出的关于该标本病理变化性质的判断和具体疾病的诊断。病理学诊断为临床医师确定疾病诊断、制定治疗方案、评估疾病预后和总结诊治疾病经验等提供重要的、有时是决定性的依据，并在疾病预防，特别是传染病预防中发挥重要作用。

病理学诊断报告书（或称病理诊断报告）是关于疾病诊断的重要医学文书。当涉及医、患间医疗争议时，相关的病理学诊断报告书具有法律意义。病理学诊断报告书应由具有执业资格的注册主治医师以上（含主治医师）的病理医师签发。

病理诊断报告在临床工作中具有重要意义，但也不是绝对万能的，也和其他学科一样，有其固有的主、客观的局限性。因此，提高自身技术水平、临床-病理医生相互沟通，对于减少和杜绝漏诊、误诊十分必要。

### （二）普通活体组织病理学诊断报告

1. 病理诊断表述的基本类型

Ⅰ类：检材部位/疾病名称/病变性质明确和基本明确的病理诊断。

Ⅱ类：不能完全肯定疾病名称/病变性质，或是对于拟诊的疾病名称/病变性质有所保留的病理诊断意向，可在拟诊疾病/病变名称之前冠以诸如病变可“符合为”、“考虑为”、“倾向为”、“提示为”、“可能为”、“疑为”及“不能排除（除外）”之类的词语。

Ⅲ类：检材切片所显示的病变不足以诊断为某种疾病（即不能做出Ⅰ类或 Ⅱ类病理诊断），只能进行病变的形态描述。

Ⅳ类：送检标本因过于细小、破碎、固定不当、自溶、严重受挤压（变形）、被烧灼、干涸等，无法做出病理诊断。

2. 病理学诊断报告书的基本内容

（1）患者的基本情况，包括病理号、姓名、性别、年龄、送检医院/科室（住院/门诊）、住院号/门诊号及送检/收验日期等。

（2）巨检病变和镜下病变要点描述（一般性病变和细小标本可酌情简述或省略）。

（3）与病理诊断相关技术的检查结果。

（4）病理诊断的表述（参见上文“病理诊断表述的基本类型”）。

（5）对于疑难病例或作出Ⅱ、Ⅲ类病理诊断的病例，可酌情就病理诊断及其相关问题附加：建议（例如进行其他有关检查、再做活检、科外病理学会诊、密切随诊/随访等）；注释或讨论。

（6）经过本病理科或/和科外病理会诊的病例，可将各方病理会诊意见列于该例患者的病理学诊断报告书中。

3. 病理学诊断报告书的书写要求

（1）病理学诊断报告书的文字表述力求严谨、恰当、精练、条理和层次清楚。

（2）病理学诊断报告书应为一式二份，一份交予送检方，另一份随同患者的病理学检查申请单/病理学检查记录单一并存档。主检病理医师必须在每一份病理学诊断报告书上签名，不能以个人印章代替签名，不能由他人代为签名；主检病理医师签名的字迹应能辨认。

（3）手书的病理学诊断报告书必须二联复写，必须文字规范、字迹清楚，不得潦草、涂改。

（4）手书和计算机打印的病理学诊断报告书中的关键性文字，例如“癌”、“瘤”、“阳性”、“阴性”和数字等，要认真核对，不得有误。

（5）计算机打印的图文病理学诊断报告书提供的病变图像要准确，具有典型（代表）性，放大倍数适当。

（6）患者的基本情况项目必须严格按照送检临床医师填写的文字抄写或用计算机输录于病理学诊断报告书中，并认真核查无误，签发报告书的病理医师和病理科的其他人员都不得改动。

（7）病理医师不得签发虚假的病理学诊断报告书，不得向临床医师和患方人员提供有病理医师签名的空白病理学诊断报告书。

### （三）细胞病理学检查诊断报告

1. 细胞病理学诊断可为临床医师诊断疾病（尤其是肿瘤）提供重要参考依据。

2. 细胞病理学诊断报告书必须由具有主检资格的注册病理医师签署后发出。主检病理医师签名的字迹应能辨认。

3. 细胞病理学诊断表述的基本类型

（1）直接表述性诊断：适用于穿刺标本的细胞病理学诊断报告。根据形态学观察的实际情况，对于某种疾病/病变做出肯定性（Ⅰ类）、不同程度意向性（Ⅱ类）细胞学诊断，或是提供形态描述性（Ⅲ类）细胞学诊断，或是告知无法做出（Ⅳ类）细胞学诊断。[参考本章第一节的八(一)项：“病理学诊断表述的基本类型”]

（2）间接分级性诊断：用于查找恶性肿瘤细胞的诊断。

Ⅰ级：未见恶性细胞

Ⅱ级：查见核异质细胞　Ⅱa：轻度核异质细胞 Ⅱb：重度核异质细胞

Ⅲ级：查见可疑恶性细胞

Ⅳ级：查见高度可疑恶性细胞

Ⅴ级：查见恶性细胞

4. 细胞病理学诊断的局限性（假阴性或假阳性诊断）

（1）假阴性：是指在恶性肿瘤患者的有关标本中未能查见恶性细胞。假阴性率一般为10%左右。因此，细胞病理学检查的阴性结果并不能否定临床医师的恶性肿瘤诊断。

（2）假阳性：是指在非恶性肿瘤患者的有关标本中查见了“恶性细胞”。假阳性率通常≤1%。因此，细胞病理学诊断应密切结合患者的临床资料，对于临床上未考虑为恶性肿瘤患者的阳性细胞学诊断应持慎重态度。

5. 细胞病理学诊断报告书的基本内容

（1）患者的基本情况项目，包括病理号、姓名、性别、年龄、送检医院/科室（住院/门诊）、住院号/门诊号、送检/收验日期等。

（2）细胞病理学诊断的表述（参见上项“细胞病理学诊断报告表述的基本类型”）。

（3）必要时或条件允许时，可酌情就细胞病理学诊断及其相关问题附加：某些建议（例如进行其他有关检查、再做活检、病理科外病理学会诊、密切随查/随访等）；注释或讨论。

（4）经过本病理科或（和）科外病理会诊的病例，可将各方的细胞病理学诊断意见附于该例的细胞病理学诊断报告书中。

6. 细胞病理学诊断报告书的书写要求

（1）参照 “常规活体组织病理学检查常规”中的有关规定。

（2）计算机图文打印的细胞病理学诊断报告书提供的细胞学图像应具有典型（代表）性，放大倍数适当

### （四）正确理解病理诊断报告

并非所有的送检标本均可得到确切的病理诊断，其原因是所送检的材料无代表性、病变处于早期阶段其特征性尚未完全表现出来或有些疾病在形态学上特征不突出等。病理医师只能实事求是，根据病理材料客观地做出诊断，既不能诊断太过，也不能诊断不足。

根据病理材料对病理诊断的支持程度一般采用以下几种不同层次的诊断：

1. 病变具有明确的形态特征，直接做出诊断，如鼻咽低分化鳞状细胞癌、喉结核。

2. 病变的特征虽指向某种疾病，但尚无十足的把握，则在诊断病名前冠以“考虑”或“可能”。如支气管镜下活检组织中见到很多深染挤压的细胞条索，但异型

性明显的小细胞很少，则诊断考虑为小细胞未分化癌。病变性质能肯定但分型尚无把握时，也常如此，如“肺癌，腺癌可能性大”。

3. 病变虽有一定的特征，但可供诊断的组织太少，难以完全肯定诊断时常在诊断病名前加上“疑为”或“高度疑为”字样。这种情况在各种内镜检查和针吸活检标本中较多，若经深切组织蜡块后仍不能肯定诊断，则需重新取材才能进一步肯定诊断。

4. 送检组织无诊断特异性或某些疾病本身在活检诊断中无特殊性，而其组织形态与临床诊断相符，则常在病名前冠以“符合”。

5. 送检材料的材料中仅见某疾病的部分特征，诊断依据尚不足，既不能肯定，也不能否定临床诊断时，则可写明“不能排除”或仅作镜下描述，以供参考。例如增生的淋巴组织，不能排除恶性淋巴瘤。对非明确的诊断，一般需进一步确诊。

6. 特殊情况或必要时，在病理诊断书中可另加附注说明，包括对病变的进一步解释，对临床提出某些要求和建议等。如：(颈)淋巴结转移性乳头状腺癌，建议临床检查甲状腺、腮腺等部位。

## 五、尸体解剖

### (一)尸体解剖目的

尸体解剖是对尸体进行病理诊断，观察病变所在部位和性质，查找死亡原因。它有利于积累经验和提高医疗水平，是病理学的基本研究方法之一。尸体解剖可较全面地观察基本过程中各器官的病理改变，结合死者生前一系列临床表现得出正确的诊断，并查明死亡原因，从而验证活检诊断或临床诊断是否正确。

通过尸检还能及时发现和确诊某些传染病、地方病、流行病，并为防治措施提供依据。通过对常见病、多发病以及其他疾病的尸检，可为深入研究这些疾病提供大量人体病理材料，是研究疾病的极其重要的方法和手段。一个国家尸检率的高低往往可以反映其文明进步的程度，世界上不少国家尸检率达到90%以上，有的国家在法律中对尸检作了明文规定。我国医院分级管理标准要求三级医院的尸检率≥15%，二级医院≥10%，因此临床医师应关心和支持尸检工作，同时应做好舆论宣传，对死亡的病人应尽量争取尸检，特别对比较少见、疑难、死因不明的病例，更应积极争取，不要轻易放弃尸检机会。

### (二)申请尸检注意事项

1. 填写好尸检申请单。包括：姓名、年龄、性别、死亡时间、详细病史、临终前表现、临床诊断、疾病诊断及死因诊断，各项重要检查结果如B超、X光、血常规、血压等。

2. 尸检申请单上一定要有直系亲属或组织单位签名，否则病理科医师不能做尸检。

3. 尸检申请单填好后，及时送病理科，通知病理科作解剖，以免尸体腐败。

4. 对准备作尸体解剖，但手续尚未办好，或要等待 1～2 天者，可先通知病理科，将尸体放入尸体冷藏室，以防尸体腐败、自溶，影响诊断。

### （三）尸体解剖报告书

尸解后，做好大体解剖记录。全身内脏器官均按常规取材、固定，进行切片组织学检查，然后进行综合分析，向临床医师发出最后尸体解剖报告书。尸检报告书主要内容有如下：

1. 主要病症：即直接引起死亡的主要疾病。

2. 死亡原因：是指致死的直接原因，如心力衰竭、呼吸衰竭、肾衰竭或休克等。

3. 解剖诊断：包括所有全身各脏器大体及显微组织学诊断。主要脏器病变写在前面，次要病变写在后面，以报告书的形式报告。

4. 对复杂病例，必要时加以讨论，包括对疾病发生、发展及死因的分析。

5. 对疑难病例、死因不明病例、少见病例或临床误诊病例均可举行临床病例讨论会，以便临床医师和病理医师对疾病、死因进行更深入分析，从中取得经验，以利于医疗水平的提高。

# 第十一节　抗 菌 药 物

## 一、常见手术预防用抗菌药物

| 手术名称 | 抗菌药物选择 |
|---|---|
| 颅脑手术 | 第一、二代头孢菌素；头孢曲松 |
| 颈部外科（含甲状腺）手术 | 第一代头孢菌素 |
| 经口咽部黏膜切口的大手术 | 第一代头孢菌素，可加用甲硝唑 |
| 乳腺手术 | 第一代头孢菌素 |
| 周围血管外科手术 | 第一、二代头孢菌素 |
| 腹外疝手术 | 第一代头孢菌素 |
| 胃十二指肠手术 | 第一、二代头孢菌素 |
| 阑尾手术 | 第二代头孢菌素或头孢噻肟；可加用甲硝唑 |

续表

| 手术名称 | 抗菌药物选择 |
| --- | --- |
| 结、直肠手术 | 第二代头孢菌素或头孢曲松或头孢噻肟；可加用甲硝唑 |
| 肝胆系统手术 | 第二代头孢菌素，有反复感染史者可选头孢曲松或头孢哌酮或头孢哌酮/舒巴坦 |
| 胸外科手术（食管、肺） | 第一、二代头孢菌素，头孢曲松 |
| 心脏大血管手术 | 第一、二代头孢菌素 |
| 泌尿外科手术 | 第一、二代头孢菌素，环丙沙星 |
| 一般骨科手术 | 第一代头孢菌素 |
| 应用人工植入物的骨科手术（骨折内固定术、脊柱融合术、关节置换术） | 第一、二代头孢菌素，头孢曲松 |
| 妇科手术 | 第一、二代头孢菌素或头孢曲松或头孢噻肟；涉及阴道时可加用甲硝唑 |
| 剖宫产 | 第一代头孢菌素（结扎脐带后给药） |

注：1. Ⅰ类切口手术常用预防抗菌药物为头孢唑啉或头孢拉定。

2. Ⅰ类切口手术常用预防抗菌药物单次使用剂量：头孢唑啉 1～2g；头孢拉定 1～2g；头孢呋辛 1.5g；头孢曲松 1～2g；甲硝唑 0.5g。

3. 对β-内酰胺类抗菌药物过敏者，可选用克林霉素预防葡萄球菌、链球菌感染，可选用氨曲南预防革兰氏阴性杆菌感染。必要时可联合使用。

4. 耐甲氧西林葡萄球菌检出率高的医疗机构，如进行人工材料植入手术（如人工心脏瓣膜置换、永久性心脏起搏器置入、人工关节置换等），也可选用万古霉素或去甲万古霉素预防感染

### （一）需要进行抗菌药物预防的指征

1. 病人易感因素多。
2. 手术创伤大，时间长。
3. 术中污染重。

### （二）容易导致手术部位感染的危险因素

1. 病人因素：高龄、营养不良、糖尿病、肥胖、吸烟、其他部位有感染灶、已有细菌定植、免疫低下、低氧血症。

2. 术前处理：术前住院时间过长、用剃刀剃毛、剃毛过早、手术野卫生状况差（术前未很好沐浴）、对有指征者未用抗生素预防。

3. 手术情况：手术时间长、术中发生明显污染、置入人工材料、组织创伤大、止血不彻底、局部积血积液、存在死腔和/或失活组织、留置引流、术中低血压、

大量输血、刷手不彻底、消毒液使用不良、器械敷料灭菌不彻底。

### （三）预防性应用抗菌药物的适应证

1. Ⅱ类清洁-污染切口及部分Ⅲ类污染切口手术（如进入胃肠道、呼吸道、女性生殖道）。

2. 使用人工材料或人工装置的手术。

3. 清洁手术，时间长、创伤大、一旦感染后果严重者（如开颅、心脏和大血管、门脉高压症手术）。

4. 病人有感染高危因素（糖尿病、营养不良、免疫低下、高龄）。

5. Ⅳ类切口及严重污染的Ⅲ类切口，应治疗性使用抗菌药物，不属于预防。

### （四）预防用抗菌药物的选择

1. 选择相对广谱（能覆盖大多数 SSI 病原菌）、有效（杀菌剂）、安全、价廉的药物。

2. 头孢菌素列为首选。

3. 心血管、头颈、胸腹壁、四肢手术首选一代头孢。

4. 进入消化道、呼吸道、女性生殖道的手术多用二代头孢，个别用三代头孢。

5. 二代头孢（头孢呋辛）对 $G^+$球菌和 $G^-$杆菌都具有强的杀菌活性（“平衡型”），特别适用于清洁-污染手术的预防。

6. 氨基糖苷类有耳、肾毒性，选择时应注意。

7. 一般不用喹诺酮类药物，但可用于泌尿系手术。

### （五）各代头孢菌素抗菌特征比较

| 头孢菌素 | 阳性菌 | 阴性菌 |
|---|---|---|
| 第一代 | +++ | + |
| 第二代 | ++ | ++ |
| 第三代 | + | +++ |
| 第四代 | ++ | ++++ |

### （六）预防用药时机

1. 应赶在污染发生之前，抗菌药物提前到位。

2. 过早给药无益，属无的放矢。

3. 正确的给药时间应在手术开始前 30 分钟～2 小时或诱导麻醉时开始给药，保证在发生污染前血清及组织中药物已达到有效浓度（＞MIC90）。

4. 在手术室给药而不是在病房给药。

### （七）给药方法

1. 静脉给药，20～30 分钟滴完。

2. 肌注、口服存在吸收上的个体差异，不能保证血和组织的药物浓度，不宜采用。

3. 常用β-内酰胺类抗生素半衰期为 1～2 小时，若手术超过 3～4 小时，应给第 2 个剂量，必要时还可用第 3 次。

4. 择期结、直肠手术前用抗菌药物准备肠道，应在手术前 1 天给药，不宜连用 3 天。

### （八）短时间预防性应用抗菌药物的优点

1. 减少毒副作用。
2. 不易产生耐药菌株。
3. 不易引起微生态紊乱。
4. 减轻病人负担。
5. 可以选用单价较高但效果较好的抗生素。
6. 减少护理工作量。

### （九）抗菌药物的局部预防应用

1. 抗菌药物溶液冲洗创腔或伤口无确切预防效果，不予提倡。
2. 不应将日常全身性应用的抗菌药物用于伤口局部（诱导高耐药）。
3. 必要时可用新霉素、杆菌肽等。
4. 抗生素缓释系统（PMMA-庆大霉素骨水泥或胶原海绵）局部应用可能有一定益处。

## 二、抗菌药物临床应用的基本原则

抗菌药物的应用涉及临床各科，合理应用抗菌药物是提高疗效、降低不良反应发生率以及减少或延缓细菌耐药发生的关键。抗菌药物临床应用是否合理，基于以下两方面：有无抗菌药物应用指征；选用的品种及给药方案是否适宜。

### （一）抗菌药物治疗性应用的基本原则

1. 诊断为细菌性感染者方有指征应用抗菌药物：根据患者的症状、体征、实验室检查或放射、超声等影像学结果，诊断为细菌、真菌感染者方有指征应用抗菌药物；由结核分枝杆菌、非结核分枝杆菌、支原体、衣原体、螺旋体、立克次体及部分原虫等病原微生物所致的感染亦有指征应用抗菌药物。缺乏细菌及上述病原微生物感染的临床或实验室证据，诊断不能成立者，以及病毒性感染者，均无应用抗菌药物指征。

2. 尽早查明感染病原，根据病原种类及药物敏感试验结果选用抗菌药物：抗菌药物品种的选用，原则上应根据病原菌种类及病原菌对抗菌药物敏感性，即细菌药物敏感试验（以下简称药敏试验）的结果而定。因此有条件的医疗机构，对临床诊断为细菌性感染的患者应在开始抗菌治疗前，及时留取相应合格标本（尤其血液等无菌部位标本）送病原学检测，以尽早明确病原菌和药敏结果，并据此调整抗菌药物治疗方案。

3. 抗菌药物的经验治疗：对于临床诊断为细菌性感染的患者，在未获知细菌培养及药敏结果前，或无法获取培养标本时，可根据患者的感染部位、基础疾病、发病情况、发病场所、既往抗菌药物用药史及其治疗反应等推测可能的病原体，并结合当地细菌耐药性监测数据，先给予抗菌药物经验治疗。待获知病原学检测及药敏结果后，结合先前的治疗反应调整用药方案；对培养结果阴性的患者，应根据经验治疗的效果和患者情况采取进一步诊疗措施。

4. 按照药物的抗菌作用及其体内过程特点选择用药：各种抗菌药物的药效学和人体药动学特点不同，因此各有不同的临床适应证。临床医师应根据各种抗菌药物的药学特点，按临床适应证正确选用抗菌药物。

5. 综合患者病情、病原菌种类及抗菌药物特点制订抗菌治疗方案：根据病原菌、感染部位、感染严重程度和患者的生理、病理情况及抗菌药物药效学和药动学证据制订抗菌治疗方案，包括抗菌药物的选用品种、剂量、给药次数、给药途径、疗程及联合用药等。在制订治疗方案时应遵循下列原则。

（1）品种选择：根据病原菌种类及药敏试验结果尽可能选择针对性强、窄谱、安全、价格适当的抗菌药物。进行经验治疗者可根据可能的病原菌及当地耐药状况选用抗菌药物。

（2）给药剂量：一般按各种抗菌药物的治疗剂量范围给药。治疗重症感染（如血流感染、感染性心内膜炎等）和抗菌药物不易达到的部位的感染（如中枢神经系统感染等），抗菌药物剂量宜较大（治疗剂量范围高限）；而治疗单纯性下尿路感染时，由于多数药物尿药浓度远高于血药浓度，则可应用较小剂量（治疗剂量范围低限）。

（3）给药途径：对于轻、中度感染的大多数患者，应予口服治疗，选取口服吸收良好的抗菌药物品种，不必采用静脉或肌内注射给药。仅在下列情况下可先予以注射给药：①不能口服或不能耐受口服给药的患者（如吞咽困难者）；②患者存在明显可能影响口服药物吸收的情况（如呕吐、严重腹泻、胃肠道病变或肠道吸收功能障碍等）；③所选药物有合适抗菌谱，但无口服剂型；④需在感染组织或体液中迅速达到高药物浓度以达杀菌作用者（如感染性心内膜炎、化脓性脑膜炎等）；⑤感染严重、病情进展迅速，需给予紧急治疗的情况（如血流感染、重症肺炎患者等）；⑥患者对口服治疗的依从性差。肌内注射给药时难以使用较大剂量，其吸收也受药动学等众多因素影响，因此只适用于不能口服给药的轻、中度感染者，不宜用于重症感染者。

接受注射用药的感染患者经初始注射治疗病情好转并能口服时，应及早转为口服给药。

抗菌药物的局部应用宜尽量避免：皮肤黏膜局部应用抗菌药物后，很少被吸收，在感染部位不能达到有效浓度，反而易导致耐药菌产生，因此治疗全身性感染或脏器感染时应避免局部应用抗菌药物。抗菌药物的局部应用只限于少数情况：①全身给药后在感染部位难以达到有效治疗浓度时加用局部给药作为辅助治疗（如治疗中枢神经系统感染时某些药物可同时鞘内给药，包裹性厚壁脓肿脓腔内注入抗菌药物等）；②眼部及耳部感染的局部用药等；③某些皮肤表层及口腔、阴道等黏膜表面的感染可采用抗菌药物局部应用或外用，但应避免将主要供全身应用的品种作局部用药。局部用药宜采用刺激性小、不易吸收、不易导致耐药性和过敏反应的抗菌药物。青霉素类、头孢菌素类等较易产生过敏反应的药物不可局部应用。氨基糖苷类等耳毒性药不可局部滴耳。

（4）给药次数：为保证药物在体内能发挥最大药效，杀灭感染灶病原菌，应根据药动学和药效学相结合的原则给药。青霉素类、头孢菌素类和其他β-内酰胺类、红霉素、克林霉素等时间依赖性抗菌药，应一日多次给药。氟喹诺酮类和氨基糖苷类等浓度依赖性抗菌药可一日给药一次。

（5）疗程：抗菌药物疗程因感染不同而异，一般宜用至体温正常、症状消退后 72～96 小时，有局部病灶者需用药至感染灶控制或完全消散。但血流感染、感染性心内膜炎、化脓性脑膜炎、伤寒、布鲁菌病、骨髓炎、B 组链球菌咽炎和扁桃体炎、侵袭性真菌病、结核病等需较长的疗程方能彻底治愈，并减少或防止复发。

（6）抗菌药物的联合应用：单一药物可有效治疗的感染不需联合用药，仅在下列情况时有指征联合用药。

1）病原菌尚未查明的严重感染，包括免疫缺陷者的严重感染。

2）单一抗菌药物不能控制的严重感染，需氧菌及厌氧菌混合感染，2 种及 2 种以上复数菌感染，以及多重耐药菌或泛耐药菌感染。

3）需长疗程治疗，但病原菌易对某些抗菌药物产生耐药性的感染，如某些侵袭性真菌病；或病原菌含有不同生长特点的菌群，需要应用不同抗菌机制的药物联合使用，如结核和非结核分枝杆菌。

4）毒性较大的抗菌药物，联合用药时剂量可适当减少，但需有临床资料证明其同样有效。如两性霉素 B 与氟胞嘧啶联合治疗隐球菌脑膜炎时，前者的剂量可适当减少，以减少其毒性反应。

联合用药时宜选用具有协同或相加作用的药物联合，如青霉素类、头孢菌素类或其他β-内酰胺类与氨基糖苷类联合。联合用药通常采用 2 种药物联合，3 种及 3 种以上药物联合仅适用于个别情况，如结核病的治疗。此外必须注意联合用药后药物不良反应亦可能增多。

### （二）抗菌药物预防性应用的基本原则

1. 非手术患者抗菌药物的预防性应用

（1）预防用药目的：预防特定病原菌所致的或特定人群可能发生的感染。

（2）预防用药基本原则

1）用于尚无细菌感染征象但暴露于致病菌感染的高危人群。

2）预防用药适应证和抗菌药物选择应基于循证医学证据。

3）应针对一种或两种最可能细菌的感染进行预防用药，不宜盲目地选用广谱抗菌药或多药联合预防多种细菌多部位感染。

4）应限于针对某一段特定时间内可能发生的感染，而非任何时间可能发生的感染。

5）应积极纠正导致感染风险增加的原发疾病或基础状况。可以治愈或纠正者，预防用药价值较大；原发疾病不能治愈或纠正者，药物预防效果有限，应权衡利弊决定是否预防用药。

6）以下情况原则上不应预防使用抗菌药物：普通感冒、麻疹、水痘等病毒性疾病；昏迷、休克、中毒、心力衰竭、肿瘤、应用肾上腺皮质激素等患者；留置导尿管、留置深静脉导管及建立人工气道（包括气管插管或气管切口）患者。

（3）对某些细菌性感染的预防用药指征与方案：在某些细菌性感染的高危人群中，有指征的预防性使用抗菌药物，预防对象和推荐预防方案，详见抗菌药物在预防非手术患者某些特定感染中的应用。此外，严重中性粒细胞缺乏（ANC$\leqslant 0.1\times10^9$/L）持续时间超过 7 天的高危患者和实体器官移植及造血干细胞移植的患者，在某些情况下也有预防用抗菌药物的指征，但由于涉及患者基础疾病、免疫功能状态、免疫抑制剂等药物治疗史等诸多复杂因素，其预防用药指征及方案需参阅相关专题文献。

2. 围术期抗菌药物的预防性应用

（1）预防用药目的：主要是预防手术部位感染，包括浅表切口感染、深部切口感染和手术所涉及的器官/腔隙感染，但不包括与手术无直接关系的、术后可能发生的其他部位感染。

（2）预防用药原则：围术期抗菌药物预防用药，应根据手术切口类别、手术创伤程度、可能的污染细菌种类、手术持续时间、感染发生机会和后果严重程度、抗菌药物预防效果的循证医学证据、对细菌耐药性的影响和经济学评估等因素，综合考虑决定是否预防用抗菌药物。但抗菌药物的预防性应用并不能代替严格的消毒、灭菌技术和精细的无菌操作，也不能代替术中保温和血糖控制等其他预防措施。

1）清洁手术（Ⅰ类切口）：手术脏器为人体无菌部位，局部无炎症、无损伤，也不涉及呼吸道、消化道、泌尿生殖道等人体与外界相通的器官。手术部位无污染，通常不需预防用抗菌药物。但在下列情况时可考虑预防用药：手术范围大、手术时间长、污染机会增加；手术涉及重要脏器，一旦发生感染将造成严重后果者，如头颅手术、心脏手术等；异物植入手术，如人工心瓣膜植入、永久性心脏起搏器放置、人工关节置换等；有感染高危因素如高龄、糖尿病、免疫功能低下（尤其是接受器官移植者）、营养不良等患者。

2）清洁-污染手术（Ⅱ类切口）：手术部位存在大量人体寄殖菌群，手术时可能污染手术部位引致感染，故此类手术通常需预防用抗菌药物。

3）污染手术（Ⅲ类切口）：已造成手术部位严重污染的手术。此类手术需预防用抗菌药物。

4）污秽-感染手术（Ⅳ类切口）：在手术前即已开始治疗性应用抗菌药物，术中、术后继续，此不属预防应用范畴。

（3）抗菌药物品种选择

1）根据手术切口类别、可能的污染菌种类及其对抗菌药物敏感性、药物能否在手术部位达到有效浓度等综合考虑。

2）选用对可能的污染菌针对性强、有充分预防有效的循证医学证据、安全、使用方便及价格适当的品种。

3）应尽量选择单一抗菌药物预防用药，避免不必要的联合使用。预防用药应针对手术路径中可能存在的污染菌。如心血管、头颈、胸腹壁、四肢软组织手术和骨科手术等经皮肤的手术，通常选择针对金黄色葡萄球菌的抗菌药物。结肠、直肠和盆腔手术，应选用针对肠道革兰阴性菌和脆弱拟杆菌等厌氧菌的抗菌药物。

4）头孢菌素过敏者，针对革兰阳性菌可用万古霉素、去甲万古霉素、克林霉素；针对革兰阴性杆菌可用氨曲南、磷霉素或氨基糖苷类。

5）对某些手术部位感染会引起严重后果者，如心脏人工瓣膜置换术、人工关节置换术等，若术前发现有耐甲氧西林金黄色葡萄球菌（MRSA）定植的可能或者该机构 MRSA 发生率高，可选用万古霉素、去甲万古霉素预防感染，但应严格控制用药持续时间。

6）不应随意选用广谱抗菌药物作为围术期预防用药。鉴于国内大肠埃希菌对氟喹诺酮类药物耐药率高，应严格控制氟喹诺酮类药物作为外科围术期预防用药。

（4）给药方案

1）给药方法：给药途径大部分为静脉输注，仅有少数为口服给药。

静脉输注应在皮肤、黏膜切开前 0.5～1 小时内或麻醉开始时给药，在输注完毕后开始手术，保证手术部位暴露时局部组织中抗菌药物已达到足以杀灭手术过程中沾染细菌的药物浓度。万古霉素或氟喹诺酮类等由于需输注较长时间，应在手术前 1～2 小时开始给药。

2）预防用药维持时间：抗菌药物的有效覆盖时间应包括整个手术过程。手术时间较短（$<2$ 小时）的清洁手术术前给药一次即可。如手术时间超过 3 小时或超过所用药物半衰期的 2 倍以上，或成人出血量超过 1500ml，术中应追加一次。清洁手术的预防用药时间不超过 24 小时，心脏手术可视情况延长至 48 小时。清洁-污染手术和污染手术的预防用药时间亦为 24 小时，污染手术必要时延长至 48 小时。过度延长用药时间并不能进一步提高预防效果，且预防用药时间超过 48 小时，耐药菌感染机会增加。

3. 侵入性诊疗操作患者的抗菌药物的预防应用：随着放射介入和内镜诊疗等微创技术的快速发展和普及，根据现有的循证医学证据、国际有关指南推荐和国内专家的意见，对部分常见特殊诊疗操作的预防用药提出了建议，见《抗菌药物临床应用指导原则》中特殊诊疗操作抗菌药物预防应用的建议。

### （三）抗菌药物在特殊病理、生理状况患者中应用的基本原则

1. 肾功能减退患者抗菌药物的应用

（1）基本原则：许多抗菌药物在人体内主要经肾排出，某些抗菌药物具有肾毒性，肾功能减退的感染患者应用抗菌药物的原则如下：

1）尽量避免使用肾毒性抗菌药物，确有应用指征时，严密监测肾功能情况。

2）根据感染的严重程度、病原菌种类及药敏试验结果等选用无肾毒性或肾毒性较低的抗菌药物。

3）使用主要经肾排泄的药物，须根据患者肾功能减退程度及抗菌药物在人体内清除途径调整给药剂量及方法。

（2）抗菌药物的选用及给药方案调整：根据抗菌药物体内过程特点及其肾毒性，肾功能减退时抗菌药物的选用有以下几种情况。

1）主要由肝胆系统排泄，或经肾脏和肝胆系统同时排出的抗菌药物用于肾功

能减退者，维持原治疗量或剂量略减。

2）主要经肾排泄，药物本身并无肾毒性，或仅有轻度肾毒性的抗菌药物，肾功能减退者可应用，可按照肾功能减退程度（以内生肌酐清除率为准）调整给药方案。

3）肾毒性抗菌药物避免用于肾功能减退者，如确有指征使用该类药物时，宜进行血药浓度监测，据以调整给药方案，达到个体化给药，疗程中需严密监测患者肾功能。

4）接受肾脏替代治疗患者应根据腹膜透析、血液透析和血液滤过对药物的清除情况调整给药方案。

2. 肝功能减退患者抗菌药物的应用：肝功能减退时，抗菌药物的选用及剂量调整需要考虑肝功能减退对该类药物体内过程的影响程度，以及肝功能减退时该类药物及其代谢物发生毒性反应的可能性。由于药物在肝脏代谢过程复杂，不少药物的体内代谢过程尚未完全阐明，根据现有资料，肝功能减退时抗菌药物的应用有以下几种情况。

（1）药物主要经肝脏或有相当量经肝脏清除或代谢，肝功能减退时清除减少，并可导致毒性反应的发生，肝功能减退患者应避免使用此类药物，如氯霉素、利福平、红霉素酯化物等。

（2）药物主要由肝脏清除，肝功能减退时清除明显减少，但并无明显毒性反应发生，肝病时仍可正常应用，但需谨慎，必要时减量给药，治疗过程中需严密监测肝功能。红霉素等大环内酯类（不包括酯化物）、克林霉素、林可霉素等属于此类。

（3）药物经肝、肾两个途径清除，肝功能减退者药物清除减少，血药浓度升高，同时伴有肾功能减退的患者血药浓度升高尤为明显，但药物本身的毒性不大。严重肝病患者，尤其肝、肾功能同时减退的患者在使用此类药物时需减量应用。经肾、肝两途径排出的青霉素类、头孢菌素类等均属此种情况。

（4）药物主要由肾排泄，肝功能减退者不需调整剂量。氨基糖苷类、糖肽类抗菌药物等属此类。

3. 老年患者抗菌药物的应用：由于老年人组织器官呈生理性退行性变，免疫功能下降，一旦罹患感染，在应用抗菌药物时需注意以下事项。

（1）老年人肾功能呈生理性减退，按一般常用量接受主要经肾排出的抗菌药物时，由于药物自肾排出减少，可导致药物在体内积蓄，血药浓度增高，易发生药物不良反应。因此老年患者，尤其是高龄患者接受主要自肾排出的抗菌药物时，可按轻度肾功能减退减量给药。青霉素类、头孢菌素类和其他β-内酰胺类的大多数品种即属此类情况。

（2）老年患者宜选用毒性低并具杀菌作用的抗菌药物，无用药禁忌者可首选青霉素类、头孢菌素类等β-内酰胺类抗菌药物。氨基糖苷类具有肾、耳毒性，应尽可能避免应用。万古霉素、去甲万古霉素、替考拉宁等药物应在有明确应用指征时慎用，必要时进行血药浓度监测，并据此调整剂量，使给药方案个体化，以达到用药安全、有效的目的。

4. 新生儿患者抗菌药物的应用：新生儿期一些重要器官尚未完全发育成熟，在此期间其生长发育随日龄增加而迅速变化，因此新生儿感染使用抗菌药物时需注意以下事项。

（1）新生儿期肝、肾均未发育成熟，肝代谢酶的产生不足或缺乏，肾清除功能较差，因此新生儿感染时应避免应用毒性大的抗菌药物，包括主要经肾排泄的氨基糖苷类、万古霉素、去甲万古霉素等，以及主要经肝代谢的氯霉素等。确有应用指征时，需进行血药浓度监测，据此调整给药方案，个体化给药，以使治疗安全有效。

（2）新生儿期避免应用可能发生严重不良反应的抗菌药物。可影响新生儿生长发育的四环素类、喹诺酮类应避免应用，可导致脑性核黄疸及溶血性贫血的磺胺类药和呋喃类药应避免应用。

（3）新生儿期由于肾功能尚不完善，主要经肾排出的青霉素类、头孢菌素类等β-内酰胺类药物需减量应用，以防止药物在体内蓄积导致严重中枢神经系统毒性反应的发生。

（4）新生儿的组织器官日益成熟，抗菌药物在新生儿的药动学亦随日龄增长而变化，因此使用抗菌药物时应按日龄调整给药方案。

5. 小儿患者抗菌药物的应用：小儿患者在应用抗菌药物时应注意以下几点。

（1）氨基糖苷类：该类药物有明显耳、肾毒性，小儿患者应避免应用。临床有明确应用指征且又无其他毒性低的抗菌药物可供选用时，方可选用该类药物，并在治疗过程中严密观察不良反应。有条件者应进行血药浓度监测，根据结果个体化给药。

（2）糖肽类：该类药有一定肾、耳毒性，小儿患者仅在有明确指征时方可选用。在治疗过程中应严密观察不良反应，有条件者应进行血药浓度监测，个体化给药。

（3）四环素类：可导致牙齿黄染及牙釉质发育不良，不可用于8岁以下小儿。

（4）喹诺酮类：由于对骨骼发育可能产生不良影响，该类药物避免用于18岁以下未成年人。

6. 妊娠期和哺乳期患者抗菌药物的应用

（1）妊娠期患者抗菌药物的应用：妊娠期抗菌药物的应用需考虑药物对母体和胎儿两方面的影响。

1）对胎儿有致畸或明显毒性作用者，如利巴韦林，妊娠期禁用。

2）对母体和胎儿均有毒性作用者，如氨基糖苷类、四环素类等，妊娠期避免应用；但在有明确应用指征，经权衡利弊，用药时患者的受益大于可能的风险时，也可在严密观察下慎用。氨基糖苷类等抗菌药物有条件时应进行血药浓度监测。

3）药物毒性低，对胎儿及母体均无明显影响，也无致畸作用者，妊娠期感染时可选用。如青霉素类、头孢菌素类等β-内酰胺类抗菌药物。

美国食品和药物管理局（FDA）按照药物在妊娠期应用时的危险性分为A、B、C、D及X类，可供药物选用时参考。

（2）哺乳期患者抗菌药物的应用：哺乳期患者接受抗菌药物后，某些药物可自乳汁分泌，通常母乳中药物含量不高，不超过哺乳期患者每日用药量的1%；少数药物乳汁中分泌量较高，如氟喹诺酮类、四环素类、大环内酯类、氯霉素、磺胺甲噁唑、甲氧苄啶、甲硝唑等。青霉素类、头孢菌素类等β-内酰胺类和氨基糖苷类等在乳汁中含量低。然而无论乳汁中药物浓度如何，均存在对乳儿潜在的影响，并可能出现不良反应，如氨基糖苷类可导致乳儿听力减退，氯霉素可致乳儿骨髓抑制，磺胺甲噁唑等可致核黄疸和溶血性贫血，四环素类可致乳齿黄染，青霉素类可致过敏反应等。因此治疗哺乳期患者时应避免用氨基糖苷类、喹诺酮类、四环素类、氯霉素、磺胺药等。哺乳期患者应用任何抗菌药物时，均宜暂停哺乳。

## 第十二节　麻醉药品和精神药品

### 一、麻醉药品临床治疗的基本原则

#### （一）选择适当的药物和剂量

应按WHO三阶梯治疗方案的原则使用镇痛药。

#### （二）选择给药途径

应以无创给药为首选途径。有吞咽困难和芬太尼透皮贴剂禁忌证的，可选择经舌下含化或经直肠给药。对经口服或皮肤用药后疼痛无明显改善者，可经肌肉或静脉注射给药。全身镇痛产生难以控制的不良反应时，可选用椎管内给药或复合局部阻滞疗法。

#### （三）制定适当的给药时间

对慢性持续疼痛，应依药物不同的药代动力学特点，制定合适的给药间期。定时给药不仅可提高镇痛效果，还可减少不良反应。如各种盐酸或硫酸控释片，口服后的镇痛作用可在用药后1小时出现，2～3小时达高峰，持续作用12小时；而静脉用吗啡，在5分钟内起效，持续1～2小时；芬太尼透皮贴剂的镇痛作用在6～12小时起效，持续72小时，每3天给药1次。故定时给药是非常重要的。

（四）调整药物剂量

疼痛治疗初期有一个药物剂量调整过程。如患者突发性疼痛反复发作，需根据个体耐受情况不断调整追加药物剂量，增加药物幅度一般为原用剂量的25%～50%，最多不超过100%，以防各种不良反应特别是呼吸抑制的发生。对于因其他辅助性治疗使疼痛明显减轻的长期应用阿片类患者，可逐渐下调药物剂量，一般每天减少25%～50%，药物剂量调整的原则是保证镇痛效果，并避免由于减量而导致的戒断反应。当出现不良反应而需调整药物剂量时，应首先停药1～2次，再将剂量减少50%～70%，然后加用其他种类的镇痛药，逐渐停用有反应的药物。

（五）镇痛药物的不良反应及处理

长期使用阿片类药物可因肠蠕动受抑制而出现便秘，可用麻仁丸等中药软化和促进排便；常见的恶心、呕吐可选用镇吐药或氟哌啶类镇静、镇吐药；对呼吸抑制等严重不良反应，应及时发现及时进行生命支持，同时使用阿片受体拮抗药，如纳络酮进行治疗。如发生过量使用阿片类导致的严重呼吸抑制，应立即注射0.4mg纳络酮，如果20分钟内呼吸仍无改善，可能是由于0.4mg纳络酮不足以逆转摄入体内的阿片类，此时应继续注射纳络酮，直至呼吸改善。

（六）辅助用药

辅助治疗的目的和方法，应依不同疾病、不同类型的疼痛决定。辅助治疗可加强镇痛效果，减少镇痛药剂量，减轻药物不良反应。如非甾体类消炎药对骨转移、软组织浸润、关节筋膜炎及术后痛有明显的辅助治疗作用；糖皮质激素对急性神经压迫、内脏膨胀痛、颅内压增高等均有较好的缓解作用；三环类抗抑郁药是治疗神经痛、改善抑郁和失眠的较理想的药物；对骨转移引起的疼痛，除放射治疗和前述治疗外，降钙素是近年来使用较有效的药物。

总之，疼痛治疗时，选用多种药物联合应用、多种给药途径交替使用、按时用药、个体化用药，可提高镇痛效果。

## 二、精神药品临床治疗的基本原则

根据不同症状对症治疗，切忌盲目使用镇静催眠药物。躯体疾病影响睡眠者应首先治疗原发病；有精神因素者以心理治疗为主，并合理应用抗焦虑的苯二氮䓬类药物。如需使用，应以短程为宜，待失眠原因解除后尽快停药。一般以单一用药治疗为主，应试用 2～3 天，无效后考虑加量或换药。老年人用药应注意观察，如第一天服药导致次日清晨醒后仍有药物延续作用，须从小剂量开始。镇静催眠药的剂量和用法应以临床需要为准，最理想的是入睡时间缩短、睡眠较深、晨醒后药物作用消失。如果使用巴比妥类药物改善睡眠，应根据药物作用时间长短选用适宜药物：（1）对入睡困难者，可选用快速作用的药物，如司可巴比妥；（2）对能入眠但持续时间短暂者，可选用中效的药物，如异戊巴比妥、戊巴比妥等；（3）对睡眠不深、多梦、易醒者，可选用长效的药物，如巴比妥等。

# 第十三节　医保政策及制度

## 一、医疗保险制度

### （一）医疗保险制度

基本医疗保险制度是为补偿劳动者因疾病风险造成的经济损失而建立的一项社会保险制度。通过用人单位和个人缴费，建立医疗保险基金，参保人员患病就诊发生医疗费用后，由医疗保险经办机构给予一定的经济补偿，以避免或减轻劳动者因患病、治疗等所带来的经济风险。基本医疗保险是社会保险制度中最重要的险种之一，它与基本养老保险、工伤保险、失业保险、生育保险等共同构成现代社会保险制度。我国目前建立了城镇职工基本医疗保险制度、城镇居民基本医疗保险制度。其中，城镇职工基本医疗保险由用人单位和员工按照国家规定共同缴纳基本医疗保险费，建立医疗保险基金。城镇居民基本医疗保险实行个人缴费和政府补贴相结合，待遇标准按照国家规定执行。

### （二）医疗保险作用和意义

医疗社会保险是国家通过立法建立起来的一种社会保险制度，目的是使劳动者在由于生、老、病、死、伤、残等原因丧失劳动能力和失业，本人和家庭失去收入时，从社会获得必要的物质帮助。

医疗保险制度的建立和实施，集聚了企业单位和个人的经济力量，加上政府的资助，对患病的劳动者给予物质上的帮助，提供基本医疗保障，其社会化程度高，有利于劳动力流动，减轻企业和社会负担，促进企业体制改革，建立现代企业制度，适应市场经济体制要求。与此同时，还可以解除劳动者的后顾之忧，激励劳动者积极工作，有助于消除社会不安定因素，合理调节社会分配关系，实现效率与公平的结合和统一，稳定社会秩序，从而促进经济体制改革的进行和社会主义市场经济体制的建立。同时对于培育全民自我保障意识，实行自我积累，增强自我医疗保障能力，控制医疗费用，有效利用卫生资源，以及提倡适度医疗消费，发扬互助共济精神，乃至社会主义精神文明建设，都有着重要作用和意义。

## 二、医疗保险相关政策

作为医疗保险定点医院，应坚持“以病人为中心”的服务准则，热心为参保人员服务，在诊疗过程中应严格执行首诊负责制和因病施治的原则，合理检查、合理治疗、合理用药，不断提高医疗服务质量。

### （一）城镇职工基本医疗保险和城镇居民基本医疗保险的覆盖范围

城镇职工基本医疗保险的覆盖范围包括城镇所有用人单位，具体而言，企业、机关、事业单位、社会团体、民办非企业单位及其员工，都要参加城镇职工基本医疗保险。

城镇居民基本医疗保险的覆盖范围包括城镇中不属于城镇职工基本医疗保险制度覆盖范围的中小学阶段的学生（包括职业高中、中专、技校学生）、少年儿童、大学生和其他非从业城镇居民，都可自愿参加城镇居民基本医疗保险。

### （二）参保员工住院能享受到的基本医疗保险待遇

现行政策规定参保人员在定点医疗机构发生的符合规定的住院医疗费用，纳入医疗保险基金支付范围。根据医院的不同等级确定相应的起付标准和支付比例。

### （三）哪些情况不属于基本医疗保险统筹基金支付范围的情况

1. 因工（公）负伤、职业病、女职工生育发生的医疗费用。
2. 参保人员出国或者赴香港、澳门、台湾地区期间发生的医疗费用。
3. 因交通事故及医疗事故发生的医疗费用。
4. 因违法犯罪、酗酒、斗殴、自杀、自残、有责任人的意外伤害等发生的医疗费用。
5. 国家、省规定不属于基本医疗保险范围的其他医疗费用。

## （四）基本医疗保险不予支付、部分支付的诊疗项目范围

1. 基本医疗保险不予支付费用的诊疗项目范围

（1）服务项目类：挂号费、院外会诊费、会诊医务人员的差旅费、病历工本费；出诊费、检查治疗加急费、院前急救费、专家诊查费、体检费、救护车费、空调费、远程会诊费、点名手术附加费、优质优价费、自请特别护士费、特约上门服务费、请专家诊治费等特需医疗服务费等。（以诊疗目录为准）

（2）非疾病类治疗项目：各种美容、健美项目以及非功能性整容，矫形手术及生理缺陷的检查治疗的医药费用，以及个人使用矫形、健美器具的费用；各种减肥、增肥、增高项目的一切费用；各种健康体检；预防、保健项目；各种非治疗性咨询、鉴定费用等。（以诊疗目录为准）

（3）诊疗设备及医用材料类：应用正电子发射断层扫描装置（PET）、电子束CT、眼科准分子激光治疗仪等大型医疗设备进行的检查；治疗项目；眼镜、义齿、义眼、义肢、助听器等康复性器具，吻合器、切割器（除外眼科玻璃体切割头）、缝合器可吸收性止血纱布、生物蛋白胶等；各种自用的保健、按摩、检查和治疗器械；本省物价部门规定不可单独收费的一次性医用材料（这个不清楚）。（以诊疗目录为准）

（4）治疗项目类：各类器官或组织移植的器官源或组织源；除肾脏、心脏瓣膜、角膜、皮肤、血管、骨、骨髓移植外的其他器官或组织移植；近视眼矫形术、音乐疗法、保健性的营养疗法；戒烟、戒毒治疗，各种教学科研和临床验证的一切费用。（以诊疗目录为准）

（5）其他：各种不育（孕）症、性功能障碍的检查、治疗费用；避孕药器及用具费用；不属于《医疗机构收费项目及收费标准》范围内的诊疗项目。（以诊疗目录为准）

2. 基本医疗保险基金支付部分费用的诊疗项目范围

（1）诊疗设备及医用材料类：应用X-射线计算机体层摄影装置（CT）、立体定向放射装置（γ-刀、X-刀）（限中枢神经系统疾病治疗）、心脏及血管造影X线机（含数字减影设备）、核磁共振成像装置（MRI）、单光子发射电子计算机扫描装置（SPECT）、彩色多普勒仪、医疗直线加速器等大型医疗设备进行的检查、治疗项目；体外震波碎石与高压氧治疗；心脏起搏器、人工关节、人工晶体、人工喉、血管支架等体内置换的人工器官、体内置放材料。（以诊疗目录为准）

（2）治疗项目类：血液透析、腹膜透析；肾脏、心脏瓣膜、角膜、皮肤、血管、骨、骨髓移植；心脏激光打孔、抗肿瘤细胞免疫疗法、微波刀治疗、快中子治疗项目。（以诊疗目录为准）

## 三、注意事项

1. 医院不得擅自增加、分解、变更医疗项目的内部构成。在提供医疗服务过程中，医院应认真做好三个目录[①]的项目对应工作，杜绝因三个目录对应错误或分解服务，导致参保患者接受了三个目录内的医疗服务，却由个人额外负担费用的现象发生。由于三个目录对应错误或分解服务导致患者自付的费用，医院应负责清退。医院应努力降低三个目录外的医疗费用占总费用的比例，年度内参保人员目录外费用原则上应控制在一定范围内。医院给参保人员提供三个目录外的医疗服务时，应事先征得参保人员或家属同意，并签字认可。

2. 医院应严格执行《基本医疗保险、工伤保险和生育保险药品目录》的规定，超出药品目录或限定支付范围用药的医疗费用，医保中心不予支付。参保人员在临床应用有限定支付范围的药品时，如病情与限定支付范围不符合的，医院应按医保范围外药品处理。对药品目录中没有限定支付范围的药品，医院应严格按照法定药品说明书的要求合理用药，避免过度医疗现象的发生。

3. 医院应优先使用国家基本药物。在通用名、剂型、规格相同的情况下，医院应选择本院现有价格较低的使用，如疗效相同，使用价格高的规格，社保中心将不予支付发生的药品费用。同类药品联合应用时，应合理搭配，避免过度医疗的现象发生。医院违反物价政策，所售药品价格高于国家或省级物价部门定价的，发生的费用社保中心不予支付。

4. 医保病人住院管理：医院应严格掌握入院标准，若将不符合住院条件的参保人员接收入院的，发生的医疗费用社保中心不予支付；医院如拒收符合住院条件的参保人员，将按有关规定承担相应责任。

---

①三个目录是指《药品目录》、《医疗服务设施目录》、《诊疗项目目录》。

《药品目录》：纳入《药品目录》的药品，是临床必需、安全有效、价格合理、使用方便，市场能够保证供应的药品。《药品目录》分为“甲类目录”和“乙类目录”，使用“甲类目录”的药品所发生的费用，按基本医疗保险的规定支付，使用“乙类目录”的药品发生的费用，先由参保人员自付一定比例，再按基本医疗保险的规定支付。

《医疗服务设施目录》：医疗服务设施是指由定点医疗机构提供的参保人员在接受诊断、治疗和护理过程中的生活服务设施。设施费用主要包括住院床位费及门（急）诊留观床位费，基本医疗保险基金不予支付的生活服务项目和服务设施费用主要包括：就（转）诊交通费、急救车费；空调费、电视费、电话费、婴儿保温箱费、食品保温费、电炉费、电冰箱费及损坏公物赔偿费；陪护费、护工费、洗理费、门诊煎药费；膳食费；文娱活动费以及其他特需生活服务费用。

《诊疗项目目录》：诊疗项目是指符合以下条件的各种医疗技术劳务项目和采用医疗仪器、设备与医用材料进行的诊断、治疗项目。诊疗项目包括临床诊疗必需、安全有效、费用适宜的诊疗项目；由物价部门制定了收费标准的诊疗项目；由定点医疗机构为参保人员提供的定点医疗服务范围内的诊疗项目。人力资源和社会保障部会同有关部门负责组织制定国家基本医疗保险诊疗项目范围，采用排除法分别规定基本医疗保险不予支付费用的诊疗项目范围和基本医疗保险支付部分费用的诊疗项目范围。基本医疗保险不予支付费用的诊疗项目，主要是一些非临床治疗必需、效果不确定的诊疗项目及属于特需医疗服务的诊疗项目。基本医疗保险支付部分费用的诊疗项目，主要是一些临床诊疗必需、效果确定但容易滥用或费用昂贵的诊疗项目。

（1）身份核实

1）接诊医生（包括急诊室）实行首诊负责制，对收治住院的医保病人，要询问其参保身份（职工、居民、工伤、农合），告知其办理住院手续后，持医保卡、身份证（居民可持户口本）到住院处办理入院手续。

2）病人入科后：医生和护士要认真核对医保病人的身份证和医保卡，确保证、卡和病人三者相符，如发现“人、证、卡”不符或冒名顶替者，立即通知医保办，由医保办进行核查处理。

3）有外伤史的病人，科室要在 24 小时完成核实，确认无第三方责任伤害者，须即时填写外伤报告并送至医保办及医保经办机构。

（2）注意事项：住院的医保病人，科室一览表及床头牌要有标识，科室要收取医保本或医保卡，并告知患者 24 小时宿床制，如果医保中心检查患者无正当理由出现不在位，本次住院费用医保中心不予支付。

5. 医保病人出院管理：医保病人出院，经治医生提前一天下达出院医嘱，科室要对病人的医嘱、费用等进行初审，然后将病情摘要、医嘱单和特检特查审批表、手术记录单等一并送院内医保审核部门，经审核无误后，通知科室让病人到医保窗口结算。

（1）单位按时缴费的：病人只缴纳个人自付部分，其余部分由医院同社保中心进行结算。

（2）单位未及时缴费的：发生的住院费用先由个人垫付，待单位补齐保费后，病人持医保卡、身份证、医保联网费用结算单、医院结算发票到所在医保中心进行报销。

（3）异地未联网的医保病人住院后，医生和护士要告知其本次住院费用全额自费，治疗终结持发票、费用总明细、病历复印件和诊断证明回当地医保中心报销。

（4）医保病人出院带药：只允许带口服药，并且医嘱中要注明“出院带药”，带药量为：急性病 3 天量，慢性病 7 天量。带药超量，医保中心将不予支付。

参保病人出院结算时，由定点医院核算出病人负担金额、统筹报销金额。参保人员只需结算病人自付部分，剩余部分（统筹报销金额）由市社会保险事业管理局与定点医院结算。

出院结算时病人自付的医疗费用共有三部分：自付金额（包括超过限价的材料费、自费药品等完全自付和乙类药品个人、一次性材料、大型仪器检查等部分自付）、起付标准、按比例自付金额。

6. 医保病人的用药管理

（1）医保病人住院治疗，使用甲类药品发生的费用，可直接进入统筹报销；使用乙类药品发生的费用，需病人先自付一定比例后再进行统筹报销。

（2）《医保药品目录》中标注了“限定支付范围”的药品，使用时应符合限定的适应证且病程记录中应有相应记录。

（3）《医保药品目录》中未标注“限定支付范围”的药品，应严格按药品说明书所列适应证使用。

7. 医保病人二次住院的管理：二次住院是指住院联网的医保病人出院后，非常短的时间内二次住院治疗的，各省市规定天数不一。

（1）病人因同一疾病诊断 X 日内二次住院的，社保中心定为分解住院，第二次住院费用不予结算。所以医院应尽量避免上述情况的发生。

（2）医保病人确因病情需要 X 日内二次住院的，经治医生应详细记录本次入院病历内容，医保中心将不定期抽取重复住院病历以确认是否存在分解住院问题。

8. 医保病人转诊转院管理：医院应加强转院管理，对当年结算总人次 2%内的转院人次由医保中心按规定结算，超过的转院人次，由医院承担统筹基金报销费用。

（1）省内转院：限于本院技术和设备条件所限，经全院会诊或市三甲医院专家会诊，仍未确诊的疑难病症，经治医生填写《异地转诊转院审批表》一式三份，经科主任签字、医保办盖章、分管院长签字后，到市医保中心备案方可转院。

（2）省外转院：确因病情需要到省外住院治疗的，需省内签约的定点医院出具省外转院申请单，到本市医保中心审批备案。

# 第八章

# 护理专业培训

## 第一节　护 理 制 度

### 一、护理查对制度

（一）医嘱查对制度

1. 护士每班查对医嘱执行情况，夜班查对全天医嘱是否全部执行，防止遗漏，护士长每周总查对一次，每班、每次查对后应签名。

2. 严格执行“五不执行制度”：口头医嘱不执行（抢救时除外）；医嘱不全不执行；医嘱不清不执行；用药时间剂量不准确不执行；自备药无医嘱不执行。

3. 抢救患者执行口头医嘱时，护士应复述一遍，经医师核对药物后方可执行，执行后将药瓶保留至抢救结束，以备记录使用。抢救结束后 6 小时内据实补齐医嘱并签字。

4. 手术、分娩、转科、转床、出院或死亡之后，应查治疗单、注射单、服药单、饮食单是否处理妥当（转床病人查是否更换床号）。

5. 提取医嘱应查对药品规格、剂量、频次和用途等，执行医嘱时须经第二人查对并签名。临时医嘱执行后，必须立即注明执行时间及签名，以免重复。

6. 凡需下一班执行的临时医嘱，要交待清楚，并在临时医嘱本和临时执行单上用红三角注明。出院病人、当日手术病人应停止所有医嘱，办公室护士负责查对。

（二）服药、注射、输液、处置查对制度

1. 给药、注射、输液、处置（采集标本）必须严格三查八对：三查：摆药后查；服药、注射、输液、处置前查；服药、注射、输液、处置后查。八对：对床号、姓名、药名、剂量、浓度、用法、时间、有效期。

2. 严格执行查对制度，至少同时使用床号、姓名等两项核对患者身份，采用反问式查对，护士确认无误后方可执行。

3. 备药时查药品的质量、标签、批号、有效期、药瓶有无裂缝、瓶口有无松动及瓶中有无杂质。

4. 摆药后需经另一人核对无误后方可执行。

（三）输血查对制度

1. 采血型及交叉配血时，应仔细核对化验单、试管、床号、姓名无误后方可抽血。两个以上的病人配血，应分别执行，每次携带一名病人的化验单、试管，抽取一人血样。

2. 凡抽血型交叉标本时，不得在大分子溶液通道中取血，应在另侧肢体血管抽血，以防影响血型交叉结果。

3. 到血库取血前，必须核对医嘱及血型报告单，并携带专用取血箱。取血时必须与发血方共同严格执行“三查九对”。“三查”，即查血液的有效期、质量和输血装置；“九对”，即对患者床号、姓名、住院号、血袋号、血型、交叉凝集试验结果、血液的种类、剂量和质量，双方共同签字后方可取出。一人不得同时提取两个病人的血。护理员、实习护士不得单独取血。血液取出后应放在专用取血箱内运输。

4. 输血时，由 2 名医护人员带病历共同到患者床旁核对医嘱、床号、患者姓名、性别、年龄、住院号、血型交叉单、血袋标签各项内容，检查血袋有无破损渗漏，血液颜色是否正常，确认无误，再用符合标准的输血器进行输血，并双签全名。

5. 输注血液过程中，不得随意向血袋内加入其他药品，并避免剧烈震荡、加温。婴儿输血需要稀释时，只能用生理盐水。

6. 病区内同时有两个以上的病人输血时，每一个病人取血核对后应将血袋放置该病人的床头柜上，以免混淆造成失误。

7. 取回的血，应在半小时内输入，并在血液离开血库的 4 小时内输注结束。如遇特殊情况，未能按时输血，应及时与血库联系，不能将血放入病区的普通冰箱内。

8. 输血后应观察 5 分钟方可离开；每 15～30 分钟巡视一次，严密观察输血反应，并要严格交班。输血前后用生理盐水冲洗管道。连续输入不同供血者血液时，前一袋血输尽后，应输入少量生理盐水冲洗输血器，再接下一袋血继续输注。换血袋以前，也应按规定严格查对。

9. 手术输血时，须与麻醉医生核对病历、输血交叉单、血袋标签及麻醉记录单后输入，如同一手术室有两个以上的手术台时，应站在本台旁核对。

10. 输血完毕，输血后将血袋标签取下粘贴在配血单上，应由执行护士在医嘱本上打勾、签名；并保留血袋余血 24 小时，做好登记，以备发生迟发性输血反应时作检验标本之用。

（四）饮食查对制度

1. 病人的饮食种类由医生根据病情决定。医生开出医嘱后，护士应及时通知营养科，按规定做好饮食标志，并向病人宣传治疗膳食的临床意义。

2. 对禁食病人，应在饮食牌和床头设有醒目标志，并告诉病人或家属禁食的原因和时限。

3. 用餐前停止一般治疗，对生活不能自理的病人要予以协助。

4. 注意食物保温，护士要协助配餐员将饭菜及时送到病人床旁，保证病人吃到热饭菜。

5. 因病人需要禁忌或限制食物的病人，其家属送来的食物须经医务人员同意后方可食用。

6. 护理人员要关心病人饮食情况，加强巡视，对食欲不振的病人适当鼓励进食，以加强营养，并随时征求病人意见，及时和营养科取得联系，加以改进。

（五）手术室查对制度

1. 接患者时，要查对患者的科别、床号、姓名、性别、年龄、诊断、术前用药、手术名称及手术部位（左、右）。

2. 术前严格核对患者床号、姓名、性别、年龄、诊断、配血报告、药物过敏试验结果、手术名称、手术部位、麻醉方式及术前用药、病历、患者禁食等情况，手术前护士、麻醉医生、手术医生再次核对以上有关内容，无误后开始手术。

3. 检查无菌手术包名称、灭菌日期、化学指示胶带及包内无菌指示剂是否符合要求，手术器械是否齐全完好，评价灭菌效果，达到标准后方可使用。

4. 进行体腔或深部组织手术时，要在术前、缝合前、缝合后、术后经两人核对所使用的敷料和器械数，做好记录并签名，防止异物遗留在体内。

5. 手术中的各项治疗、护理应严格执行相关的查对制度。

6. 手术取下的标本，经两人核对无误后方能送检。

（六）手术病人安全核查制度

1. 手术安全核查是由具有执业资质的手术医师、麻醉医师和手术室巡回护士三方（以下简称三方），分别在麻醉实施前、手术开始前和患者离开手术室前，共同对患者身份和手术部位等内容进行核查的工作。

2. 本制度适用于各级各类手术，其他有创操作可参照执行。

3. 手术患者均应配戴标示有患者身份识别信息的标识以便核查。

4. 手术安全核查由手术医师或麻醉医师主持，三方共同执行并逐项填写《手术安全核查表》。

5. 实施手术安全核查的内容及流程

（1）麻醉实施前：三方按《手术安全核查表》依次核对患者身份（姓名、性别、年龄、病案号）、手术方式、知情同意情况、手术部位与标识、麻醉安全检查、皮肤是否完整、术野皮肤准备、静脉通道建立情况、患者过敏史、抗菌药物皮试结果、术前备血情况、假体、体内植入物、影像学资料等内容。

（2）手术开始前：三方共同核查患者身份（姓名、性别、年龄）、手术方式、手术部位与标识，并确认风险预警等内容。手术物品准备情况的核查由手术室护士执行并向手术医师和麻醉医师报告。

（3）患者离开手术室前：三方共同核查患者身份（姓名、性别、年龄）、实际手术方式，术中用药、输血的核查，清点手术用物，确认手术标本，检查皮肤完整性、动静脉通路、引流管，确认患者去向等内容。

（4）三方确认后分别在《手术安全核查表》上签名。

6. 手术安全核查必须按照上述步骤依次进行，每一步核查无误后方可进行下一步操作，不得提前填写表格。

7. 术中用药、输血的核查　由麻醉医师或手术医师根据情况需要下达医嘱并做好相应记录，由手术室护士与麻醉医师共同核查。

8. 住院患者《手术安全核查表》应归入病历中保管，非住院患者《手术安全核查表》由手术室负责保存一年。

9. 手术科室、麻醉科与手术室的负责人是本科室实施手术安全核查制度的第一责任人。

10. 医疗机构相关职能部门应加强对本机构手术安全核查制度实施情况的监督与管理，提出持续改进的措施并加以落实。

### （七）手术查对制度

1. 六查十二对

六查：①到病房接患者时查；②患者入手术间时查；③麻醉前查；④消毒皮肤前查；⑤开刀时查；⑥关闭体腔前后查。

十二对：科别、床号、姓名、性别、年龄、住院号、手术间号、手术名称、手术部位、所带物品药品、药物过敏史及有无特殊感染、手术所用灭菌器械、敷料是否合格及数量是否符合。

2. 手术取下标本，巡回护士与手术者核对无误后方可与病理检验单一并送检。

3. 手术标本送检过程中各环节严格交接查对，并双方签字。

### （八）产房查对制度

1. 产妇分娩后，助产士将新生儿给产妇辨认性别。

2. 助产士正确填写新生儿手腕带信息（床号、姓名、性别、出生时间等），经产妇确认无误后将手腕带系在新生儿手腕上。

3. 助产士在新生儿病历上盖上新生儿脚印和产妇手指印，在婴儿包被外别上鉴别牌，包括床号、姓名、性别、出生时间、体重、分娩方式等。

4. 助产士与病房护士做好交接及查对工作，并共同查对新生儿鉴别牌、手腕带、性别及一般情况。

### （九）母婴同室新生儿查对制度

1. 给新生儿注射、用药时除执行三查八对外，还必须查对新生儿胸牌（母亲床号、姓名、新生儿性别、出生日期、时间、出生体重）、手腕标识（母亲姓名、床号、新生儿性别），无误后方可执行。

2. 新生儿淋浴、抚触后回病房时，须核对母亲床头卡、新生儿胸牌、手腕标识上的床号、母亲姓名。

3. 在母婴同室内新生儿更衣时或母婴出院更衣时，须核对新生儿床头卡、胸牌中的母亲床号与姓名，新生儿性别与手腕标识上的内容，与家属确认无误后方可出院。

### （十）医疗器具查对制度

1. 回收器械包时，查对品名、数量、质量、清洁处理情况。

2. 清洁消毒时，查对消毒液的有效浓度及配制浓度；浸泡消毒时间、残余消毒液是否冲洗干净。

3. 准备器械包时，查对品名、数量、质量、清洁度。

4. 灭菌前，查对器械敷料包装规格是否符合要求，装放方法是否正确；灭菌方法的选择是否准确；灭菌器各种仪表、程序控制是否符合标准要求。

5. 灭菌后，查试验包化学指示卡是否变色、有无湿包。植入器械每次灭菌时进行生物学监测。

6. 发器械包时，查对名称、消毒日期、包装以及化学指示胶带。

7. 发无菌包时，查对名称、灭菌日期、包装、化学指示胶带；发一次性物品时，查对名称、生产批号、有效期、包装，不符合要求不能发放。

### （十一）供应室查对制度

1. 回收器械物品时，查对名称、数量，初步处理情况，器物完好程度。

2. 清洗消毒时，查对消毒液的有效浓度及配制浓度；浸泡消毒时间、酶洗前残余消毒液是否冲洗干净。

3. 包装时，查对器械敷料的名称、数量、质量、湿度。

4. 灭菌前，查对器械敷料包装规格是否符合要求，装放方法是否正确；灭菌器各种仪表、程序控制是否符合标准要求。

5. 灭菌后，查试验包化学指示卡是否变色、有无湿包。植入器械是否每次灭菌时进行生物学监测。

6. 发放各类灭菌物品时，查对名称、数量、外观质量、灭菌标识等。

7. 随时查供应室备用的各种诊疗包是否在有效期内及保存条件是否符合要求。

8. 一次性使用无菌物品，要查对批次检验报告单，并进行抽样检查。

9. 及时对护理缺陷进行分析，查找原因并改进。

## 二、护理值、交接班制度

### （一）护理值班制度

1. 各科（病区应设昼夜值班人员）护士应严格遵守护士长排班，未经护士长允许不得私自调班、改班。值班人员必须坚守岗位，履行职责，保证治疗，护理工作不间断地进行，并认真填写值班记录。

2. 值班护士要掌握患者的病情变化，按时完成各项治疗、护理工作，要严密观察各种危重患者，负责接待新入院患者，检查指导卫生员工作。

3. 值班人员要做好病区管理工作，遇到重大问题要及时向上级请示报告。

4. 值班护士因有事要暂离病房时，一定要报告护士长或值班医生，并经批准后方可离开，同时应有相应护士临时顶替。

5. 值班者必须在交班前做好各项工作，完成交班报告，将用过物品处理好，保持整洁，为下一班备齐物品。如有特殊情况，除向接班者作详细交待外应与接班者共同做好工作方可离开。

6. 值班护士应认真书写交班报告。要逐项填写，要求字迹端正，书写清晰整洁，内容简明扼要，重点突出，使用医学术语。如由进修或实习护士填写交班报告时，带教护士或护士长负责修改并签名。

### （二）护理交、接班制度

1. 接班者应提前 15 分钟到科室，听取交班报告及交接医嘱本、物品、病情等。在接班者未到前交班者不得离开岗位。

2. 交班前，护士长应检查医嘱执行情况和危重病人的护理记录。重点检查对危重病人和新入病人护理的落实情况。

3. 交接过程中如发现病情、治疗、药品、器械物品交代不清，应立即查问。接班时如发现问题应由交班者负责。

4. 对规定交接班的毒、麻、剧、限药品及医疗器械、被服等当面交接清楚并签字。

5. 晨间集体交班，全体医护人员参加，由值班者报告病人流动情况如新入院、危重、手术前后、特殊检查等病人的病情变化。交班者与接班者及护士长、办公室护士，应到床头交班，重点交代危重病人的病情、思想动态、饮食情况以及治疗、护理情况。物品交接应当面点清，接班后如因交代不清发生差错事故或物品损坏应由接班者负责。

6. 交班内容包括：①病人总数、出入院、转科、转院、分娩、手术、死亡人数、以及新入院、危重病人、手术前后病人、抢救病人、特殊检查者、病情发生变化及有思想情况波动的病人的情况，均应详细交班。②医嘱执行情况、重症护理记录、各种检查标本采集及各种处置完成情况，对尚未完成需下一班继续做完的工作，应向接班者交代清楚。③床头交接昏迷瘫痪病人有无褥疮，基础护理完成情况。各种导管的固定和通畅与否。④常备药、贵重药、毒麻限剧药品及抢救药物、器械、仪器等的效能均应详细交代。交接班者签全名。⑤交接班者共同巡视查病房是否按照整齐、清洁、安静、舒适的要求和各项制度落实情况。

### （三）护理交、接班方法

1. 文字交接：每班书写护理记录单，进行交班。

2. 床头交接：与接班者共同巡视病房，重点交接危重及大手术患者、老年患者、小儿患者及特殊心理状况的患者。

3. 口头交接：一般患者采取口头交接。

## 三、分级护理制度

分级护理是患者在住院期间，医护人员根据患者病情和生活自理能力，确定并实施不同级别的护理。分为特级、一级、二级和三级护理 4 个级别。护理标识：

1. 护士工作站上特级护理用深红标识、一级护理用红色，二级护理用蓝色，三级护理用白色标识。

2. 病区一览表上，特级护理、一级护理为红灯，二级护理为绿灯，三级护理不做标识。

确定患者的护理级别，应当以患者病情和生活自理能力为依据，并根据患者的情况变化进行动态调整。

护士应当遵守临床护理技术规范和疾病护理常规，并根据患者的护理级别和医师制订的诊疗计划，按照护理程序开展护理工作。

### （一）特级护理服务标准

1. 分级依据：病情危重，随时可能发生病情变化需要进行抢救的患者；重症监护患者；各种复杂或者大手术后的患者；严重创伤或大面积烧伤的患者；使用呼吸机辅助呼吸，并需要严密监护病情的患者；实施连续性肾脏替代治疗（CRRT），并需要严密监护生命体征的患者；其他有生命危险，需要严密监护生命体征的患者。

2. 护理服务标准

（1）严密观察患者病情变化，监测生命体征，准确记录出入量；

（2）根据医嘱，正确实施治疗、给药措施；

（3）做好气道及各种管路的观察和护理；

（4）正确实施专科护理，预防并发症；

（5）保持患者的舒适和功能体位；

（6）安全措施到位，防止意外事件发生；

（7）严格床旁交接班；

（8）满足患者基本生活需要，保持清洁、舒适。每 2 小时协助床上翻身及有效咳嗽；每日整理床单元、面部清洁和梳头、口腔护理、会阴护理各 2 次；每 2～3 日床上温水擦浴 1 次；每周床上洗头 1 次；协助进食、进水（禁食、禁水者除外）；需要时，协助更衣、床上使用便器、失禁护理、留置尿管护理、指/趾甲护理；做好压疮预防及护理。

### （二）一级护理服务标准

1. 分级依据：病情趋向稳定的重症患者；手术后或者治疗期间需要严格卧床的患者；生活完全不能自理且病情不稳定的患者；生活部分自理，病情随时可能发生变化的患者。

2. 护理服务标准

（1）每小时巡视患者，观察患者病情变化。

（2）根据患者病情，测量生命体征。

（3）根据医嘱，正确实施治疗、给药措施。

（4）正确实施专科护理，预防并发症。

（5）提供护理相关的健康指导和功能锻炼。

（6）根据患者病情，正确实施安全措施。

（7）根据患者生活自理能力，满足患者基本生活需求，保持清洁、舒适。

1）生活不能自理者：每日整理床单元、面部清洁、口腔护理各 2 次；每日梳头 1 次；每 2～3 日床上温水擦浴 1 次；每周床上洗头 1 次；协助进食、进水（禁食、禁水者除外）；必要时，协助床上翻身及有效咳嗽、更衣、床上使用便器、失禁护理、留置尿管护理、指/趾甲护理，做好压疮预防及护理。

2）生活部分自理者：每日整理床单元 1 次；根据患者需求，协助面部清洁、梳头、温水擦浴，协助进食、进水（禁食、禁水者除外）；必要时，协助床上翻身及有效咳嗽、更衣、床上使用便器、失禁护理、留置尿管护理、指/趾甲护理，做好压疮预防及护理。

### （三）二级护理服务标准

1. 分级依据：病情稳定，仍需卧床的患者；生活部分自理的患者。

2. 护理服务标准

（1）每 2 小时巡视患者，观察患者病情变化。

（2）每日测体温、脉搏 1 次，每周测体重 1 次（卧床除外）。

（3）根据医嘱，正确实施治疗、给药措施。

（4）根据患者病情，正确实施护理措施和安全措施。

（5）提供护理相关的健康指导。

（6）协助、指导患者做好基本生活护理，保持清洁、舒适。

1）生活部分自理者：每日整理床单元 1 次；根据患者需求，协助面部清洁、梳头、擦浴或淋浴、洗头，协助进食、进水（禁食、禁水者除外）；必要时，协助床上翻身及有效咳嗽、更衣、床上使用便器、失禁护理、留置尿管护理，做好压疮预防及护理。

2）生活完全自理者：每日整理床单元 1 次。

### （四）三级护理服务标准

1. 分级依据：生活完全自理且病情稳定的患者；生活完全自理且处于康复期的患者。

2. 护理服务标准

（1）每 3 小时巡视患者，观察患者病情变化。

（2）每日测体温、脉搏 1 次，每周测体重 1 次。

（3）根据医嘱，正确实施治疗、给药措施。

（4）指导患者做好安全措施。

（5）提供护理相关的健康指导。

（6）每日整理床单元 1 次。

## 四、护理质量管理制度

1. 医院成立由分管院长、护理部主任（副主任）、科护士长组成的护理质量管理委员会，负责全院护理质量管理目标及各项护理质量标准制定并对护理质量实施控制与管理。

2. 护理质量实行护理部、科室、病区三级控制和管理。

（1）病区护理质量控制组（Ⅰ级）：由 2～3 人组成，病区护士长参加并负责。

按照质量标准对护理质量实施全面控制，及时发现工作中存在的问题与不足，对出现的质量缺陷进行分析，制定改进措施。检查有登记、记录并及时反馈，每月填写检查登记表及护理质量月报表报上一级质控组。

（2）科护理质量控制组（Ⅱ级）：由3～5人组成，科护士长参加并负责。每月有计划地或根据科室护理质量的薄弱环节进行检查，填写检查登记表及护理质量月报表报护理部控制组，对于检查中发现的问题及时研究分析，制定切实可行的措施并落实。

（3）护理部护理质量控制组（Ⅲ级）：由8～10人组成，护理部主任参加并负责。每月按护理质量控制项目有计划、有目的、有针对性地对各病区护理工作进行检查评价，填写检查登记表及综合报表。及时研究、分析、解决检查中发现的问题。每月在护士长会议上反馈检查结果，提出整改意见，限期整改。

3. 建立专职护理文书终末质量控制督察小组，由主管护师以上人员承担负责全院护理文书质量检查。每月对出院患者的体温单、医嘱单、护理记录单、手术护理记录单等进行检查评价，不定期到临床科室抽查护理文书书写质量，填写检查登记表上报护理部。

4. 对护理质量缺陷进行跟踪监控，实现护理质量的持续改进。

5. 各级质控组每月按时上报检查结果，科及病区于每月30日以前报护理部，护理部负责对全院检查结果进行综合评价，填写报表并在护士长例会上反馈检查评价结果。

6. 护理部随时向主管院长汇报全院护理质量控制与管理情况，每季度召开一次护理质量分析会，每年进行护理质量控制与管理总结并向全院护理人员通报。

7. 护理工作质量检查考评结果作为各级护理人员的考核内容。

## 五、病房管理制度

1. 在科主任的领导下，病房管理由护士长负责，科主任积极协助，全体医护人员参与。

2. 严格执行陪护制度，加强对陪护人员的管理，积极开展卫生宣教和健康教育。主管护士应及时向新住院患者介绍住院规则、医院规章制度，及时进行安全教育，签署住院患者告知书，教育患者共同参与病房管理。

3. 保持病房整洁、舒适、安静、安全，避免噪声，做到走路轻、关门轻、操作轻、说话轻。

4. 统一病房陈设，室内物品和床位应摆放整齐，固定位置，未经护士长同意不得任意搬动。

5. 工作人员应遵守劳动纪律，坚守岗位。工作时间内必须按规定着装。病房内不准吸烟，工作时间不聊天、不闲坐、不做私事。治疗室、护士站不得存放私人物品。原则上，工作时间不接私人电话。

6. 患者被服、用具按基数配给患者使用，出院时清点收回并做终末处理。

7. 护士长全面负责保管病房财产、设备，并分别指派专人管理，建立账目，定期清点。如有遗失，及时查明原因，按规定处理。管理人员调动时，要办好交接手续。

8. 定期召开公休座谈会，听取患者对医疗、护理、医技、后勤等方面的意见，对患者反映的问题要有处理意见及反馈，不断改进工作。

9. 病房内不接待非住院患者，不会客。值班医生与护士及时清理非陪护人员，对可疑人员进行询问。严禁散发各种传单、广告及推销人员进入病房。

10. 注意节约水电、按时熄灯和关闭水龙头，杜绝长流水，长明灯。

11. 保持病房清洁卫生，注意通风，每日至少清扫两次，每周大清扫一次。病房卫生间清洁、无味。

## 六、护理查房制度

1. 护理部主任查房

（1）护理部主任每日随时巡回查房，查护士劳动纪律，无菌技术操作，岗位责任制的执行情况，以重病护理、消毒隔离、服务态度等为主要内容，并记录查房结果。

（2）每月进行专科护理大查房一次，有详细查房结果。

（3）选择好疑难病例、危重患者或特殊病种进行查房。事先通知病房所查房内容，由病房护士长指定报告病例的护理人员进行准备，查房时要简单报告病史、诊断、护理问题、治疗护理措施等，查房完毕进行讨论，并及时修订护理计划。

（4）每月按护理工作要求，进行分项查房，严格考核、评价，促使护理质量达标。

2. 科护士长查房

（1）每日上午巡视病房，查病房秩序和护士岗位责任制执行情况。

（2）每两周进行一次专科护理业务查房，方法同护理部主任查房的要求。

（3）定期抽查护理表格书写情况和各种表格登记情况。

3. 护士长查房

（1）护士长随时巡视病房，查各班护士职责执行情况、劳动纪律、无菌操作规程等执行情况。

（2）每两周一次护理业务查房，典型病例或危重患者随时查房。并做好查房记录。

（3）组织教学查房，有目的、有计划，根据教学要求，查典型病例，事先通知学员熟悉病历及患者情况，组织大家共同讨论，也可进行提问，由护士长做总结。

4. 参加医生查房：病区护士长或责任护士每周参加主任或科室大查房，以便进一步了解病情和护理工作质量。

5. 有条件的医院，开展主任（副主任）护师、主管护师、护师三级业务查房。

## 七、患者健康教育制度

1. 护理人员对住院及门诊就诊患者必须进行一般卫生知识的宣教及健康教育。

2. 健康教育方式

（1）个体指导：内容包括一般卫生知识，如个人卫生、公共卫生、饮食卫生；常见病、多发病、季节性传染病的防病知识；急救常识、妇幼卫生、婴儿保健、计划生育等知识。在护理患者时，结合病情、家庭情况和生活条件做具体指导。

（2）集体讲解：门诊患者可利用候诊时间，住院患者根据作息时间。采取集中讲解、示范、模拟操作相结合及播放电视录像等形式进行。

（3）文字宣传：以黑板报、宣传栏、编写短文、健康教育处方、图画、诗歌等形式进行。

3. 对患者的卫生宣教要贯穿患者就医的全过程

（1）门诊患者在挂号、分诊、诊治等各环节均应有相应的卫生知识宣传。

（2）住院患者在入院介绍、诊治护理过程、出院指导内容中均应有卫生常识及防病知识的宣教。住院患者的宣教要记录在健康教育登记表中，并及时进行效果评价，责任护士及患者或家属签名。

## 八、护理会诊制度

1. 凡属复杂、疑难或跨科室和专业的护理问题和护理操作技术，均可申请护理会诊。

2. 科间会诊时，由要求会诊科室的责任护士提出，护士长同意后填写会诊申请单，送至被邀请科室。被邀请科室接到通知后两天内完成（急会诊者应及时完成），并书写会诊记录。

3. 科内会诊，由责任护士提出，护士长或主管护师主持，召集有关人员参加，并进行总结。责任护士负责汇总会诊意见。

4. 参加会诊人员原则上应由副主任护师以上人员，或由被邀请科室护士长指派人员承担。

5. 集体会诊者，由护理部组织，申请科室主管护士负责介绍患者的病情，并认真记录会诊意见。

## 九、患者身份识别制度

1. 护士在进行各项诊疗护理活动中，严格执行查对制度，至少同时使用姓名、性别、床号三项内容确认患者身份，不得仅以床号作为识别的依据。

2. 手术病人、昏迷、神志不清、无自主能力的重症患者以及小儿和一级护理的病人，均使用“腕带”作为操作前识别病人身份的重要标识。护士在使用腕带时，实行“双核对”（腕带与床头卡同时核对），准确识别患者身份。

3. 使用腕带前向病人或家属做好宣教，使患者或家属认识到使用腕带的目的及重要性。

4. 填入腕带的识别信息必须由两名医务人员核对后方可使用，若损坏需更新时，需要经两人重新核对；腕带内容填写要求字迹清晰、准确规范，项目包括：病区、床号、姓名、性别、年龄、住院号、诊断等。

5. 在病房、手术室、ICU之间转运交接病人时，除使用“腕带”作为识别患者身份的标识外，严格按照交接程序进行交接，填写交接登记本，双方签名。

6. 手术当日，手术室人员应与病区护士共同核对患者腕带标识上的内容，并与病历、患者或者家属核对，无误后方能送入手术间；麻醉前、手术开始前，巡回护士、麻醉医师、手术医师共同核对患者手术部位等；术毕手术室护士应与病区护士认真核对腕带、病历，做好病人、病情、药品及物品的交接，核对无误后方可离开。

## 十、护理安全管理制度

1. 严格执行各项规章制度及操作规程，确保治疗、护理工作的正常进行，护理部定期检查考核。

2. 严格执行查对制度，坚持医嘱班班查对，每天总查对，护士长每周总查对一次并登记、签名。

3. 毒、麻、限、剧药品做到安全使用，专人管理，专柜保管并加锁。保持固定基数，用后督促医师及时开处方补齐，每班交接并登记。

4. 内服、外用药品分开放置，瓶签清晰。

5. 各种抢救器械保持清洁、性能良好；急救药品符合规定，用后及时补充，专人管理，每周清点两次并登记；无菌物品标识清晰，保存符合要求，确保在有效期内。

6. 供应室供应的各种无菌物品经检验合格后方可发放。

7. 对于所发生的护理差错，科室应及时组织讨论，并上报护理部。

8. 对于有异常心理状况的患者要加强监护及交接班，防止意外事故的发生。

9. 工作场所及病房内严禁患者使用非医院配置的各种电炉、电磁炉、电饭锅等电器，确保用电安全。

10. 制定并落实突发事件的应急处理预案和危重患者抢救护理预案。

## 十一、护理不良事件报告制度

1. 建立不良事件报告登记本和护理不良事件上报登记表，内容包括：皮肤压疮、患者跌倒、导管滑脱、意外伤害、用错药、打错针等护理事件。

2. 一旦发生不良事件后，当事人应立即向护士长报告，护士长及当事人第一时间做好病人及家属的安抚工作，积极采取补救措施，以减少或消除由于不良事件造成的不良后果。

3. 护士长及时组织人员对不良事件进行调查，针对具体情况，组织科室有关人员开展讨论，进行原因分析、总结经验教训、制定防范措施，并进行详细的记录。同时填写《护理不良事件上报登记表》，记录护理不良事件发生的具体时间、地点、过程、后果、处理及防范措施，上报科护士长和护理部。

4. 科室在组织调查护理不良事件过程中，应当专人保管相关病案和资料，任何人不得涂改、伪造、隐藏、丢失，违者按情节轻重予以严肃处理。

5. 一般不良事件发生后要求 24 小时内报告；重大不良事件，情况紧急者应在处理的同时立即报告护理部及医教办。对发生不良事件的科室和个人有意隐瞒不报者，按情节轻重给予处理。

## 十二、病房一般消毒隔离制度

1. 病房内收住患者应按感染与非感染性疾病分别收治，感染性疾病的患者在患者一览表卡片上做标记。

2. 医务人员进入感染患者房间，应严格执行相应疾病的消毒隔离及防护措施，必要时穿隔离衣、戴手套等。

3. 一般情况下，病房应定时开窗通风，每日 2 次。地面湿式清扫，必要时进行空气消毒。发现明确污染时，应立即消毒。患者出院、转院、转科、死亡后均要进行终末消毒。

4. 患者的衣服、被单每周更换一次。被血液、体液污染时及时更换，在规定地点清点更换下的衣物及床单元用品。

5. 医护人员在诊治护理不同患者前后，应洗手或用手快速消毒剂擦洗。

6. 各种诊疗护理用品用后按医院感染管理要求进行处理，特殊感染的患者采用一次性用品，用后装入黄色塑料袋内并粘贴标识，专人负责回收。

7. 对特殊感染患者要严格限制探视及陪护人员，必要时穿隔离衣裤、戴口罩及帽子。

8. 患者的餐具、便器固定使用，特殊感染患者的排泄物及剩余饭菜，按相关规定进行处理。

9. 各种医疗废物按规定收集、包装、专人回收。

10. 病房及卫生间的拖把等卫生清洁用具，要分开使用，且标记清楚。用后消毒液浸泡，并清洗后晾挂备用。

11. 患者的床头柜用消毒液擦拭，做到一桌一巾，每日 1～2 次。病床湿式清扫，做到一床一巾，每日 1～2 次。

12. 重点部门：如手术室、中心供应室、产房、重症监护室（ICU、CCU、NICU 等）、导管介入治疗室、内镜室、口腔科、透析室等执行相应部门的消毒隔离要求。

13. 特殊疾病和感染者按相关要求执行。

## 第二节　危重病人抢救制度

### 一、目　　的

全力以赴、迅速果断处理，确保急危重症患者抢救成功。

### 二、职　　责

1. 院领导负责主持全院性重大抢救指挥工作。

2. 医务部负责制定和修订危重患者抢救制度，负责组织全院性重大抢救工作协调。

3. 科主任负责主持、指挥、协调实施科内危重患者抢救工作。

4. 总住院医师或主治医师和护士长，负责科室危重病人的抢救工作。

### 三、程　　序

1. 组织抢救

（1）科内一般抢救：总住院医师或主治医师和护士长负责组织抢救实施。抢救工作中遇有诊断、治疗、技术操作等方面的困难时，应及时请示迅速予以解决；如需会诊者，应本着“先科内、后科外”的原则及时组织会诊，各类医务人员接到急会诊后应随请随到。

（2）多科抢救：对复合伤或夹杂多种疾病的抢救病人，要坚持先危后重、先重后轻的原则，先由威胁生命的主伤或主病科接诊抢救。对其他科的疾病，由主治科负责邀请有关科参加抢救，严格执行首诊负责制。

（3）突发事件抢救：当接诊大量突发事件病人，急诊护士及时通知医师，并即刻上报行政部门；负责为每位病人编号、建卡，在第一时间内保证抢救工作实施；医师在接到呼叫后必须在规定时间内赶到现场参与抢救；对需要转送的病人应当按照规定将病人及其病历转送至接诊的或者指定的医疗机构；由行政人员主持现场抢救，并根据规定上报上级领导及主管部门。

2. 抢救实施

（1）医嘱：医师因抢救需要下达口头医嘱时，护士应当复诵一遍，无误后方可执行。抢救结束后补记医嘱。

（2）告知：有关实施抢救的医师要认真及时向家属介绍病情和抢救情况，并同家属签署告知单。

（3）新入院的突发危重病人，应及时电话通知医务部或行政总值班，并填写病危通知单一式二份，一份交病人家属，另外一份贴在病历上。同时向医务部填报“重危病人汇报单”。

3. 抢救记录：在抢救结束后 6 小时内完成。记录内容包括病情变化情况、抢救措施及时间、抢救医嘱、参加抢救的医务人员姓名及专业技术职务等，时间应当具体到分钟。填写“重危病人汇报单”送医务部。

4. 抢救物资

（1）各科室病区和急诊室必须常备各种抢救和器械，由专人保管，定点放置，定期检查，及时更新，确保抢救物品齐备完好。

（2）抢救物品使用后要及时归还原处，清理补充，并保持整齐清洁。

（3）各种急救药物的安瓿、输血空袋等用后要集中放在一起，与医嘱查对无误后输入抢救医嘱以便查对。

# 第三节　患者入院、出院、转院转科护理工作制度

## 一、入　院

在患者入院之前准备好床位。热情接待患者并向其介绍自己和其他医务人员及同病室的病友。陪同患者至指定的床位并确保其舒适。解释并告知住院规则/须知及病房有关制度（病室环境、住院安全、作息时间、膳食制度等）。完成护理评估。根据患者的需要制订护理计划。对急症手术或危重患者入院须立即做好抢救准备。

## 二、出　院

接到患者出院医嘱后，核对所有录入医嘱记账明细无误后，通知住院处结账。患者出院前，由责任护士及主管医师将出院小结交予患者，并认真向患者及其亲属告知出院后注意事项。包括：目前的病情，药物的剂量、作用、副作用，饮食，活动，复诊时间，预约等。准确告知患者和家属办理出院手续的方法。主动征求

对医疗、护理等各方面的意见及建议。清点患者单元公用物品：包括被服类、家具等。患者出院结算后离院，嘱患者带齐个人用物，将患者送出病房。出院后，床位进行终末消毒，更换床上用品。

### 三、转院转科

接到患者转院转科医嘱后，及时与相关单位沟通。患者转院转科前，由责任护士及主管医师向患者或亲属告知相关注意事项，如目前的病情，途中可能遇到情况等。转科时病历应当随同转科交接；转院时应当将医师的病历摘要及其他必要资料备妥随同转院，保障医疗信息资料连续性。转院、转科途中可能遇到情况的处理有预案和具体准备措施。转科时填写好交接清单，交接时经现场核对后签字确认。

## 第四节　优质护理

### 一、入院护理

1. 建立良好的护患关系。护士面带微笑、起立迎接新病人，主动问候，给患者和家属留下良好第一印象。

2. 备好床单元。护送至床前，妥善安置，并通知医生。完成入院体重、生命体征的收集。

3. 了解病人的主诉、症状、自理能力、心理状况。

4. 鼓励患者和家属表达自己的需要和顾忌，建立信赖关系，减轻患者住院的陌生感或孤独感。

5. 入院告知：向病人或家属介绍自己、科室主任、主管医生、病区护士长，介绍病区环境、呼叫铃的使用、作息时间及有关管理规定等。告知病房设备（讲解住院须知病房设施使用说明）。

6. 如急诊入院，根据需要准备好心电监护仪、吸氧装置等。

7. 落实评估宣教（测量生命体征和体重；填写健康教育记录单、护理评估单；针对病情进行宣教）。

8. 告知医院环境。

9. 告知住院须知。

10. 告知病房设备。

### 二、晨间护理

1. 采用湿扫法清洁并整理床单元，必要时更换床单元，病号服及手术衣。

2. 腹部手术半卧位（护士摇床至适当高度）。必要时协助患者洗漱，喂食等。

3. 检查各管道固定情况，治疗完成情况。

4. 晨间交流：询问夜间睡眠，疼痛，通气等情况，了解肠功能恢复情况，患者活动能力。

## 三、晚间护理

1. 整理床单元，必要时予以更换。整理，理顺各种管道，健教，对不能自理的患者进行口腔护理，睡前排便护理。

2. 对于术后疼痛的病人，应注意周围环境安静便于入睡。病室内电视机按时关闭，要求家属离院。

3. 病重病危的病室保留廊灯，便于观察病人。

## 四、饮食护理

1. 根据医嘱给予饮食指导，告知其饮食内容。

2. 积极主动协助患者打饭，肠内营养患者护士做好饮食指导，调配，卫生，温度，速度等知识。

3. 根据病情观察患者进食后的反应。

## 五、排泄护理

1. 做好失禁的护理，及时更换潮湿的衣物，保持皮肤清洁干燥。

2. 留置尿管的患者进行膀胱功能锻炼。每日会阴护理 2 次。

## 六、卧位护理

1. 根据病情选择合适的卧位。指导并协助患者进行床上活动和肢体的功能锻炼。

2. 按需要给予翻身、拍背、协助排痰，必要时给予吸痰，指导有效咳嗽。

3. 加强巡视压疮高危患者，有压疮警报时，及时采取有效的预防措施。

4. 加强安全措施，防止坠床、跌倒。

## 七、舒适护理

1. 患者每周剪指、趾甲一次；胃肠手术每天协助泡脚 1 次。

2. 生活不能自理者协助更换衣物。

3. 提供适宜的病室温度，嘱患者注意保暖。

4. 经常开窗通风，保持空气新鲜。

5. 保持病室安静、光线适宜；操作要尽量集中，以保证患者睡眠良好。

6. 晚夜间要做到三轻：走路轻、说话轻、操作轻。

## 八、术前护理

1. 给予心理支持。评估手术知识，适当讲解手术配合及术后注意事项。

2. 告知其禁食禁水时间、戒烟戒酒的必要性。

3. 如需要给予备皮。

4. 做好术前指导。如：深呼吸、有效咳嗽、拍背、训练床上大小便等。

## 九、术后护理

1. 准备好麻醉床，遵医嘱予心电监护、氧气吸入。

2. 做好各种管道标识并妥善固定各管道，保证管道在位通畅。

3. 密切观察病情变化并做好记录，如有异常，及时汇报医生。

## 十、出院护理

1. 针对患者病情及恢复情况进行出院指导：办理出院结账手续、术后注意事项、带药指导、饮食及功能锻炼，术后换药、拆线时间，复查时间，发放爱心联系卡。

2. 要查看医嘱与检验、检查化验单、带药是否齐全相一致。

3. 要查看病房设施是否丢失、损坏：查看床单位、电视、电视遥控器、电热水壶、电话、壁柜、水龙头、陪人床。

4. 向患者交代科室联系方式：科室电话、相关人员手机、邮箱等。

5. 听取患者住院期间的意见和建议，查看病人物品是否带齐并护送其至电梯口做好出院登记。

6. 查看床单位是否已整理：督促助理护士、卫生员做好清洁、消毒工作。

# 第五节　护理文书

## 一、护理文书的概念

护理文书是指护理人员在护理活动过程中形成的文字、符号、图表等资料的总称，是护士在观察、评估、判断护理问题，以及解决患者问题而执行医嘱、护嘱或实施护理行为过程的记录。

## 二、护理文书的基本原则

1. 符合 2002 年国务院颁布的《医疗事故处理条例》及卫生部和国家中医药管理局联合印发的《病历书写基本规范》等配套文件的要求。

2. 符合临床基本的诊疗护理常规和规范。

3. 有利于保护医患双方合法权益，减少医疗纠纷。

4. 做到客观、真实、准确、及时、完整地记录病人病情的动态变化，有利于促进护理质量提高，为教学、科研提供可靠的客观资料。

5. 融科学性、规范性、创新性、实用性和可操作性为一体，体现护理的专业特点和学术水平。

6. 规范护理管理，明确职责，谁执行，谁签字，谁负责，预防护理差错事故及纠纷发生。

## 三、护理文书书写制度

1. 护理人员书写护理病历严格按照《护理文书书写规范》要求执行。

2. 各种记录项目、格式符合护理文书书写基本要求及评价标准。

3. 记录内容应当客观、真实、准确、及时、完整，内容简明扼要，重点突出，表述确切，不主观臆断。严禁涂改、伪造、隐匿、销毁护理文书资料。

4. 护理文书应当由有执业资格的护士书写，由护士亲笔签全名，实习护士、试用期护士以及未取得执业资格的护士书写护理文书，应当经过本科室执业护士审阅、修改并签全名。

5. 护理记录书写主要内容必须与医疗病历相吻合，确保医疗文书与护理记录的一致性。

6. 护理文书资料应与医疗病历一起按时归档保存 30 年。

## 四、护理文书的范围

包括：医嘱单（长期医嘱单、临时医嘱单）、体温单、护理评估单、健康教育记录单、护理记录单（一般患者护理记录单、危重患者护理记录单）、手术清点记录单、手术安全核对表、介入治疗室护理记录单、护理会诊单、新生儿护理记录单、产科护理记录单、精神疾病患者护理记录单、压疮报告表、皮肤压疮评估表、病室护理交班日志等。

## 五、护理文书书写基本要求

1. 护理文书书写原则上应当使用蓝黑墨水笔书写，有特殊要求者除外。

2. 护理文书书写应当正确使用中文和医学术语。通用的外文缩写和无正式中文译名的症状、体征、疾病名称等可以使用外文。

3. 日期用公历年，时间用北京时间、24 小时制记录，文书中使用的计量单位一律采用中华人民共和国法定计量单位，但已经养成医疗习惯的通用单位除外，如：血压，可以写成 mmHg（或毫米汞柱）。

4. 文字工整，字迹清晰，语句通顺，标点正确。在书写过程中出现错字，应在错字上用双线标识，不得采用刀刮、胶粘、涂黑等方法抹去原来的字迹。上级护理人员有责任审阅批改下级护士书写的护理文书，但要保持护士原来书写的内容清晰可辨，且上级护理人员不得滥用这种修改权。修改者要签署自己的全名并注明修改日期。

5. 护理文书应当由有执业资格的护士书写，由护士亲笔签全名，实习护士、试用期护士以及未取得职业资格的护士书写护理文书，应当经过本科室执业护士审阅、修改并签全名（危重患者护理记录单、一般患者护理记录单护士每班记录头尾各签一次名），跨页记录时前页头尾签名、跨页头尾签名，中间用箭头表示。

6. 因抢救急危重患者未能及时书写护理文书时，应在抢救结束后6小时内据实补记，并加以注明，但是口头医嘱必须在抢救结束后立即补记。

7. 护理记录书写主要内容必须与医生病历记录相吻合，确保医疗文书与护理记录的一致性。

8. 护士长每天审查护理病历的书写质量，修改所用符号用国家通用修改符号，并保持原记录清楚、可辨，并于归档前在“健康教育记录单、护理评估单”上签名及日期。

9. 每个患者的所有护理记录单均按页码顺记，包括转科、换床、护理等级、饮食改变等特殊情况在内；转科应注明并简要介绍。对搬床的患者，须在护理记录单上注明搬床日期及时间、床号并签名。所有搬床的护理记录单在换页后才开始更正新床号。

10.“危重”单与“一般”单互转时，只需在任一记录单简明记录原因即可互转，再次互转时另起一页记录。

11. 住院手术患者应有手术清点记录单、手术安全核对表。

## 六、护理文书书写基本规范

### （一）体温单填画要求

1. 体温单项目分为楣栏、一般项目栏、生命体征绘制栏、特殊项目栏。
2. 各项目栏除特殊要求和说明外，均应使用同色笔书写。
3. 数字除特殊说明外，均使用阿拉伯数字表述，不书写计量单位。
4. 体温单填写、绘画过程中出现错误时应重新书写。

### （二）体温单填写说明

1. 楣栏项目：包括科室、床号、姓名、性别、年龄、住院病历号（或病案号）、入院日期，均使用正楷字体书写。

2. 一般项目栏：包括日期、住院天数、手术后天数等。

（1）日期：住院日期首页第1日及跨年度第1日需填写年-月-日（如：2010

—07—29）。每页体温单的第 1 日及跨月的第 1 日需填写月-日（如 08-01），其余只填写日期。

（2）住院天数：自入院当日开始计数，直至出院。

（3）手术后天数：自手术次日开始计数，连续书写 14 天，若在 14 天内进行第 2 次手术，则将第 1 次手术天数作为分母，第 2 次手术天数作为分子填写。

3. 生命体征绘制栏：包括体温、脉搏描记及呼吸记录区。

（1）体温

1）40℃～42℃的记录：用红色水笔在 40℃～42℃以正楷汉字纵向顶格填写患者入院（急诊手术入院）、转入、手术、分娩、出院、死亡等。除手术不写具体时间外，其余均按 24 小时制，精确到分钟，转入时间由转入科室填写。书写可超过 40℃，破折号占两小格，如“入院——九时十分”。急诊手术住院患者入院时间从患者进入手术室时间算起，其他患者入院时间从到达病房办理住院程序时间算起。

2）体温符号：口温以蓝“●”表示，腋温以蓝“×”表示，肛温以蓝“○”表示。

3）每小格为 0.2℃，按实际测量度数，用蓝色笔绘制于体温单 35℃～42℃，相邻温度用蓝直线相连。新入院患者体温超过 40℃，仍画在相应位置。

4）体温不升时，可将“不升”二字写在 35℃线以下。

5）物理降温 30 分钟后、药物降温 30 分钟后至 2 小时内测量的体温以红圈“○”表示，画在降温前温度的同一纵格内，以红虚线（下降）或红直线（上升）与降温前温度相连，体温无变化时在降温前温度外画红“○”表示。

6）一般住院（含新入院）患者每天测量体温、脉搏、呼吸 1 次，发热、手术、病危（病重）、感染性疾病等患者按医嘱或专科护理常规处理。

7）患者拒绝测体温、擅自离院时在体温单 37℃线对应时间上用蓝色“△”表示，与前后之间不连线，即曲线在该时间格内间断。

（2）脉搏

1）脉搏符号：以红点“●”表示，每小格为 4 次/分，相邻的脉搏以红直线相连。心率用红“○”表示，两次心率之间也用红直线相连。

2）脉搏与体温重叠时，先划体温符号，再用红色笔在体温符号外划“○”。与肛温重叠时在蓝“○”内画红点“●”表示；与口温重叠时在蓝“●”外画红“○”表示。

3）脉搏短绌患者应同时测量心率和脉率，二者之间用红直线填满。

（3）呼吸

1）以阿拉伯数字表述每分钟呼吸次数，用红色笔记录在呼吸栏目内。

2）如每日记录呼吸 2 次以上，在相应栏目内上下交错记录，第 1 次呼吸记录在上方。

3）使用呼吸机患者的呼吸以“R”表示，在体温单相应时间栏目内用黑色笔顶格画“R”。

4. 特殊项目栏：包括血压、入量、尿量、大便、引流量、体重、身高等需观察和记录的内容。

（1）血压

1）单位：毫米汞柱（mmHg）。

2）记录方式：收缩压/舒张压（130/80）。

3）记录频次：新入院患者及时测量血压并记录，余根据患者病情及医嘱测量并记录，如为下肢血压需标注。栏目内每日可记录两次，若测量两次以上可记录在空格栏或护理记录单。

（2）入量

1）单位：毫升（ml）。

2）记录频次：将 24 小时总入量记录在相应日期栏内，每隔 24 小时填写 1 次。不足 24 小时按实际时间记录：量/时间（小时数），如 1500/13。

（3）尿量

1）单位：毫升（ml）或次/日。

2）记录频次：将 24 小时小便次数或总量记录在相应日期栏内，每隔 24 小时填写 1 次。不足 24 小时按实际时间记录：量/时间（小时数），如 1600/15。

3）“※”表示小便失禁，导尿以“C”表示，长期留置尿管以“C+”表示。长期留置尿管尿量记录：量/C+/时间（小时数），如：2800/C+/20；如满 24 小时则不需写时间，如：3000/C+。

（4）大便

1）单位：克（g）或次/日。

2）记录频次：将 24 小时大便次数或总量记录在相应日期栏内，每隔 24 小时填写 1 次。

3）其他情况：患者无大便，以“0”表示；灌肠后大便以“E”表示，分子记录大便次数，例：1/E 表示灌肠后大便 1 次；0/E 表示灌肠后无排便；11/E 表示自行排便 1 次，灌肠后又排便 1 次；“※”表示大便失禁，“☆”表示人工肛门。

（5）量（ml）栏：按医嘱或专科要求记录排出量，空格处填写排出液（引流、呕吐、痰等）的名称，将 24 小时量记录在相应日期栏内，不足 24 小时记录：量/时间，如：痰量（ml），100/18。

（6）体重

1）单位：公斤（kg）。

2）记录频次：新入院患者当日应当测量体重并记录，余根据患者病情及医嘱测量并记录。

3）特殊情况：如因病情重或特殊原因不能测量者，在体重栏内可填上“卧床”。

（7）身高

1）单位：厘米（cm）。

2）记录频次：新入院患者当日测量身高并记录，余患者根据医嘱或者专科要求测量并记录。

（8）空格栏：可填写需要增加的观察内容和项目，如记录管路情况等。使用HIS系统等医院，可在系统中建立可供选择项，在相应空格栏中予以体现。

### （三）医嘱单记录要求

1. 护士执行长期医嘱应在医嘱单上签全名，执行临时医嘱后及时签上全名及时间。

2. 医嘱有药物过敏试验者，应将药物过敏试验的结果填写在医嘱单上，执行者在医嘱单上签名。

3. 抢救结束后医生补记的口头医嘱执行护士应及时签全名和执行时间。

### （四）医嘱单填写说明

1. 长期医嘱单：内容包括患者姓名、科别、床号、住院病历号（或病案号）、开始日期和时间、长期医嘱内容、停止日期和时间、医师签名、护士签名、页码。其中，由医师填写开始日期和时间、长期医嘱内容、停止日期和时间。护士每天执行长期医嘱的给药单、输液单、治疗单等，由执行护士签名，不归入病历。

2. 临时医嘱单：内容包括患者姓名、科别、床号、住院病历号（或病案号）、日期和时间、临时医嘱内容、医师签名、执行护士签名、执行时间、页码。其中，由医师填写医嘱时间、临时医嘱内容；由执行临时医嘱的护士填写执行时间并签名。

### （五）护理记录单书写要求

1. 适用范围：病重、病危患者，病情发生变化、需要监护的患者。

2. 病重（病危）患者护理记录：是指护士根据医嘱和病情对病重（病危）患者住院期间护理过程的客观记录。

3. 病重（病危）患者护理记录内容：包括患者姓名、性别、年龄、科室、住院病历号（或病案号）、床位号、诊断、页码、记录日期和时间、根据专科特点需要观察、监测的项目以及采取的治疗和护理措施、护士签名、页码等。护理记录应当根据相应专科的护理特点设计并书写，以简化、实用为原则。

4. 按医嘱或专科要求及时观察病情变化、准确测量各项数值并记录。

5. 每天 7：00 将 24 小时出、入量汇总于护理记录单上，不足 24 小时按实际时间书写，用红笔上、下划线标识，签全名，然后记录在体温单上。

6. 抢救患者应在班内或抢救结束后 6 小时内据实补记抢救护理记录，内容包括病情变化、抢救时间及护理措施。

7. 病重（病危）患者出院、转入、转出科室应记录。

8. 门急诊留观危重病人按危重护理记录要求书写。

### （六）护理记录单填写说明

1. 楣栏：包括患者科室、床号、姓名、年龄、性别、住院病历号、入院日期、诊断。

2. 项目内容

（1）出、入量，单位为毫升（ml）。入量项目包括：使用静脉输注的各种药物、口服的各种食物（折算成含水量 ml）和饮料以及经鼻胃管、肠管输注的营养液等。出量项目包括：尿、便、呕吐物、引流物等，需要时，写明颜色、性状。按医嘱要求及时、准确、详细记录，注明出、入量的具体时间，每班小结一次，记录在病情观察栏内。出量下的空格栏可填写需要增加的观察项目和内容。

（2）意识。根据患者实际意识状态选择填写：清醒、嗜睡、意识模糊、昏睡、浅昏迷、深昏迷、谵妄状态。

（3）体温（T），单位为℃。直接在“体温”栏内填入测得数值，不需要填写数据单位。

（4）脉搏（P）/心率（HR），单位为次/分。直接在“脉搏/心率”栏内填入测得数值，不需要填写数据单位，脉搏短绌者同时记录脉率和心率。

（5）呼吸（R），单位为次/分。直接在“呼吸”栏内填入测得数值，不需要填写数据单位。

（6）血压（BP），单位为毫米汞柱（mmHg）。直接在“血压”栏内填入测得数值，不需要填写数据单位。

（7）血氧饱和度，单位为%。根据实际填写数值，不需要填写数据单位。

（8）吸氧，单位为升/分（L/min）。可根据实际情况在相应栏内填入数值，不需要填写数据单位，并记录吸氧方式，如鼻导管、面罩等。

（9）皮肤情况。根据患者皮肤出现的异常情况选择填写，如压疮、出血点、破损、水肿等。

（10）管路护理。根据患者置管情况填写，如静脉置管、导尿管、引流管等。

（11）病情观察及措施。简要记录患者病情以及根据医嘱或者患者病情变化采取的措施。

（七）手术清点记录单填写要求

1. 手术清点记录内容包括患者科别、姓名、性别、年龄、住院病历号（或病案号）、手术日期、手术名称、输血情况、术中所用各种器械和敷料数量的清点核对、手术器械护士和巡回护士签名等。

2. 手术清点记录应当在手术结束后即时完成，由手术器械护士和巡回护士签全名。

3. 表格内的清点数必须用数字说明，不得用“√”表示。表格内的清点数目必须清晰，数字书写错误时应由当事人即时重新书写，不得采用刮、粘、涂等方法涂改。

4. 空格处可以填写其他手术物品。

5. 无菌包包外灭菌指示卡、植入体内医疗器具的相关标识、条形码粘贴于手术清点记录单背面指定处。

# 第六节　护理质量评价方法

## 一、建立质量管理的机构

质量管理和评价要有组织保证，落实到人。在我国医院一般是在护理部下设立质量督导科（组）或质量管理委员会。质量督导科（组）是常设机构，配备1～3名高年资护理人员；质量管理委员会是临时机构，一般由护理部主任（副主任）领导，各科室护士长参加，分项（如护理理论、临床护理、文件书写等）或分片（如门诊、手术室等）检查评价。多采用定期自查、互查互评或上级检查方式进行。院外评价经常由上级卫生行政部门组成，并联合各医院评价组织对医院工作进行评价，其中护理评审组负责评审护理工作质量。

## 二、加强信息管理

应注意获取和应用信息，对各种信息进行集中、比较、筛选、分析，从中找出影响质量的各种不同因素，再从整体出发，结合客观条件做出指令，然后进行反馈管理。

## 三、采用数理统计方法发现问题

建立反映护理工作数量、质量的统计指标体系，使质量评价更具有科学性。医学教育网搜集整理在运用统计方法时，应按照统计学的原则，正确对统计资料进行逻辑处理。

## 四、常用的评价方式

常用的评价方式有同级评价、上级评价、下级评价、服务对象评价（满意度）、随机抽样评价等。

## 五、评价的时间

评价的时间可以定期，也可以不定期。定期检查可按月、季度、半年或一年进行，由护理部统一组织全面检查评价；不定期检查评价主要是各级护理人员、质量管理人员深入实际，随时按质量管理的标准进行检查评价。

# 第七节　护理紧急风险预案

## 一、病情突变时的应急预案

1. 立即通知值班医生。
2. 做好抢救的准备工作。
3. 配合医生抢救。
4. 迅速通知患者家属，如医护抢救工作紧张，恰家属未在，可通知院总值班，同时通知值班护士长，由院总值班通知家属。
5. 某些重大抢救或重要人物抢救，应按规定及时通知护理部或院总值班。

## 二、发生猝死时的应急预案

1. 发现后立即抢救，同时通知医生、值班护士长。
2. 通知家属，抢救紧张可通知院总值班，由院总值班通知家属。
3. 遵医嘱对患者实施抢救。
4. 抢救无效患者死亡，要等到家属确认后，再通知将尸体接走。
5. 白班向医务处、护理部上报抢救情况及结果，夜班上报总值班。
6. 做好病情记录及抢救记录。
7. 在抢救过程中，要注意对同室患者进行保护。

## 三、患者有自杀倾向时的应急预案

1. 发现患者有自杀念头时，立即通知医生并向医务处、护理部上报，夜间报总值班。
2. 没收锐利的物品，锁好门窗，防止意外。
3. 通知家属，要求 24 小时陪护，不得离开。
4. 重点床头交接班，同时多关心患者，勤巡视，准确掌握患者的心理状态。

5. 查找原因，有针对性做好心理护理。

## 四、患者自杀后的应急预案

1. 发现患者自杀，立即通知医生，携带必要的抢救物品、药物赶赴现场施救。
2. 保护现场。(病房及病房外现场)
3. 通知护士长或院总值班，服从领导安排处理。
4. 通知家属并协助家属处理后事。
5. 配合有关部门的调查工作，做好各项记录。
6. 保证病房常规工作正常进行。

## 五、患者发生坠床或摔倒时的应急预案

1. 患者不慎坠床或摔倒，立即通知医生。
2. 对病人的情况做初步判断，如测量血压、心率、呼吸，判断意识情况等。
3. 协助医生进行检查，遵医嘱采取必要的急救措施及治疗。
4. 如病情允许，可将病人移至抢救室或病床上。
5. 白班填写《不良事件上报表》报护理部，夜间报总值班。
6. 向病人及家属做宣教指导，避免再次摔伤。

## 六、患者外出或外出不归时的应急预案

1. 通知医生、主任、护士长。
2. 上报医务处、护理部，夜间上报院内总值班。
3. 查找病人联系电话，通过家属查找。
4. 患者回来后立即通知相关部门。
5. 若确属外出不归，需两人共同清理患者物品，贵重物品，钱款需登记上交领导。
6. 认真记录病人外出过程，做好交接班。

## 七、患者发生输血反应时的应急预案

1. 当患者发生输血反应时，应立即停止输血，更换输液器，换输生理盐水，遵医嘱给予抗过敏药物。
2. 通知医生、主任、护士长，并保留未输完的血袋，以备检验。
3. 准备好抢救物品及药品，配合医生进行紧急救治，并给予氧气吸入。
4. 若是一般过敏反应，应密切观察患者病情变化并做好记录，安慰患者，减轻患者的焦虑。
5. 按要求报检验科，填写《不良事件报告表》上报护理部。

6. 怀疑溶血等严重反应时，将保留血袋及抽取患者血样一起送检验科。

7. 加强巡视，做好抢救记录。

8. 如家属有疑义时，按相关程序对输血器具等进行封存。

## 八、患者发生输液反应时的应急预案

1. 当患者发生输液反应时，应立即撤出所输液体，更换液体和输液器。

2. 同时通知医生、主任、护士长并遵医嘱给药。

3. 情况严重时就地抢救，必要时进行心肺复苏。

4. 记录患者生命体征、一般情况和抢救过程。

5. 发生输液反应时应及时报告医院感染科、护理部和药剂科。

6. 填写《不良事件报告表》上报护理部。

7. 保留输液器和药液送药剂科，同时取相同批号的液体、输液器和注射器分别送检。

8. 如家属有疑义时，按相关程序对输血器具等进行封存。

## 九、患者发生静脉空气栓塞时的应急预案

1. 发现输液器内出现气体或患者出现空气栓塞症状时，立即夹闭静脉管道，更换输液器或排空输液器内残余空气。

2. 通知主管医生及护士长。

3. 将患者置左侧卧位和头低脚高位。

4. 密切观察患者病情变化，遵医嘱给予氧气吸入及药物治疗。

5. 认真记录护理病情变化及抢救经过，做好心理护理及重点交班。

## 十、输液过程中出现肺水肿的应急预案

1. 发现患者出现肺水肿症状时，立即停止输液或将输液速度降至最低。

2. 立刻通知医生、主任、护士长。

3. 将患者安置为端坐位，双下肢下垂，以减少回心血量，减轻心脏负担。

4. 加压给氧，减少肺泡内毛细血管渗出，同时湿化瓶内加入 20%~30%的酒精，改善肺部气体交换，缓解缺氧症状。

5. 遵医嘱给予镇静、扩血管和强心药物。

6. 必要时进行四肢轮扎，每隔 5~10 分钟轮流放松一侧肢体止血带，可有效减少回心血量。

7. 认真记录患者的抢救过程。

8. 患者病情稳定后，加强巡视，重点交接班。

## 十一、患者发生化疗药液外渗时的应急预案

1. 立即停止化疗药液的注入，可保留针头接注射器回抽漏于皮下的药液，然后拔出针头。

2. 发生化疗药物外渗后要及时通知主管医生护士长。

3. 评估病人药物外渗的部位、面积，外渗药物的量，皮肤颜色，疼痛性质等。

4. 外渗 24 小时内可用冰袋局部冷敷，冷敷期间应加强观察，防止冻伤。冷敷可使血管收缩、减少药液向周围组织扩散。

5. 告知病人抬高患肢，局部保持干燥，避免受压。

6. 外渗部位未经治愈前，禁止使用外渗区域周围血管穿刺。

7. 药物外渗后遵医嘱对外渗部位进行处理。

8. 加强交接班，密切观察局部变化。

## 十二、患者发生误吸时的应急预案

1. 当发现患者误吸时，立即使患者采取俯卧位，头低脚高叩击背部，尽可能使误吸物排出，并同时通知医生。

2. 及时清理口腔内痰液、呕吐物等。

3. 监测生命体征和血氧饱和度，如出现严重发绀、意识障碍及呼吸频率、深度异常，在采用简易呼吸器维持呼吸的同时，急请麻醉科插管吸引或气管镜吸引。

4. 做好记录，必要时遵医嘱开放静脉通路，备好抢救仪器和物品。

5. 协助医生通知家属，并向家属交代病情。

6. 做好护理记录，加强巡视和交接班。

## 十三、护理人员发生针刺伤的应急预案

1. 护理人员发生针刺伤后，应立即挤出伤口血液。

2. 用肥皂液和流动水进行冲洗，再用 2%碘酊或 75%酒精消毒。

3. 禁止进行伤口的局部按压。

4. 必要时进行伤口处理、包扎伤口，观察伤情。

5. 如果病人是乙肝、丙肝或 HIV 阳性者，受伤人员应在 24 小时内进行抽血送检标本。

6. 上报到护理部及预防保健科，必要时进行预防用药。

## 十四、病房发现传染病患者时的应急预案

1. 发现甲类或乙类传染病时，立即医务部、护理部、感染控制科。

2. 根据传染源的性质，立即采取相应的隔离措施，及时转诊指定的传染医院

或传染科。

3. 转移同室的患者。

4. 用过的物品按消毒隔离要求处理。

5. 患者出院、转院后，应按传染源性质进行严格的终末消毒。

## 十五、过敏性休克的应急预案

1. 患者一旦发生过敏性休克，立即停止所用药物，就地抢救，并通知医生。

2. 平卧，皮下注射肾上腺素 1mg，若症状不缓解，遵医嘱每隔 30 分钟再次注射肾上腺素 0.5mg，直至脱离危险。

3. 吸氧，保持呼吸道通畅，必要时进行气管插管或气管切开。

4. 建立静脉通道，补充血容量。遵医嘱使用升压药和抗组胺药物。

5. 若呼吸、心脏骤停，立即进行心肺复苏。

6. 密切观察患者的意识和生命体征的变化。

7. 做好抢救记录。

## 十六、医疗护理纠纷的应急预案

1. 发生医疗护理纠纷后，护理人员应积极参与调解。

2. 耐心细致解释，进行安抚，维持好正常诊疗秩序。

3. 及时向科室负责人汇报，力争在科内解决。

4. 科内调解无效的情况下，应向院办、医务部、护理部汇报。

## 十七、引流管脱落的应急预案

1. 给予病人适当体位，不能活动，保持引流处低位。

2. 立即用无菌敷料覆盖引流处。

3. 立即通知医生、护士长，同时观察病人的生命体征。

4. 协助医生根据病情采取应对措施，做好病人及家属的安慰工作。

5. 保留脱落的引流管,检查是否完整,记录引流管置入体腔的长度及处理方法。

6. 观察引流处有无渗出。

## 十八、中心吸氧装置故障的应急预案

1. 评估病人呼吸状况，如无自主呼吸，立即给予简易呼吸囊人工辅助通气，连接并启动备用呼吸机；使用呼吸机的病人将氧浓度调至 21%维持通气。

2. 立即将备用氧气筒推至病床旁，如病人存在自主呼吸，可打开吸氧装置，给予病人吸氧；若病人无自主呼吸，可在人工通气的同时，将呼吸机连接至氧气筒上，调节参数后连接病人。

3. 立即与氧气供应部门及院务部门联系维修。

4. 报告主任、护士长、晚间报告总值班。

## 十九、住院病人发生大咯血/大呕血的应急预案

1. 发生大咯血/大呕血时，病人绝对卧床，头偏向一侧，轻叩背部，去除口腔、咽喉血块，防止误吸。

2. 立即通知医生，准备好抢救车、负压吸引器、麻醉机、三腔两囊管、气管切开包等抢救物品，积极配合抢救。

3. 给予氧气吸入。及时清除血迹、污物。必要时用负压吸引器清除呼吸道内分泌物。

4. 迅速建立有效的静脉通路，遵医嘱实施输血输液及应用各种止血治疗。

5. 做好心理护理，关心安慰病人，劝告病人身心放松，不要屏气防止声门痉挛，应将气管内痰液和积血轻轻咳出，保持气道通畅。

6. 严密观察病人的心率、血压、呼吸、血氧饱和度和神志的变化，如病人出现胸闷、气急、发绀、烦躁、大汗淋漓、面色苍白等窒息的征象时，立即取头低脚高俯卧位，头偏向一侧，轻拍背部利于血块排出，必要时行气管切开后气管插管。

7. 准确记录出入水量，认真做好护理记录。

8. 加强巡视，做好交接班工作。

## 二十、支气管哮喘急性发作的应急预案

1. 找出引发哮喘的变应原或其他非特异性刺激因素，使病人迅速脱离。

2. 病人置于空气流通处，给予氧气，协助病人半卧位或坐位。

3. 遵医嘱应用消炎药控制感染，糖皮质激素控制哮喘发作，应用茶碱类缓解哮喘。

4. 饮食宜清淡，以富含维生素 A、维生素 C 和钙食物为主。

5. 鼓励病人掌握药物的正确吸入技术。

6. 免疫疗法，使病人脱敏，增加机体抵抗力。

7. 鼓励病人多饮水。

## 二十一、急性食物中毒病人的抢救应急预案

1. 护士接到批量食物中毒病人通知后，立即通知各相关科室人员，并做好抢救物品、药品的准备，随时与 120 现场人员保持联系，根据中毒人员多少，通知护理急救小分队到位。

2. 病人到达急诊科后，立即根据病情轻重进行分诊，较重者送抢救室进行抢

救，轻者送急诊观察病房。

3. 护士立即协助医师做出诊断，遵医嘱实施有效的抢救措施。

4. 对吐、泄较重，丢失大量水分者，根据失水情况，适当补充水分。凡是不能饮水者，迅速建立静脉通道，遵医嘱补充水分和电解质。

5. 对腹痛、呕吐严重者，遵医嘱给予 654-2 10mg 肌内注射。烦躁不安者给予镇静剂，如有休克，进行抗休克治疗。

6. 护士加强巡视，密切观察病情变化，发现异常，立即报告医师进行处理。

7. 做好病人登记及抢救护理记录。

## 二十二、吸痰过程中中心吸引装置出现故障的应急预案及程序

1. 立即分离吸痰管与中心吸引装置，临时用注射器连接吸痰管吸痰。并向患者家属做好解释与安慰工作。

2. 同时迅速连接备用电动吸痰器进行吸引。

3. 密切观察患者病情及呼吸道分泌物情况，必要时再次吸引。

4. 立即通知设备科长派人进行维修。

## 二十三、管道滑脱应急预案及程序

1. 妥善固定引流管道，做好每班交接工作。

2. 密切观察引流管及引流液情况。

3. 指导告知患者及家属注意事项。

4. 患者不慎发生管道滑脱，应协助患者保持合适体位，安慰患者，采取必要的紧急措施。

5. 医生到场后，协助医生进行采取相应的应对措施。

6. 观察患者生命体征及引流局部情况。

7. 做好护理记录。

## 二十四、患者用药错误应急预案及程序

1. 立即停止用药，静脉用药者保留静脉通路，改换其他液体和输液器。

2. 立即报告采取补救措施并遵医嘱给药，及时报告护士长及科主任。

3. 情况严重者就地抢救，必要时行心肺复苏，口服者清除胃内容物。

4. 记录患者生命体征、一般情况和抢救过程。

5. 及时报告药剂科、护理部。

6. 保留输液器和药物送药剂科。

7. 患者家属有异议时，立即按有关程序对输液器具进行封存。

## 二十五、患者标本采集差错应急预案及程序

1. 患者标本采集发生差错时，立即报告护士长及主管医生。

2. 停止送检。如标本已送出，立即与相关科室联系，终止检验。

3. 向患者及家属解释、道歉，以取得谅解。

4. 双人核对重新采集标本送检。

## 二十六、复合伤患者的应急预案及程序

1. 遇有复合伤患者时，应迅速而正确地按轻重缓急、优先处理危急患者情况，对于心搏呼吸骤停的，立即行心肺复苏术，昏迷患者头偏向一侧，清除口腔及咽部的血块和分泌物，保持呼吸道通畅。

2. 密切监测患者的呼吸、血压、神志、瞳孔的变化，发现异常情况及时报告医师，为诊断治疗疾病提供依据。

3. 对于连枷胸者，协助医生给予加压包扎，纠正反常呼吸，开放性气胸应用大块敷料封闭胸壁创口，对于闭合性气胸或血胸协助医生行胸腔闭式引流。

4. 控制外出血，出血处加压包扎，遇有肢体大血管撕裂，要用止血带绑扎，注意定时放松，以免肢体坏死，疑有内脏出血者要协助医师，进行胸腹腔穿刺，采取有效的治疗措施。

5. 对于开放性骨折，用无菌敷料包扎，闭合性骨折用夹板固定。按医嘱给予补液、止痛、镇静等药物，对于颅脑损伤或呼吸功能不全者禁用吗啡、杜冷丁。

6. 在陪送检查或住院过程的搬运中，要保持呼吸道通畅和恰当的体位，以免加重损伤。

## 二十七、手术室停电或突然停电的应急预案及程序

1. 接到停电通知，及时报告护士长、麻醉科主任或值班人员。

2. 组织人员做好停电准备，备好手电筒、应急灯。

3. 停电期间如无院内发电、供电给手术室，通知手术科室，原则上不安排择期手术。

4. 突然停电，立即开启应急灯同时通知电工班或医院总值班。

5. 关闭所有正在使用的仪器、电器的电源开关。

6. 寻找替代动力装置的方法，如启用应急电源。

7. 加强手术室巡视和手术病人的病情观察。

8. 注意防火、防盗。

9. 防止跌倒或撞伤。

## 二十八、消毒供应室对突发事件应急预案及程序

1. 发生重大突发事件，及时通知护士长，无菌物品发放人员及消毒员到岗。

2. 将急救物品送到所需科室。

3. 若所备不足，立即联系调整组织货源或立即高压灭菌，1 小时内保证供应。

## 二十九、消毒供应室停气或突然停气应急预案及程序

1. 突然停气，立即通知总务科。协助查找停气原因，尽快恢复供气。

2. 接到停气通知，立即告知相关人员，立即通知相关科室调整手术和治疗时间。

3. 汇报给相关部门，立即调整、组织可供气货源，保障供给。

4. 产生较大影响时，向上级部门汇报。

5. 调整高压灭菌方式为低温灭菌。优先处理急件、要件。

## 三十、消毒供应室停电或突然停电应急预案及程序

1. 突然停电，立即通知电工班，协助查找原因，尽快恢复通电。

2. 接到停电通知，立即告知科内相关人员，优先处理急件、要件，立即通知相关科室调整手术时间。

3. 汇报相关部门，立即联系、调整、组织可供电资源。保证供给。

4. 关闭相关仪器，以防突然来电，损坏仪器。

5. 使用应急照明设备，联系外院供应室协助灭菌或启用常规储存物品，保证正常供应。

## 三十一、消毒供应室灭菌物品质量缺陷应急预案及程序

1. 一旦发生灭菌物品质量问题，立即通知科室护士长、灭菌监测人员、其他相关的人员。

2. 立即停用现场灭菌物品，并妥善封存，登记。

3. 立即查找缺陷原因，如果是批量灭菌、包装或清洗问题，应立即停发已灭菌物品并全部召回至上次监测合格以来的已发放物品。

4. 及时配送相应替代物品到涉及的使用科室。

5. 及时进行灭菌设备的检修、监测；强化各级人员的岗位职责和操作流程。

6. 完善事件登记。

## 三十二、新生儿科停电和突然停电的应急预案

1. 接到停电通知后，立即做好停电准备。备好应急灯、手电，将电动机器蓄

电池充满电等备用。

2. 突然停电后，立即使用抢救患儿机器运转的动力方法，维持抢救工作，并开启应急照明等。

3. 使用呼吸机的患儿，平时应在机旁备有简易呼吸器，以备突然停电，停电时先使用蓄电池带动呼吸机，蓄电池用完后立即将呼吸机脱开，使用简易呼吸器维持呼吸，监护仪，平时应将蓄电池充满电，保持备用状态。

4. 通过电话与电工班联系，查询停电原因。

5. 加强巡视病房，检查所有使用中的仪器，暖箱、光疗箱、微量泵、输液泵是否正常运转，安抚患儿，同时注意防火防盗。

## 三十三、新生儿发生呕吐窒息的应急预案及程序

1. 将患儿头偏向一侧，及时用吸痰球或吸引器吸出口、鼻腔、呼吸道内呕吐物，并呼叫医生，医生轻拍背部，利于分泌物吸出。

2. 给患儿低流量吸氧。

3. 患儿出现神志不清，呼吸心脏骤停时，应立即进行胸外心脏按压、气管插管、人工呼吸、加压给氧、心电监护等心肺复苏抢救措施，遵医嘱给予抢救用药，给患儿行胸外按压，直至患儿出现自主呼吸和心跳。

4. 护理人员应密切观察患儿生命体征、神志和瞳孔变化，及时报告医师采取措施。

5. 患儿病情好转、神志清醒、生命体征逐渐平稳后，护理人员应给患儿清洗口腔。整理床单，更换脏床单及衣物。

6. 6 小时内，据实、准确地记录抢救过程。

7. 告知患儿家属，安慰家属。

8. 详细了解呕吐原因，制定有效的预防措施，尽可能地防止再发生类似的问题和情况。

## 三十四、血透室血液透析中管道滑脱的应急预案及程序

1. 患者不慎发生管道及穿刺针口滑脱，立即关闭血泵及管道、穿刺针的夹子，压迫穿刺针口止血，将透析器进行离体血液循环。

2. 通知医生到场，协助医生进行相应的应对措施。

3. 观察并记录出血量及患者生命体征情况，安慰患者，协助患者取合适体位。

4. 重新穿刺建立循环通道，恢复血透。

## 三十五、血透室血液透析时突然停电的应急预案及程序

1. 在透析中电源突然中断，开启应急灯照明，医务人员保持镇静，告知患者

发生的情况，安抚患者情绪，维持秩序。

2. 将机器消音，打开备用蓄电池开关或人工转动血泵（将静脉壶下端的管路从保险夹中拉出来，再用手摇血泵，精神集中防止空气进入血管路），保证患者血液的正常体外循环。

3. 迅速与医院电工班联系，通报情况并查询停电原因。如果是短时停电不必忙于回血，因透析机内有蓄电池可运行 30 分钟，如果是透析机故障或其他原因造成电源中断超过 30 分钟以上应回血结束透析。

## 三十六、高压氧空气加压舱紧急情况处理应急预案及程序

当舱内发生火灾、人为破坏等情况时，操作人员应沉着果断作出如下处理：

1. 迅速关闭供氧、供气阀门，切断总电源并打开应急电源。
2. 指导舱内人员自救，使用舱内灭火器或舱内水喷淋系统灭火。
3. 迅速打开紧急减压装置，力争尽快减压。
4. 立即通知火警、保卫部门和单位领导，做好抢救工作。
5. 安慰患者。
6. 保护现场，以便查清事故原因。

# 第九章

# 药师专业培训

## 第一节 处方审核、调剂、发放与保管

本规范所称药学专业技术人员包括医疗、预防、保健机构和药品零售企业的、具有相应药学专业技术职务任职资格和资质的人员。除医疗用毒性药品、精神药品、麻醉药品及戒毒药品外，任何医疗、预防、保健机构不得限制就诊人员持处方到其他医疗、预防、保健机构或零售企业购药。

### 一、审查处方

1. 药学专业技术人员应当认真逐项检查处方前记、正文和后记书写是否清晰、完整，并确认处方的合法性。尤其病人“年龄”项是否填写清楚年、月或天数。处方书写是否正规清楚，特别是药名必须明确无误，以免造成差错事故。

2. 药学专业技术人员应当对处方药适宜性进行审核。包括下列内容：

（1）药物剂量、规格、数量、剂型是否正确，尤其是麻醉药品、医疗用毒性药品、精神药品一般不得超过规定剂量。

1）麻醉药品：注射剂不得超过 1 次常用量，控缓释制剂不超过 7 日常用量，其他剂型不超过 3 日常用量。

2）精神药品：第一类注射剂每次不超过 1 次常用量，控缓释制剂不超过 7 日常用量，其他剂型不超过 3 日常用量；第二类每次不超过 7 日常用量。

3）医疗用毒性药品：每次不超过 2 日极量。对于慢性病或某些特殊情况的病人，处方用量可以适当延长，医生应当注明理由。

（2）应作过敏试验的药物必须写清楚“皮试”或“免皮试”字样，必须待皮试阴性并在处方注明“阴性”后方可核算药价，调配处方。

（3）是否有潜在临床意义的药物相互作用和配伍禁忌。对暂缺药品，应建议医师改用其他药物或删除，不可擅自更改。

（4）处方用药与临床诊断的相符性，是否有重复给药现象。

对上述各项若发现问题，应当与医师协商解决或更正后方可调配。凡不符合

规定者，药师可拒绝调配。

3. 药学专业技术人员经处方审核后，认为存在用药安全问题时，应告知处方医师，请其确认或重新开具处方，并记录在处方调剂问题专用记录表上，经办药学专业技术人员应当签名，同时注明时间。药学专业技术人员发现药品滥用和用药失误，应拒绝调剂，并及时告知处方医师，但不得擅自更改或者配发代用药品。对于发生严重药品和用药失误的处方，药学专业技术人员应当按有关规定报告。

## 二、调 配 处 方

1. 取得药学专业技术资格人员方可从事处方调剂、调配工作。非药学专业技术人员不得从事处方调剂、调配工作。具有药师以上药学专业技术职务任职资格的人员负责处方审核、评估、核对、发药以及安全用药指导。药士从事处方调配工作；确因工作需要，经培训考核合格后，也可以承担相应的药品调剂工作。药学专业技术人员签名式样应在本机构药学部门或药品零售企业留样备查。药学专业技术人员停止在医疗、预防、保健机构或药品零售企业执业时，其处方调剂权即被取消。

2. 药学专业技术人员须凭医师处方调剂处方药品，非经医师处方、不规范处方或不能判定其合法性的处方不得调剂。

3. 药学专业技术人员调剂处方时必须做到“四查十对”。查处方，对科别、姓名、年龄；查药品，对药品、规格、数量、标签；查配伍禁忌，对药品性状、用法用量；查用药合理性，对临床诊断。

（1）配方前应认真考虑调配方法，若有配伍变化，要预先采取必要措施加以解决。配药前后应认真核对盛药容器上的药物标签，切不可凭印象取药。

（2）配方时应严格按照调剂操作规程进行，切不可用手数药片。严禁一张处方未配完又接受第二张处方。急诊处方可优先调配。

（3）配好后，选择合适的包装材料包装药品，并在包装袋（瓶）上认真写明病人姓名，服用方法及配药日期。

（4）凡调配麻醉、医疗用毒性药品及精神药品时，应严格按相应管理办法进行操作，且将处方单独保存备查。

（5）为了保证病人用药安全有效，防止差错事故，调配后须由另一个人按处方核对无误后方可发出。

4. 药学专业技术人员在完成处方调剂后，调配者及复核者均应均在处方上签名，以示负责。

## 三、发　　药

1. 发药时应对药品数量、外观和标签上所写的病人姓名、用法在进行核对，核对无误后方可发药。发出的药品应注明患者姓名和药品名称、用法、用量。

2. 发出药品时应按药品说明书或处方医嘱，向患者或其家属进行相应的用药交待与指导，包括每种药品的用法、用量、注意事项（服药先后次序、禁忌、服药时间、对某些药物服用后应做的检查和可能发生大小便变色的情况）。解释某些医用术语，如“坐浴”“吸入”等。发给某些病人如残疾人，老年人，聋、哑、盲人等病人的用药应作特殊交代。

3. 处方的调配人、核对人应当仔细核对麻醉药品处方，签署姓名，并进行登记；对不符合规定的麻醉药品处方，处方调配人、核对人员应当拒绝发药。

### 四、保　　管

1. 处方由调剂、出售处方药品的医疗、预防、保健机构或药品零售企业妥善保存。普通处方、急诊处方、儿科处方保存1年。

2. 处方保存期满后，经医疗、预防、保健机构或药品零售企业主管领导批准、登记备案，方可销毁。

## 第二节　药物咨询和特殊剂型药物用药指导技能

药物咨询是指由药师对医师、护师及患者进行合理用药指导和宣传，针对患者的具体用药进行个体化的用药指导，目的是为了帮助患者从用药中获得最大的益处。

医疗是专业性非常强的特殊领域，药品是专业产品，绝大多数患者是不可能掌握较全面的医学或药学知识的。而药师则是最熟悉每一个药品的专业人员，因此，药师利用自己掌握的专业知识直接为患者指导用药，可以最大程度上提高患者的药物治疗效果，提高用药的依从性、有效性和安全性。同时，药师亦可通过咨询提高自身的专业水平。

### 一、咨询的内容与注意事项

#### （一）药师承接咨询的内容

1. 药品名称：包括药品非专利名称、商品名、注册名、别名。

2. 用药目的：包括药物是用于治愈疾病，消除或减少症状，阻止或减慢发病过程，还是预防疾病的发生。阐述与患者病情相对应的适应证，使患者得到希望的治疗结果。如：伪麻黄碱是一种改善鼻黏膜充血的药，可以帮助减轻鼻塞。

3. 服药与用药的方法：包括如何正确的使用外用凝胶剂、软膏剂、乳膏剂、滴眼剂、眼膏剂、滴耳剂、滴鼻剂、喷鼻剂、肛门栓、阴道栓等制剂。特殊剂型的用法解释与演示（缓释制剂、控释制剂、肠溶片、气雾剂、吸入剂、膜剂、贴膜剂、透皮贴剂等)。

4. 用药剂量及服药次数:首次剂量、维持剂量;每日用药的次数、疗程;1日多次用药的时间间隔。

5. 有时辰药理特点的药品服用时间(晨起、早、中、晚、睡前、餐前、餐中、餐时、餐后)。

6. 用药前的特殊提示(溶解、稀释、混合、振摇、饮水等)。

7. 如何避免漏服药物;漏服药后怎么补救。

8. 服药后预计药品作用的起效时间、持续时间。

9. 药物之间的相互作用,合并用药或药物与食物、饮料间的相互作用。

10. 用药后可能出现常见的不良反应;出现不良反应后如何处理,哪些不良反应是危险信号,需要立即去看医生;如何避免不良反应的出现;告知患者防止或减少药物不良反应发生的注意事项,用药期间是否需要限制饮食或饮酒,是否影响驾驶车辆等。

11. 服药的注意事项,如孕妇、哺乳妇或饮酒时应如何用药;是否需要定期进行实验室检查(如肝功、肾功的检查)。

12. 药物的正确储存方法,特殊储存条件(如冷处、阴凉处、冷暗处储存,包括储存条件的控制,如遮光、密封、密闭、有效期)。

13. 药品失效期、生产企业、药品货源、价格、报销、是否录入社会医疗保险报销目录等信息。

14. 药师可以为医师提供新药信息、合理用药信息、药物不良反应、药物配伍禁忌、相互作用、禁忌证,参与药物治疗方案的设计。

15. 药师可以为护士提供注射药物的剂量、用法,常用注射药物的适宜溶媒、溶解或稀释的容积、浓度和滴速、配伍变化。

### (二)咨询注意事项

1. 咨询环境

(1)紧邻门诊药房:方便患者向药师咨询与用药相关的问题,在取药后发现问题,及时、方便地进行咨询,解决用药中的疑惑和用药中的问题。

(2)标志明确:药师咨询的位置应当明确,显而易见,使患者可以清晰地看到咨询药师。咨询药师的岗位应该在比较明显的位置,仪表大方、端庄、诚恳、朴实,给人以受过良好培训的专业人员的形象。

(3)环境舒适:咨询的环境应相对舒适,相对安静,较少受到外界干扰,创造一个患者感觉信任和舒适的咨询环境,如咨询时间较长,面对老年患者或站立不便的患者,应先请患者坐下,药师与患者面对面咨询。

(4)适当隐密:对大多数患者可采用柜台式面对面咨询方式。但对某些患者应单设一个比较隐蔽的咨询环境，以便为特殊患者（如计划生育、妇产科、泌尿科、皮肤性病科的患者）咨询，使医患都放心，大胆地提出问题。

（5）必备的设备：药学咨询台应准备药学、医学的参考资料和书籍，数据库，计算机和打印机（可当场打印患者需要的文件，）对患者发放的医学科普宣传资料。

2. 咨询人员的选择

（1）专业：咨询药师宜为药学专业的本科毕业生，优选临床药学专业的毕业生。应熟悉医院医疗的特色、用药规律、药学和临床基础知识、一般药物治疗原则，并掌握我国的药品管理的法律、法规的内容。

（2）技术职称：一般具有 3 年以上临床药学工作经验的药师承担，最好具有多年的医院药学工作经验的主管药师以上人员承担。

（3）个性：态度温和、可亲，答疑时有耐心。

3. 咨询人员的仪表适宜：咨询药师的着装可与其他药师相同，也可以为其单独设计服装，但应为医务人员系列。男士可佩戴领带；女士可稍着淡妆，但不宜佩戴耳环、戒指和其他饰品。咨询药师应举止端庄，态度和蔼，有学者风度，给人以信任感、亲切感，以资深药师为主。

4. 具备良好的沟通能力

（1）文明用语：如："您好，这里是药物咨询。""请问，您有需要我们帮助的问题吗?""我说清楚了吗?""您明白怎么用了吗?""对不起，您的问题我再去核对一下，明天电话答复您，好吗?""祝您早日康复!"

（2）认真聆听，善于表达：咨询药师应具备较强的语言表达能力，善于用通俗的语言解释专业问题，并且表达准确。药师在交流中所表现的自信可以增强患者对药物治疗的信心。

（3）答复有据，科学严谨：对暂时不能回复或尚待查询的问题，宜礼貌地告之，并进行登记。在闲暇时复习和检索文献，或请教上级药师，待问题答案清晰后，尽快地给予答复。

（4）服务热情，专业到位：作为直接为患者服务的咨询药师，既能体现职业化的药师素质，又要让患者感觉到接待的咨询药师有礼貌、热情周到和仁慈，和蔼可亲，让患者感觉到药师对他的人格尊重，对他所患疾病的同情和理解。

5. 足够的知识储备

（1）药学知识：熟悉药品的药理作用、理化性质、临床用途、用法用量、不良反应、注意事项、相互作用、禁忌证、保存条件及复方制剂的组成等知识。

（2）医学基础知识：药物治疗方案是在临床确诊的基础上进行的，药物咨询的内容包括审查评价药物治疗方案是否得当，该方案是否最适合患者的个体需要。所以咨询药师必须具备一定的医学基础知识，以审查和评价药品治疗方案对患者的适应性、合理性。

（3）其他：社会学、心理学、医学伦理学、保健（饮食、营养、运动、休闲）知识等在疾病治疗中，常常起着重要和综合的作用，患者患病后也经常伴有焦虑、紧张、多疑等不良情绪，药师在咨询的过程中不仅指导合理用药，还要鼓励患者树立战胜疾病的信心。

（4）持续培训，不断提高：鉴于医学技术的飞速发展和新药的大量涌现，咨询药师必须不断更新知识，积极参加各类知识讲座、学术交流活动，不断丰富专业知识，了解前沿学科的进展，同时还要不断学习社会学和心理学知识，以满足患者需求。因此，对咨询药师的持续培训必不可少。

## 二、用药咨询流程与记录

### （一）用药咨询流程

一般情况下，来咨询的往往是患者或患者家属，每个人的情况都是不同的，希望了解问题的深度也各不相同。因此，药师在接待咨询时尽量了解全面的信息，以便快速、准确地为患者解决问题。通常情况下应遵守下列原则。

1. 患者到来时药师应问候患者。

2. 首先问明患者希望咨询的问题，可以用提问方式了解患者日常用药情况，以便从中判断患者既往用药是否正确。

3. 尽量用描述性语言以便患者正确理解。

4. 以口头咨询与书面解释方式同时并用。

5. 应尽量为患者提供书面宣传材料，尤其适合下列情况。

（1）第一次用药的患者。

（2）使用治疗窗窄药物的患者，如地高辛、茶碱。

（3）用药依从性不好的患者，一方面应通过用药教育改善患者的用药依从性；另一方面可以从患者的特点考虑建议患者调整药物治疗方案。

6. 需特别关注的患者群体

（1）老年人且记忆力下降的患者。

（2）儿童及妊娠、哺乳期妇女。

（3）用药后出现药品不良反应的患者。

（4）用药后治疗不明显的患者。

（5）精神疾病患者。

（6）特殊环境的工作人员（如高空作业、机械操作、纺织工、驾车司机、运动员）。

7. 药师叮嘱的关键问题要请对方重复，以确认患者是否正确理解药师给予的解释。

8. 填写咨询记录。

### （二）咨询记录

药学信息咨询记录。

<table>
<tr><td>咨询者姓名：<br>性别：<br>男□<br>女□<br>年龄：</td><td>咨询者分类：<br>医师<br>护士<br>患者<br>家属<br>学生<br>其他</td><td>咨询方式：<br>直接<br>电话<br>网络<br>其他</td><td>问题归类：<br>药品信息<br>用法用量<br>不良反应<br>相互作用<br>配伍禁忌<br>注意事项<br>其他</td></tr>
<tr><td>电话：</td><td colspan="2">单位或地址：</td><td>咨询时间：<br>年　月　日　时</td></tr>
<tr><td colspan="4">现病史：</td></tr>
<tr><td colspan="4">用药：</td></tr>
<tr><td colspan="4">问题摘要：</td></tr>
<tr><td colspan="3" rowspan="2">答复摘要：</td><td>回答者签名：</td></tr>
<tr><td>回答时间：<br>年　月　日　时</td></tr>
<tr><td colspan="3" rowspan="2">随访情况：</td><td>咨询时间：<br>年　月　日　时</td></tr>
<tr><td>随访者：</td></tr>
<tr><td>备注</td><td colspan="3"></td></tr>
</table>

## 三、特殊剂型药物用药指导

### （一）缓控释药物

药品有普通片、缓释片、控释片等剂型，普通片剂是指在水中能迅速崩解均匀分散的片剂，而缓控释片通过剂型改造，减慢了药物释放速度，延长了药物的作用时间。

相对于普通片，缓控释片可以减少服药次数，用药后能在较长时间里持续释放药物，从而更利于慢性病患者长期服用。常用的有非洛地平缓释片、硝苯地平控释片等。

不论缓释剂还是控释剂，都可以提供持久平稳的有效血药浓度，有利于提高药物使用的安全性，减少药物的不良反应。

服用缓控释片剂都需要整片吞服，不能掰开、嚼碎或研成粉末，否则会破坏缓控释片的剂型，失去缓慢释放药物的意义，更有可能导致剂型中的药物突然大量释放，增加药物的毒副作用。

对于有特殊说明可以掰开的药物，也一定要沿药品上的刻痕掰开，不能随意掰开，更不能嚼碎。服药时应将整片吞下，一旦被嚼碎，就起不到特定的作用，容易导致药物过量中毒，有时还会带来生命危险。

此外，为了使药物缓慢释放，有一种方法是给药物盖一个完整的房子（药物外壳），当药物释放后，房子会随大便排出。因此，当发现大便中存在药片时，不用担心药品质量问题，更不能以为药物没起作用而重复服药。常见的如硝苯地平控释片、格列吡嗪控释片。

### （二）胶囊剂

普通胶囊剂，主要起到分配剂量、便于服用的作用，这一类胶囊剂不可拆开服用。

缓释胶囊剂，主要目的是缓慢释放，延长药效，对这类胶囊剂，不可咀嚼或研碎服用。如维拉帕米缓释胶囊。

肠溶胶囊剂，包括肠溶片剂，须整粒吞服。如奥美拉唑胶囊，不可咀嚼，也不可倾出小颗粒服用。特殊情况，如得每通，一般为整粒吞服，但小儿使用时可打开胶囊，将微粒加入软性食物中立即服用，不可嚼碎。

肠溶片剂是在普通片剂外面包裹一层外衣，这层外衣只有到达肠道才能被溶解。若研碎后服用不仅能降低药物疗效还会引起副作用，所以，不会吞服药片的患儿最好不用肠溶片。

对于其他胶囊剂，如盐酸米诺环素胶囊，该药对食管黏膜有刺激作用，可引起食管溃疡，故不宜拆开胶囊服用。

胶囊不可以干吞，这种服药方法不仅会影响药物疗效的发挥，更可能对身体造成危害。干吞胶囊容易附着在食管上，局部药物浓度过高，造成黏膜损伤甚至溃疡。正确的服法为先喝一口温开水，再用适量温开水将胶囊送服至胃中，水温以微热不烫嘴为宜。

### （三）双层糖衣片

比如多酶片是含三种消化酶（淀粉酶、胃蛋白酶、胰酶）的双层糖衣片，外层为一般肠衣，淀粉酶和胃蛋白酶在药片的外层，可在胃内发挥助消化作用。

胰酶在碱性肠道中才能发挥作用，因此被包裹在药片内层。若药片研碎，就会失去保护作用，如果胰酶粉剂残留在口腔中，可消化口腔黏膜，引起严重的口腔溃疡。

（四）舌下含片

舌下含药就是将药片放在舌下含化，因为舌下血管与黏膜丰富，有利于药物被吸收入血而发挥作用。药物在舌下易溶解吸收，疗效发挥迅速，从口腔黏膜吸收到发挥药效仅需 30 秒至几分钟，比口服给药快 10～20 倍，而且无痛苦、副作用小。

口腔干燥时可含少许白开水润湿后再含药，以利于药物吸收，但不能用水送服。舌下含药时，靠在椅子或倚在床上可使回心血量减少，减轻心脏负担，从而缓解病情。不应将药物含在舌面上，因为舌面上有舌苔和角化层，很难迅速吸收药物的有效成分。

| 剂型 | 注意事项 |
| --- | --- |
| 胶囊剂 | 宜用温开水送服，直接口服会使胶囊黏附在咽喉和食管壁上引起刺激、恶心等不适 |
| 包衣片 | 不宜在口中久含，以免包衣溶解影响其包衣目的，如：掩盖药物味道、控制药物在一定部位释放等 |
| 泡腾片 | 宜溶解于温开水中后服用，如阿司匹林泡腾片、维生素 C 泡腾片 |
| 粉剂 | 不宜直接给患者服用，应溶解在水中服用，以免呛入气管 |
| 糖浆剂 | 糖浆剂可在口咽部黏膜表面形成一层保护膜，以便快速缓解呼吸道症状，服用时不宜立刻饮水，以免冲淡药物，降低药效 |

# 第三节　抗 菌 药 物

## 一、抗菌药物分级标准

药物临床应用实行分级管理。根据安全性、疗效、细菌耐药性、价格等因素，将抗菌药物分为三级：非限制使用级、限制使用级与特殊使用级。具体划分标准如下：

1. 非限制使用级抗菌药物是指经长期临床应用证明安全、有效，对细菌耐药性影响较小，价格相对较低的抗菌药物。

2. 限制使用级抗菌药物是指经长期临床应用证明安全、有效，对细菌耐药性影响较大，或者价格相对较高的抗菌药物。

3. 特殊使用级抗菌药物是指具有以下情形之一的抗菌药物：具有明显或者严重不良反应，不宜随意使用的抗菌药物；需要严格控制使用，避免细菌过快产生

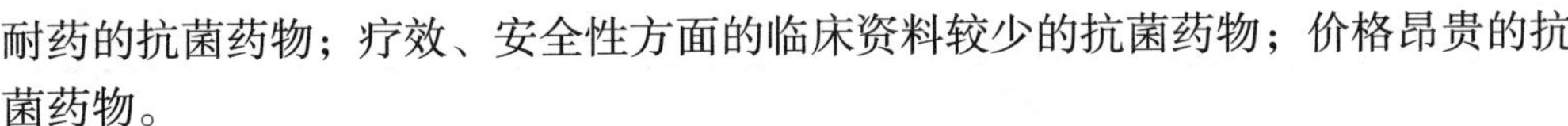

耐药的抗菌药物；疗效、安全性方面的临床资料较少的抗菌药物；价格昂贵的抗菌药物。

## 二、抗菌药物分级目录

管理目录由各省级卫生行政部门制定，报卫计委备案。

| 分类 | 非限制使用 | 限制使用 | 特殊使用 |
|---|---|---|---|
| 青霉素类 | 青霉素<br>阿莫西林<br>苄星青霉素 | 阿莫西林/克拉维酸<br>阿莫西林/舒巴坦<br>哌拉西林/他唑巴坦<br>哌拉西林/舒巴坦 | |
| 头孢菌素 | 头孢氨苄　头孢唑啉<br>头孢拉定　头孢呋辛<br>头孢克洛　头孢丙烯<br>头孢曲松 | 头孢硫脒　头孢替安<br>头孢克肟　头孢西丁<br>头孢噻肟　头孢地嗪<br>头孢哌酮/舒巴坦<br>头孢他啶/他唑巴坦钠<br>头孢噻肟/舒巴坦钠 | 头孢吡肟<br>头孢匹罗 |
| 其他β-内酰胺类 | | | 氨曲南 |
| 碳青霉烯类 | | | 亚胺培南/西司他丁<br>美罗培南 |
| 氨基糖苷类 | 庆大霉素<br>阿米卡星 | | |
| 酰胺醇类（氯霉素类） | | | 甲砜霉素 |
| 大环内酯类 | 红霉素<br>罗红霉素<br>阿奇霉素口服剂型<br>克拉霉素口服剂型 | 阿奇霉素注射剂 | |
| 糖肽类 | | | 万古霉素 |
| 林可酰胺类 | 克林霉素<br>林可霉素 | | |
| 喹诺酮类 | 诺氟沙星<br>左氧氟沙星口服剂 | 左氧氟沙星注射剂 | |
| 硝基咪唑类 | 甲硝唑　替硝唑<br>奥硝唑 | | |

续表

| 分类 | 非限制使用 | 限制使用 | 特殊使用 |
|---|---|---|---|
| 磺胺类 | 复方磺胺甲噁唑 | | |
| 其他类 | 磷霉素 | | 利奈唑胺 |
| 抗真菌药 | 氟康唑口服剂型<br>伊曲康唑口服剂型 | 氟康唑注射剂 | 伊曲康唑注射剂<br>伏立康唑注射剂 |

注：未列入本目录的临时抢救用新药均按卫生部【2009】38 号通知规定管理

# 第四节　国家基本药物目录

《国家基本药物目录》是医疗机构配备使用药品的依据，包括两部分：基层医疗卫生机构配备使用部分和其他医疗机构配备使用部分。国家基本药物遴选应当按照防治必需、安全有效、价格合理、使用方便、中西药并重、基本保障、临床首选和基层能够配备的原则，结合我国用药特点，参照国际经验，合理确定品种（剂型）和数量。基本药物目录中的药品是适应基本医疗卫生需求，剂型适宜，价格合理，能够保障供应，公众可公平获得的药品。包括化学药品、生物制品、中成药和中药饮片。化学药品和生物制品主要依据临床药理学分类，共 317 个品种；中成药主要依据功能分类，共 203 个品种；中药饮片不列具体品种，用文字表述。

国家基本药物目录中的化学药品、生物制品、中成药，应当是《中华人民共和国药典》收载的，国家食品药品监管部门、原卫生部公布药品标准的品种。除急救、抢救用药外，独家生产品种纳入国家基本药物目录应当经过单独论证。化学药品和生物制品名称采用中文通用名称和英文国际非专利药名（International Nonproprietary Names，INN）中表达的化学成分的部分，剂型单列；中成药采用药品通用名称。

下列药品不纳入国家基本药物目录遴选范围：（一）含有国家濒危野生动植物药材的；（二）主要用于滋补保健作用，易滥用的；（三）非临床治疗首选的；（四）因严重不良反应，国家食品药品监管部门明确规定暂停生产、销售或使用的；（五）违背国家法律、法规，或不符合伦理要求的；（六）国家基本药物工作委员会规定的其他情况。

国家基本药物目录在保持数量相对稳定的基础上，实行动态管理，原则上 3 年调整一次。必要时，经国家基本药物工作委员会审核同意，可适时组织调整。调整的品种和数量应当根据以下因素确定：（一）我国基本医疗卫生需求和基本医疗保障水平变化；（二）我国疾病谱变化；（三）药品不良反应监测评价；（四）国家基本药物应用情况监测和评估；（五）已上市药品循证医学、药物经济学评价；

（六）国家基本药物工作委员会规定的其他情况。

品种的剂型主要依据 2010 年版《中华人民共和国药典》“制剂通则”等有关规定进行归类处理，未归类的剂型以目录中标注的为准。目录收录口服剂型、注射剂型、外用剂型和其他剂型。口服剂型包括片剂（即普通片）、分散片、肠溶片、缓释（含控释）片、口腔崩解片、胶囊（即硬胶囊）、软胶囊、肠溶胶囊、缓释（含控释）胶囊、颗粒剂、混悬液、干混悬剂、口服溶液剂、合剂（含口服液）、糖浆剂、散剂、滴丸剂、丸剂、酊剂、煎膏剂、酒剂。注射剂型包括注射液、注射用无菌粉末（含冻干粉针剂）。外用剂型包括软膏剂、乳膏剂、外用溶液剂、胶浆剂、贴膏剂、膏药、酊剂、洗剂、散剂、冻干粉。其他剂型包括气雾剂、雾化溶液剂、吸入溶液剂、灌肠剂、滴眼剂、眼膏剂、滴鼻剂、滴耳剂、栓剂、阴道片、阴道泡腾片、阴道软胶囊。

## 第五节　特殊药品管理

《药品管理法》规定国家对麻醉药品、精神药品、医疗用毒性药品、放射性药品实行特殊管理。即在我国，特殊管理的药品包括麻醉药品、精神药品、医疗用毒性药品和放射性药品。当它们作为药品时与其他一般的药品一样，具有医疗价值，在诊断、治疗和预防疾病等过程中必不可少。但是，由于这四类药品具有特殊的生理、药理作用，若管理或使用不当，则会引发诸如公共卫生、社会治安和经济等方面的严重问题。因此，世界各国对这四类药品都采取了与其他一般药品相比更为严格的管理模式。医疗单位对使用的麻醉药品、精神药品、医疗用毒性药品、放射药品的专用处方应当专册登记。专册登记内容包括：姓名、性别、年龄、身份证号、病历号、疾病名称、药品名称、规格、数量、处方医师、处方编号、处方日期、发药人、复核人，使用《麻醉药品专用卡》时还需填写卡号、取药人姓名、身份证号。专用账册的保存应当在药品有效期满后不少于 2 年。

### 一、麻醉药品和精神药品

麻醉药品（narcotics），是指具有依赖性潜力的药品，滥用或不合理使用易产生身体依赖性。麻醉药品与临床上常用的麻醉药（剂）不同。麻醉药品是具有依赖性潜力的药品，例如临床上常用的阿片、吗啡等麻醉镇痛药，其用量虽少，但作用强烈，连续使用能产生身体依赖性，危害人体健康。

精神药品（psychotropic substances）系指“直接作用中枢神经系统，使之兴奋或抑制，连续使用能产生精神依赖性的药品。”精神药品在临床上主要用于治疗或改善异常的精神活动，使紊乱的思维、情绪和行为转为常态。

### （一）品种及分类

麻醉药品的品种包括阿片类、可卡因类、大麻类、合成麻醉药品类及国务院药品监督管理部门指定的其他易成瘾癖的药品、药用原植物及其制剂。麻醉药品目录中的罂粟壳在我国只能用于中药饮片、中成药生产及医疗配方使用。1996 年 1 月 16 日我国卫生部公布了包括其盐和制剂共 118 个品种的《麻醉药品品种目录》。2000 年 2 月 22 日原国家药品监督管理局（SDA）公布了我国目前供应和使用的 37 个麻醉药品品种和规格的目录。2004 年 8 月国家食品药品监督管理局（SFDA）、卫生部联合颁布《医疗机构麻醉药品、第一类精神药品管理规定》。2005 年 8 月国务院颁布《麻醉药品和精神药品条例》。2005 年 9 月 27 日，国家食品药品监督管理局（SFDA）、公安部、卫生部重新修订《麻醉药品品种目录》（表 7-1），于 2005 年 11 月 1 日起正式使用。国家食品药品监督管理局（SFDA）结合我国麻醉药品使用的情况将原属于一类精神药品管理的复方樟脑酊、布桂嗪列入麻醉药品目录管制。

1989 年 2 月，我国卫生部依据联合国《1971 年精神药物公约》将 104 种精神药品分为两类，第一类 39 个品种，第二类 65 个品种。1996 年 1 月国务院卫生部公布了《精神药品品种目录》共 119 种，第一类精神药品确定为 47 个品种，第二类精神药品确定为 72 个品种。2005 年 9 月 27 日，国家食品药品监督管理局（SFDA）会同公安部、卫生部重新修订并公布《精神药品品种目录》（以下简称《目录》）共 130 种（表 7-2），第一类精神药品为 52 种，第二类为 78 种，于 2005 年 11 月 1 日起正式使用。国家食品药品监督管理局（SFDA）结合我国精神药品使用的实际情况，将布托啡诺及其注射液、芬氟拉明及其单方制剂列入第二类精神药品目录。

### （二）使用管理

1. 麻醉药品和精神药品只限于医疗、教育和科研使用。

2. 具有麻醉药品和第一类精神药品使用权的医疗机构应建立相应的病历，留存患者身份证明复印件，并要求其签署《知情同意书》，病历由医疗机构保管。

3. 麻醉药品注射剂仅限于医疗机构内使用，不得带出医疗机构外使用；如患者需要在家中使用，必须由医疗机构派医务人员带注射剂出诊到患者家中使用，并带回空安瓿，交还药剂科。

### （三）处方权管理

医疗机构应当按照国务院卫生行政部门的规定，对本医疗机构执业医师进行有关麻醉药品和精神药品使用知识的培训、考核。经考核合格的，授予麻醉药品和第一类精神药品处方资格。执业医师取得麻醉药品和第一类精神药品的处方资格后，方可在本医疗机构开具麻醉药品和第一类精神药品处方，但不得为自己开具该种处方。

### （四）处方管理

1. 开具麻醉药品、精神药品须使用专用处方。麻醉药品和第一类精神药品处方的印刷用纸为淡红色，处方右上角分别标注“麻”、“精一”；第二类精神药品处方的印刷用纸为白色，处方右上角标注“精二”。

2. 开具麻醉药品应使用专用处方（纸质）。开具处方应书写完整、字迹清晰，写明患者姓名、性别、年龄、身份证号、病历号、疾病名称、药品名称、规格、数量、用法用量、医师签名。

3. 医疗机构使用的麻醉药品空白专用处方应统一编号，计数管理，建立完善的保管、领取、使用、退回、销毁管理制度。

4. 医师开具麻醉、精神药品处方时，应在病历中记录。不得为他人开具不符合规定的处方或为自己开处方使用麻醉、精神药品。

5. 精神药品处方至少保存 2 年，麻醉药品处方至少保存 3 年。

6. 麻醉药品、第一类精神药品注射剂处方为一次用量；其他剂型处方不得超过 3 日用量；控缓释剂处方不得超过 7 日用量。哌醋甲酯用于治疗儿童多动症时，每张处方不得超过 15 日常用量。

7. 第二类精神药品处方一般不得超过 7 日用量。对于慢性病或某些特殊情况的患者，处方用量可以适当延长，医师应当注明理由。

8. 根据国家药品监督管理局、原卫生部联合下发的《癌症患者申办麻醉药品专用卡的规定》（国药监安〔2002〕199 号），中、重度慢性疼痛患者可以申请办理《麻醉药品专用卡》。患者可委托其亲属或监护人持取药人身份证及《麻醉药品专用卡》到指定医疗机构开方取药。为门（急）诊癌症疼痛患者和中、重度慢性疼痛患者开具的麻醉药品、第一类精神药品注射剂，每张处方不得超过 3 日常用量；控缓释制剂，每张处方不得超过 15 日常用量；其他剂型，每张处方不得超过 7 日常用量。为住院患者开具的麻醉药品和第一类精神药品处方应当逐日开具，每张处方为 1 日常用量。

9. 供药医疗机构应对凭《麻醉药品专用卡》使用麻醉、精神药品注射剂的患者建立随诊制度，并建立随诊记录。发药部门应在《麻醉药品专用卡》上按要求填写发药记录。

### （五）制剂配制管理

临床需要而市场无供应的麻醉药品和精神药品，持有《医疗机构配制制剂许可证》和印鉴卡的医疗机构需配制制剂的，须经所在地省级药品监督管理部门审核批准，方可配制。医疗机构配制的麻醉药品和精神药品制剂只能在本医疗机构内使用，不得对外销售。

## 二、毒 性 药 品

医疗用毒性药品（poisonous substances），系指毒性剧烈，治疗剂量与中毒剂量相近，使用不当会致人中毒或死亡的药品。

### （一）品种及分类

医疗用毒性药品分毒性中药和毒性西药，具体品种如下：

1. 毒性中药品种（共 27 种）：砒石（红砒、白砒）、砒霜、生川乌、生马钱子、生甘遂、生草乌、雄黄、红娘虫、生白附子、生附子、水银、生巴豆、白降丹、生千金子、生半夏、斑蝥、青娘虫、洋金花、生天仙子、生南星、红粉（红升丹）、生藤黄、蟾蜍、雪上一枝蒿、生狼毒、轻粉、闹羊花。

2. 毒性西药品种（共 11 种）：去乙酰毛花苷丙、阿托品、洋地黄毒苷、氢溴酸后马托品、三氧化二砷、毛果芸香碱、升汞、水杨酸毒扁豆碱、亚砷酸钾、氢溴酸东莨菪碱、士的宁。

1988 年 12 月 27 日出台的《医疗用毒性药品管理办法》发布以后，在实际贯彻过程中，各地都遇到一些具体问题，就有关问题原卫生部药政局于 1990 年 5 月作出了补充规定。

第一,《医疗用毒性药品管理办法》中所指的毒性药品,西药品种是指原料药,中药品种系指原药材和饮片，不包含制剂；

第二，毒性药品管理品种，西药品种士的宁、阿托品、毛果芸香碱等包括其盐类化合物；

第三，毒性中药闹阳花、生马前子应按《中国药典》（1985 年版）所用名称闹羊花、生马钱子；

第四，毒性中药红粉、红升丹系同物异名。《中国药典》（1985 年版）以“红粉”收载。今后毒性药品品种表修订时将取消“红升丹”的名称。

### （二）使用管理

医疗机构供应和调配毒性药品须凭执业医师签名的正式处方。药品经营企业供应和调配毒性药品，凭盖有执业医师所在的医疗机构公章的正式处方。每次处方剂量不得超过 2 日极量。调配处方时必须认真负责，计量准确，按医嘱注明要求，并由配方人员及具有药师以上技术职称的复核人员复核，复核无误，签名盖章后方可发出。对处方未注明“生用”的毒性中药，应付炮制品。如发现处方有疑问时，需经原处方医师重新审定后再行调配。处方一次有效，处方保存 2 年备查。

### （三）处方管理

医用毒性药品，每次处方剂量不得超过两日极量。处方保存 2 年备查。其余同一般处方。

## 三、放射药品

放射性药品是指用于临床诊断或者治疗的放射性核素制剂或者其标记化合物。放射性药品与其他药品的不同之处在于，放射性药品含有的放射性核素能放射出射线。因此，凡在分子内或制剂内含有放射性核素的药品都称为放射性药品。医疗单位设置核医学科、室（同位素室），必须配备与其医疗任务相适应的并经核医学技术培训的技术人员。非核医学专业技术人员未经培训，不得从事放射性药品使用工作。

### （一）分类

1. 按核素分类：我国国家药品标准收载的 36 种放射性药品全都是由 14 种放射性核素制备的。因此，可按核素的不同分为 14 类。这 14 种放射核素是：32 磷、51 铬、67 镓、123 碘、125 碘、131 碘、132 碘、131 铯、133 氙、169 镱、198 金、203 汞、99m 锝、133m 铟。

2. 按医疗用途分类：用于甲状腺疾病的诊断和治疗；用于肾功能检查；用于胃显像；用于肺肿瘤鉴别诊断；用于脑显像；用于肾上腺显像；用于心脏和大血管血池显像；用于心肌显像；用于胎盘定位；用于肝显像；用于肺功能检查；用于治疗皮肤病；用于红细胞寿命测定；用于治疗真性红细胞增多症；用于控制癌性胸腹水等。

### （二）保管制度

1. 放射性药品应由专人负责保管。

2. 收到放射性药品时，应认真核对名称、出厂日期、放射性浓度、总体积、总强度、容器号、溶液的酸碱度以物理性状等，注意液体放射性药品有否破损、渗漏，注意发生器是否已作细菌培养、热原检查。做好放射性药品使用登记。贮存放射性药品容器应贴好标签。

3. 建立放射性药品使用登记表册，在使用时认真按帐岫项目要求逐项填写。并做永久性保存。

4. 放射性药品应放在铅罐内，置于贮源室的贮源柜内，平时有专人负责保管，严防丢失。常用放射药品应按不同品种分类放置在通风橱贮源槽内，标志要鲜明，以防发生差错。

5. 发现放射性药品丢失时，应立即追查去向，并报告上级机关。

6. 放射性药品用于病人前，应对其品种和用量进行严格的核对，特别是在同一时间给几个病人服药时，应仔细核对病人姓名及给药剂量。

（三）注意事项

1. 从事临床核医学的工作人员应有高度的工作责任心，应熟悉和掌握有关放射性核素的基本知识并严格遵守放射性药品的登记、保管、使用制度。

2. 操作人员要严格遵照无菌操作技术进行放射性药物的制备。标记用的器械、工具不得随意放置，以防污染。

3. 对各种资料、图片应建立完整的保管登记制度。

4. 实验室内严禁吸烟、饮水和进食，禁止闲杂人员随便进入。

5. 放射性药品开瓶、稀释、分装时工作人员要穿隔离衣、戴口罩、帽子、胶皮手套、防护眼镜等用品。并应在铅砖、铅玻璃防护屏后进行。开瓶应在通风橱内进行，开瓶前应按说明书核对放射性药物的标签。然后将放射源置于通风橱内，开瓶要仔细勿用力过猛，以防打碎玻璃容器，造成污染。稀释与分装放性药物前应仔细核对说明书的项目，稀释口服液可用蒸馏水，静脉注射剂用无菌生理盐水，分装放射性药品时应在铺有吸水纸的搪瓷盘内进行，不要直接在工作台上操作。

（四）放射防护

放射性药品在使用过程中除注意公众防护外，还应注意工作人员本身的防护，尽量减少对工作人员的辐射剂量，防止污染环境。个人防护原则及措施如下：

1. 减少不必要的接触射线的时间。每次受到辐射剂量的大小与接触时间成正比，接触时间愈长，受到辐射剂量愈大，所以应尽量缩短操作过程，减少与放射性药品接触时间，是个人防护重要的一环。

2. 增大与放射性药品源的距离辐射剂量与距离的平方成正比。增大操作人员与放射源间的距离，可以大大减少操作人员的辐射剂量。

3. 采用适当的屏蔽：不同的射线对屏蔽的要求也不同，α 射线由于粒子重、速度慢，故只要一张纸就可以挡住；β 射线用有机玻璃可以挡住，而 γ 射线则要求用混凝土、铅砖、铅屏风等作防护层。一般在放射药品源和人体之间放置 7 个半值层厚度的屏蔽物，就可使剂量率降低 1%。

4. 防止放射性物质进入人体内 放射性物质进入人体的途径有：

（1）呼吸道吸入；

（2）消化道进入；

（3）皮肤或黏膜（包括伤口）侵入。

不论放射性物质从何种途径进入人体内，都会引起全身和紧要器官的内照射。

因此应采取适当的防护装备以加强个人防护。

（五）意外事故的处理

发生意外事故（放射性药品的撒、漏等）应及时封闭被污染的现场和迅速切断污染的来源，防止事故的扩大，对受污染人员及时采取必要的去污措施，若污染严重须报告上级有关部门和领导；若发生放射性药品源丢失或被盗，应立即追查去向并向主管部门报告。

（六）放射性三废的处理

放射性药品使用后残留和剩下部分被称为放射性废物。放射性废物有固体、液体和气体三种，故称“放射性三废”。“三废”处理不当会造成周围环境的放射性污染，影响工作人员和周围居民的健康。因而妥善处理放射性“三废”是十分重要的。

1. 固体废物的处理主要采用放置法。被放射性药物污染的固体物质应存在固定的指定地点并采用适当的屏蔽物加以防护，待其自然衰变后；当做非放射性废物处理即可。如为过期的发生器吸附柱应标明日期并用塑料袋包装后置于贮源室，待其自然衰变后再处理。

2. 液体废物的处理应根据放射性物质的最大容许浓度、化学性质、放射性强度、废液的容积以及下水道的排水设备等情况进行不同的处理。一般采用放置法，半衰期短的也可有稀释法达到容许排放水平。放射性强度低的废水也可直接排入下水道，但其放射性浓度不得超过露天水源中限制尝试的 100 倍。不能直接排入下水道的放射性废液，可采用衰变池贮存 10 个半衰期后排入下水道。

3. 气体废物的处理易产生气体的放射性药物在开瓶、分装时应在通风橱内于通风条件下操作。通风橱排气口应高出周围 50 米以内的屋顶 3 米或 4 米。以使放射性废气直接排入高空。通风橱排气口的过滤装置，应视使用情况定期更换。

## 第六节　合 理 用 药

1. 药物临床应用时应遵循安全、有效、经济的原则。

2. 临床用药需根据医疗需要、按照诊疗规范、药品说明书、疾病诊疗指南合理施治，原则上在本院基本用药目录范围内用药。

3. 建立处方点评制度，登记并通报不合理处方，对不合理处方及时给予干预。

4. 药师在调配处方过程中应做到严格审查、准确调配，发现处方用药或用法有不妥当之处，及时与经治医师联系，避免由于药物不良反应相互作用和其他不合理用药情况造成药害，减少药源性疾病的发生。

5. 加强医院药品不良反应监察工作。

6. 积极开展临床合理用药咨询工作，对医护人员、病人及病人家属提出的用药问题必须做到有问必答，并尽可能提供相关资料。对不能当场回答的问题应留下病人的联系方式，查到确切资料后再提供给病人。

7. 做好合理用药宣传工作。向病人和社会宣传合理用药知识；主办《药讯》，向临床医护人员宣传合理用药资料和用药情报，以促进全院的合理用药水平。

# 第十章

# 技师专业培训

## 第一节　检验技师专业培训

### 一、检验科标本采集、送检管理制度

（一）目的

确保实验室标本的安全、有效，保证检验质量。

（二）适用范围

适用于检验科全体工作人员。

（三）内容

1. 标本的采集

（1）血液标本的采集：静脉采血时，除卧床病人，采血时一般取坐位，成人多用肘前静脉，肥胖者可用腕背静脉，婴幼儿常用颈静脉，偶用前囟静脉。

静脉采血用止血带应一人一用一消毒。使用止血带的时间不应超过 1 分钟，穿刺成功后应立即松开止血带。正在静脉输液者应停止输液 3 分钟，从未输液的另一侧或输液部位以下的部位采血。血清（浆）标本的收集各室应根据所检验项目的要求采用相应的标本收集管，并确定采血量。动脉采血一般由临床科室护士采集。

（2）尿液标本的采集：一般由患者或护理人员按医嘱留取。取样时应注意明确标记，避免污染，使用合格的一次性洁净专用尿杯收集尿样。中段尿、导管尿等特殊尿样的采集一般由医护人员行相关操作留取标本。

（3）粪便标本的采集：由患者留取后收集于合格的一次性洁净专用粪杯送检。应取新鲜标本，选取异常成分的粪便，如含有黏液、脓、血等病变成分的标本，外观无异常的从表面、深处及粪端多处取材，取 3～5g 及时送检。

（4）阴道分泌物标本的采集：一般由妇科医师采集。采集阴道分泌物标本前 24 小时应避免性生活、盆浴。应于各种治疗、检查前采集标本，避免阴道冲洗或

上药，被检者在采样前2小时不能排尿。患者取膀胱截石位。用阴道扩张器暴露宫颈，采样前，用棉拭子将宫颈口过多的分泌物轻轻擦拭干净。更换棉拭子，用生理盐水浸润的棉拭子伸到宫颈管内0.5～2cm，稍用力转动两周，以取得分泌物及脱落细胞。

（5）痰标本的采集：嘱病人先行清水反复漱口，并指导或辅助病人深咳嗽，从呼吸道深部咳出新鲜痰液于无菌容器送检。一般应采集清晨第一次咳出的痰液，采样时应收集带血丝部分或有干酪样颗粒的部分。痰液极少者可用45℃10%NaCl溶液雾化吸入导痰。痰液收集于一次性洁净专用痰杯内及时送检。

（6）其他标本的采集：脑脊液、胸腹水及支气管灌洗液等其他标本由临床医师按相应操作采集。

2. 标本的送检：样本应置于被承认的本质安全防漏的容器中运输。病房标本由各病区工人负责运送，门诊标本由我科工友运送，标本采集后均应及时送检。运送过程中标本管口垂直朝上放置，避免振动、外溅。进行微生物检验的标本要防止运送过程中的污染。

3. 标本的签收：所有标本均可能具有传染性，涉及标本处理的全过程均应按科室制定的生物安全手册进行。各室标本的接收在指定的区域内进行，接收标本时须检查标本状态、核对标本管标识与检验申请单内容的一致性，如姓名、住院号、检验项目等，有不清晰情况时应及时与送检科室联系核实。工作人员有权拒收与检验申请单不一致的、标识不清的标本。各室应根据检验目的对标本的要求判断标本是否应该拒收，如血液凝固、严重溶血、标本量不足等，拒收标本时应及时通知采样科室。

4. 标本的检验：各室应严格按所在室的标准操作规程开展检验，保证检验质量，及时发放检验报告。

5. 标本废弃物的处理按科室制定的相关规程处置。

## 二、检验科急诊检测管理规定

### （一）定义

急诊检验是对急、重危患者做出病因诊断、紧急治疗、抢救必须的检验工作，是检验医学的一种特殊形式，是急诊医学必不可少的技术手段，急诊检验结果的时效性与准确性对挽救生命、减少伤残起着十分关键的作用，是衡量医学水平的标志之一。

### （二）急诊检验的要求

检验人员接到急诊检验单后，要迅速及时地采集标本，及时进行检验，准确地报告检验结果。检验科根据急诊工作的实际需要，配备专用急诊检验室或急诊检验窗口和相关设备。急诊检验项目在急诊实验室不能完成时，正常工作时间内可由各实验组完成。

1. 急诊检验有各科临床医师根据急诊病情需要。填写急诊检验申请单，申请单上需注明“急”或盖“急诊”字样章，申请单和标本由护士或护工急送检验科，检验申请也可用电话等方式告知检验科工作人员，再补申请单给检验人员。

2. 静脉血由护士采集，脑脊液及各种穿刺液、胃液由医师采集。粪便、尿液等由护士或护工连同检验单一起送至检验科。

3. 标本管理员或检验人员接到标本后，必须先检查校验标本是否符合要求，而后进行检验；特殊经济样本可直接送交相应实验组织进行标识、处理，同时再由标本管理员完成标本的核对、接受、记录工作。

4. 急诊检验完成并审核结果后，检验人员应立即将检验结果报告送检医师，可电话告知送检病区，由送检病区的护士或医师记录结果，其检验报告单应于当日或次日早上交给送检病区。

### （三）急诊检验范围

1. 急诊病人。
2. 门诊中的急、危、重病人。
3. 急诊室观察病人病情突然变化者。
4. 住院病人中病情突变者。

### （四）急诊检验项目

急诊检验项目由检验科和临床科室根据临床需要共同商定。

1. 重症监护室系统（SICU，PICU，EICU，MICU）要求的检验项目。

2. 非重症监护室系统急诊检验的项目：血常规、尿常规、尿 HCG、大便常规、大便隐血、胃液隐血、脑脊液常规、疟原虫、凝血四项、电解质、心肌酶谱（AST、LDH、α-HBDH、CK、CK-MB）、心衰标志物、心梗标志物（CK-MB、cTnI、Mb）、肝功能、肾功能、淀粉酶、血糖。

### （五）急诊标本的处理

1. 各专业组要经常检查急诊检验的仪器、试剂是否足够，以高度的责任心认真做好急诊检验。

2. 急诊检验申请单由临床医生开出。当医生在医生工作站点及确认急查后，所产生的条码上会显示“急诊”，临床科室用特殊标记的试管采集标本后应将附有“急诊”信息的条码连同标本及时送检验科急诊检验处。

3. 上班时间检验科由前台工作人员负责标本的签收和分流工作。工作人员接收到急诊标本后，在 LIS 电脑上扫描接收时间，此时电脑上会提示“急诊”，前台接收人员应迅速将标本送往所属专业组进行检验。

4. 各专业组工作人员要执行首接负责制，收到急诊标本后立即编号离心、利用仪器的急诊通道优先处理急诊标本，必要时可暂停常规标本的检测。下班时间急诊检验由值班人员负责签收、检验、审核、报告。

5. 结果报告、审核按《结果报告管理程序》执行。一人值班时检验结果可一人检验、审核。

6. 急诊结果必须在规定的报告时间内发出。

7. 急诊检验的报告时间。

| 检验项目 | 报告时间 |
|---|---|
| 血常规、尿常规、尿 HCG、大便常规、大便潜血、胃液潜血 | 24 小时检测，30 分钟出结果 |
| 脑脊液、胸腹水、凝血四项、电解质、心肌酶谱、心衰标志物、心梗标志物、肝功能、肾功能、血或尿淀粉酶、血糖 | 24 小时检测，60 分钟出结果 |

## 三、检验科危急值报告制度及处理程序

### （一）目的

对检验危急值报告的过程进行规范和有效控制，以保证危急值结果能及时被临床利用，使患者的危急情况得到及时的处理。

### （二）适用范围

适用于检验科所有的危急检验结果的报告。

### （三）适用人员

1. 技术负责人负责与临床科室共同制定危急检验项目的范围和危急值的界限。
2. 医疗科负责“检验危急值”的批准，检验人员负责本岗位危急结果报告。

### （四）定义

“危急值”也被称为“Panic value”。是指某些生理指标达到一定的阈值时，患者可能正处于有生命危险的边缘状态，临床医生需要及时得到检验信息，迅速给予患者有效的干预措施或治疗，就可能挽救患者生命，否则就有可能出现严重后果，失去最佳抢救机会，因此把这种可以危及生命的阈值称为“危急值”。

### （五）危急值报告制度

1. 根据临床工作需要，医院建立危急值项目表，制定危急限值。并根据临床需要定期修改，删除或增加某些试验项目，以适合于本院病人群体的需要。

2. 检验科建立实验室人员处理、复核确认和报告危急值及了解临床对患者处理情况的制度及程序，并在《检验危急值结果登记本》上详细记录。记录内容包括，检验日期、患者姓名、病案号、科室床号、检验项目、检验结果、复查结果、临床联系人、联系电话、联系时间。

3. 科室应建立危急值报告登记本，接到检验科电话的医务人员应及时登记，登记内容包括患者姓名、病案号、床号、检验项目、检验结果、复查结果、报告人、报告时间（具体到分钟）。科室接到危急值报告时，应立即通知临床医师并做好登记、签字等。

4. 临床医生接到危急值的电话报告后应及时识别，在半小时内做出相应处理，并在病程记录中详细分析、记录，并及时复查。若与临床症状不符，要关注样本的留取存在缺陷。如有需要应重留取标本进行复查。

5. 临床实验室管理委员会应该定期检查和总结“危急值报告”的工作，每年至少要有一次总结，重点是追踪了解患者病情的变化，或是否由于有了危急值的报告而有所改善，提出“危急值报告”的持续改进的具体措施。

### （六）危急值的处理

1. 当出现危急值时，检验者首先要确认仪器、设备和检查过程是否正常，操作是否正确；核查检验标本是否有错，检验项目质控、定标、试剂是否正常，仪器传输是否有误。在确认检验过程各环节无异常的情况下，需立即电话通知临床科室人员“危急值”结果，并在《检验危急值报告登记本》上逐项做好“危急值”报告登记，并简要提示标本异常外观性状，如溶血、黄疸、乳糜状等。

2. 如果检验者对检验结果有疑问，要与临床联系询问临床包括该结果是否与病情相符：提示临床标本采集是否规范等，必要时重采标本送检验科复查。

3. 记录应有以下内容：患者姓名、性别、年龄、住院号、临床诊断、申请医师、检验项目、检验结果、收到标本时间、报告时间、检验报告者、通知方式、接收医护人员姓名。

4. 对原标本妥善处理之后保存待查。

5. 检验科要在检验报告“危急值”项目处加盖“危急值”提示章。临床检验科凡打印报告除加盖“危急值”提示章外，在项目结果后还有“HH”或“LL”的提示。

6. 检验科在对病人检查过程中发现急、危、重病人出现危急症状应立即启动急诊急救应急预案，并与临床医生、护士联系，采取紧急抢救措施。

7. 门诊检验报告“危急值”项目处加盖“危急值”提示章，门诊医生见到盖有“危急值”提示章的检验报告应引起高度重视并及时处理。

8. 临床科室人员在接到“危急值”报告电话后，应在临床科室《危急值报告登记本》上做好记录，同时及时通知主管医生或值班医生，做好下一步的救治工作。

9. 主管医生或值班医生如果认为该结果与患者的临床病情不相符，应进一步对病人进行检查；如认为检验结果不符，应关注标本留取情况。必要时，应重新留取标本送检进行复查。若该结果与临床相符，应在30分钟内结合临床情况采取相应处理措施，同时及时报告上级医师或科主任。

10. 主管医生或值班医生需6小时内在病程记录中记录接收到的“危急值”报告结果和所采取的相关诊疗措施。

**检验科危急报告范围表**

| 检验项目 | ＜生命警戒低值 | ＞生命警戒高值 |
|---|---|---|
| 血清肌酐 | — | 880μmol/L |
| 成人空腹血糖 | 2.8mmol/L | 25mmol/L |
| 新生儿空腹血糖 | 1.7mmol/L | |
| 血清钾 | 2.7mmol/L | 6.0mmol/L |
| 血清钠 | 110mmol/L | 160mmol/L |
| 血气分析 pH | 6.8 | 7.8 |
| 血气分析 $PaCO_2$ | 10mmHg | 55mmHg |
| 血红蛋白 | 50g/L | |
| 白细胞（指血液病、放化疗者） | $0.5\times10^9$/L | $40.0\times10^9$/L |
| 白细胞（指其他患者） | $1.0\times10^9$/L | $40.0\times10^9$/L |
| 血小板（指血液病、放化疗者） | $6.0\times10^9$/L | |
| 血小板（指其他患者） | $30.0\times10^9$/L | $1000\times10^9$/L |
| 凝血时间 | — | ＞35s |
| INR（口服华法令时） | — | ＞3.5 |
| 活化部分凝血酶时间 | — | 100s |

# 第二节　病理技师专业培训

## 一、活　　检

### （一）活检标本来源

1. 小块活体组织：通过手术或穿刺取得的小块组织，送病理检查。如身体某处包块或肿大的淋巴结活检，肝脏穿刺、肾脏穿刺、乳腺包块穿刺、前列腺穿刺活检等。

2. 内镜活体组织：如胃镜、结肠镜、纤维支气管镜检查等时，从病变部位夹取少量组织检查。

3. 细胞学检查：包括各种体液如痰、尿、胸腹水等，进行脱落细胞学检查，主要是检查肿瘤细胞，也可做穿刺液涂片或组织印片，进行细胞学诊断。

4. 手术切除标本：如手术切除的阑尾、胆囊、肝叶、乳腺、肾、胃、癌的手术标本以及截断的肢体等。检查此类标本，大多是为了进一步明确病变的性质、类型和范围。如果是恶性肿瘤，还需了解有无转移及其扩散程度。

### （二）注意事项

1. 为了达到活检诊断的准确、及时，临床医师与病理医师之间的密切配合是非常重要的。病理医师必须对病人临床表现、手术所见以及其他临床资料有全面了解，才可能结合局部病变的观察，进行正确诊断。因此要求临床医生做到下列几点：

（1）仔细、全面、正确地填写好病理送检单。如年龄、性别、病史、手术所见，各项临床检查、诊断及特殊要求等。如为妇科病人，需填写月经史、生产史及近年来服药情况。

（2）取材准确。取材部位最好是肿瘤与正常组织交界处，勿切取坏死组织，取材时还应避免挤压。标本适量，如过少或组织取材过浅均会造成病理制片和诊断的困难，甚至得不出肯定的结论。

（3）活检标本常规使用10%甲醛溶液固定。如有特殊要求则采取特殊固定液，如电子显微镜检查要用戊二醛固定液，染糖原要用酒精固定等。固定液量一般是组织的4～5倍，装标本的瓶口应比标本大。

（4）送检标本瓶一定要贴好姓名、取材部位的标签，以免差错。

2. 活检取材时应注意的问题

（1）注意组织是否已固定好，如大标本未固定好则切开再固定。

（2）切组织时做到“三对”、“三查”，即对姓名、对病理号、对组织（如遇到组织不对或姓名不对，应在病理单上注明或与有关方面联系查清后取材）；查标本取自何处、查临床医师的诊断及查特殊要求。

（3）小组织如支气管镜活检、胃黏膜活检或细针穿刺等组织，一定要用滤纸或纱布包好，以免制片过程丢失。

（4）取材时要尽量保持标本完整，不同部位均要取材制片，特别要注意取病变与正常组织交界处，避免取坏死组织。

（5）取组织块一般1.5cm×1.5cm×0.3cm左右，如遇胃肠组织、囊肿或胆囊等应切成细条组织进行制片。

（6）骨组织或钙化组织要经脱钙后才能取材。

### （三）诊断报告

并非所有的送检标本均可得到确切的病理诊断，其原因是所送检的材料无代表性或病变处于早期阶段其特征性尚未完全表现出来，或有些疾病在形态学上特征不突出等。病理医师只能实事求是，根据病理材料客观地做出诊断，既不能诊断过头，也不能诊断不足。根据病理材料对病理诊断的支持程度一般采用以下几种不同层次的诊断：

1. 病变具有明确的形态特征，直接作出诊断，如鼻咽低分化鳞状细胞癌、喉结核。

2. 病变的特征虽指向某种疾病，但尚无十足的把握，则在诊断病名前冠以“考虑”或“可能”等字样。如支窥活检组织中见到很多深染挤压的细胞条索，但异型性明显的小细胞很少，则诊断：考虑为小细胞未分化癌。病变性质能肯定但分型尚无把握，也常如此，如肺癌，诊断为腺癌可能性大。

3. 病变虽有一定的特征，但可供诊断的组织太少，难以完全肯定诊断时，常在诊断病名前加上“疑为”或“高度疑为”字样。这种情况在各种内镜检查和针吸活检标本中较多，若经深切组织蜡块后仍不能肯定诊断，则需重新取材才能进一步肯定诊断。

4. 送检组织无诊断特异性或某些疾病本身在活检诊断中无特征性，而其组织形态与临床诊断相符，则常在病名前冠以“符合”等字样。

5. 送检材料的材料中仅见某疾病的部分特征，诊断依据尚不足，既不能肯定，也不能否定临床诊断时，则可写明“不能排除”或仅作镜下描述，以供参考。例如增生的淋巴组织，不能排除恶性淋巴瘤。对非明确的诊断，一般需进一步确诊。

6. 特殊情况或必要时，在病理诊断书中可另加附注说明，包括对病变的进一步解释，对临床提出某些要求和建议等。如（颈）淋巴结转移性乳头状腺癌。建议临床检查甲状腺、腮腺等部位。

## 二、尸体解剖

必须事先征得死者家属同意或经组织程序批准后，方可进行尸体解剖。尸检前首先准备必要的解剖器械和消毒设备，剖验者应先阅读送检单和病历摘要，了解病人姓名、性别、年龄、患病和死亡经过、临床诊断以及临床医师要求解决的问题等，以便在剖验时心中有数，解剖时有所侧重。尸检中，对脏器大小、质量等数据以及肉眼所见的病变描述，均需当场记录备忘，必要时摄影、摄像。尸检结束后必须作详细的记录及诊断，包括临时尸解报告，尸体解剖记录，显微镜观察描述，正式的尸检病理诊断报告等。

## （一）操作步骤

1. 体表及一般状态的检查：包括身高、体重、发育生长和营养状态及有无畸形。观察尸冷、尸僵、尸斑、角膜混浊及尸体腐败现象。检查皮肤色泽、有无溃疡、出血、外伤。检查五官有无出血及异常液体流出，瞳孔是否等大等圆。检查甲状腺是否肿大，气管是否偏移。检查有无静脉怒张，浅表淋巴结是否肿大，外生殖器是否正常，肛门是否有异常物流出等。

2. 胸腹腔检查：用直线或 T 形切开法打开胸腹腔。直线法是自下颌正中点切入，沿胸腹正中线、绕脐凹切开直达耻骨上沿。T 形切开法的横线是自一侧肩峰沿锁骨、胸骨柄到另一侧肩峰；直线是从胸骨柄起，沿正中线、绕脐凹，止于耻骨上沿。T 形法因不破坏颈部皮肤，便于保持尸容完整，比较常用。①腹腔：注意各器官位置是否正常，各器官有无穿孔，器官间有无粘连。有无腹水和出血，如有则须计量。若为女性还需检查盆腔情况。②胸腔：首先检查有无气胸，可将胸部皮肤提起成袋状，其内注满水，在水下刺破胸壁，若有气泡逸出，则有张力性气胸。注意胸膜是否增厚，有无胸水。检查纵隔有无肿块和肿大淋巴结。检查心脏的位置和外形，注意心包腔内心包液是否增多，增多时需计量。

3. 取出颈部和胸腹腔器官：取出方法有两种，一种为全部一次性取出，即从上至下将颈部器官分离，将横隔全部离断，再将腹股沟深部的大血管和神经离断，然后离断直肠（及子宫、阴道）和后尿道周围软组织，最后从内沿耻骨下方切断，从舌到直肠末端将全部器官拽出；另一种为分器官取出和检查，即按系统分别将各器官逐个取出并检查。

4. 颅内检查：检查头皮外表有无病变和外伤后，沿两侧乳突连线切开皮肤、皮下组织，将头皮前后翻转，切断两侧颞肌，从眶上沿 4cm 经颞凹至枕隆突锯开颅骨。沿锯线将硬脑膜剪断并向正中翻转，割开大脑镰附着并向后拉，暴露大脑半球，轻抬大脑前部，依次剪断各神经、血管和小脑幕、脊髓，取出脑组织。将脑组织悬吊于固定液中固定 7～10 天后，然后切脑检查。

5. 各器官检查：将取出的各脏器自上而下检查。首先测量各脏器大小、重量和检查外观。腔管状脏器（食管、胃、胆囊、大小肠、子宫等）沿长轴剪开或切开，注意有无溃疡、肿瘤及出血等。实质性脏器（甲状腺、肾上腺、胸腺、肺、肝、脾、胰腺、肾等）沿脏器向器官门部作多个切面，观察有无病变。心脏的打开按血流方向进行，先从下腔静脉剪开右心房，然后沿右心室右缘剪至心尖，距心室中隔 1cm 剪开右心室前壁及肺动脉。剪开左右两对肺静脉，观察左心房，穿过二尖瓣至心尖切开，沿左心室左缘切开左心室壁，然后沿室中隔前缘向上剪至主动脉。此时心脏已全部打开。检查各房室情况，测量各瓣膜周径及各房室肌厚度。大脑检查通常是从额叶向后隔 1cm 左右作额状切面，逐面两侧对比检查。小脑和脑干作类似切面，但间隔较小，为5～7mm。

6. 尸检结束后，缝合切口，尽可能保持尸容完好。

（二）尸检报告

尸检后，对各脏器均按常规取材、固定、切片，进行组织病理学检查，然后进行综合分析，发出尸体解剖报告书。尸检报告书主要包括以下内容。

1. 主要病症：指引起死亡的主要疾病。

2. 死亡原因：指直接致死原因，如心力衰竭、呼吸衰竭、肾衰竭等。

3. 解剖诊断：包括全身各脏器的大体及组织病理学诊断。按主要病变、次要病变依次排序。

4. 遇复杂病例时须组织讨论，分析疾病发生、发展及死因。

5. 对疑难病例、死因不明病例、罕见病例或临床误诊病例等，均可组织临床病理讨论会，以利取得经验，提高诊断水平。

## 三、病理制片技术

（一）制片技术分类

病理制片包括常规制片和特殊制片，临床大量使用的是常规制片技术。

常规切片指石蜡包埋、苏木素-伊红（HE）染色的组织切片，是诊断病理学最重要和最基本的方法。即使有新的现代病理诊断技术不断问世，常规切片也是其重要基础。常规切片的优劣直接影响到诊断的准确性，只有在优质切片的基础上才可能作出正确的诊断，其重要意义不言而喻。现将常规制片技术介绍如下。

（二）操作步骤

1. 补充固定：若标本未完全固定好，应加以补充固定。

2. 脱水：固定好的标本经流水冲洗后，置入70%、80%、95%I、95%II、100%I、100%II的乙醇中逐级脱水，时间各为1～3小时。

3. 透明：脱水后的标本入二甲苯Ⅰ和二甲苯Ⅱ各30～60分钟透明。

4. 浸蜡：透明后的标本置入已溶解的石蜡内2或3次，整个过程3～4小时。

5. 包埋：将浸蜡后的标本放入包埋框内，倾入溶解的石蜡将组织包埋，待石蜡凝固后，将石蜡块周边修切整齐。

6. 切片：将石蜡组织块放入冰箱内冷冻片刻以增加石蜡块硬度，然后固定在切片机上进行修整，直至组织最大切片暴露时，即可开始切片。注意按需要调整切片厚度。

7. 贴附：将切好的切片放入50%的乙醇中展开，然后置入温水（约45℃）中进一步展开。若有细小皱褶，可用眼科弯镊将其轻轻撑开。选择完整、无皱褶、较薄的组织片贴附在玻片上，将玻片置60℃烤箱中烘烤30分钟以上。

8. 染色：①脱蜡：将切片置入二甲苯10分钟×2次，继之置入无水乙醇、95%乙醇、70%乙醇2分钟各1次，然后用自来水、蒸馏水洗片刻。②染色：将脱水脱蜡后的切片置于苏木素染液浸染2～15分钟，水洗片刻；然后置1%盐酸分化3～5秒，水洗片刻；置碳酸锂饱和溶液内1分钟，流水洗10分钟以上，最后用1%的酸性伊红染液浸染1～3分钟。③脱水、透明和封固：将染色后的切片置于70%、95%、无水乙醇Ⅰ和无水乙醇Ⅱ中各1～2分钟，将切片烘干或用电吹风吹干，中性树胶封片，粘贴标签。

9. 结果：胞核呈蓝色，胞质淡红色，结缔组织鲜红色，肌纤维深红色，红细胞橙红色。

### （三）常用的病理组织特殊染色法

1. Mallory磷钨酸苏木素染色：用于区别神经纤维、横纹肌、胶原纤维等。

2. Masson三色染色：主要用于区别肌肉、胶原纤维、软骨、黏液等。

3. 地依红染色：可染弹力纤维、乙型肝炎病毒表面抗原等。

4. 银染色：用于染网状纤维，了解网状纤维的多少及分布，区别未分化的癌和肉瘤。

5. 苏丹Ⅲ、苏丹Ⅳ和苏丹黑染色：均为脂肪染色，证明组织中是否有脂肪，特别用于脂肪肉瘤或脂肪变性和脂质代谢障碍或含有脂质肿瘤的辅助诊断。

6. 普鲁蓝染色：可染含铁血黄素，证明组织中的色素是否含铁血黄素，组织是否有陈旧性出血。

7. 黑色素染色：证明组织中是否有黑色素，用于诊断恶性黑色素瘤，可区别含铁血黄素及福尔马林色素等。

8. 抗酸染色：用于检测结核分枝杆菌、麻风分枝杆菌等。

9. PAS染色：可染黏液、基底膜等，常用于染黏蛋白，证明组织的变性是否黏液变性，肿瘤组织中是否有黏液，也可染基膜样物等。

10. VG染色：可用于区别胶原纤维、神经纤维、平滑肌纤维等。

### （四）操作须知

1. 标本的固定必须及时和充分，否则影响切片质量。

2. 标本脱水、透明过程既要充分又要防止过度，两者均能造成切片困难。

3. 包埋时要注意蜡和组织的温度相对一致，温差太大时易造成组织与蜡块出现裂隙。避免夹取组织的镊子温度过高，否则易灼伤组织。

4. 切片刀要锋利，到的角度要合适，切片时用力要均匀一致，不宜过重过猛，也不宜过快，以免造成厚薄不均的现象。

5. 染色液的配置要准确，染色各步骤的时间仅供参考，还需根据具体情况如温度、湿度和染色液使用时间长短等调整。

6. 盐酸分化是染色的关键步骤之一，时间很短，需摸索出最佳时间。

7. 切片封固时，树胶的浓度和量均要适中，既要避免过量而溢出，又要避免不足没有封到。同时要注意避免产生气泡，以免影响对切片的观察。

# 第三节　影像技师专业培训

## 一、X 线 成 像

### （一）透视

1. 原理：X 线通过人体后，在荧光屏上形成明暗不同的荧光影像，称为透视，亦称荧光透视。荧光屏上的亮度较弱，故透视需在暗室中进行。如应用影像增强器，可显著地提高图像的亮度，故能在亮室内从电视屏上进行透视检查。

2. 优缺点：透视的优点是设备简单，操作方便，可任意转动病人进行多轴透视，并可观察器官的活动功能；而其费用低廉，可立即得到检查结果。其缺点是影像的对比度差，对细小病变和厚实部位例如颅骨、脊椎等的观察困难，且不能留下客观性记录。

3. 适应范围

（1）胸部的自然对比好，胸部透视应用最广泛。

（2）腹部透视适用于急腹症，较大的结石或钙化、金属异物、避孕环以及胃肠造影透视等。

（3）骨折修复和异物摘取。

（4）各种插管和介入性治疗操作。

4. 注意事项

（1）掌握透视的适应证和限度，做到目的性明确，有的放矢。

（2）提供有关的病史资料，特别是以往 X 线检查情况，供诊断时参考。

（3）早孕妇女、婴幼儿应尽量避免盆腔和性腺区透视。

### （二）摄影

1. 原理：普通 X 线摄影又称平片检查，即 X 线透过人体后，投影于胶片上，产生潜影，经过显影、定影及冲洗手续后，在胶片上产生不同灰度的黑白影像。

2. 优缺点：照片的优点是对比度好，成像清晰，细微病灶或厚实部位显影清楚，并留有客观记录，供复查对比和会诊讨论用。缺点是操作较复杂，不便于观

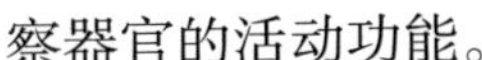

察器官的活动功能。

3. 适应范围：应用广泛，包括四肢、脊椎、骨盆、颅骨、胸部和腹部等。腹部照片因缺乏自然对比，限于急腹症及结石、钙化等观察。

4. 注意事项

（1）认真填写照片申请单，包括简要病史、检查部位和目的要求等，供投照和 X 线诊断时参考。复查照片应提供老照片号码或照片，以利对比。急诊照片标准掌握要适度。

（2）危重病人应作适当处理，待病情平稳后，再进行摄片检查。

（3）作好必要的照片前准备如镇静、清洁灌肠等。

### （三）造影检查

1. 原理：造影检查系人为地将对比剂引入器官内或其周围，造成人工的对比影像。对比检查可使平片或体层摄影不能显示的组织和器官对比显影，因而扩大了 X 线检查的应用范围。

对比剂可分为两大类：高密度或阳性对比剂和低密度或阴性对比剂。

阳性对比剂有钡剂和碘剂。钡剂用于胃肠道检查，钡胶浆用于支气管造影。碘剂的种类繁多：①无机碘剂如碘化钠溶液可用于逆行尿路造影、“T”管胆管造影、膀胱和尿道造影等。②有机碘制剂口服或血管内注射后，可使分泌脏器管道显影。也可采取直接穿刺或导管法将对比剂引入脏器内及其周围。非离子型对比剂如碘海醇（欧乃派克）、优维显等，其神经毒性很低，可用于神经系统的造影检查。③碘油类有碘化油用于支气管、瘘道、子宫和输卵管造影，碘苯脂适用于脑室和椎管造影。阴性对比剂有空气、氧气、二氧化碳等，可用于脑室、关节囊、胸腹腔等造影。使用时应防止气体栓塞。

2. 优缺点：造影检查可使许多自然对比缺乏、平片上不能显影的组织器官显影，且可提高其清晰度和对比度。缺点造影检查的技术较复杂，需要一定的设备条件，有些造影检查有创伤性。对病人有一定的痛苦和危险性。

3. 适应范围：造影检查的种类繁多，各种造影检查有各自的适应范围和应用限度。

（1）循环系统：心导管术和选择性右、左心血管造影用以观察先天性心脏大血管畸形。冠状动脉造影可观察冠脉循环，血管狭窄及其部位与程度，以及术后再通和灌流情况。

（2）消化系统：钡剂胃肠道造影用以观察胃肠道的功能和形态变化。口服和静脉胆道造影、经内镜逆行胰胆管造影（ERCP）和经皮肝穿刺胆管造影（PTC）等用以观察胆道和胰腺病变。选择性腹腔动脉造影用以观察腹腔内肿块、大出血及血管内介入性治疗。

（3）泌尿系统：静脉和逆行尿路造影、膀胱和尿道造影用以观察泌尿道病变。选择性肾动脉造影可观察肾脏肿瘤或肾动脉狭窄。腹膜后空气造影或配合体层摄影可观察肾上腺肿瘤或增生。

4. 注意事项

（1）造影检查需预先将申请单填好送放射科登记室预约。

（2）按照各种造影检查方法的要求，检查前对病人做好必要的准备如禁食、洗肠、碘剂过敏试验等，以保证造影检查的顺利进行。

（3）严重心、肺、肝、肾功能不全，极度衰弱和过敏体质者，不宜行造影检查，需要时应选择非离子型碘制剂。

（4）做好造影反应的急救准备。遇严重反应例如休克、惊厥、心脏骤停、喉头和肺水肿时，应立即进行抗休克、抗过敏及对症治疗。

（5）危重病人造影检查应有医护人员陪同。造影检查后应注意观察病情变化，并予以适当处理。

## （四）体层摄影

1. 原理：体层摄影属于特殊 X 线摄影方法，是应用特殊摄影装置和操作技术，获取某一指定层面的影像，避免影像的互相重叠，从而使病变部位显示清楚。体层摄影有纵断和横断体层之分，目前使用的普通体层摄影机大多是纵断体层，而电子计算机体层摄影即 CT 扫描则是摄取横断体层影像。

2. 优缺点：体层摄影可明确平片检查难于显示的重叠和深部病变；观察病变的内部结构有无破坏、空洞或钙化；确定病变的范围与周围组织结构的关系，可作为平片检查的补充 X 线检查方法。其缺点是需要有特殊的机器设备、操作技术较复杂费时。

3. 适应范围

（1）胸部体层：发现肺空洞和结节，鉴别肺部肿块良恶性，观察肺门和纵隔淋巴结肿大，以及气管和支气管病变等。

（2）喉部体层：显示声门、喉室、真假声带、声门上、下区结构及病变；确定喉癌的部位和蔓延范围。

（3）上颌窦体层：观察上颌窦癌的骨质破坏范围，窦腔内息肉或囊肿病变等。

（4）乳突体层：可了解外耳、中耳、内听道、耳蜗、半规管及听小骨等结构，协助诊断外耳道闭锁，内听道扩大或骨质破坏，胆脂瘤及耳硬化症等疾病。

（5）蝶鞍体层：可观察蝶鞍骨质改变，鞍区钙化和垂体微腺瘤的情况。

（6）颅底体层：前、中颅底骨质结构、鼻咽癌的颅底侵犯和颅内蔓延情况。

（7）颞颌关节体层：观察颞颌关节破坏，骨折脱位和关节强直等。

（8）脊椎体层：观察椎骨骨质破坏、椎管狭窄和退行性变等。

（9）肾上腺体层：与气腹配合，观察肾上腺的增生和肿瘤。

（10）胆囊体层：与胆囊造影配合，观察胆囊结石、肿瘤或腺肌瘤病等。

4. 注意事项

（1）认真填写申请单，申请体层摄影应有明确的指征，不可滥用。

（2）摄取体层部位的X线平片，以利正确选择体层层面及深度。

### （五）数字X线成像

1. 原理

（1）普通X线成像：其摄影是模拟成像，是以胶片为介质对图像信息进行采集、显示、存储和传送。这种胶片图像密度和分辨率较低，且不可调节。为此将普通X线成像改变为数字成像非常必要。

（2）数字X线成像（digital radiography，DR）：是在X线电视系统的基础上利用计算机数字化处理，使模拟视频信号经过采样，模/数转换后直接进入计算机中形成数字化矩阵图像。

DR包括硒鼓方式、直接数字X线摄影（Direct digital radiography，DDR）和电荷耦合器件（Charge coupled device，CCD）摄影机阵列等多种方式。

2. 优缺点

（1）较高分辨率。

（2）图像锐利度好，细节显示清楚。

（3）X线剂量小，曝光宽容度大。

（4）可根据临床需要进行图像后处理。

（5）能够直接进入图像存档与传输系统（picture archiving and communicating system，PACS），实现放射科无胶片化，科室之间，医院之间网络化，便于教学与会诊。

3. 主要临床应用：DR的应用范围与CR基本相同。

### （六）数字减影血管成像

1. 原理：数字成影血管成像（DSA）是计算机与血管造影相结合的新型血管成像技术，20世纪70年代末开始应用于临床。DSA采取时间减影法，即将血管造影前摄取的照片（蒙片）与造影后摄取的照片（造影片）通过计算机进行数字减法处理，保留并突出了血管影像，提高了血管显像的灵敏度。经静脉内注射对比剂后，根据血液循环速度对感兴趣区摄取一系列DSA照片，以显示心脏和大血管的局部解剖细节及血流动力学变化，从而作出正确的诊断结论。动脉DSA法是经动脉插管至感兴趣区，直接经导管内注射对比剂使血管显影的方法，由于使用对比剂的浓度降低，剂量减少，其毒、副作用相应降低，靶血管显影的清晰度进一步提高。

2. 优缺点

（1）优点：DSA 与常规法血管对比相比较，具有如下的优点：①密度分辨率高，对比剂浓度只要达到 20%～30%便可在 DSA 上显示血管影像；而常规血管造影法需要 40%～50%的对比剂浓度。②使用的造影剂浓度降低，用量减少，故毒、副作用和造影并发症的发生率降低，发生脑卒中和心律失常的危险性相应减少。③图像储存在磁盘或磁带上，可随时提取进行观察分析。

（2）缺点：①检查中，任何自主或不自主运动例如吞咽、心跳或呼吸活动等均可产生伪影，影响图像质量。②检查视野小，故病变范围较长者，需行多次注药造影观察，检查时间延长。③静脉法 DSA，小血管显影不如常规血管造影清晰。

3. 适应范围

（1）静脉 DSA 适宜于：①主动脉及其大分支狭窄阻塞性疾病。②主动脉弓畸形及缩窄。③各种类型动脉瘤。④肺血管病变及动静脉瘘。⑤主、肺动脉及其分支大动脉炎。⑥上腔静脉阻塞及柏查综合征。⑦肾动脉狭窄。⑧血管手术后评估及随访观察。

（2）动脉 DSA 适宜于：①静脉 DSA 显影不满意者。②伴有肾功能不全的病人。③施行介入性治疗者如经皮冠状动脉、肾动脉及四肢动脉的血管成形术、血管栓塞的溶栓书和药物灌注治疗等。

4. 注意事项

（1）术前准备：包括碘过敏试验，术前肌内注射地西泮 5～10mg，腹部血管造影检查应行清洁灌肠。

（2）病人选择：碘过敏试验阳性，心、肝、肾功能不全，严重心律失常，全身感染和出血性疾病，不能屏气或有不自主运动的病人，都不能做此项检查。

（3）预防运动伪影：观察腹部血管时，注射对比剂前静脉内注射胰高血糖素 1ml 或山莨菪碱（654-2）1ml，并适当压迫腹部。使用心电门控和呼吸门控，以消除心脏搏动及呼吸运动的影响。

（4）术后处理：穿刺部位加压包扎，并注意远侧动脉搏动及皮肤色泽和温度。鼓励病人多饮水，观察尿量及病情变化。使用抗生素 2～3 天，预防感染。

综上所述，放射学诊断技术包括透视、摄片、体层摄影、造影检查、CT 扫描、MR 成像和 DSA 等多种成像技术，这些诊断技术都有各自的优缺点，因此有不同的临床适应证和应用限度，在使用时应当权衡其利弊，取长补短，优选应用。一般原则是首先选择简单方便、对病人无痛苦、非创伤性和费用低的检查方法，一旦诊断确立，就不必再行复杂的、有创的和费用高的成像方法。但是，有时候需要综合多种检查方法才能明确诊断。

一般而言，神经系统疾病如颅骨和椎骨病变，普通的颅骨和脊椎平片检查，大多数可解决诊断问题。颅内或椎管内病变，则以首选 CT 和 MRI 为宜。脑和脊髓的血管病变宜补充血管造影、CTA、MRA 或 DSA。循环系统疾病，心脏三维片和超声心动图可满足大部分病人临床诊断要求，但为了了解心脏和大血管的解剖细节和血流动力学变化，则以选择心血管造影、DSA、CTA 或 MRI 为宜。肺和纵隔疾病，胸部正、侧位和体层摄影为首选方法，需要时可行 CT 扫描或 MR 成像作为补充检查方法。腹部和盆腔疾病，透视和摄片的作用有限，而超声和 CT 扫描是主要的诊断措施。胃肠道疾病仍主要依靠钡剂造影检查。骨关节疾病仍以平片检查为主，但平片不能解决的诊断问题，例如关节软骨、韧带、肌肉和软组织病变，可选择 CT 扫描或 MR 成像予以补充。

## 二、超声成像

超声（ultrasound）是指振动频率每秒在 20000 次（Hz，赫兹）以上，超过人耳听觉阈值上限的声波。超声检查是利用超声波的物理特性和人体器官组织声学特性相互作用后产生的信息，并将其接收、放大和信息处理后形成图形、曲线或其他数据，借此进行疾病诊断的检查方法。

在过去的半个世纪中，超声诊断进展非常迅速。随着医学理论和计算机技术的发展，超声诊断从早期的 A 型、M 型一维超声成像，B 超二维成像，演进到动态实时三维成像；由黑白灰阶超声成像发展到彩色血流显像。谐波成像、组织多普勒成像等新型成像技术和各项新的超声检查技术（如腔内超声检查、器官声学造影检查、介入超声）逐渐应用于临床。

### （一）超声波的物理特性

1. 束射性或指向性：超声波频率极高，而波长很短，在介质中呈直线传播，具有良好的束射性或指向性，此即可用超声对人体器官进行定向探测的基础。

2. 反射、折射和散射：超声在介质中传播与介质的声阻抗密切相关。超声束在具有同声阻抗比较均匀的介质中呈直线传播。超声束传播途中遇到大于波长且具有不同声阻抗的界面时，部分声束发生折射，部分声束发生反射。如超声束波长遇到远远小于声波波长且声阻抗不同的界面（如红细胞）时则会发生折射，借此可以评价人体组织器官组织学特性和功能状态。

3. 吸收与衰减：超声在介质中传播时除了声束的远场扩散，界面反射和散射使其声能衰减外，还有介质吸收导致的衰减，不同生物组织对入射超声的吸收衰减程度不一。

4. 多普勒效应：超声束遇到运动的反射界面时，其发射波的频率将发生改变，此即超声波的多普勒效应。这一物理特性已广泛应用于心脏血管等活动脏器的检测。

5. 非线性传播：接收和利用由超声波非线性传播所产生的二次谐波信号进行超声成像的技术叫二次谐波成像。

### （二）超声图像特点

超声图像是根据探头扫查的部位构成的断层图像，它是以解剖形态学为基础，依据各种组织结构间的声阻抗差的大小以明（白）暗（黑）之间不同的灰度来反映回声之有无和强弱，从而分辨解剖结构的层次，显示脏器和病变的形态，轮廓和大小以及某结构的物理性质。

1. 人体组织器官声学分型：根据组织内部声阻抗及声阻抗差的大小，将人体组织器官分为 4 种类型，见下表。

**人体组织器官声学类型**

| 反射类型 | 组织器官 | 二维超声图像表现 |
| --- | --- | --- |
| 无反射型 | 血液等液性物质 | 液性暗区 |
| 少反射型 | 心肌、肝、脾等实质脏器 | 低亮度、低回声区 |
| 多反射型 | 心瓣膜、肝包膜等 | 高亮度、高回声区 |
| 全反射型 | 肺气、肠气等 | 极高亮度、高回声区，后伴声影 |

2. 多普勒成像特点：二维灰阶图像上叠加二维彩色血流图的彩色多普勒血流显像，可形象直观地显示血流的方向、速度及血流性质，多普勒频谱曲线可检测有关血流动力学参数以及反映器官组织的血流灌注，其功能可接近于“无创性血管造影”

3. 病理成像：除需了解超声信息意义，还要对常见图像特征有所认识，才能对病变进行准确的判断。现以扫查中的线阵或扇扫图像为例，列表比较囊性与实性病变、良性与恶性病变的回声特点。

**囊性病变与实性病变超声图像比较表**

| 图像表现 | 囊性 | 实性 |
| --- | --- | --- |
| 边缘回声 | 光滑 | 光滑或否 |
| 肿块形态 | 圆或椭圆 | 规则或否 |
| 边缘折射效应 | 有 | 无 |
| 内部回声 | 无 | 有 |
| 后方回声 | 增强 | 不明显或减低 |
| 周围组织 | 受压 | 反应性 |

**良性肿块与恶性肿块图像超声比较表**

| 图像表现 | 良性 | 恶性 |
| --- | --- | --- |
| 边缘回声 | 光滑 | 不光滑 |
| 肿块形态 | 较规则 | 常不规则 |
| 内部回声 | 中等均匀或否 | 低弱，可部分增强不均匀，分布不规则 |
| 后方回声 | 可一般衰减 | 可衰减明显 |
| 周围组织 | 反应性 | 浸润性 |

## （三）超声检查技术

1. 普通超声检查：常规超声检查应包括二维超声检查、频谱型多普勒超声检查和彩色多普勒血流显像检查。

（1）二维超声检查：该技术能清晰地、直观地实时显示各脏器的形态结构、空间位置、连续关系等，为超声检查的基础。

（2）频谱型多普勒超声检查：包括脉冲波多普勒超声和连续波多普勒超声两种检查技术。脉冲多普勒超声能对心血管内某一点处的血流方向、速度及性质进行细致的定量分析。连续波多普勒血流检查能对心血管内声束一条线上的血流方向、速度及性质进行细致的定量分析。

（3）彩色多普勒血流显像：该技术能显示心血管内某一断面的血流信号，属于实时二维血流成像技术，可与二维图像相互结合同时显示。彩色多普勒的优点是血流图像实时二维显示，直观形象，一目了然，检查快速，漏误较少。在进行超声显像检查时，为了取得清晰的图像，从而达到满意的诊断效果，必须做好检查前准备工作。一般腹部的检查应在空腹时进行，经腹妇产科和盆腔部位的检查应适度充盈膀胱，以避免气体干扰。超声探测时常规采取卧位，也可根据需要取侧卧位或俯卧位、半卧位或站立位。露出皮肤，涂布耦合剂，探头紧贴皮肤进行扫查。

2. 超声检查新技术

（1）组织多普勒成像：传统的多普勒用于观察心腔内大血管内的血流情况，称为多普勒血流成像。组织多普勒成像主要用于定量观察和分析心肌局部运动情况。

（2）彩色多普勒能量图：该技术是依据血管腔内红细胞等运动散射体的多普勒频移信号的强度或能量为成像参数进行二维彩色成像的一种检查方法。该技术可单独使用，但常与声学造影技术合用，主要用于观察脏器的血流灌注情况。

（3）腔内超声检查：包括经食管超声心动图、心腔内超声、血管内超声、经胃十二指肠超声、经直肠超声和经阴道超声。前三者主要用于诊断心血管疾病。

经胃十二指肠超声和经直肠超声分布用于胃、十二指肠和直肠及周围毗邻脏器疾病的观察和诊断。经阴道超声主要用于诊断妇产科疾病。

（4）声学造影检查：声学造影检查是将含有微小气泡的对比剂经血管注入体内，使相应的心腔大血管和靶器官显影，为临床疾病诊断提供重要依据，包括右心系统声学造影、左心系统声学造影和心肌及实质脏器灌注声学造影等。

（5）三维超声成像：由于计算机技术的进步，三维超声成像逐渐由三维超声重建向实时三维超声成像发展。新的先进三维超声成像能实时三维显示脏器的活动情况、心脏瓣膜开放等，对疾病的诊断将发挥巨大的作用。

3. 临床应用

（1）临床诊断：超声显像诊断属无创性检查，病人无痛苦，且可反复或追踪检查诊疗效果，对许多临床上难以发现及不能确诊的疾病，可以早期发现，早期确诊。现将其主要应用范围分述如下。

颅脑：颅内囊肿或脓疡、新生儿颅内出血、脑积水以及颅内肿瘤等。

眼部：视网膜脱落、视网膜母细胞瘤、玻璃体积血、白内障、眼内异物、眼眶肿瘤等。

甲状腺：甲状腺肿大、甲亢、结节性甲状腺肿、单纯性甲状腺肿、甲状腺炎、甲状腺腺瘤、甲状腺囊肿、甲状腺癌等。

乳腺：乳腺炎、乳腺囊性增生症、乳腺脓肿、乳腺囊肿、乳腺纤维腺瘤、乳腺癌等。

心脏：二尖瓣疾患、主动脉瓣疾患、三尖瓣疾患、扩张（充血）型心肌病、肥厚性心肌病、房间隔缺损、室间隔缺损、动脉导管未闭、法洛四联症、心包积液、心房肿瘤、冠心病等。

肝脏：肝囊肿、多囊肝、肝包虫病、肝脓肿、肝癌、肝良性肿瘤、肝硬化、脂肪肝、淤血肝等。

胆道：胆系结石、胆囊炎、胆系肿瘤、胆道蛔虫、先天性胆总管囊肿、阻塞性黄疸的鉴别诊断等。

胰腺：胰腺囊肿、急性胰腺炎、慢性胰腺炎、胰腺癌、乏特壶腹癌、胰岛细胞癌等。

脾：弥漫性脾大、脾肿瘤、脾囊肿、脾破裂等。

腹膜后间隙：腹膜后淋巴结肿大、腹膜后肿瘤、腹膜后囊性肿物、腹膜后大血管疾病等。

胃肠：胃肿瘤、胃憩室、胃石症、幽门梗阻、肠道肿瘤、肠梗阻，急性阑尾炎。

泌尿系：肾发育及位置异常、肾外伤、肾及肾周脓肿、肾盂积水、肾结石、肾炎及肾病综合征、肾结核、肾囊肿、多囊肾、肾肿瘤、移植肾、先天性巨输尿管、输尿管囊肿、输尿管结石、输尿管肿瘤、肾上腺肿瘤、前列腺炎、前列腺肥大、前列腺癌、膀胱畸形、膀胱异物、膀胱结石、膀胱肿瘤、睾丸肿瘤、鞘膜积液、隐睾等。

妇科：宫内避孕环、子宫发育异常、子宫肌瘤、子宫体癌、卵巢实质性肿瘤、卵巢赘生性肿瘤、卵巢非赘生性囊肿等。

产科：早孕诊断、中晚期妊娠检测、双胎、胎儿宫内发育迟缓、前置胎盘、胎盘早期剥离、羊水过多、羊水过少、胎儿畸形、死胎、流产、异位妊娠、葡萄胎等。

骨骼及关节：原发性骨肿瘤、转移性骨肿瘤、骨肿瘤样变、四肢软组织肿瘤及瘤样病变、骨折、骨髓炎、软组织异物存留等。

血管：颈部大血管病变、四肢大动脉闭塞、四肢深静脉栓塞、动脉瘤、动静脉瘘等。

（2）介入超声：超声引导定位穿刺技术即介入性超声诊断与治疗，进一步提高诊断与治疗水平。

## 三、计算机体层成像

### （一）原理

计算机体层成像（CT）又称 X-CT，是应用 X 线对人体进行扫描，将所获取的信息经计算机处理并重建图像而成。其成像过程是：X 线对人体选定部位的一定厚度层面进行扫描，由探测器接受该层面的 X 线衰减值，经光电管转化为电流，再经模拟/数字转换器转变数字，输入计算机进行处理，排列成数字矩阵，储存于磁盘内。然后，再经过数字/模拟转换器将数字矩阵转换成不同灰度的像素矩阵，通过电视屏显示及照相机摄制成 CT 图像。螺旋 CT 容积扫描技术的开发应用，不仅提高了扫描速度和图像质量，减少了伪影和病变遗漏，提高了诊断准确性，而且还可以多种形式的三维图像重建、CT 灌注成像（CT perfusion）、CT 血管成像（CTA）和 CT 仿真内镜（CTVE）等后处理技术。

### （二）优缺点

CT 图像清晰逼真，横断体层面显示解剖关系清楚，密度分辨率高，能够区分常规 X 线检查不能分辨的各种软组织结构，并能进行密度测量，以 CT 值（Hu）表示之，因而极大地提高了病变的检出率和诊断的准确性，进一步扩大了 X 线检查的应用范围。其缺点是受空间分辨率的限制，小于 1cm 的病灶，与周围组织密度近似的病变，以及与骨骼重叠的病变等，CT 扫描可能遗漏；由于体位移动和金属异物所形成的伪影也影响图像的质量。此外，活动器官如心脏和胃肠道检查受到一定的限制。

### （三）适应范围

1. 神经系统：适用于脑外伤、肿瘤、炎症、出血、梗死、变性和先天性畸形等疾病的诊断。椎管内肿瘤需配合造影检查。对脑血管病变和肿瘤循环则需补充脑血管造影或 CTA 观察。

2. 五官：对眼眶内占位病变、鼻窦肿瘤、喉癌、中耳胆脂瘤、听小骨脱位、内耳迷路病变以及鼻咽癌的周围侵犯和蔓延情况等有较大的诊断作用。

3. 胸部：适用于早期肺癌、转移瘤、胸膜病变、纵隔肿瘤、心包和主动脉疾病的诊断，但需要在胸部平片观察的基础上进行。

4. 腹部和盆腔：适用于肝、胆、胰、脾、肾、肾上腺、腹膜后和盆腔病变的诊断，需与 B 超结合使用。

5. 其他：可诊断椎间盘突出、椎管狭窄、骨关节和肌肉系统疾病等。

### （四）注意事项

1. CT 检查费用较高，常规 X 线检查不能诊断时才可选用。诊断已经明确者无须再做 CT 检查。

2. 对神志不清、烦躁不安和不合作的病人，应予以镇静，以保证 CT 扫描的图像质量。

3. 为了提高病变的检出率，或确定病变的性质，有时候需做静脉注射含碘对比剂以增强显影效果，因此扫描前应做好碘剂过敏试验。

4. 腹部 CT 扫描前宜禁食 3～4 小时，并口服 1%对比剂 300～500ml 以充盈显示肠曲。盆腔扫描需使膀胱充胀。

5. 提供病人以往的影像检查资料，以供扫描定位及诊断时参考。

## 四、磁共振成像

### （一）原理

磁共振成像（MRI）是利用生物磁的自旋原理，收集磁共振信号而重建图像的成像技术，和 CT 扫描应用 X 线成像原理有本质上的差别。人体内含单数质子的原子核例如氢核是一个小磁体，具有自旋运动并产生磁矩。静止时小磁体自旋轴的排列无序；若置于一个外加磁场内，小磁体的自旋轴就按照磁场的磁感应线方向排列。此时，若使用一定频率的射频脉冲进行激发，小磁体即能吸收能量而产生共振运动，此即磁共振现象。当射频脉冲停止后，被激发的小磁体逐渐地释放出所吸收的能量，并恢复到以前的排列状态，这个恢复过程所需的时间，称为弛豫时间。

弛豫时间有两种：一种是自旋-晶格时间即 $T_1$，是自旋核把吸收的能量传给周围晶格所需的时间；另一种是自旋-自旋时间即 $T_2$，反映高能量级自旋核将能量传递给低能量核所需的时间。人体不同组织和病变的 $T_1$ 和 $T_2$ 值各不相同，这便是 MRI 成像的基础。获取选定层面各组织和病变的 $T_1$ 和 $T_2$ 值，就可重建该层面的 MRI 图像。

除 MRI 常规扫描技术外，尚有快速扫描、增强扫描、脂肪抑制、快速液体衰减反转恢复（fluid attenuated inversion recovery，FLAIR）、MR 血管成像（magnetic resonance angiography，MRA）、MR 水成像、灌注加权成像（perfusion weighted imaging，PWI）、扩散加权成像（diffusion weighted imaging，DWI）、扩散张量成像（diffusion tensor imaging，DTI）、血氧水平依赖功能磁共振成像（blood oxygenation level dependent functional MRI，BOLD-fMRI）以及磁共振波谱（magnetic resonance spectroscopy，MRS）等新技术。

### （二）优缺点

1. 优点：与 CT 扫描相比较，MRI 的优点是

（1）多参数成像，除显示解剖形态外，尚可提供病理和生化的信息。

（2）可获取任何方位包括横断、冠状、失状和不同倾斜层面的 MRI 图像，因此其定位和定位诊断比 CT 扫描更准确。

（3）血管内血液的“流动效应”，可使血管直接显影。

（4）无骨骼伪影的干扰。

（5）无 X 线辐射损伤和碘剂过敏反应之虞。

（6）MRI 新技术，如 PWI、DWI、MRS、BOLD-fMRI 等可在疾病尚未出现形态变化之前，利用功能变化形成图像，以进行疾病的早期诊断或研究某一脑病结构的功能。

2. 缺点：

（1）成像速度较慢，设备的成本和维持费用高。

（2）骨骼和钙化病变的显像欠佳。

（3）检查时病人可出现幽闭恐怖症状。

### （三）适应范围

1. 中枢神经：对鞍区和后颅窝病变的探测优于 CT 扫描，特别是对多发性硬化、脑白质营养不良、腔隙性脑梗死等疾病有较大的诊断作用。对脊髓疾病的诊断直观，优于其他任何影像技术方法。

2. 心血管：因可直接显示心脏和大血管的内腔，对研究心脏和大血管的形态学变化，可在无创伤条件下进行。

3. 骨骼：对骨骼腔、关节和肌肉系统病变的显像明显地优于 CT 扫描。

4. 其他：对纵隔、腹腔和盆腔疾病有一定的诊断价值，但对肺部和胃肠道病变的诊断作用有限。此外，MRS 可对组织的生化、代谢、血流等进行研究。

### （四）注意事项

1. MRI 设备昂贵，检查费用高，对某些器官和疾病的诊断作用有限，故应当严格地掌握其适应证。

2. 病人如果安装义肢、心脏起搏器，或体内有金属异物等不宜行此项检查；同时，MRI 也不适用于急症危重病人的检查。

3. 增强 MRI 能进一步提高诊断的敏感性和特异性，对比剂使用 Gd-DTPA，商品名有马根维显等。

## 五、介入放射学

介入放射学是在医学影像学发展基础上产生的，1976 年由 Wallace 倡导，其核心是将医学影像诊断与治疗有机地结合起来，应用非手术方式为病人解除疾苦。介入放射学分为血管性和非血管性介入治疗两大类。

### （一）血管性介入治疗

1. 血管内栓塞以控制大出血；治疗动-静脉瘘、血管畸形、动脉瘤以及内科性脾、肾切除等。

2. 血管成形术（PTA）：经皮穿刺球囊扩张和血管内支架置入技术，用以治疗动脉粥样硬化、纤维肌发育不良、大动脉炎、布-加综合征、血管栓塞、血管手术或移植术后吻合口狭窄等。

3. 血管内药物灌注，例如灌注血管收缩剂以控制食管静脉曲张、胃及十二指肠溃疡及结肠憩室炎的大出血；灌注抗癌药物治疗恶性肿瘤等。

4. 经颈静脉肝内门-体静脉分流术（TIPS）是治疗门静脉高压的新方法，在肝静脉与门静脉间建立通道，放置支撑器，以分流门静脉血流入体静脉。

5. 心脏介入性治疗，例如应用球囊导管扩张二尖瓣和肺动脉瓣狭窄，经导管内修补间隔缺损和栓塞未闭动脉导管等。

### （二）非血管性介入治疗

1. 穿刺活检：适用于胸腔、腹腔、骨骼、眼眶、甲状腺和乳腺等。

2. 抽吸引流：用于胆道和尿路阻塞、囊肿、血肿和脓肿的引流，并经引流管或造瘘口内灌注药物治疗。

3. 体内碎石：胆道和尿路结石的溶石、碎石和取石处理。

4. 椎间盘突出症经皮髓核切吸术。

5. 影像学导引下的立体定位和 γ 刀治疗。

近年来由于器械的改进和创新，新技术的发展特别是支架（stent）技术的出现，使某些疾病的介入治疗效果更加可靠，治疗的范围不断扩大。介入放射学以其微创和疗效显著而广受欢迎，已成为与内科治疗、外科手术并列的第三大临床治疗方法。

## 六、影像诊断用对比剂

1. X 线对比剂：X 线对比剂本身有较强或极低的 X 线吸收系数，进入人体后可改变所在部位与周围结构的对比。

（1）阴性对比剂：主要有空气、二氧化碳等。引入人体后显示为密度低或黑色的影像。

（2）阳性对比剂：有较强的 X 线吸收系数，进入人体后显示为高密度或白色的影像。常用的对比剂有硫酸钡和碘化合物。硫酸钡主要用于胃肠道的检查。碘对比剂主要有碘油和水溶性碘对比剂两大类，临床应用广泛。碘油对比剂用于瘘管、子宫输卵管和淋巴管的造影检查，介入治疗中，结合化疗药物用于肿瘤的栓塞。水溶性碘对比剂主要经血管注入用于全身各部位、各脏器和血管的 X 线造影和 CT 增强检查。其他有椎管造影、胆囊造影、子宫输卵管造影，以及不适于硫酸钡的情况下替代硫酸钡造影等。

2. MRI 用对比剂：MR 对比剂本身不产生信号，但可改变其周围环境的微磁场，影像周围质子的 $T_1$、$T_2$ 弛豫，产生信号的变化，按生物分布分为细胞外和细胞内两类；按磁特性分为顺磁性、超顺磁性和铁磁性三类。临床最常用者为二乙三胺五乙酸钆（gadolinium diethyl triamine-pentoacetic acid，Gd-DTPA）。它属于细胞外对比剂，在体内非特异性分布，可在血管和细胞外间隙内自由通过。常规剂量下（0.1～0.3mmol/kg）缩短 $T_1$ 弛豫时间，使信号增加。因此常用 $T_1$WI 序列做增强扫描。广泛应用于神经系统及全身各脏器的检查。

3. 对比剂的不良反应及处理：不良反应发生机制有两种：一种是与剂量无关的特异性反应（变态反应）；另一种为较多见的物理化学反应，与对比剂的渗透压、化学毒性、电荷量有关，随对比剂的浓度和剂量增加而增多，应根据不良反应的程度进行相应的处理。

**碘对比剂不良反应的程度及处理原则**

| 程度 | 主要临床表现 | 处理 |
|---|---|---|
| 一般 | 潮红、头痛、恶心、呕吐、荨麻疹等 | 一般不需要处理，可自行恢复 |
| 轻度 | 喷嚏、流泪、结膜充血、面部水肿 | 卧床休息、吸氧、观察生命体征、肌内注射或静脉注射地塞米松或异丙嗪，一般无生命危险 |

续表

| 程度 | 主要临床表现 | 处理 |
| --- | --- | --- |
| 中度 | 反复重度呕吐、眩晕、轻度喉头水肿、轻度支气管痉挛、轻度或暂时性血压下降 | 卧床休息、吸氧、密切观察生命体征，及时对症处理 |
| 重度 | 呼吸困难、意识不清、休克、惊厥、心律失常、心脏骤停 | 有生命危险，应立即采取气管切开、心肺复苏等急救措施 |

4. 不良反应的预防

（1）高危人群慎用。包括严重的肝肾功能异常、骨髓瘤患者，有过敏史的患者。

（2）尽量选用非离子型碘对比剂。

（3）预防性给予肾上腺皮质激素、抗组胺药和镇静药。

（4）准备好完善的急救药品和设备。

（5）造影过程中密切观察，一旦出现不良反应，应立即停止注射，并采取相应的措施。

# 第四节　输血技师专业培训

## 一、临床用血的申请和审批

1. 临床医师和输血医务人员应严格掌握输血适应证，做到科学、合理用血，正确应用成熟的临床输血技术和血液保护技术，尽量减少不必要的异体输血量。

2. 根据评估结果，决定备血时申请输血应由经治主治医师及以上职称医师逐项填写《临床输血申请单》《输血治疗同意书》《输血记录单》，由上级医师核准签字，连同受血者血样于预定输血日期前送交输血科。

3. 决定输血治疗前，经治主治医师及以上职称医师应向患者或其授权人说明输同种异体血的不良反应和经血传播疾病的可能性，征得患者或授权人的知情同意后，签订《输血治疗同意书》。《输血治疗同意书》入病历。无家属签字的无自主意识患者的紧急输血，应上报医院职能部门或主管领导同意、审批、备案，并在病历中做好记录。

4. 术前自身贮血由输血科负责采血和贮血，经治医师负责输血过程的医疗监护。手术室的自身输血包括急性等容性血液稀释、回收式自身输血及术中控制性低血压等医疗技术由麻醉科医师负责实施。

5. 亲友互助献血由经治医师等对患者家属进行动员，在输血科填写登记表，到血站或采血点无偿献血，由血站进行血液的初、复检，并负责调配合格血液。

6. 患者治疗性血液成分去除、血浆置换等，由经治医师申请，输血科或有关科室参加制定治疗方案并负责实施，由输血科和经治医师负责患者治疗过程的监护。

7. Rh[D]阴性和其他稀有血型患者，应采用自身输血、同型输血或配合型输血。

8. 新生儿溶血病如需实施换血疗法的，由经治医师申请，经主治医师核准，并经患儿家属或监护人签字同意，医院输血科提供合适的血液，换血由经治医师和输血科人员共同实施。

9. 严格控制 400ml 及以下的输血申请，同一患者一天申请备血量少于 800ml 的，由具有中级及以上职称医师提出申请，上级医师核准签发后方可备血。同一患者一天申请备血量在 800～1600ml 的，由具有中级及以上职称医师提出申请，经上级医师审核，科室主任核准签发后方可备血。同一患者一天申请备血量达到或超过 1600ml 的，由具有中级及以上职称医师提出申请，科室主任核准签发后，须经输血科会诊，报医务部门批准方可备血。急救输血大于 1600ml，事后 48 小时内补办审核手续（遇节假日顺延）。

10. 严格按有关的输血适应证规定，掌握好各类输血指征，合理、科学地输用各种成分血和全血。

11. 输全血和新鲜悬浮红细胞，必须按医院相关规定，经逐级审批同意后方可执行。

## 二、血液发放和输血核对

### （一）发血核对

1. 输血科配试合格后，由临床医护人员或专职人员持取血凭证和血液运输箱到输血科取血，为确保输血安全，无执业资质或患者家属不得取血。发血时，应认真检查《临床输血申请单》的填写项目，合格后方可发血，对填写项目不清、不全或未履行申报批准手续的，应当退回申请科室重新填写。

2. 双方共同核对《临床输血申请单》《临床输血记录单》、输血相容性标签上患者信息是否与申请输血的患者信息一致，一致方可发血。不一致重新审核。

3. 领血人员领血时，应认真检查血袋标签信息：血站的名称、献血者条形码、血型、血液品种、制备日期、有效日期、储存条件。血液信息：有无溶血、浑浊、脂血、乳糜血。血袋信息：血袋有无破损等进行核对。

4. 领发血液时检查血液信息，血袋标签信息、血袋信息等有疑义或其他须查证的情况，应当拒绝领用。

5. 领发临床用血，应当进行核对登记，并由领发血人员确认签名和签署领发血时间。

（二）输血核对

1. 输血前由两名医务人员核对《临床输血记录单》、输血相容性标签、血袋标签信息、血液信息、血袋信息等各项内容，准确无误方可输血。

2. 输血时，有两名医护人员带病历共同到患者床旁核对患者信息、血型等，确认与《临床输血记录单》等相符，再次核对血液后，用符合标准的输血器进行输血，并在《临床输血记录单》上确认签名。

3. 取回的血应尽快输用，不得自行储血。输血前将血袋内的成分轻轻混匀，以免剧烈震荡。只有法规明确可以加到血液中的药物或已有证据表明加到血液中是安全的、不会对血液成分造成不良影响的某种药物才可以加到血中；否则，血液内不得加入其他药物。

4. 输血前后用静脉注射生理盐水冲洗输血管道。输用不同供血者的血液时，前一袋血输进后，用静脉注射生理盐水冲洗输血管，再接下一袋血继续输注。

5. 输血过程中应先慢后快，再根据病情和年龄调整输注速度，并严密观察受血者有无输血不良反应，如出现异常情况应及时处理：①减慢或停止输血，用静脉注射生理盐水维持静脉通路；②立即通知值班医生和输血科值班人员，及时检查、治疗和抢救，并查找原因，做好记录。

## 三、临床用血前评估与用血后效果评价

评估输血的必要性需要综合分析诸多因素和临床特征。应强调综合判断而非某个实验室数值，但是血红蛋白（Hb）和血细胞比容（Hct）值最客观，可以作为患者是否需要输血的主要依据。不同个体的携氧能力及氧需求不同，贫血原因（急性失血、慢性贫血或溶血）、患者心肺功能和组织供氧情况、患者对贫血的耐受力等因素对判断是否输血也有价值。主治医师及以上职称医师应当及时对输血疗效加以评价。

1. 在决定输血之前临床医师应充分论证输血的目的是什么、如何选择适合的患者、采用适合的血液制剂、在适合的时机、以适合的计量进行输血治疗。

2. 输血评估项目及内容见下表。

| 评估项目 | 评估内容 |
| --- | --- |
| 失血 | 外出血 |
| | 内出血——非创伤性：如胃溃疡、脉管曲张、异位妊娠、产前出血、子宫破裂等 |
| | 内出血——创伤性：如胸、脾、骨盆、股骨等损伤出血等 |
| 溶血 | 疟疾、败血症、DIC 等 |

续表

| 评估项目 | 评估内容 |
| --- | --- |
| 心肺情况和组织供氧 | 脉率、血压、呼吸频率、毛细血管再充盈时间、外周脉搏、肢体温度、呼吸困难、心力衰竭、心绞痛、知觉水平、排尿量等 |
| 贫血的评估 | 临床：舌、手掌、眼、指甲等 |
| | 实验室：Hb 或 Hct |
| 患者对失血和（或）贫血的耐受力 | 年龄 |
| | 其他临床疾病如子痫前期毒血症、肾衰竭、心肺疾病、慢性肺部疾病、急性感染、糖尿病等 |
| 预期需要输血 | 是否预期作外科手术或麻醉 |
| | 出血是否继续、停止或再发生 |
| | 溶血是否正在继续发生 |

3. 输血目的：输血的目的有两个：一是提高血液的携氧能力；二是纠正凝血功能障碍。除此以外均为不合理输血。

4. 输血指征：应根据《临床输血技术规范》“手术及创伤输血指南”及“内科输血指南”的要求严格掌握输血指征。

5. 输血后的效果评价

（1）红细胞输血疗效评价：红细胞输血主要用于纠正红细胞减少而引起的缺氧现象，从而恢复携氧能力。红细胞的主要功能是由红细胞的血红蛋白（Hb）完成氧气和二氧化碳的运输，因此循环血液中 Hb 升高是红细胞输注临床效果的重要指标。输注红细胞后 24 小时内复查 Hb，并与输血前比较，在排除仍大量失血、溶血性输血反应等原因后，若 Hb 达到预期值为有效，若 Hb 未达到预期值、则判断为红细胞输注疗效不佳，应分析原因，以利于进一步采取治疗措施。

（2）血浆输血疗效评估血浆输注的疗效判断目前尚没有一定的标准，但主要有以下两个方面：

1）主要是临床观察出血的改善情况；

2）测定各凝血因子在体内含量；

3）测定凝血酶原时间（PT），部分凝血活酶时间（APTT），血栓弹力图（TEG）等。

（3）血小板输血疗效评估：

1）血小板计数上升、出血停止或明显减轻为有效；

2）血小板计数无上升，但出血症状有明显好转为有效；

3）血小板无上升、出血症状亦无好转为无效；

4）输注后血小板计数增高指数（CCI）；回收率（PPR）%增高。

（4）冷沉淀输血疗效评估：

1）临床出血症状改善，说明治疗有效；

2）最重要的检测指标是纤维蛋白原增高。

## 四、血液报废、处理和退血管理

### （一）血液报废

1. 输血科工作人员每天检查血液外观、有效期等，发血时严格掌握先进先出的原则，保证血液的有效利用。

2. 血液入库时严格检查血液质量，发现有质量问题的及时处理。

3. 血液储存的有效期距离失效期小于 4 小时，储存血液作报废处理。

4. 血液虽然在有效期内，但出现下列情况，应作报废处理；标签破损，字迹不清；血袋有破损漏血现象；血液有明显凝块；血浆有明显气泡，絮状物或粗大颗粒出现；静置状态时血浆和红细胞界面不清或出现溶血现象；红细胞层出现紫红色改变。

5. 血液发出库后原则上不能退回输血科。

### （二）血液报废处理

血液报废或报损，应填写报废和报损登记表，经科主任验收签字，报请院领导批准后交保洁公司进行无害化处理。报损的血液应同时上报财务部门备案。

### （三）退血管理

1. 根据原卫生部《临床输血技术规范》要求，血液发出后不得退回。

2. 输血科发出的血液若有质量问题，经双方确认后，输血科负责收回并退还血费。

3. 血液发到临床科室后应尽快输注，以保证血液输注的疗效。

4. 血液发出后，临床科室由于各方面原因不能及时输注时，应及时和输血科联系（30 分钟内），可将血液成分储存于输血科专用贮血冰箱，如随后输注，需要经过输血科确认质量合格后方可再次取走，严禁将血液存放于临床科室或临床科室的普通冰箱内。

## 五、常见操作注意事项

### （一）ABO 血型正、反血型鉴定

1. 试管法注意事项

（1）标准血清要求有批准生产文号，并经批准检定。购回的标准血清，本室

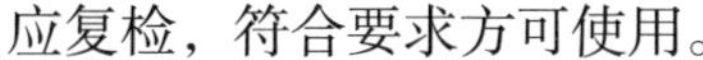

应复检，符合要求方可使用。

（2）用本法，不论正、反定型或交叉配血试验，均应先加血清再加红细胞悬液。

（3）不得混用滴管，不得将已取过样品或污染的滴管与试管内容物接触。

（4）离心的速度和时间均应严格控制。

（5）正、反定型结果符合才能发出报告，否则应检查原因。

（6）红细胞悬液不得过浓或过淡。

（7）注意冷凝集、假凝集和细菌性凝集与真凝集（包括弱凝集）的区别。观察并记录凝集强度，因其有助于对亚型、类 B 或 cisAB 的发现。

（8）报告单上应书写收样品及发报告的日期和时间，化验者签全名。

2. 微柱凝胶法注意事项

（1）操作前微柱凝胶卡和受检者标本均须离心。

（2）操作过程中须先加红细胞悬液再加血清。

（3）红细胞悬液配制应准确，不可太浓或太稀。

（4）用微量加液器，加样要准确。

（5）质控管结果应为阴性。

### （二）交叉配血试验

1. 低离子聚凝胺法注意事项

（1）聚凝胺试剂，按说明书操作。

（2）加入假凝集清涂液后，应尽快观察结果（不可超过 1 分钟），以免反应消失。

（3）聚凝胺是一种抗肝素药物，所以使用含肝素标本，要加大聚凝胺量以中和肝素。

（4）加标本时应先加血清，后加红细胞悬液。

（5）吸取病人与供血者标本不能使用同一支吸管。

（6）如多个供血者与同一病人配血，应在试管上写明病人和供血者姓名以及标本性质（血清或红细胞悬液）。

（7）报告应写明“病人×××（×型）血清与供血者×××（×型）红细胞（　　）凝集、（　　）溶血。供血者×××（×型）血清与病人×××（×型）红细胞（　　）凝集、（　　）溶血”。复检者与配血者应签全名，写明收标本和发报告的日期、时间。

（8）注意与冷凝集、假凝集等的鉴别。

2. 微柱凝胶法注意事项

（1）操作过程中须先加红细胞悬液再加血清。

（2）反应卡封口有损坏，管中干涸，或有气泡时，不可使用。

（3）一张卡可以配血 3 个，要有计划地根据需要撕开密封纸，以免浪费，并一定做好标记。

（4）细胞浓度要在 0.8%～1%，不可太浓太稀。

（5）纤维蛋白可吸附部分红细胞，导致假阳性结果，故应将标本离心。

（6）某些药物、疾病可导致假阳性结果。

（7）细菌及异常血清蛋白可影响结果。

# 第十一章

# 科研专业培训

## 第一节　科研课题管理

科研课题就是科技人员实现科研目标的计划安排，其主要体现是课题任务书。医学科研课题，就是通过针对医学领域某一具体科学技术问题或科学假设，组织相应人、财、物进行研究论证的事项，是实现医学科学研究目的的基本单元。

医学科研课题管理是医院科研管理工作的重要组成部分，是广大科技人员开展高水平科学研究的保证。获取基金课题资助并保证研究工作顺利开展是体现医院科技水平的重要标志。

科研课题管理的目的在于规范和加强科研项目日常管理，高效调动和利用科技资源，充分发挥基金课题效益，全面促进科技人才成长，从而实现医院科技事业的全面、协调和可持续发展，全面提高医院综合竞争力，包括项目申请、立项论证、组织实施、检查评估、验收鉴定、成果申报、科技推广、档案入卷等过程管理。

### 一、医学科研课题管理的基本原则

#### （一）全程管理

一般医学科研课题实施时限较长，多为3~5年，任务连续，考核目标明确，因此，从申请、立项、实施、评估、验收，乃至经费管理、成果论文专利认定和配套条件平台建设都是科研课题管理的重要内容，必须坚持全程管理的理念，实现各环节之间的无缝链接，才能充分统筹和优化资源，实现协同发展。

#### （二）精细管理

科研管理与科学研究一样，是一项严谨细致的业务工作，科研的设计、数据的采集、耗材的采购、设备的使用、人员的激励等都有明确的管理指标和程序。医院坚持精细管理，从细微处着手，及时跟进课题进展、人力投入和经费开支情况，准确掌握第一手信息，实现集约发展。

（三）目标管理

科研课题的管理有科学的考核机制，有明确的阶段考核的技术指标和时间节点。医院建立责权利明确、机制顺畅、层级清晰的目标管理体系，逐级负责，共同服务于医院科研总体计划和目标。

（四）规范管理

医学科研的服务对象是人，其科学严谨性要求毋庸置疑。因此，对医学科研的学术道德监管、数据可溯源性、原始资料真实性、医学伦理要求等必须严格遵守科研相关管理规定和监管机制。

## 二、科研课题的主要类别

（一）按课题来源

1. 国家来源科研课题：国家级科研课题主要包括五类，国家自然科学基金，国家科技重大专项，国家重点研发计划，技术创新引导专项（基金）及基地和人才专项。

（1）国家自然科学基金：加强基础研究和科学前沿探索，支持人才和团队建设，增强我国源头创新能力，主要类别包括重大项目、重大研究计划、重点项目、面上项目、青年基金、地区基金、优秀青年基金、国家杰出青年基金、创新研究群体科研基金、国际合作交流项目及一些基地和平台建设项目。

（2）国家科技重大专项：聚焦国家重大战略产品和重大产业化目标，在设定时限内进行集成式协同攻关，解决国际科技竞争中“卡脖子”问题，目前已经启动实施与医学相关的主要有“重大新药创制”和“病毒性肝炎等重大传染病防治”两个科技重大专项。

（3）国家重点研发计划：针对事关国计民生的农业、能源资源、生态环境、健康等领域中需要长期演进的重大社会公益性研究，以及事关产业核心竞争力、整体自主创新能力和国家安全的战略性、基础性、前瞻性重大科学问题、重大关键共性技术和产品、重大国际科技合作，通过设立重点专项进行全链条设计，加强跨部门、跨行业、跨区域组织研发布局和协同创新，为国民经济和社会发展主要领域提供持续性的支撑和引领。该计划为新设立的国家科技计划，国家“973”计划、“863”计划、国家科技支撑计划、国际科技合作与交流专项，发展改革委、工业和信息化部管理的产业技术研究与开发资金，有关部门管理的公益性行业科研专项等，都将纳入“国家重点研发计划”范畴。

（4）技术创新引导专项（基金）：通过风险补偿、后补助、创投引导等方式，按照市场规律引导支持企业技术创新活动，促进科技成果转移转化和资本化、产业化。

（5）基地和人才专项：加强科研条件建设，促进科技资源开发共享，打造国家科技创新高地，支持创新人才和优秀团队的科研工作。

2. 省（部）级科研课题：主要是由医院所在地或国家相关业务指导机构设立的医学类科研项目，如省（市）发改委、科技厅（局）、教育厅（局）、卫生厅（局）、中医药管理局等设立的科研课题，一般按类别分为应用性攻关计划和自然科学基金研究，根据资助强度分为重点或面上项目等。

3. 横向合作科研课题：主要指医院承担的各类企业或机构委托研究、合作研究或风险投资类研究课题，如临床药理基地承担的临床研究课题、药品或器械合作研究课题、委托测试加工课题等。

4. 医院自选课题：主要指医院或直接上级自筹经费设立的医学类科研计划课题，一般主要用于学科助推、优秀人才培养、高端学术交流、临床新技术研发应用、基础条件平台建设及其他预言性课题等。

5. 科技人员自选课题。

### （二）按研究性质

1. 基础研究课题：基础研究是以认识自然现象，探索自然规律为目的，没有明确的社会应用设想的研究活动。这类研究探索性强，研究周期长，研究的结果常是一些科学发现，对广泛的科学领域产生影响。医学基础研究是探索和认识生命活动的基本规律，探索和揭示疾病发生、发展的一般规律，为疾病的治疗与预防提供科学理论依据。

2. 应用研究课题：应用研究是针对某一具体的有实际应用价值的目标开展的研究，具有理论与实践结合的特点。通常是在基础研究的成果基础上，进一步研究各种技术中的实际问题，该类课题应紧密结合国家与医学发展需求，以解决国民经济和社会发展中的重要科技问题为目标，具有较大的应用前景和使用价值，如疾病诊断、治疗和预防方法的研究，新药物、新生物制品、新医疗技术及设备的研究等。

3. 发展研究课题：发展研究也称开发研究，是紧紧围绕市场需求，运用基础研究和应用研究的知识，推广新材料、新产品和新方法，具有推广、扩式、开发价值和潜在的经济效益。

### （三）按学科领域

1. 基础医学研究课题：主要包括机体结构、生理功能等方面研究，是临床医学发展的必由之路，可为临床诊断、治疗和预防疾病提供科学的理论依据。

2. 临床研究课题：包括致病机制、诊断方法和治疗方法研究。致病机制研究是利用基础研究的先进手段，从疾病发生机制上开展研究，为疾病的诊断与治疗指引正确简捷的道路；诊断方法研究是以早期、快速、特异、方便为目标，并逐步实现诊断技术的机械化、自动化；治疗方法研究包括药物、方案、心理治疗、营养治疗等，是以安全、可靠为宗旨。

3. 预防医学研究课题：人类社会的进步使得医学研究开始从单纯治疗型向预防治疗型转变，从单纯医疗服务向兼有社区服务发展，从单一身体康复向身心康复提高。疾病的早期发现、早期诊断、早期治疗、社会预防、社会保健等都是今后医学研究的重要内容。

4. 医学科研管理研究课题：信息技术的快速发展大大提高了科学研究领域的竞争性，在竞争如此激烈的今天，管理的效能愈发显得突出。管理部门承担着决策、指挥、组织、协调等重要任务，在科研水平基本相同的情况下，课题的申报、发展和提高很大程度上取决于有效的科学管理和组织能力。

## 三、科研课题的申请管理

### （一）科研课题申请的基本条件

1. 基础研究课题要求具有重要科学意义并瞄准国际科学发展前沿，应用研究课题要求紧密结合国家和医学发展需求，以解决国民经济和社会发展中的重要科技问题为目标，具有较好的应用前景和使用价值；发展研究课题要求紧紧围绕市场需求，具有推广、扩试、开发价值和潜在的经济效益。

2. 学术思想新颖，创新性强立论依据，充分研究目标，明确研究内容，具体研究方法与技术路线合理可行，可获得新的科学发现或取得重要进展，具备相应的研究基础和研究条件。

3. 申请人必须是课题的实际主持人，课题组成员必须是实际参加科研工作的人员，并能保持相对稳定，申请者与课题组成员应具有较高的研究水平和可靠的时间保障。

### （二）科研课题的选题原则及途径

科研选题是依据选题原则和程序来选择所要开展的课题，即提出问题，确定目标、制订方案、形成假设的过程。

1. 科研选题的管理原则

（1）需求性：科研选题必须瞄准国际前沿，结合国家目标，选择解决国家经济建设、社会发展和军事战略需求的重大问题。医学科研服务对象为人类自身，其选题必须坚持自由探索与需求导向的双向驱动模式，不能仅仅满足于个人喜好，更要承担起一个科研的社会责任，在兼顾灵活性与创新性的同时，要将科研工作与国家要求相结合。

（2）创新性：衡量一个课题水平高低的重要因素，科研选题必须突出创新。创新性的研究应是前人没有研究过的或是已有研究工作上的再创造，研究结果应该是前人所不曾获得的成就。它可以是一个学科一个领域的不断纵深发展，也可以是新的学科交叉点的产生、一个新的领域的开拓。

（3）严谨性：课题的选择应当目标明确，立论充分，方案可行、预算合理并有一定的工作基础和研究条件，研究整体设计必须严谨翔实，立题论证必须充分。

（4）发展性：科研选题必须具有长远目光，找准科研发展方向，不能因循守旧，对新技术、新领域应保持足够的敏感性和前瞻性，保持国际视野，努力增强科研未来发展高地。

（5）效能性：科研工作的最终目标是要为社会所承认和接受，效能性就是一个很好的指标。效能性是指科研投入与预期成果的比较。以尽量少的投入获取最大的社会综合效益是每一位科研人员都应努力做到的。

2. 科研选题的途径，其核心为凝练科学问题，并提出解决科学问题的创新策略，两部分相辅相成，缺一不可。

（1）凝练科学问题，是科研选题工作最为关键的一步，一般而言，科学问题的来源可以有以下方面：学科发展需要，如临床重要发现的机制、疾病治疗的转化研究等；科学前沿进展，如学科新生长点、新技术引进吸收、领域交叉等；前期研究苗头，如前期新发现、新证据和新假想；另外，基于科学积累与深入思考的突发灵感的科学选题也屡有范例，如 DNA 双螺旋、PCR 技术等。

（2）解决科学问题，凝练问题后必须提出解决思路才能构成完整的研究选题，解决科学问题的方案强调创新，手段应相对集约，一般而言，医学科研选题解决医学问题的方案可以遵循基础与临床相结合、微观与宏观相结合、结构与功能相结合、动物实验与人体研究相结合、多学科交叉结合的思路来组织。

### （三）科研课题的申请程序

医学科研课题申请模式，按自由申报和定向招标两类管理。

1. 自由申报类课题：申请人收集资料与充分调研，提出科学问题→课题组针对科学问题提出解决方案→按照申报格式完成课题申请书填报→三级把关（本学组同行把关、科室把关、本领域医院内外专家把关）→形成医院申报方案，上报计划主管部门。

2. 定向招标类课题：医院管理机构领会学习招标指南精神→内部组织申报动员，解决指南精髓→定向预征集申报意向→组织论证，整合资源提出医院申报策略→组织课题论证报告撰写→三级把关，修改完善→形成医院申报方案，上报计划主管部门。

## 四、科研课题的立项

科研立项是指依据科研计划确立研究项目的过程。

### （一）制订计划

制订计划是指科研管理部门根据国家或本级科研规划和医院发展，结合本领域（医院、专项）研究基础、发展目标和拟投入经费，在充分调研和论证的基础上，提出科研课题资助计划，其要素为预期总体目标、重点支持内容、研究经费投入需求、路线图和起止年限。

### （二）发布指南

计划明确后，由计划主管部门制定和发布课题《招标指南》，一般采取年度发布方式，也可采取不定期发布及一次性发布等方式。指南内容应根据计划的路线图和经费预算方案，有步骤的推进科研计划的落实。

### （三）课题招标

各医院或各个科研人员根据招标指南，提出科研课题选题思路和解决方案，组织申报团队，按要求撰写申请书，提出申请需求，由医院（科室）审核后逐级上报。公开招标的国家级计划课题招标时间一般不少于 1 个月，院、校、所级课题原则上不应少于 2~3 周。

### （四）课题评审

计划主管部门（国家或本级科管部门）根据招标指南和课题受理情况，组织申请课题评审。一般课题评审需经过形式审查（筛查是否符合申报条件，资料是否齐全，伦理及学术道德审查等）→同行评议（可以通过会议集中评审，通信评审或分领域会议评审等方式）→专家组复审（在同行择优推荐的基础上，组织对初审结果再次进行择优评审，可通过答辩评审或会议复审方式组织）→形成课题资助方案。

### （五）经费评审

一般由业务主管部门和财务管理部门联合成立专家组，由管理人员、财务审评专家、技术审评专家共同组成评审组，对拟立项课题的经费预算进行目标相关性、政策相符性和经济合理性综合评估，确定经费预算总额和开支范围，并作为项目结题审计的重要依据。

### （六）合同签订

根据课题评审结果，形成部门意见，报呈主管领导审批。区分自然人课题和法人课题，课题主管部门分别与课题负责人或课题责任单位签订课题任务合同书，以法律合同和公文形式明确考核目标、时间进度、经费预算和成果管理事宜。

## 五、科研课题的实施与检查

课题实施管理是指在课题确定（中标或签订合同）后，管理者和课题负责人在职责范围内对课题实施过程中各种要素进行有效的协调控制和综合平衡，以实现课题目标的一系列活动。

### （一）基本环节

1. 落实计划，组织开题。科研课题确定立项后，首先要组织同行专家和业务管理部门共同组织开题论证工作，完善技术路线、预期进度和考核目标，组织课题负责人按要求上报《计划任务书》或《合同书》；协调好科研课题实施所需人员、器材、经费与时间的落实工作；原则上坚持课题负责人制，或首席科学家领导下的课题负责人，明确责任分工。

2. 遵章守制，检查落实。根据国家及本医院规章制度，坚持定期对课题的执行情况进行检查，及时掌握课题进展情况，发现问题和解决问题。一般检查手段包括自查、随机抽查和现场检查等，其中，现场检查是课题检查中最为行之有效的方法。科研课题负责人每年要根据管理规定，认真填写年度进展报告，承担医院在做好年度报告的形式审查基础上，写出本医院年度管理工作报告。

3. 优化配置，监督整改。业务主管部门和课题负责人应共同对课题执行中出现的客观问题予以协调解决，通过行政干预、人员调配、平台建设等途径解决课题实施中的难题；对由于主观因素导致课题进展不佳，且存在难以解决难题的，或存在学术道德、伦理问题的应予以监督整改，可予以通报批评、限期整改、终止项目、更换负责人、退回经费，甚至予以停止申报资格、移送公安机关的处罚。

### （二）组织方式

1. 组织方式。医学科研课题实施与评估检查可以采取“课题组对照自查—科室（实验室）复查—医院全面核查—资助方检查”四级程序组织，以答辩汇报、资料核查和现场检查的方式组织。

2. 组织程序

（1）答辩汇报。主要内容包括项目进展情况（阶段目标研究工作进展，研究成果创新点等）；与原计划对照阶段指标完成情况，特别是项目实施过程中对原计划有无修改并说明原因；当前经费使用情况及下一阶段经费预算；项目组人员及条件落实情况；项目实施过程中存在的主要问题。

（2）资料核查。课题组必须准备的核查资料主要包括：项目申请书；项目计划书（合同书）；项目预算书及预算评审报告；项目年度进展报告（各年度）或自查报告；实验全套原始记录；项目经费开支明细单；项目已取得成果的支撑材料，包括发表文章原件、专利授权书、成果证书、专著、会议等证明材料；如有外包或协作，需提供科研协作合同书。

（3）现场检查。通过现场比对、座谈交流、专项质询、现场办公等方式，遵照可溯源性原则，对实验室仪器设备使用记录、实验结果原始图片、人员履职到位情况及数据真实性等予以检查，与答辩汇报和资料核查比对形成综合检查意见，并提出解决建议和意见。

（4）总结通报。根据综合评审结果，对科研课题的实施情况予以评判。评议专家根据检查结果填写《项目检查评议表》，科研管理人员将评议结果进行统计，并将项目分为"优秀"、"良好"、"一般"和"差"四个等级。科研管理部门形成检查通报，对完成优秀的予以表彰，对存在问题的予以通报并提出责令整改或处罚意见，报医院领导审查后公示。

## 六、科研课题的总结与验收

### （一）基本程序

根据项目任务来源及类别，不同项目结题验收程序可能略有差异。原则上，任何一个项目正式验收鉴定需要经历以下五个步骤。

1. 课题组对照自查：课题组对照计划任务书指标，对预期考核指标进行对照自查，计算完成百分率，对计划修改、超额部分或中期调整内容进行整理，对未完成任务或目标失败内容进行说明，并说明采取的补救措施；一些涉及多医院的重大重点项目还需组织课题组内部总结讨论，进行验收前系统自查。

2. 汇总结题材料：根据结题管理规范或结题通知要求，对课题实施进程、标志性成果（专利、论文、产品、成果奖励、转化推广）等材料进行收集管理。

3. 任务验收评审：根据立项部门要求，由本级或上级主管部门组织专家组，对课题完成情况进行综合评审，可采取会议评审、书面评审或现场检查的方式，确立客观指标，对课题完成情况予以客观评审。

4. 组织财务审计：拟申请结题验收的项目原则上均应组织专项财务审计，对项目开支的相关性、规范性、合理性及预算调整情况进行整理，对不合理开支予以审减调整，由具备相应资格的会计师事务所出具审计报告。

5. 提交验收材料：根据立项要求，提交全套结题材料，含自查报告、验收申请报告、任务验收材料、财务验收材料、专家组意见等，呈报立项部门进行验收审核。

（二）主要内容

1. 任务验收

（1）研究工作总结：包括课题的预期目标、研究内容、研究方法、主要研究结果（为主要的科学发现和创新之处）、研究成果的科学意义与应用前景、国际合作与交流情况、是否转入其他重大科技计划、存在的问题与拟解决的办法、下一步的科研设想等。

（2）数据统计：主要包括完成论著、学术交流、研究成果、成果奖励与人才培养等方面的具体数据统计。

（3）研究成果：含科技奖励、论文发表、专利申请、成果转化、学术专著、推广应用及学术影响等，同时提交相应证明材料复印件和目录。

（4）专家意见：专家鉴定和评审意见，对取得成果的客观评价；已完成鉴定的成果登记表及推广应用意见等。

2. 财务验收

（1）经费使用报告：包括课题预算书及预算编制说明、经费收入及支出明细、开支决算核算表、预算调整报告及说明等。

（2）开支明细表：包括经费到位情况、经费分类开支明细及统计表、经费开支财务凭证复印件、大宗外包任务合同书等。

（3）财务审计报告：在准备相关材料的基础上，组织国家认可的会计师事务所或审计部门对经费开支情况进行审计，出具审计报告并提交立项部门。

3. 资料归档。课题资料归档是科研管理工作的重要环节，是科研课题结题和科研行为的客观证据。科研课题完成结题验收后应提交全套科研资料归档，在后续过程中如有欠缺和误差，应及时补充和修正，以确保其科学性、完整性、正确性。

（1）科研课题档案：完整的科研课题档案应包括任务和财务档案，主要内容有：课题申请书、任务批准书、合同（计划）书、开题报告、中期（年度）进展报告、计划调整报告、结题验收报告；标志性成果证明材料、专家结题验收或鉴定意见；财务验收资料、财务审计报告；课题实施原始记录资料等。

（2）科技报告制度：2014 年以来，为推动科技成果的完整保存、持续积累、开发共享和转化应用，国家制定和颁布了《关于加快建立国家科技报告制度的指导意见》，对科研课题的全程管理和归档提出了明确要求，对课题验收后续的研究成果也明确了上报要求，对于数据公开共享、预防学术腐败和重复投资具有重要作用，这也是下一步国家和医院科研档案管理的总体趋势。

## 第二节　科研经费管理

科研经费管理是医学科研管理的重要组成部分，是保证科研项目实施与预期目标的重要环节。国家和地方相继出台多项科研经费管理规定和监督审计办法，对科研课题的经费开支合理性、相关性和规范性提出了明确要求。

### 一、权责约定

竞争性医学科研项目大多实行项目负责人制管理，课题责任单位和课题负责人是科研经费实行责任主体。医院各业务和行政管理部门在科研经费管理中均肩负相应责任。

1. 科研管理部门主要负责科研项目管理和合同管理，做好项目经费预算的审查、到款经费分配、经费支出审批、结余经费管理等工作。

2. 财务主管部门主要负责科研经费的财务管理和会计核算，对开支合理性进行审核把关；审查项目决算，监督、指导项目负责人按规定使用科研经费；协助科技人员编制科研预算与决算。

3. 课题责任人主要负责提出经费需求，在科研管理部门和财务管理部门的协助下，牵头按规定编制科研课题经费的预算和决算；严格遵照财务管理规定提出经费使用申请需求，按规定办理财务报销经费。

4. 纪检审计部门负责监督、审计本级科研经费管理和使用，并协助接受上级监督审计部门检查审核。

### 二、预算管理

课题负责人应按照各类经费管理规定，本着实事求是、精打细算的原则，与科研、财务管理部门配合，按照成本补偿或定额补助两种资助方式分别编制预算，经科研部审核后报项目主管部门。横向科研经费预算依据科研合作合同规定执行。

1. 收入预算管理只用于相应课题的各种不同渠道的经费，具体包括从上级主管部门获得的纵向科研经费、从合作医院或其他渠道获得的科研配套经费、本级预算科研经费等。各类预算经费必须保证能够按时到位，不得虚报。

2. 支出预算管理一般包括直接费用和间接费用两类。

（1）直接费用：指在课题研究开发过程中发生的与之直接相关的费用，主要包括设备费、材料费、测试化验加工费、燃料动力费、差旅费、会议费、出版物/文献/信息传播/知识产权事务费、国际合作交流费、劳务费、专家咨询费和其他支出等。

（2）间接费用：承担课题任务的医院在组织实施课题过程中发生的无法在直

接费用中列支的相关费用。主要包括承担课题任务的医院为课题研究提供的现有仪器设备及房屋，水、电、气、暖消耗，有关管理费用的补助支出，以及绩效支出等。其中，绩效支出是指承担课题医院（科室）为提高科研工作绩效安排的相关支出。

3. 科研经费预算编制原则

（1）目标相关性原则：课题预算应以课题任务目标为依据，预算总量、强度和结构等符合课题任务规律和特点，各任务之间经费分配合理，符合任务的性质和工作量的特点，有利于课题内部资源共享和任务协同，有利于总体目标完成。

（2）政策相符性原则：课题预算应符合国家和地方财务政策和相应计划经费管理制度的相关规定，课题任务符合计划定性和计划专项经费支持方向，课题各项支出符合有关财经政策。

（3）经济合理性原则：参照国内外同类研究开发活动的状况及我国国情，项目预算应与我同类科研活动的支出水平相匹配，在考虑创新风险和不影响项目任务的前提下，提高资金的使用效率。

### 三、决 算 管 理

各类科研项目结题后，项目负责人必须在规定时间内清理账目，根据批准的资助经费预算，如实编报资助项目经费决算，由科研管理部门、财务部门、审计部门审核签署意见后上报项目主管部门并存档备查。如项目立项部门管理规定要求提交正式审计报告，还需申请具备资格的注册会计师事务所完成结题财务审计工作。

课题完成后结余经费，如确需保证课题后续支出或应付未付支出的，经注册会计师事务所和课题立项部门认可，可继续保留使用，但需提交后续支出报告；对审计报告认可为结余经费的，根据相应管理规定按原渠道退回立项部门或保留在医院用于后续科研支出。

## 第三节　科研课题的学术监管

科研课题的学术监管关注要包括三个方面内容：学术道德监管、科研伦理监管和科研经费监管，主要依托医院科学技术委员会和行政管理部门共同实施。具体违规行为的处罚措施根据国家、地方和医院相关管理办法执行。

### 一、学术道德监管

1. 学术道德监管目的：维护学术道德，严明学术纪律，规范学术行为，崇尚诚实劳动，营造优良学风，鼓励科研创新，促进学术进步，一般由科学技术委员会的学术道德委员会提供决策咨询和调查审定。

2. 常见学术不端行为

（1）抄袭和剽窃的行为：在学术活动过程中抄袭他人的观点、论据和论述，剽窃他人的数据、公式、图表资料或实验数据、调查结果，隐瞒他人学术观点、结论（包括未发表的演讲、通讯、工作论文）等行为。

（2）伪造与篡改的行为：在自己的研究结果中，捏造、伪造、篡改实验数据、结论、注释或引用资料等行为。

（3）伪造学术经历和成果的行为：在填写有关个人学术简历和情况时，不如实报告学术经历、学术成果，捏造虚假的学术经历、夸大学术成果、学术影响等行为；或伪造专家鉴定、证书及其他学术能力证明材料等行为。

（4）虚假署名的行为：未参加实际研究或论著撰写，而在别人发表的作品中署名；未经同意而署他人姓名等行为。

（5）代写论文的行为：请他人代写文章或代他人撰写文章的行为。

（6）滥用学术信誉的行为：利用专家身份，为谋得私利，在产品鉴定、项目评估等活动中弄虚作假等行为；利用专家身份，在媒体或其他公开场合为企业或产品做虚假、夸大等不实宣传的行为。

（7）其他违背学术界公认的学术道德规范的行为。

## 二、科研伦理监管

为了促进医学科学的健康发展和医学技术的正确运用，保障医学科研受试者和卫生科技人员的合法权益，依据国际、国内相关的伦理准则，按照我国法律法规要求，各医院均应设立医学科研伦理委员会，在医院科学技术委员会的指导下独立开展工作。医学研究申请项目经医学伦理委员会审查批准后，在实施过程中进行修改的，应当报医学伦理委员会审查批准。在实施过程中发生严重不良反应或不良事件的，应当及时向医学伦理委员会报告。申请项目未获得医学伦理委员会审查批准的，不得开展项目研究工作。

## 三、科研经费监管

医院科研经费的管理和使用同时接受国家和地方纪检、财政审计及项目主管部门的检查与监督。项目负责人必须保证按项目主管部门和医院的有关规定认真履行职责，按规定使用经费，并对科研经费使用的真实性、有效性负经济与法律责任。

主要监管内容包括：经费管理制度是否健全；审批程序是否完备；有无违规挤占、挪用科研经费；有无贪污、侵占、虚报冒领、隐匿转移科研经费问题；有无用科研经费请客送礼、滥发财物、挥霍浪费问题；有无违反规定将科研任务外包问题；有无违规进行成果转让，私分科研成果转让收入问题等。

# 第四节　科研成果管理

## 一、科研成果的定义

科研成果是指在科学研究活动中的具有一定学术意义或实用价值的创造性结果。医学科研成果，简而言之，是指医药卫生领域中的创造性或创新性科学技术劳动结果。展开讲，是指在认识人类生命现象、生存环境、疾病发生发展过程，或在探索防病治病、增进健康、优生优育新途径过程中，所取得的有价值、符合规律的创造性劳动结果。

## 二、科研成果的管理内容

### （一）科研成果保护

执行医院下达的科研任务或主要利用医院的物质条件所完成的科研成果，属要保护的成果。成果使用权、转让权归医院所有。同时贯彻执行国家科学技术保密规定，保护国家科技财富。保密教育是科研管理不容忽视的问题，在选题立题、发表文章、召开鉴定会、参加展出、接待参观、人员流动、签订合作协议等诸多环节中，把好保密关。

医药卫生领域的专利保护范围包括：医疗器具的发明、化学物质发明、药品发明、卫生用品发明、生物材料及生物制品发明、饮食品发明、农药发明、外观设计等几大类。

### （二）科研成果报奖

医院组织对科研成果评价鉴定，对成果的科学价值、经济价值、社会价值、应用可能性等进行审查评议，作出恰当的评价或鉴定意见，并积极鼓励申报国家、地方的各项科技奖评审。对获奖的优秀成果进行配套奖励。我国现行的科技奖励制度是由国家级科技奖励和省（部）级科技奖励为主、社会力量设立奖励为辅的“三位一体”框架。

1. 国家级科学技术奖

（1）国家最高科学技术奖：授予对象为下列两类科技工作者：一是在当代科学技术前沿取得重大突破或在科学技术发展中有卓越建树的科技工作者。主要是指候选人在基础研究、应用基础研究方面取得系列或特别重大发现，丰富和拓展了学科的理论，引进该学科或相关学科领域的突破性发展，为国内外同行所公认，对科学技术发展和社会进步做出了特别重大的贡献。二是在科学技术创新、科学技术成果转化和高技术产业化中，创造巨大经济效益或社会效益的科技工作者。主要是指候选人在科学技术活动中，特别是在高新技术领域取得系列或特别重大技术发明，并以市场为导向，积极推动科技成果转化，实现产业化，促进了产业结构变革，创造了巨大经济效益或社会效益，对促进经济、社会发展和保障国家安全做出了特别重大的贡献。全国医药卫生领域如肝胆外科学家吴孟超院士（2005年）、神经外科学家王忠诚院士（2008年）、内科血液学家王振义院士（2010年）曾获得国家最高科学技术奖。

（2）国家自然科学奖：授予对象为在基础研究和应用基础研究中阐明自然现象、特征和规律，做出重大科学发现的公民。这里所称的重大科学发现，应具备下列3个条件：一是前人未发现或未阐明，即该项目自然科学发现为国内外首次提出，或者其科学理论在国内外首次阐明，且主要论著为国内外首次发表；二是具有重大科学价值，即该发现在科学理论、学说上有创见，或在研究方法、手段上有创新，对于推动学科发展有重大意义，或者对于经济建设、社会发展具有重要影响；三是得到国内外自然科学界公认。

（3）国家技术发明奖：授予对象为运用科学技术知识做出产品、工艺、材料及其系统等重大技术发明的公民。

（4）国家科学技术进步奖：授予对象为在应用推广先进科学技术成果，完成重大科学技术工程、计划、项目等方面，做出突出贡献的公民、组织。分为以下四种类型：一是技术开发项目；二是社会公益项目；三是国家安全项目；四是重大工程项目。

（5）国际科技合作奖：仅授予对我国科技事业做出重要贡献的外国人或外国组织。

2. 省、部级科学技术奖：指各省、自治区、直辖市人民政府设立的省级科学技术奖和国务院各部委名义颁发的社科或科技优秀成果奖等。如教育部人文社会科学研究优秀成果奖、全国哲学社会科学规划办的社科优秀成果奖、国家教育科学优秀成果奖、部级自然科学奖、部级技术发明奖、部级科学技术进步奖。

3. 社会力量设立的科学技术奖（社会力量设奖）：社会力量设奖是指国（境）内外企业事业组织、社会团体及其它社会组织和个人利用非国家财政性经费或自筹资金，面向社会设立的经常性科学技术奖，用来奖励在科学研究、技术创新与开发、实现高新技术产业化和科技成果推广应用等方面取得优秀成果或做出突出贡献的个人和组织。社会力量设奖是我国科技奖励工作的组成部分，由国家科技部归口统一管理，并建立登记审批制度。如何梁何利基金科学与技术奖、中华医学科技奖、中华预防医学会科学技术奖、中华中医药学会科学技术奖、中国药学发展奖、恩德思医学科学技术奖、宋庆龄儿科医学奖等。

### （三）科研成果推广

医院鼓励并组织科研成果的交流，促进推广应用，使应用性的科技成果尽快地发挥作用。科研成果推广应多层次、多渠道、全方位。临床医学成果的推广方式常以举办推广学习班、技术帮带或接受专项进修为主，其次是专题讲座、发表文章和申报奖励。

（四）科研成果的建档

医院和科室要建立科研成果档案。对科研成果材料进行收集、整理、鉴定、保管、统计、利用等工作。档案保管处要有防火、保持适宜的温湿度、蔽光、防尘、防有害生物、防盗等措施。专人保管、定期检查，并尽可能实现数字化处理和长期保存。

# 第十二章

# 院感培训内容

## 第一节　医院感染相关概念

### 一、医院感染定义

医院感染是指住院病人在医院内获得的感染，包括在住院期间发生的感染和在医院内获得出院后发病的感染；但不包括入院前已开始或入院时已存在的感染。员工在医院内获得的感染也属医院感染。

1. 下列情况均属于医院感染

（1）在原有感染基础上出现其他部位新的感染（除外脓毒血症迁徙灶），或在原感染已知病原体基础上又分离出新的病原体（排除污染和原来的混合感染）的感染。

（2）新生儿在分娩过程中和产后获得的感染。

（3）由于诊疗措施激活的潜在性感染，如疱疹病毒、结核杆菌等的感染。

（4）医务人员在医院工作期间获得的感染。

2. 下列情况不属于医院感染

（1）皮肤黏膜开放性伤口只有细菌定植而无炎症表现。

（2）由于创伤或非生物性因子刺激而产生的炎症表现。

（3）新生儿经胎盘获得（出生后 48 小时内发病）的感染，如单纯疱疹、弓形体病、水痘等。

（4）患者原有的慢性感染在医院内急性发作。

### 二、医院感染分类

1. 医院感染按病原体来源分：外源性感染、内源性感染。

2. 医院感染按感染部位分：呼吸系统感染、心血管系统感染、血液系统感染、消化系统和腹部感染、中枢神经系统感染、泌尿系统感染、手术部位感染、皮肤和软组织感染、骨、关节感染、生殖道感染、口腔感染及其他部位感染。

# 第二节　医疗废物管理制度

## 一、医疗废物的分类及处理流程

1. 感染性废物

（1）输、注器材、窥器等：装黄色污物袋→院医疗废物处置站回收→焚烧或外送专业公司。

（2）血液、体液、排泄物污染物品：装黄色污物袋→院医疗废物处置站回收→焚烧或外送专业公司。

（3）病原体培养基、标本等：其属于高危险废物，应首先在产生地点进行压力蒸汽灭菌或化学消毒处理，然后按感染性废物收集。

（4）隔离传染病病人的生活垃圾：视为感染性废物，黄色污物袋双层包装→院医疗废物处置站回收→焚烧或外送专业公司。

2. 损伤性废物：针头、手术刀、玻璃安瓿等。置专用锐器容器→院医疗废物处置站回收→焚烧或外送专业公司。

3. 病理性废物：手术切除组织、器官、病检组织等。太平间冷藏柜保存→殡仪馆焚烧处置。

4. 药物性废物：废弃的麻醉、放射性、毒性等药品按药监局规定。药剂科统一收集→按药监局规定处理。

5. 化学性废物：废弃化学消毒剂→排入污水处理系统。废弃含汞器具（血压计、体温计等）→医疗器械维修组收集→交专门机构处置。

## 二、医疗废物安全处置制度

1. 感染控制科定期对全体工作人员进行医疗废物相关法律和专业技术、安全防护以及紧急处理等知识的培训。

2. 医疗废物的收集、交接、运送过程中要严格执行《医疗废物管理条例》、《医疗机构医疗废物管理办法》的规定。

3. 科室应当根据《医疗废物分类目录》，对医疗废物实施分类管理，并按照要求分类、收集医疗废物。

4. 包装物或者容器的外表面被感染性废物污染时，应当对被污染处进行消毒处理或者增加一层包装。

5. 各相关人员要严格按照处理流程做好医疗废物分类、收集、处理工作。

6. 做好医疗废物交接登记工作。登记内容包括医疗废物的来源、种类、重量或者数量、交接时间、去向，经办人双方应签名。交接单一式二份，科室和医疗废物处置中心各保存一份，保存时间3年以上。

7. 从事医疗废弃物收集处理、转运的人员要严格执行防护措施，防护用品有破损或污染时应当及时予以更换。

8. 当发生医疗废物流失、泄漏、扩散和意外事故时，应当按照医疗废弃物流失、泄漏、扩散和意外事故的预防控制措施要求及时采取紧急处理措施。

### 三、医疗废物分类收集、运送、贮存要求

1. 医疗废物必须分类收集、分别处理，黄色袋装医用废物，严禁医疗废物与生活垃圾混装。

2. 根据医疗废物的类别，将医疗废物分别置于符合医疗废物专用包装、容器的标准和警示标识的规定的包装物或者容器内，盛装医疗废物达到包装物或者容器的3/4时，应使用有效的封口方式，使封口封实、严密。

3. 盛装医疗废物的工具应确保包装物无破损、渗漏，易于装卸和清洁。

4. 感染性废物、病理性废物、损伤性废物、药物性及化学性废物不能混合收集。少量的药物性废物可以混入感染性废物，但应当在标签上注明。

5. 废弃的麻醉、精神、放射性、毒性等药品及其相关的废物的管理，依照有关法律、行政法规和国家有关规定、标准执行。

6. 化学性废物中批量的废化学试剂、废消毒剂应当交由专门机构处置。

7. 批量的含有汞的体温计、血压计等医疗器具报废时，应当交由专门机构处置。

8. 医疗废物中病原体的培养基、标本和菌种、毒种保存液等高危险废物，应当首先在产生地点进行压力蒸汽灭菌或者化学消毒处理，然后按感染性废物收集处理。

9. 隔离的传染病病人或者疑似传染病病人产生的具有传染性的排泄物，应当按照国家规定严格消毒，达到国家规定的排放标准后方可排入污水处理系统。

10. 隔离的传染病病人或者疑似传染病病人产生的医疗废物应当使用双层包装物，并及时密封。

## 第三节　治疗室、处置室消毒隔离制度

1. 有菌区与无菌区分区明确，标志清楚；工作人员衣帽整洁，操作前用肥皂流水洗手或用消毒剂清洁手，戴口罩、帽子。

2. 严格执行无菌技术操作，注射必须做到一人一针一管。病人用过的一次性注射器，针头与针管分离后，针头投入利器盒内，针管按感染性废物处置。

3. 传染病及其他特殊感染病人使用后的物品，应浸泡在500～1000mg/L含氯消毒液中30分钟后，双层黄色袋按感染性废物处理。

4. 开启的无菌包、无菌溶液须注明时间，超过2h不得使用；各种溶媒最好采用小包装，启封抽吸后超过24h不得使用。

5. 碘酒、乙醇应密封、避光保存，每周更换2次，容器每周灭菌2次。治疗用的无菌镊置于干燥罐内，每4小时更换一次，每次用后高压蒸气灭菌消毒。

6. 灭菌后的无菌敷料包开启后24小时内使用。储槽不得用做裸放灭菌物品容器，应采用小包装无菌敷料。

7. 治疗车上物品应排放有序，上层为清洁区，下层为污染区；进入病室的治疗车、换药车应配有快速手消毒剂，手消毒剂开封使用期为1个月。

8. 治疗、处置按一般病人、感染病人的顺序进行；换药操作应按清洁伤口、感染伤口、隔离伤口依次进行；特殊感染伤口应就地（诊室或病房）严格隔离，不得进入换药室，处置后进行对场所严格终末消毒。

9. 每日进行清洁、消毒，地面湿式清扫。开窗通风，桌、椅、门、窗、操作台面每日清洁，每日紫外线照射两次，每次60分钟。

# 第四节　无菌操作基本常识及手卫生制度

## 一、无菌操作基本常识

### （一）基本原则

1. 环境要清洁。进行无菌技术操作前半小时，须停止清扫地面等工作，避免不必要的人群流动，减少人员走动，以降低室内空气中的尘埃。防止尘埃飞扬。换药室、治疗室每日用紫外线照射消毒一次。

2. 工作人员进行无菌操作时，衣帽穿戴要整洁。帽子要把全部头发遮盖，口罩须遮住口鼻，并修剪指甲，洗手。

3. 物品管理。无菌物品与非无菌物品应分别放置，无菌物品不可暴露在空气中，必须存放于无菌包或无菌容器内，从无菌容器中取出的物品，虽未使用，也不可放回无菌容器内。

4. 无菌物品必须存放于无菌包或无菌容器内，无菌包应注明无菌名称，消毒灭菌日期，有效期一周为宜，并按日期先后顺序排放，以便取用，放在固定的地方。无菌包在未被污染的情况下，可保存7～14天，过期应重新灭菌。无菌物品一经使用或过期、潮湿应重新进行灭菌处理。

5. 取无菌物操作者身距无菌区20cm，取无菌物品时须用无菌持物钳（镊），不可触及无菌物品或跨越无菌区域，手臂应保持在腰部以上。无菌物品取出后，不可过久暴露，若未使用，也不可放回无菌包或无菌容器内。疑有污染，不得使用。未经消毒的物品不可触及无菌物或跨越无菌区。

6. 进行无菌操作时如器械、用物疑有污染或已被污染，即不可使用。

7. 一物一人一用，一套无菌物品只能供一个病员使用，以免发生交叉感染。

### （二）准备质量标准

1. 工作人员着装整洁，洗手、戴口罩、修剪指甲。

2. 备齐用物。

3. 治疗盘、无菌持物钳或镊，浸泡于消毒溶液内，无菌溶液、无菌包布、无菌容器及物品、无菌手套、弯盘、75%酒精、无菌棉签。

4. 查对无菌物品、灭菌日期及手套号。

5. 用物排放有序，符合无菌操作要求。

### （三）操作流程质量标准

1. 选择清洁、干燥、宽阔的场所进行操作。

2. 解开无菌包系带卷放在包布下边。

3. 用拇指和食指先揭左右两角，最后揭开内角，注意手不可触及包布的内面。用无菌钳（镊）取出一块无菌巾放于治疗盘内，剩余部分按原折痕包起扎好，并注明开包时间。

4. 铺无菌盘：单巾铺盘：双手拇、食指捏住治疗巾两上角外面，轻轻抖开，双折铺于治疗盘上，内面为无菌区，盖的半幅成扇形折到对面无菌盘上，开口边向外，放入无菌物品后，边缘对齐盖好。将开口处向上翻折两次，两侧边缘向下翻一次，以保持无菌。双巾铺盘：双手捏住无菌巾的左右两上角的外面，轻轻抖开，由远向近铺于治疗盘上，无菌面向上，放入无菌物品。依上法夹取另一块无菌巾，由近侧向对侧覆盖于治疗盘内上，边缘多余部分反折，不应暴露无菌区。

5. 打开无菌容器盖，必须把盖的无菌面（内面）向上，放在稳妥处，夹取所需物品放入无菌盘内后立即盖严。

6. 倒无菌溶液，仔细检查核对溶液后，面对瓶签两拇指将橡皮塞向上翻转，再用一拇、食指将橡皮塞拉出，用食、中指套住橡皮塞，另一手（或同一只手）握住瓶签倒出少许溶液冲净瓶口，再由原处倒出所需溶液于无菌容器中，套上瓶塞并消毒翻转部分与瓶颈（从非污染处到污染处）后立即盖好，并注明开瓶时间。

7. 打开无菌盘上层无菌巾一部分，核对无菌手套袋上所注明的手套号码、灭菌日期和消毒指示胶带，然后将手套袋摊开，取出滑石粉包，将粉擦于手掌、手背和指间，以一手掀起手套内袋开口处，另一手捏住手套翻折部分（手套内面）取出手套，使手套的两拇指相对，一手伸入手套内戴好，再以戴好手套的手伸入另一手套的反折部分，依法戴好另一手套，将反折部分翻转套在工作服衣袖外面，揭开无菌盘进行无菌操作。

8. 持无菌容器时应托住底部，不可触及容器内面及边缘。

9. 开包递送无菌物品时，一手托起无菌包，另一手打开无菌包一角，将带子卷起夹在托包的手指缝内，另一手依次打开其他三角并抓住递送或稳妥地将包内物品放入无菌容器中（无菌区域内）。

10. 操作完毕，从手套口翻转向下脱去手套，整理用物。

### （四）终末质量标准

1. 操作有序，方法正确，无菌概念清楚，无菌观念强。
2. 能口述无菌操作的原则与注意事项。

### （五）注意事项

1. 开包后的无菌包和开封后的无菌溶液有效期均为 24 小时，无菌盘有效期限不超过 4 小时。

2. 无菌持物钳取时不可触及容器口边缘及溶液以上的容器内壁。使用时应保持钳端向下，不可倒转向上，用后立即放入容器中。如到远处夹取物品时，无菌持物钳应连同容器一并搬移，就地取出使用。无菌持物钳只能用于夹取无菌物品，不能用于换药和消毒皮肤。无菌持物钳及其浸泡消毒容器，应每周清洁消毒二次，并更换消毒溶液及纱布。门诊换药室或使用较多的部门，应每日清洁消毒一次。

3. 使用无菌瓶内的溶液时，不可将无菌敷料堵塞瓶口倾倒无菌溶液，或直接伸入溶液瓶内蘸取，以免污染剩余的溶液。

4. 无菌包内物品不慎污染或无菌包浸湿，外界微生物可渗入包内，造成污染，需重新消毒。

5. 戴手套时应注意未戴手套的手不可触及手套外面，而戴手套的手则不可触及未戴手套的手或另一手套的里面。戴手套后如发现破裂，应立即更换。脱手套时，须将手套口翻转脱下，不可用力强拉手套边缘或手指部分，以免损坏。

## 二、手卫生制度

1. 医务人员禁留长指甲，上班时禁止佩戴假指甲、戒指，摘除手套后应当清洁双手后，再进行其他操作。

2. 临床科室治疗室、换药室、注射室、门诊各诊室要有流动水洗手设施，开关采用感应式。不便于洗手时，应配备快速手消毒剂。肥皂应保持清洁、干燥，建议采用液体皂。可选用纸巾、擦手毛巾等擦干双手。擦手毛巾应保持清洁、干燥，一用一消毒。

3. 洗手指征

（1）直接接触病人前后，接触不同病人之间，从同一病人身体的污染部位移动到清洁部位时，接触特殊易感病人前后。

（2）接触病人黏膜、破损皮肤或伤口前后，接触病人的血液、体液、分泌物、排泄物、伤口敷料之后。

（3）穿脱隔离衣前后，摘手套后；进行无菌操作前后，处理清洁、无菌物品之前，处理污染物品之后。

（4）医务人员的手有可见的污染物或者被病人的血液、体液污染后。

4. 洗手时用清洁剂认真揉搓掌心、指缝、手背、手指关节、指腹、指尖、拇指、腕部，时间不少于10～15秒钟，流动水洗净。

5. 手消毒指征

（1）检查、治疗、护理免疫功能低下的病人之前。

（2）出入隔离病房、重症监护病房、烧伤病房、新生儿重症病房和传染病病房等医院感染重点部门前后。

（3）接触具有传染性的血液、体液和分泌物以及被传染性致病微生物污染的物品后。

（4）双手直接为传染病病人进行检查、治疗、护理或处理传染病人污物之后；需双手保持较长时间抗菌活性时。

6. 外科刷手应用刷子蘸洗涤剂将指甲内污物刷净，并洗净双手臂，擦干，再用手消毒剂刷手或泡手。刷手或泡手时间必须符合要求。具体方法见《医院消毒技术规范》。

7. 外科洗手后使用无菌巾擦手，盛装无菌巾的容器应当干燥、灭菌。

8. 用于刷手的海绵、毛刷及指甲刀等用具应当一用一灭菌或者一次性使用，洗手池应当每日清洁。

9. 医务人员手无可见污染物时，可以使用速干手消毒剂消毒双手代替洗手。

10. 外科手消毒剂应当符合国家有关规定，手消毒剂的出液器应当采用非接触式。

11. 手卫生和消毒效果监测每月 1 次。当怀疑医院感染暴发与医务人员手有关时，应及时进行监测，监测的结果应符合国家有关规定。

## 第五节　医院感染报告制度及流程

### 一、医院感染病例的报告和登记制度

1. 各科室指定专职感染监控人员负责监督和向医院感染控制科上报院内感染病例。

2. 各病区发现感染病例后，向医院感染控制科报告，并填写医院感染病例登记表。

3. 专职感染监控人员每天巡视病房，发现新的感染病例进行登记。

4. 每周进行临床微生物室送检标本监测，阳性结果进行登记。

5. 监测资料通过整理分析后，发现问题，总结经验，书面报告，报送主管领导，并向需要和应该了解情况的有关领导或单位发送。

6. 监测资料每季度汇总一次，特殊情况，如医院感染的暴发流行，则应随时向有关领导和部门报告。

## 二、医院感染病例监控制度

医院必须对病人开展医院感染监测，以掌握本院医院感染多发病、多发部位、多发科室、高危因素、病原体特点及耐药性等，为医院感染控制提供科学依据。应采取前瞻性监测方法进行全面综合监测。

1. 医院感染控制科每季度对监测资料进行汇总、分析，并向医务处书面汇报，向全院医务人员反馈，监测资料应妥善保存。特殊情况及时汇报和反馈。

2. 医院应每年对监测资料进行评估，开展医院感染的漏报调查，调查样本量应不少于年监测病人数的10%，漏报率应低于20%。

3. 医院实际开展病床低于500张，医院感染发病率应低于8%，一类切口手术部位感染率应低于0.5%。

## 三、医院感染散发的报告与控制

1. 医院出现感染散发病例时，经治医师应及时向本科室主任报告，并于24小时内填表报告医院感染控制科。

2. 科室主任、护士长应在医院感染控制科的指导下，及时组织经治医师、护士查找感染原因，采取有效控制措施。

3. 确诊为传染病的医院感染，按《传染病防治法》的有关规定报告和控制。

## 四、医院感染暴发报告流程

1. 出现医院感染流行趋势时，医院感染控制科应于24小时内报告主管院长和医务处主任，并通报相关部门。

2. 经调查证实出现医院感染流行时，医院感染控制科应于24小时内报告上级卫生部门及当地卫生行政部门。

3. 确诊为传染病的医院感染，按《传染病防治法》的有关规定报告和控制。

4. 出现医院感染流行或暴发趋势时，应采取下列控制措施：

（1）临床科室必须查找原因，协助调查和执行控制措施。

（2）医院感染控制科必须及时进行流行病学调查处理，基本步骤为：

1）证实流行或暴发：对怀疑患有同类感染的病例进行确诊，计算其罹患率，若罹患率显著高于该科室或病房历年医院感染一般发病率水平，则证实有流行或暴发。

2）查找感染源：对感染病人、可疑传染源、环境、物品、医务人员及陪护人员等进行病原学检查。

3）查找引起感染的因素：对感染病人及周围人群进行详细流行病学调查。

4）制定和组织落实有效的控制措施：包括对病人作适当治疗，进行正确的消毒处理，必要时隔离病人甚至暂停接收新病人。

5）分析调查资料，对病例的科室分布、人群分布和时间分布进行描述；分析流行或暴发的原因，推测可能的感染源、感染途径或感染因素，结合实验室检查报告和采取控制措施的效果综合做出判断。

6）写出调查报告，总结经验，制定防范措施。

（3）主管院长接到报告，应及时组织相关部门协助医院感染控制科开展流行病学调查与控制工作。

## 五、多重耐药菌医院感染管理制度及报告流程

1. 多重耐药菌的医院感染管理。医院多重耐药菌医院感染管理工作在医院管理委员会领导下开展工作，由感染控制科负责具体实施，各临床科室按照《医院感染管理办法》的规定，强化医院感染管理责任制。针对多重耐药菌医院感染监测、控制的各个环节，制定并落实多重耐药菌的各种控制措施和有关技术操作规范，医疗、护理、临床检验、感染管理等综合配合，采取有效措施，预防和控制多重耐药菌在医院和科室内的传播。

2. 对多重耐药菌的监测。加强对耐甲氧西林金黄色葡萄球菌（MRSA）、耐万古霉素肠球菌（VRE）、产超广谱β-内酰胺酶（ESBLs）的细菌和多重耐药的鲍曼不动杆菌等实施目标性监测。各临床科室及时发现、早期诊断多重耐药菌感染患者和定植患者，加强微生物实验室对多重耐药菌的检测及其对抗菌药物敏感性、耐药模式的监测，根据监测结果指导临床对多重耐药菌医院感染的控制工作。

3. 报告及流行病学调查。为全面掌握导致耐药菌株感染的发病原因及流行特点，预防医院感染事件的发生，临床上发现耐药菌株后应及时报告感染控制科，感染控制科根据情况进行督导，如有暴发倾向则开展流行病学调查。具体步骤如下：①微生物室发现重点监测管理的耐药菌株，应立即报告感染控制科，同时在报告单上标注“多重耐药菌”提示；②感染控制科接到报告后，对科室进行消毒隔离及防护措施指导；③分管医生应立即向科主任及护士长报告，并通知全体医护人员及保洁人员，按要求做好消毒隔离及防护工作。

4. 抗菌药物的合理应用。医疗机构应当认真落实《抗菌药物临床应用指导原则》和《卫生部办公厅关于进一步加强抗菌药物临床应用管理的通知》(卫办医发〔2008〕48 号)要求，严格执行抗菌药物临床应用的基本原则，正确、合理地实施抗菌药物给药方案，加强抗菌药物临床合理应用的管理，减少或者延缓多重耐药菌的产生。

5. 医务人员的教育和培训。感染控制科应当对全体医务人员开展有关多重耐药菌感染及预防、控制措施等方面知识的培训，强化医务人员对多重耐药菌医院感染控制工作的重视，掌握并实施预防和控制多重耐药菌传播的策略和措施，以减少医院内多重耐药菌的驻留和蔓延，保障患者的健康与安全。

# 第六节 传染病防控制度及报告流程

## 一、传染病疫情报告制度

1. 执行职务的医务人员均为责任疫情报告人。责任疫情报告人在执行职务行为时发现法定传染病病人、疑似病人、病原携带者必须依照传染病防治法的规定进行疫情报告，履行法律规定的义务。

2. 感染控制科依照有关法规对责任疫情报告人的工作进行监督管理。

3. 建立疫情管理组织，指定专职疫情管理人员，负责本院的疫情报告工作。

4. 配备专用计算机用于完成传染病的上报工作，专机专用，专人负责。

5. 注意保护患者隐私及上报资料的完整性，定期修改密码，保持计算机网络畅通。

6. 责任疫情报告人发现甲类传染病、传染性非典型性肺炎和乙类传染病中的艾滋病、肺炭疽的病人、脊髓灰质炎的病人、病原携带者或疑似病人，应立即向感染控制科报告，并通过本院局域网上报传染病情况，感染控制科应于 2 小时内，通过国家卫生部传染病疫情监测信息系统进行报告。

7. 对其他乙类、丙类及重点管理的传染病，地方患者应于 24 小时内通过国家卫生部传染病疫情监测信息系统进行报告。

8. 任何科室和个人对突发事件和传染病疫情，不得隐瞒、缓报、谎报或者授意他人隐瞒、缓报、谎报，否则将依法追究责任。

9. 传染病报告卡，《传染病信息登记本》保存 3 年，传染病年报表、疫情汇编资料、传染病漏报的汇总资料，有流行病学重要意义的原始调查资料，流行病学调查汇总分析资料应永久保存。

## 二、传染病疫情防控制度

1. 为防止传染病的医院感染或医源性感染，遵照《传染病防治法》的规定，按《传染病预检分诊工作制度》执行。

2. 各诊室、病房、检验科以及各医技科室严格执行《消毒隔离制度》以及终末消毒制度。

3. 严格执行操作常规，尤其是实验室操作规程，防止病原体在实验室传播或扩散。

4. 严格执行医疗废物的无害化管理，禁止一次性医疗用品重复使用。并做好医疗废物的管理和医疗用品、器械的消毒和灭菌工作。

5. 不认真执行医院有关传染病预防和控制制度，造成传染病传播、扩散或医院感染的，按照《传染病防治法》的规定和医院规定，根据情节轻重，给予处罚。

## 第七节　医务人员职业安全管理制度

1. 建立人员健康档案，定期进行健康检查，并对体检资料进行整理保存。必要时注射乙肝疫苗，保障医务人员的职业安全。

2. 提供必要的防护用品，包括手卫生设施，合格的防护用品如口罩、帽子、防水衣、防护面罩、防护眼镜。

3. 血液透析室工作人员在工作中发生被血液污染的锐器刺伤、擦伤等伤害时，应当采取相应的处理措施，并及时报告科室负责人和感染控制科。

4. 定期对工作人员进行职业防护教育，提高职业防护能力和处理水平。

5. 操作中应严格遵守医务人员手卫生规范，穿戴个人防护装置。

（1）医务人员在接触患者前后应洗手或用快速手消毒剂擦手。

（2）医务人员在接触患者或透析单元内可能被污染的物体表面时应戴手套，离开透析单元时，应脱下手套，并进行洗手或快速手消毒。

（3）医务人员在进行深静脉插管、静脉穿刺、注射药物、抽血、处理血标本、处理插管及通路部位、处理伤口、处理或清洗透析机等操作前后应洗手或用快速手消毒剂擦手，操作时应戴口罩和手套。

（4）在接触不同患者、进入不同治疗单元、清洗不同机器时应洗手或用快速手消毒剂擦手并更换手套。

（5）以下情况应强调洗手或用快速手消毒剂擦手：脱去个人保护装备后；开始操作前或结束操作后；从同一患者污染部位移动到清洁部位时；接触患者黏膜，破损皮肤及伤口前后；接触患者血液、体液、分泌物、排泄物、伤口敷料后；触摸被污染的物品后。

6. 处理医疗污物或医疗废物时要戴手套，处理以后要洗手。

7. 复用透析器的工作人员应戴好手套、围裙、面罩、护目镜。

8. 根据工作区域和操作的不同、医务人员应选择不同的防护用品。

9. 预防锐器伤的措施。

（1）使用后的针头、锐器应放于锐器盒内。

（2）禁止用手弯曲被污染的针头。

（3）禁止双手回套针帽。

（4）禁止用手分离使用过的针具和针管。

（5）禁止重复使用一次性医疗用品。

10. 发生职业暴露的处理措施。

（1）被血液、体液等溅洒于皮肤、黏膜表面时，应立即先用肥皂液和流动水清洗被污染的皮肤，用生理盐水冲洗被污染的黏膜。

（2）发生皮肤黏膜针刺伤、切割伤、咬伤等损伤应当轻轻由近心端向远心端挤压，避免挤压伤口局部，尽可能挤出损伤处的血液，再用肥皂水和流动水进行冲洗。受伤部位的伤口冲洗后，应当用消毒液，如用70%酒精或者0.5%碘伏进行消毒，并包扎伤口；被接触的黏膜，应当反复用生理盐水冲洗干净。

11. 发生职业暴露后的报告流程，发生职业暴露后，应在第一时间报告科主任、护士长，同时报告感染控制科。处理完后填写《医务人员职业暴露登记表》，交医院感染控制科备案。感染控制科根据暴露人员的具体情况指导相应的预防用药。

12. 被HBV阳性患者血液、体液污染的锐器刺伤，推荐在24小时内注射乙肝免疫高价球蛋白，同时进行血液乙肝标志物检查，阴性者于1～3月后再检查，仍为阴性可予以皮下注射乙肝疫苗。

# 第十三章

# 医院信息化管理系统

## 第一节　医院信息系统概述

### 一、医院信息系统定义

医院信息系统是医院管理和医疗业务运行的重要支撑平台。医院信息系统建设的规模和水平反映了一所医院的管理水平和医疗业务开展情况，也是医院的核心竞争能力之一。医院信息系统涵盖了医院工作的方方面面，是医院工作人员每天都要使用的软件工具，所以了解医院信息系统的基本情况，熟悉所用的信息系统是对医院工作人员的基本要求。

人们通常用 HIS（Hospital Information System）来简称医院信息系统，最早的医院信息系统是为了实现门诊收费的计算机化，随后不断扩展到门诊就诊、住院医疗、护理业务、药品、医学影像、检验等医疗业务的全过程。今天的医院信息系统已经不能用 HIS 来简单概括，随着信息技术在医疗领域的不断渗透和融合，它已经发展为利用计算机软硬件技术、网络通信技术等手段，对医院及其所属各部门的人流、物流、财流进行综合管理，对在医疗活动各阶段产生的数据进行采集、储存、处理、传输、加工的信息系统，是为医院的整体运行提供全面的、自动化的管理及各种服务的支撑平台。

总体上讲，一个完整的医院信息系统至少应该包括两个部分：医院管理信息系统（Hospital Management Information System，HMIS）、临床信息系统（Clinical Information System，CIS）。

医院管理信息系统（HMIS）的主要任务是支持医院的行政管理与事务处理业务，减轻工作人员的劳动强度，辅助医院管理决策，提高工作效率，使医院以少的投入获得更高的社会效益与经济效益，也有很多医院采用类企业化管理的方式对医院的财务、人事、物资管理进行更细致的管理和成本核算，从而建立了医院的 HRP 系统。这些系统的用户，主要是医院的行政管理和辅助勤务人员。

临床信息系统（CIS）的主要任务是支持医护人员的临床活动，收集和处理病人的临床医疗信息，提高医护人员的工作效率。比如医嘱处理系统、医生工作站系统、护士工作站系统、病人床边系统、药物咨询系统等就属于 CIS 范围。电子病历系统、实验室系统、医学影像系统也发展为临床信息系统中重要的组成部分。这些系统的用户，主要是医院的临床医务人员。

考虑到本书的读者是医院的医务工作人员，本书重点介绍与医疗业务密切相关的信息系统。

### 二、医院信息系统组成

医院信息系统组成的分类方式有很多种，从医院新入职人员培训的角度出发，根据使用的范围来描述系统。

1. 门诊部分：门诊医生工作站、门诊护士工作站、门诊挂号、门诊分诊等程序。

2. 住院部分：住院医生工作站、住院护士工作站、手术麻醉管理、重症监护等程序。

3. 药品部分：药品库房管理程序、门急诊药房程序、住院药房程序、制剂管理程序、合理用药程序。

4. 辅助诊疗部分：医学影像系统、实验室信息系统等。

5. 经济管理、物资资产和供应管理系统：门诊收费、住院收费、物资和固定资产管理和消毒供应管理等系统。

## 第二节　HIS 医院信息系统概述

### 一、医院信息系统特点

1. 全流程覆盖。从门诊挂号、门诊收费、住院登记、病房医护工作站、检查分诊、病案管理直至出院结算和出院随访，患者在医院的所有医疗流程均被临床信息系统所覆盖。

2. 功能齐全完善。在程序中既要及时获取患者信息，也要处理医疗业务，还要提供辅助诊断知识，此外还完成了物资耗材的使用记录和计价。在一个程序模块中，涉及信息提供、知识获取、规则计算、记录储存等功能。

3. 统一的数据服务。医院信息系统普遍建立了病人主索引、用户科室字典、医嘱诊断标准字典等数据索引服务，确保患者在院内不同的医疗场景中产生的数据能够被唯一识别，使用的各类辅助用语能够统一规范。

4. 完整的数据存储。医院信息系统以病人主索引和门诊及住院的历次记录为纽带，把病案首页、医嘱记录、病程记录、手术记录、检验结果、检查报告等整合在一起，构成了完整的数据存储。

## 二、系统功能模块

随着医院信息系统的不断完善和发展，以下表格中的各类系统也在不断的演变和发展，产生出新的分支系统。

<table>
<tr><td>一、门诊管理分系统<br>1. 身份登记子系统<br>2. 挂号预约子系统<br>3. 门诊收费子系统</td><td>二、住院管理分系统<br>4. 住院登记子系统<br>5. 住院收费子系统<br>6. 病案编目子系统<br>7. 病案流通子系统<br>8. 产生上报盘子系统</td></tr>
<tr><td>三、病房管理分系统<br>9. 护士工作站子系统<br>10. 医生工作站子系统<br>11. 集中入出转子系统</td><td>四、卫生经济管理分系统<br>12. 价表管理子系统<br>13. 计价录入子系统<br>14. 收入统计子系统<br>15. 收费管理子系统<br>16. 收费账务子系统<br>17. 成本核算子系统<br>18. 后台划价子系统<br>19. 医保账户子系统</td></tr>
<tr><td>五、手术室管理分系统<br>20. 手术管理子系统<br>21. 手术麻醉划价子系统</td><td>六、血库管理分系统<br>22. 献血员管理子系统<br>23. 配血员管理子系统<br>24. 血液管理子系统<br>25. 血库统计查询子系统</td></tr>
<tr><td>七、药品管理分系统<br>26. 药库管理子系统<br>27. 中心摆药子系统<br>28. 门诊药房子系统<br>29. 病区药柜子系统<br>30. 制剂管理子系统<br>31. 药品综合查询子系统</td><td>八、器材管理分系统<br>32. 医疗设备子系统<br>33. 消耗品库房管理子系统<br>34. 二级库房管理子系统<br>35. 医疗设备合同管理子系统</td></tr>
<tr><td>九、检验信息管理分系统<br>36. 检验管理子系统<br>37. 检验查询子系统<br>38. 仪器设备接口子系统</td><td>十、检查信息管理分系统<br>39. 检查申请预约子系统<br>40. 检查报告子系统</td></tr>
</table>

续表

| 十一、综合查询分系统 | 十二、系统支持分系统 |
|---|---|
| 41. 综合查询子系统 | 46. 公共字典管理子系统 |
| 42. 医务统计子系统 | 47. 用户管理子系统 |
| 43. 综合查询数据录入子系统 | 48. 工作人员组管理子系统 |
| 44. 差错与事故管理子系统 | |
| 45. 后台统计子系统 | |

# 第三节　门诊相关系统

门诊相关系统协助医护人员完成门诊患者从挂号登记到诊疗结算的全部过程。

## 一、门诊挂号程序

1. 应用范围：门诊、急诊及各类挂号窗口。

2. 使用人员：挂号室工作人员。

3. 系统描述：门诊挂号是患者进入医院就诊接触的第一个 HIS 程序，挂号程序按照医疗管理的要求，对门诊的诊室、出诊专家进行排班和调整。同时按照所在地方及行业的要求，对挂号患者的不同类别（含医保身份）进行确认，收取和核销挂号费用。门诊挂号程序还对首次来院就诊患者进行信息登记，此处登记的信息将成为患者在本院医疗流程中初始的注册信息。目前大部分医院采用窗口挂号、网上预约挂号、门诊大厅自助设备挂号三种方式并行。

4. 应用重点：挂号员要熟悉不同费别和不同号类的关系，熟悉挂号和退号流程，完成挂号结账工作。

## 二、门诊分诊程序

1. 应用范围：门诊、急诊诊区。

2. 使用人员：门诊分诊护士。

3. 系统描述：门诊分诊程序完成患者挂号后，进入诊室前的导医和分诊工作。主要操作是和医院的叫号程序、门诊医生站程序对接，登记挂号后报到的患者，根据已诊和未诊患者的排队情况进行分诊安排。因门诊流程不同，部分医院也可能跳过分诊，直接进入诊区等待叫号系统的呼叫。

4. 应用重点：及时掌握诊区就诊情况，进行引导分诊。

## 三、门诊叫号程序

1. 应用范围：门诊、急诊诊区。

2. 使用人员：门诊部护士。

3. 系统描述：门诊叫号程序完成患者进入诊室前的呼叫功能，叫号程序对接门诊医生工作站程序，获取已就诊患者的信息，门诊叫号程序很少需要人工干预。

## 四、门诊医生工作站

1. 应用范围：门诊、急诊诊区。

2. 使用人员：门诊医生。

3. 系统描述：门诊医生工作站程序是门诊相关系统的核心，也是最复杂的部分。程序主要完成书写诊断、书写门诊病案、开处方、开各类检查检验及手术与治疗申请单、自动划价等诊疗操作。程序还可以进行处方查询、检查和检验报告查询、检查影像浏览、门诊诊疗记录查询、开住院申请单等操作。

门诊医生工作站程序支持全部的门诊诊疗活动，医院有关门诊管理、用药管理、患者管理、医保政策等相关内容都在门诊医生工作站程序中体现。程序既要使医生在诊疗活动中的流程清晰、功能完整、方便及时地获取患者既往信息，又要精准落实相关部门的医疗政策和制度要求，其功能复杂、数据集成度高。

4. 应用重点：用户需要熟悉医生站的使用方法和本医院门诊管理的相关规定，例如如何在程序中查看患者在本院的既往就诊记录和病历，如何进行诊间加号、检查预约等。用户要清楚程序中对医保和其他费别病人在开药和治疗上所做的限制，例如患者上次就诊所开的某种药品如果还没有用完，本次就诊再开相同的药品时，程序会因上次用药还有剩余而提示无法开药。

## 五、门诊护士工作站

1. 应用范围：门诊、急诊诊区。

2. 使用人员：门诊护士。

3. 系统描述：门诊护士工作站程序主要完成患者费用、材料的部分录入工作，也承担部分门诊患者诊疗业务的功能。主要用于衔接门诊医生工作站程序和门诊收费程序。

4. 应用重点：熟悉医嘱和材料之间的对应关系。

## 六、急诊医护工作站

1. 应用范围：急诊诊区。

2. 使用人员：急诊医生、护士。

3. 系统描述：在设有急诊的综合医院，有的使用门诊医生工作站处理急诊医疗业务，更多的是使用急诊医护工作站程序。急诊的医疗工作不同于门诊，既有门诊的内容也有一些和住院类似的内容。急诊医护工作程序因此也更加复杂和独特。急诊护士程序中的挂号具有分诊、患者观察登记、急诊床位管理和急诊输液管理等功能。急诊医生工作站要处理病情下达医嘱外，还有病人分区流转、抢救、留观、离观、交班等功能。急诊程序中也包含急诊医护电子病历功能。

4. 应用重点：涉及急诊业务的医嘱和材料之间的对应关系以及急诊留观床位的管理。

### 七、门诊相关程序

门诊诊疗活动还需门诊收费、价格管理、药品管理、门诊药局、检查预约、报告自助打印查询等等多个程序的配合使用。

## 第四节　住院相关系统

住院相关系统完成患者住院治疗过程的信息化。

### 一、住院医生工作站

1. 应用范围：住院病房。

2. 使用人员：病区医生。

3. 系统描述：住院医生工作站程序是住院相关系统的核心部分，也是病房医生处理医疗业务的主要工具。住院医师电子病历帮助住院医生工作完成病历的创建、书写、提交，完成下达医嘱，发出各种检查检验和手术的申请等临床工作。住院医生通过医生站程序与住院护士工作站、药品、检查、检验、病案等系统进行信息的交互。住院医生工作站程序还承担着住院医疗管理的功能，医政和医保的大量关于患者诊疗流程、规范和用药管理等相关内容都落实在住院医生工作站程序中。电子病历的使用和书写，合理用药的查询和应用，分级用药管理等功能的实现都基于住院医生工作站程序。

4. 应用重点：住院医生工作站需要用户在长期的使用中去熟练掌握，一方面熟悉程序提供的各类功能，另一方面要熟悉医院的医疗、药品、医保等管理规定在程序中的体现，例如要掌握药品医嘱下达和临床药局摆药的规则，熟悉开具检查检验医嘱的不同方法，熟悉医嘱模板的制作和使用。

### 二、住院护士工作站

1. 应用范围：住院病房。

2. 使用人员：病房护士。

3. 系统描述：护士工作站也是住院相关系统的核心部分，它被用来协助病房护士完成日常的护理工作，同时方便地核对并处理医生下达的长期和临时医嘱，并对医嘱的执行情况进行管理。

护士工作站实现了医嘱的闭环全过程管理，通过程序完成床位管理、计价收费、医嘱执行（医生医嘱的提取、转抄、校对、执行）、各类申请单和执行单打印、入院出院管理、检查检验项目的预约安排和通知等日常工作，程序还有查询统计等功能。

4. 应用重点：住院护士工作站是临床信息数据的主要汇聚点，需要用户在长期的使用中去熟练掌握程序提供的各类功能，还需要熟悉处于不同治疗阶段病人在程序应用上的特点，熟悉临床耗材的使用和计价方式，掌握药品医嘱和临床药局摆药间的规则。

## 三、移动医护工作站

1. 应用范围：住院病房。

2. 使用人员：病区医生、护士。

3. 系统描述：近年来，很多医院开始使用查房车、平板电脑、PDA 等无线终端运行住院医护工作站程序，方便病房的医护人员在查房过程中及时下达和处理医嘱，查询病人信息。移动住院医护士工作站程序其主要功能和非移动端的程序基本相同。

## 四、手术麻醉系统

1. 应用范围：手术室。

2. 使用人员：麻醉科医生、护士。

3. 系统描述：手术麻醉系统从住院医师工作站获得患者信息，完成手术排班、手术计价、手术间医嘱、麻醉记录，通过连接手术室设备自动采集和记录手术过程数据，编辑麻醉记录单，通过信息数据的传递使手术流程数据更加完整。

4. 应用重点：用户要熟悉手术安排、手术记录和手术材料计价操作。

## 五、重症监护系统

1. 应用范围：重症监护病房。

2. 使用人员：重症监护病房医生、护士。

3. 系统描述：重症监护信息系统通过自动化的信息共享和收集技术，建立信息系统与重症监护设备间的数据网络通信，及时获取相关设备的各类数据。用户可以及时获取信息动态并调整各种监护仪、呼吸机、微量泵数据采集的间隔和频率，录入医嘱和医嘱的执行记录，按照重症监护的要求记录各类数据。

# 第五节　药品管理系统

药品管理系统主要包括药库管理、药房管理、医嘱摆药和处方发药等程序。

## 一、药库管理程序

1. 应用范围：药库。

2. 使用人员：药库管理、采购人员。

3. 系统描述：药库管理程序主要包括药品采购管理、药品属性维护、药品分类维护、药品有效期管理、药品编码管理、药品库存管理等功能。药品的采购管理和药品的目录维护是工作重点。药品采购主要涉及药品的供应商维护、药品需求数量维护工作，这部分工作还可以上溯到医院经济管理系统和财务系统。药品的目录维护主要是药品属性分类维护、药品编码管理及药品供应维护。通常每家医院在药品编码上有其自定义的规章，例如编码中的字母或者数字代表不同的类别。药库管理系统还有药品库房管理和药品价格管理的功能，也可以进行与药品相关的各类查询，如药品的库存情况、采购信息、单品种流水等信息。

4. 应用重点：药品目录管理和药品价格管理直接关系到临床药品的应用。

## 二、药房管理程序

1. 应用范围：临床药局。

2. 使用人员：药师。

3. 系统描述：药房管理程序与药库管理程序不同，药库管理程序是一级库房管理，而药房管理是二级库房管理，因此不涉及药品采购管理、药品属性维护、药品分类维护及药品编码管理等功能。药房管理系统的主要功能是完成出入库操作和库存管理，包括各类统计，入库与出库数据、货位记录以及数量、金额、来源、去向等。

4. 应用重点：药品的出入库管理，药局间的药品调配，定期进行盘点和药品使用统计。

## 三、医嘱摆药程序

1. 应用范围：临床药局。

2. 使用人员：药师。

3. 系统描述：住院药房使用医嘱摆药程序是实施摆药。摆药程序自动提取当前有效的临床药品医嘱，并按照临床药局设定的摆药时间对摆药药品数量进行计算，自动完成摆药、药品减库和计价，打印病房摆药单供临床科室核对。在很多医院，自动摆药机通过读取 HIS 系统中的待摆药数据自动完成摆药和生成服药单，减轻了药局工作人员手工摆药的工作量，提高了工作效率和准确性。

4. 应用重点：摆药系统和临床医护系统的交互比较多，需要熟悉医嘱和摆药的规则。

### 四、处方发药系统

1. 应用范围：门诊药房。

2. 使用人员：药师。

3. 系统描述：处方发药系统是服务门诊取药患者的程序。门诊患者的领药排队时间是医院门诊就诊服务的重点环节，患者等待的时间、发药差错率等都会直接影响满意度。发药程序自动接收来自医生的处方并打印，完成药品调配后通过门诊发药的叫号系统呼叫患者取药，药品发出后自动减库。程序中可以查询各类历史发药信息，有的医院还将审方功能放在门诊发药程序中。

4. 应用重点：门诊发药和退药及药品供应标志的维护。

### 五、药品相关程序

除上面介绍的程序外，药品工作中也常常使用到合理用药、临床药师工作站、临床智能药柜等程序。

## 第六节　辅助诊疗信息系统

辅助诊疗信息系统很多，在这里主要介绍应用较广泛的医学影像系统、实验室信息系统和输血管理系统。

### 一、医学影像系统

1. 应用范围：放射科、B 超室等检查科室。

2. 使用人员：检查医生、技师。

3. 系统描述：医学影像系统又称为 PACS 系统（Picture Archiving and Communication Systems）。它是应用在医院影像相关科室的系统，通过各类接口通信，将核磁、CT、DX、DSA、造影、超声、内镜、心电图、病理显微镜等设备产生的图像以数字化的方式保存起来，提供给影像和临床医生调用，程序中内置了一些用于图像处理和测量的诊断工具。一般情况下，检查医生用它完成检查预约申请处理，保存检查图像，书写检查报告并完成检查收费。

4. 应用重点：检查医生和技师要熟悉检查流程、检查项目维护和计费管理的功能。

## 二、实验室信息系统

1. 应用范围：检验科。

2. 使用人员：检验科人员。

3. 系统描述：实验室信息系统又称为 LIS 系统（Laboratory Information System）是用来处理检验信息的软件。这套系统通常与其他信息系统如医院信息系统（HIS）连接，同时还要连接各类检验设备，自动获取患者标本的信息，签收标本并根据标本的检验项目进行分拣，再通过联机接口，将经过处理并确认后的检验结果回传至 HIS 中。实验室信息系统本身比较复杂，对于综合医院来讲，要包括多种检验类别和项目内容，比如血液学、化学、免疫学、血库、外科病理学、解剖病理学、在线细胞计数和微生物学。

## 三、输血管理程序

1. 应用范围：输血科。

2. 使用人员：输血科人员。

3. 系统描述：输血管理程序包括血液入库、库存管理、临床输血申请审核、血液出库发放、用血计费、血液管理、统计查询等功能。输血管理程序既要完成血液的库存管理工作，还要接受和处理临床医护工作站发出的用血申请，按照申请进行血液供应和费用录入。输血管理程序中还包括采血管理和用血后情况的监控。

# 第七节 医疗情报检索系统

## 一、医疗情报检索系统的定义

医疗情报检索系统是指用计算机存储、检索与出版国际生物医学文献记录的系统，以克服医疗情报量急增所引起的查阅困难。1962 年美国国立医学图书馆开始研究试验用计算机编制文摘刊物，1964 年 1 月建成该系统，用于照相编排 1879 年已创刊的《医学索引》，并用批处理方式提供新到文献的定题服务与旧有文献的回溯检索服务。1971 年 10 月建成 MEDLINE 联机系统，投入运行并提供服务。

## 二、医疗情报检索的意义与作用

作为一种以确切信息需求为导引、以信息检索系统为基础、以多种检索方法为手段、以信息思维为核心、以信息的获得为目的智力活动，文献信息检索有着多重的蕴意。

1. 有助于实现知识更新随着科技的发展及其步伐的不断加快，知识陈旧的周期在不断缩短，新知识的涌现亦在不断激增。只有不断学习新知识以实现知识更新，才能顺应时代的发展。医学界早已倡导的毕业后教育、继续医学教育和终身学习的理念，绝不是抽象的观念，而是淋漓尽致地体现在医学工作者的专业发展和医学实践之中。作为自主获取知识信息的最重要途径，文献信息检索会有助于专业人员不断地汲取新知识、新方法和新技术。

2. 有助于解决实际问题科学的魅力在于揭示自然和人类社会的奥秘，知识的意义在于解决人类生存与发展中遇到的新问题。作为呵护生命、增进健康的医学实践，每天都面临着新的情况、新的疑惑、新的挑战。应对的唯一策略就是及时、有效地运用已有的知识，因为“知识就是力量”。近 20 年来，在临床医疗实践中倡导的循证医学的理念、形成的循证实践的模式，所强调的“证据”就是新知识的结晶，“证据的获取”就是文献信息检索的体现。为此，PubMed 等检索系统，为循证医学实践，提供了专门的途径和方法。善于获取与利用文献信息以解决实际问题，是医学工作者实践能力的重要组成部分。

3. 有助于推进科研进程医学，承担着双重使命——运用医学知识服务于社会大众和创造医学知识以推进医学科学发展。科学研究，对于医学的发展乃至医疗服务水平的提升至关重要。科学研究强调以继承性为基础（在前人和他人成果上的进一步发展）、以创新性为灵魂（避免重复他人工作）、以科学性为保障（强调选题、设计与论证以科学事实和科学理论为根据），而这一切无疑以充分掌握、有效利用现有相关知识信息为前提。在文献信息的字里行间，会发现新的科学事实、新的学术观点、新的方法路径、新的技术手段。有避免重蹈覆辙的前车之鉴、有事半功倍的通幽曲径，更有柳暗花明的灵动启迪。因此，统领驾驭文献信息的能力，是科学能力的一种集中体现。检索方法与技术，乃至内化形成的检索能力，恰为荡漾于知识海洋中的一叶扁舟。

4. 有助于开发信息资源。其意义在于可被利用，资源的潜在价值更有赖于被利用的程度。作为支撑现代社会发展三大重要资源之一的信息资源，对其开发利用的效率与水平决定了发展的状态。医学的进步、医疗卫生事业的发展，同样以开发利用医疗情报资源为前提。图书馆里的医学书刊、数据库里的医学文献、网上流动着的医疗情报，有赖于医学专业人员的开发。此中的开发，超越了一般意义上的利用，强调的是开拓利用的范围、发掘利用的层次，使蕴含其中的价值得以最大限度地发挥效能。目前，学术界热衷的数据挖掘，就是旨在透过知识信息显现出来的当前价值，深入到其隐含着的潜在意义。如是，文献信息检索，亦就成为信息开发最重要的途径。

## 三、国内外主要医疗情报检索系统

### （一）国外医学文献数据库检索系统

| Medline | 世界上最著名的医学文献检索系统之一 |
| --- | --- |
| PubMed | 是一个免费的搜寻引擎，提供生物医学方面的论文搜寻以及摘要。它的数据库来源为 MEDLINE。其核心主题为医学，但亦包括其他与医学相关的领域，像是护理学或者其他健康学科 |
| CANCERLIT | 癌症数据库（National Cancer Institute） |
| CHID online | 综合卫生信息数据库，提供有关卫生、卫生教育资源的题录、文摘等信息 |
| ClinicalTrials.gov | 向医患人员提供的临床实验信息数据库 |
| 药物信息库 | 包含有 9000 余种美国处方与非处方药物信息 |
| Chemical Abstract | 覆盖化学、化工、医学、生物学、环境、食品等多学科的科技文献系统 |
| Dialog 联机检索系统 | 世界上最大的文献检索系统 |
| Biomedicine | 荷兰医学文摘，世界权威性的医药文献数据库 |

### （二）国内医学文献数据库检索系统

| 中国科技信息资源共享网络 | 涵盖中国生物医学文献数据库（CBM）、美国 Medline 数据库 |
| --- | --- |
| 中国知网（CNKI） | 中国知网是国家知识基础设施（National Knowledge Infrastructure，NKI）的概念。CNKI 工程是以实现全社会知识资源传播共享与增值利用为目标的信息化建设项目，由清华大学、清华同方发起，始建于 1999 年 6 月 |
| 万方数据医学期刊 | 由中国科技信息研究所制作，收录了近百种医学期刊的电子版，免费使用 |
| 中国生物医学文献数据库 | 收录了自 1978 年以来 1600 余种中国生物医学期刊约 300 万篇文献 |
| 中国科学引文数据库 | 集多种功能为一体的综合性文献数据库 |
| 中国科学引文索引数据库 | 收集我国出版 315 种重要期刊，1991～1994 年 13 万篇论文及 45 万引文摘要 |
| 中医中药数据库 | 中国科学院科学数据库提供 |
| 中国中医药文献检索中心 | 由中国中医研究院信息中心制作，提供中医药方面的 Web 界面文献检索服务 |
| 中文生物医学期刊数据库（CMCC） | CMCC 是由解放军医学图书馆数据库研究部开发的中文生物医学文献目录型数据库，面向医院、医学院校、医学研究所、医药工业、医药信息机构、图书馆和医学出版社提供长期稳定的最新医学文献信息检索服务 |

# 第八节　物资资产、供应管理和经济管理

在日常医疗工作中使用消耗的医院设备、耗材等物资和收取的门诊和住院费用，构成了医院运营中的成本和收入。对于医院临床工作人员来说，接触最多的

主要是物资和资产管理、消毒供应、门诊和住院收费系统。

## 一、物资和资产管理系统

1. 应用范围：全院科室。

2. 使用人员：科室资产管理人员。

3. 系统描述：医院在运行中使用了各类资产和物资耗材，例如医疗设备仪器和家具物品等。为了便于医院对资产和物资的管理，医院通过物资和资产管理系统将资产注册在使用科室。通过在物资和固定资产管理程序中设置一级库房和二级库房，对于临床日常使用的物资，由临床科室向上级库房提出请领和采购申请，由上级库房进行物资发放和资产的登记、查询、编码、维修和核销管理。有些医院，高值耗材通过单独的流程进行请领和核算。

4. 应用重点：物资和固定资产管理程序涉及物资请领和成本核算，资产管理人员还要完成每年一度的资产核查上报。

## 二、消毒供应管理系统

1. 应用范围：手术室、供应室。

2. 使用人员：手术室和供应室护士。

3. 系统描述：消毒供应中心管理系统实现医院消毒供应中心的信息化。消毒供应管理程序支持了完整和实时的供应室耗材、手术器械包的供应和流程追溯，系统自动接受临床科室发往供应中心的领用申请信息，通过使用无线扫码、移动终端、标签管理和软件实现器械包管理、流程追溯、物品供给服务，依照消毒供应的日常工作流程，将回收、清洗消毒、配包、灭菌、发放操作串联起来，对每个环节实行跟踪记录。

4. 应用重点：用户要熟悉消毒供应流程在程序中的实现和物品目录维护。

## 三、门诊收费程序

1. 应用范围：收费窗口。

2. 使用人员：收费员。

3. 系统描述：完成窗口缴费人员收费、退费，打印发票和收费单据，每日结账和统计工作。

4. 应用重点：收费窗口业务比较复杂，虽然程序会完成大部分收费项目的核算工作，但是收费员还是需要熟悉不同身份类别人员的收费规则和常见问题的处理方法。

### 四、住院收费程序

1. 应用范围：收费窗口。

2. 使用人员：收费员。

3. 系统描述：完成出院患者的收费、退费，包括住院期间的部分结算和出院结算，打印发票和收费单据，进行每日结账和统计。记录住院预交金收退情况，登记预交金记录，进行预交金结账，欠费登记。

4. 应用重点：住院收费员需要熟悉程序中如何对不同类型病人、不同支付方式、不同阶段的结算、退费等操作。

## 第九节 辅助管理系统

医院还有很多用于支持医院管理和医疗服务的系统，我们对其中应用比较广泛的几个系统进行介绍。

### 一、客户服务系统

1. 应用范围：客服随访部门。

2. 使用人员：客服随访员。

3. 系统描述：为提高医院服务质量，很多医院都建立了客服随访部，使用客服系统软件。通过客服系统，提供院外与院内就诊对接服务，进行出院患者的就诊随访，了解他们在院治疗的情况，听取他们的反馈，进行服务质量、常规单病种等出院随访，提供复诊预约、患者来电咨询服务、短信互动等服务。客服系统将对患者的服务从院中延伸到院前和院后，提高了服务质量。系统通过软件接口与临床系统连接，获取门诊和住院患者信息。客服服务系统并不是单一软件程序，其实现方式多样，有自助评价机、网站、微信等多个渠道。

### 二、病案管理程序

1. 应用范围：病案室。

2. 使用人员：病案工作人员。

3. 系统描述：病案管理程序主要为病案管理人员提供病案管理集成环境，包括病历质控，病历存档、ICD 编码、病案质量审查、病历借阅、医疗统计等功能。实现病历书写质量实时监控，检查病历完整性。病案质控人员可以通过查看病历发现书写缺陷，可通过程序接口将质控信息报告发往医生工作站。病案管理系统还可以对疾病诊断编码库、手术名称编码库进行管理维护。程序中也可以进行数据统计，例如单病种质量控制、平均住院日、床位使用率、院内感染、手术数量等。

## 三、感染监控系统

1. 应用范围：临床和感染控制科。

2. 使用人员：临床医生和感控人员。

3. 系统描述：医院感染监控系统主要用于监控医院感染的发生，及时收集医院感染病例和相关数据，全面掌握医院感染情况，分析感染原因，监控和指导抗菌药物使用。医院感染监控系统分为临床端和感控科端两个部分，临床端用于医生录入感染病例的相关信息，也能通过住院医生工作站程序接口自动提取发生感染患者的基本信息和用药、手术等数据。感控科端可以收集并监控抗菌药物的使用信息，评价药物使用的合理性，接收临床提交的感染病例信息，分析医院感染的原因和趋势，提供各种形式的统计报表。

## 四、办公自动化系统

1. 应用范围：全院。

2. 使用人员：全院工作人员。

3. 系统描述：办公自动化系统（OA）主要服务于医院内部行政管理工作，其中包含了医院行政工作所需的大部分功能，实现工作流管理、公文流转管理、会议管理、通知公告、车辆使用审批、考勤管理、请假等功能。办公自动化系统一般是基于浏览器使用，医院的内部网站和内部邮箱也集成在系统中。除了医院和科室的行政事务处理外，有些医院的办公系统中还有简历、薪资查询等个人事务处理的功能。

# 第十节　掌上医院 APP

## 一、产 生 背 景

掌上医院 APP 是手机上的一个应用软件，使得患者在手机上即可实现就诊的全流程服务，包括但不限于咨询、预约挂号、缴费及就诊记录查询等。医务人员也可在手机上实现移动办公。

掌上医院 APP 的产生既有政策面引导，也有现实的需要，还有技术层面的推动。

1. 在政策面，2015 年 1 月 28 日，国卫医发〔2015〕2 号《进一步改善医疗服务行动计划》，明确指出需要通过手机等移动设备，提供就诊服务，减少患者排队次数，以提高人民群众看病就医体验为出发点，减少患者排队次数，缩短挂号、缴费、取药排队时间，深化改革，改善医疗服务。

2015 年 7 月 4 日，国发〔2015〕40 号《国务院关于积极推进“互联网+”行动的指导意见》：积极利用移动互联网提供在线预约诊疗、候诊提醒、划价缴费、诊疗报告查询、药品配送等便捷服务。

2. 在实际需求面，近年来，“看病难，看病贵，健康服务不足”已成为中国医疗卫生事业亟待解决的难题，社会民生对医疗信息化有迫切需求。不仅如此，医院管理及临床工作对移动办公、移动医疗也有明确的需求。

3. 在技术层面，随着移动互联网技术的迅速发展和移动智能终端的普及，使得移动通信技术被广泛应用于改善医疗环境、提高医护质量、紧急救护效率和健康监护水平等方面。

尤其是从 2014 年下半年开始，“互联网+医疗”率先在国内成功应用并迅速获得推崇，在改善就医流程、缓解医院“三长一短”现象、方便医疗工作及重塑医院社会形象等方面起到了很好的示范作用。

## 二、主要目标

1. 提升患者就医体验、实现就诊全流程的网络化管理。
2. 提高医院管控力度、实现对医院全方位的实时掌控。
3. 方便医护人员的临床工作、实现对在院患者病情的实时了解。
4. 扩大患者的就医入口、实现多种方式对患者的就医导流。
5. 增强医院动态宣传、重塑医院社会形象。

## 三、主要功能

1. 门诊患者就医的全流程网络化管理。门诊患者在手机上实现导医、健康宣教、预约、排队、缴费（包括但不限于银联、微信、支付宝等相关支付方式）、就诊记录的调阅、满意度调查及随访等功能。

2. 住院患者就医的全流程网络化管理。住院患者在手机上实现健康宣教、床位预约、检查预约、押金缴交与费用结算（包括但不限于银联、微信、支付宝等相关支付方式）、费用清单查询、健康档案的调阅、满意度调查及随访等功能。

3. 医院运营情况的实时掌握。为医院管理层在手机上提供医院的基本情况、医疗情况、卫生经济、药品管理、物资管理、护理管理及重点指标监测等相关信息服务。

4. 移动医护信息管理。为医生、护士等临床人员在手机上提供其所属科室的在院患者就医情况，供其随时调阅（仅阅览），真正实现移动办公。

5. 全员的网络化办公管理　全员人员在手机上即可实时了解医院的公告、收发邮件及其他办公业务。

# 第十一节　医院信息系统的管理

## 一、医院信息系统管理维护

医院信息系统涵盖了医院的门诊、住院、检查、检验、手术麻醉、重症监护、合理用药、经济管理、物资管理、成本核算等医疗和管理流程，是一个庞大繁杂的体系，为了确保医院信息系统的平稳运行，医院建立了一套与之相应的软硬件管理体系。医院信息系统的硬件、软件和网络都是由信息管理部门负责维护管理。

1. 硬件管理维护：在医院信息系统内使用的所有计算机硬件均为医院资产，不许挪用和私自处理，所需的维护修理，均由医院的信息管理部门负责。

2. 软件管理维护：医院信息系统所使用的计算机操作系统和应用软件均由医院信息管理部门维护，没有信息管理部门技术人员的指导，使用人员不可自行改动配置和删除卸载软件。

3. 网络管理维护：医院一般都有内网和外网，所谓内网是指医院信息系统运行的网络，承担医疗业务中的挂号、医嘱、检查等数据的通信，很多医院的内部网站也运行在上面。外网指互联网，是医院为了方便医教研人员获取互联网信息而建立的网络。一般情况下，这两套网络是物理隔离的，不允许将内外网络进行直接连接。未经信息管理部门同意，用户不得改动网络设置。

4. 信息安全：医院的工作人员在一定权限内可以通过院内信息系统获取患者的医疗信息，这些信息因为涉及医疗管理和患者隐私，所以非常敏感，未经授权造成的信息泄露会给医院和患者造成困扰甚至是法律纠纷。信息管理部门制定了详尽的网络和信息安全管理规定，这些规定会带来一些不方便，例如无法使用移动存储设备拷贝数据，无法在处理医疗业务的计算机上浏览互联网信息等。但是为了保护医院和患者的信息安全，应当自觉遵守相关的规定。

## 二、医院信息系统使用反馈

医院信息系统服务于医疗管理业务，并随着医疗管理流程的不断调整而变化，系统在运行中，会遇到不同的问题，有些是软件设计的不足造成的，有些是软件没有及时跟上流程的变化造成的，也有些是临床使用人员经验不足造成的。因此，临床使用人员和信息管理部门的技术人员及时进行沟通反馈非常重要，良好的沟通反馈有助于迅速查明问题和不断提高系统的使用效能。在沟通中应当注意下面几点。

1. 准确地描述问题：医院信息管理部门的技术人员往往依靠用户对问题的描述来查找问题起因。如果用户能提供比较清晰的描述，技术人员就能较快的定位问题提供协助。例如，当你发现程序中弹出了错误提示对话框，在向信息管理部门反馈问题时，将对话框中的提示信息完整地告诉技术人员，远远比“用不了了”、“电脑坏了”这样简单地描述更能帮助技术人员排查问题。

2. 相互配合解决问题：医院信息系统服务于医院的医疗和管理工作，信息系统出现各类问题并不奇怪，任何系统都在不停地改进和完善。当出现问题时，临床应用人员因为要按时完成医疗业务工作，期待能立刻解决问题，而信息技术人员则希望能获取完整的情况，并在一定的规则下处理问题。例如当一个患者的医嘱提交出现错误时，医生可能希望信息技术人员做一个操作就使得医嘱能够立刻提交执行，而信息技术人员则希望逐条排查医嘱，找出问题所在。此时，双方应该相互配合，找到彼此在时间和程序上都能接受的方法，尽快处理问题，毕竟无论用户还是技术人员都希望系统能高效运行服务患者。

3. 及时有效地沟通需求：软件是服务于用户的，在使用一段时间后，用户一定会对软件的改进有自己的思路和想法。这些思路和想法能否变成软件的修改，是否会涉及流程的改变，是否会对其他业务有影响，用户和信息管理部门往往有各自的考虑。因此需要对这些思路和想法进行整理，借助医院的信息管理部门交流会等方式进行讨论并达成共识。只有经过充分讨论的需求才能真正提升软件的功效。

## 三、信息系统安全管理制度

1. 计算机信息系统是指由计算机及其相关的和配套的设备、设施（含网络）构成的，按照一定的应用目标和规则对信息进行采集、加工、存储、传输、检索等处理的人机系统。医院下设信息中心，专门负责本医院范围内的计算机信息系统安全及网络管理工作。

2. 网络管理要遵守国家有关法律、法规，严格执行安全保密制度，不得利用网络从事危害国家安全、泄露国家秘密等违法犯罪活动，不得制作、浏览、复制、传播反动及色情信息，不得在网络上发布反动、非法和虚假的消息，不得在网络上谩骂攻击他人，不得在网上泄露他人隐私。严禁通过网络进行任何黑客活动和性质类似的破坏活动，严格控制和防范计算机病毒的侵入。

3. 各工作计算机未进行安全配置、未装防火墙或杀毒软件的，不得入网。各计算机终端用户应定期对计算机系统、杀毒软件等进行升级和更新，并定期进行病毒清查，不要下载和使用未经测试和来历不明的软件、不要打开来历不明的电子邮件及不要随意使用带毒 U 盘等介质。

4. 禁止未授权用户接入医院计算机网络及访问网络中的资源，禁止未授权用户使用 BT、迅雷等占用大量带宽的下载工具。

5. 任何员工不得制造或者故意输入、传播计算机病毒和其他有害数据，不得利用非法手段复制、截收、篡改计算机信息系统中的数据。

6. 医院员工禁止利用扫描、监听、伪装等工具对网络和服务器进行恶意攻击，禁止非法侵入他人网络和服务器系统，禁止利用计算机和网络干扰他人正常工作的行为。

7. 计算机各终端用户应保管好自己的用户账号和密码。严禁随意向他人泄露、借用自己的账号和密码；严禁不以真实身份登录系统。计算机使用者更应定期更改密码、使用复杂密码。

8. IP 地址为计算机网络的重要资源，计算机各终端用户应在信息中心的规划下使用这些资源，不得擅自更改。另外，某些系统服务对网络产生影响，计算机各终端用户应在信息中心的指导下使用，禁止随意开启计算机中的系统服务，保证计算机网络畅通运行。医院各部门科室原则上只能使用一台电脑上外网，根据部门内部需要，由部门负责人统一调配。若有业务需求需要增加时，由业务部门上报办公室审批，并报信息中心处理。

9. 凡登记在案的 IT 设备，由信息部门统一管理。IT 设备安全管理实行“谁使用谁负责”的原则（公用设备责任落实到部门）。凡部门（病区）或合作单位自行购买的设备，原则上由部门（病区）或合作单位自行负责，但若有需要，信息中心可协助处理。

10. 严禁使用假冒伪劣产品；严禁擅自外接电源开关和插座；严禁擅自移动和装拆各类设备及其他辅助设备。

11. 设备出现故障无法维修或维修成本过高，且符合报废条件的，由用户提出申请，并填写《电脑报废申请表》，由相应部门领导签字后报信息中心。经信息中心对设备使用年限、维修情况等进行鉴定，将报废设备交有关部门处理，如报废设备能出售，将收回的资金交医院财务入账。同时，由信息中心对报废设备登记备案、存档。

12. 计算机终端用户计算机内的资料涉及医院秘密的，应该为计算机设定开机密码或将文件加密；凡涉及医院机密的数据或文件，非工作需要不得以任何形式转移，更不得透露给他人。

13. 计算机终端用户务必将有价值的数据存放在除系统盘（操作系统所在的硬盘分区，一般是 C 盘）外的盘上。计算机信息系统发生故障，应及时与信息中心联系并采取保护数据安全的措施。

14. 终端用户未做好备份前不得删除任何硬盘数据。对重要的数据应准备双份，存放在不同的地点；对采用 USB 设备或光盘保存的数据，要定期进行检查，定期进行复制，防止由于 USB 设备损坏，而使数据丢失；做好防磁、防火、防潮和防尘工作。

15. 凡涉及业务的专业软件、IT 设备由部门使用人员自行负责，信息中心协助管理。严禁利用计算机干与工作无关的事情；严禁除维修人员以外的外部人员

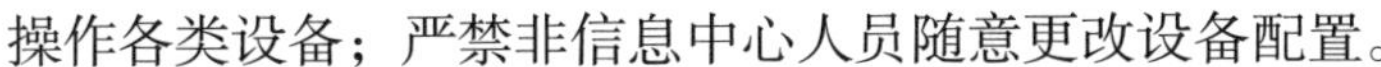

操作各类设备；严禁非信息中心人员随意更改设备配置。

16. 计算机使用管理

（1）医院的计算机与网络由网络管理员管理维护，其他部门和个人不得私自更改计算机的各项设置。

（2）各部门工作人员未经许可不可随意删除硬盘上的系统软件。

（3）严禁在上班时间使用计算机与网络做与工作无关的事情，如：玩游戏、看电影、看小说等。

（4）各部门与工作相关的文件必需统一保存在 D 盘以使用者为姓名的目录中，个人文件必顺保存在 E 盘以使用者为姓名的目录中；不得将任何文件存放在 C 盘系统目录中及操作系统桌面与“我的文档”中。未按规定而造成的文件丢失等原因，后果自负。

（5）计算机使用者应经常整理计算机文件，以保持计算机文件的完整。

（6）计算机上不得存放有破坏医院计算机与网络正常运行的软件。

（7）禁止私自拆卸计算机及外设，更不能私自更换计算机硬件。

（8）由于工作疏忽，造成设备丢失，以设备的当前折算价格，责成使用人与该部门负责人等相关人员按比例分摊。

（9）未经网络管理员许可，任何人不得因私借走医院信息设备，不得破坏计算机网络设备。

（10）未经计算机使用人许可，禁止外单位人员使用本医院计算机。一旦发生故障，由计算机使用人负责。

（11）禁止设置计算机开机 BOIS 密码，发现有设置者，办公室有权在不通知使用者的情况下给予清除。

（12）在工作用机上请勿下载、安装、试用不明软件，禁止登录非法网站，以免造成系统故障。如需使用和安装外来文件或下载互联网上的文件，请联系网络管理员申请审核。

（13）外出、午休、下班等不使用电脑时请及时按照正常关机方法关机，不得强行关闭电源。并检查外配设备是否关闭（显示器、打印机等）。以减少电磁辐射、节约用电、延长电脑使用寿命、保护自己及他人的身体健康。

# 参 考 文 献

李朝虹. 2016. 医院人力资源管理制度与表格范本. 北京：科学出版社.

李清杰. 2015. 军队医学科研管理学. 北京：人民军医出版社.

穆欣，丛秀云. 2011. 护士岗前培训教程. 北京：中国中医药出版社.

万学红，卢雪峰. 2013. 诊断学. 北京：人民卫生出版社.

王键，刘新跃. 2011. 医学与人文——以改革创新精神推进医药院校哲学社会科学繁荣发展. 合肥：安徽大学出版社.

卫生部医疗服务监管司. 2010. 医院工作制度与人员岗位职责（内部资料）. 北京：人民卫生出版社.

吴水才，常战军，顾建钦. 2014. 医院信息化概论. 北京：北京工业大学出版社.

吴钟琪. 2009. 医学临床“三基”训练（护士分册）（医师分册）（医技分册）. 长沙：湖南科学技术出版社.

周保利，英立平. 2007. 临床路径应用指南. 北京：北京大学医学出版社.

周莲茹，黎安明，范振中，张才明. 2011. 医院信息系统建设及安全管理. 北京：北京邮电大学出版社.

# 附录

# 医院员工规范化岗前培训相关法律法规

附录 1　中华人民共和国执业医师法

附录 2　中华人民共和国卫生部护士执业注册管理办法

附录 3　护士条例

附录 4　医疗事故处理条例

附录 5　侵权责任法（摘要）

附录 6　消毒技术规范

附录 7　医疗质量管理办法

附录 8　医疗机构药事管理规定

附录 9　抗菌药物临床应用管理办法

附录 10 医院部分岗位工作职责